"十二五"职业教育国家规划教材
经全国职业教育教材审定委员会审定

 国家卫生和计划生育委员会"十二五"规划教材
全国高等医药教材建设研究会"十二五"规划教材
全国高职高专院校教材

供临床医学专业用

人体解剖学与组织胚胎学

第7版

U0317321

主　编　窦肇华　吴建清

副主编　牟兆新　刘　扬　郭　兴

编　者（以姓氏笔画为序）

王玉孝（厦门医学高等专科学校）　　陈维平（广西医科大学）

王建中（漯河医学高等专科学校）　　易西南（海南医学院）

王效杰（沈阳医学院）　　　　　　　庞　刚（安徽医科大学）

乔海兵（山西医科大学汾阳学院）　　孟　健（大同大学医学院）

刘　扬（首都医科大学燕京医学院）　郝立宏（大连医科大学）

刘卫华（成都医学院）　　　　　　　夏　青（天津医学高等专科学校）

刘文国（佛山科学技术学院）　　　　徐　冶（吉林医药学院）

刘洪涛（大庆医学高等专科学校）　　徐旭东（济宁医学院）

刘爱生（平凉医学高等专科学校）　　郭　兴（邵阳医学高等专科学校）

牟兆新（沧州医学高等专科学校）　　萧洪文（泸州医学院）

玛衣拉·阿不拉克（新疆医科大学）　隋月林（沧州医学高等专科学校）

吴建清（湖北民族学院）　　　　　　覃红斌（湖北民族学院）

张　勇（沈阳医学院）　　　　　　　窦肇华（吉林医药学院）

张义伟（宁夏医科大学）　　　　　　薛良华（山东医学高等专科学校）

陈　禹（吉林医药学院）

编写秘书　徐　冶（吉林医药学院）

人民卫生出版社

图书在版编目（CIP）数据

人体解剖学与组织胚胎学/窦肇华，吴建清主编.
—7 版. —北京：人民卫生出版社,2014
ISBN 978-7-117-18817-3

Ⅰ.①人…　Ⅱ.①窦…②吴…　Ⅲ.①人体解剖学-
高等职业教育-教材②人体组织学-人体胚胎学-高等职业
教育-教材　Ⅳ.①R32

中国版本图书馆 CIP 数据核字（2014）第 066154 号

人卫社官网	www.pmph.com	出版物查询，在线购书
人卫医学网	www.ipmph.com	医学考试辅导，医学数据库服务，医学教育资源，大众健康资讯

人体解剖学与组织胚胎学
第 7 版

主　　编：窦肇华　吴建清
出版发行：人民卫生出版社（中继线 010-59780011）
地　　址：北京市朝阳区潘家园南里 19 号
邮　　编：100021
E - mail：pmph @ pmph.com
购书热线：010-59787592　010-59787584　010-65264830
印　　刷：北京人卫印刷厂
经　　销：新华书店
开　　本：850×1168　1/16　印张：28　插页：3
字　　数：784 千字
版　　次：1981 年 8 月第 1 版　　2014 年 7 月第 7 版
　　　　　2018 年 4 月第 7 版第 7 次印刷（总第 66 次印刷）
标准书号：ISBN 978-7-117-18817-3/R·18818
定　　价：82.00 元

打击盗版举报电话：010-59787491　E -mail：WQ @ pmph.com
（凡属印装质量问题请与本社市场营销中心联系退换）

十八届三中全会指出"加快现代职业教育体系建设,深化产教融合、校企合作,培养高素质劳动者和技能型人才"。2014年2月,国务院常务会议上又强调"发展职业教育是促进转方式、调结构和民生改善的战略举措",更加明确了加快发展现代职业教育势在必行。作为优秀卫生职业教育教材,全国高职高专临床医学专业教材也正是按照《医药卫生中长期人才发展规划(2011—2020年)》、《教育部关于"十二五"职业教育教材建设的若干意见》等文件精神,并根据《关于实施卓越医生教育培养计划的意见》,适应"3+2"教育人才培养模式需要,开展修订工作的。

全国高职高专临床医学专业卫生部规划教材自20世纪80年代第一轮出版至今,经过了6次修订,第6轮教材于2009年出版,均为教育部、卫生部国家级规划教材。经过30余年的使用和完善,本套教材已成为我国高职高专临床医学专业影响最大、适用面最广、得到最广泛认可的精品教材,深受广大教师和学生的欢迎,为我国的医学教育及卫生事业的发展作出了重要贡献。

随着我国医药卫生事业和卫生职业教育事业的快速发展,高职高专医学生的培养目标、方法和内容有了变化,教材的编写也需要不断改革创新,健全课程体系、完善课程结构、优化教材门类,进一步提高教材的思想性、科学性、先进性、启发性、适用性。为此,2012年底,全国高等医药教材建设研究会和人民卫生出版社在教育部和国家卫生和计划生育委员会领导的支持指导下,以卫生职业教育教学指导委员会为基础,整合重组成立了第五届全国高职高专临床医学专业教育教材评审委员会,并启动了本套教材第七轮的修订工作,在广泛调研和征求意见的基础上,组建了来自全国高职高专教学、临床第一线的优秀编写团队,紧密围绕高职高专临床医学专业培养目标,突出专业特色,注重整体优化,促进专业建设,以"三基"为基础强调基本技能,以"五性"为重点强调适用性,以岗位为导向、以就业为目标、以技能为核心、以服务为宗旨,充分体现职业教育特色,进一步打造我国高职高专临床医学教育的核心"干细胞"教材,推动学科的发展。

本次修订和编写的特点:

1. 遵循"十个坚持、五个对接" 坚持国家级规划教材的出版方向;坚持出版的科学规律;坚持体现职业教育的特点;坚持体现医疗卫生行业的特点;坚持顶层设计,发挥评审委员会全程督导作用;坚持五湖四海的原则;坚持科学的课程体系整合、教材体系创新;坚持教材编写的"三基、五性、三特定";坚持质量为上,严格遵循"九三一"质量体系;坚持立体化教材发展体系。教材与人对接,与临床对接,与学科发展对接,与社会需求对接,与执业考试对接。

2. 全新的教材理念与教材结构 教材针对医疗体制改革对高职高专教育提出的全方位要求,体现"预防、保健、诊断、治疗、康复、健康教育"六大职能,实现"早临床、多临床、反复临床"培养模式。教材的编写充分考虑到学科设置、专业方向、各院校的专业设置情况、学生的就业等问题。教材中加入"学习目标"、"本章小结""练习题"模块,各教材根据内容特点,加入"知识拓展"、"课堂互动"、"病例分析"等模块,有助于教师开展引导性教学,增强了教材的可实践性。

3. 重视人文沟通教育 根据"高等职业学校临床医学专业教学标准"培养规格中提出的"具有较好的人际沟通、社会适应能力和团队协作能力",本套教材的"学习目标"中提出了人文沟通教育、职业素质培养的要求,另外,新增教材《医患沟通》、《职业生涯规划和就业指导》等都有助于学生人文沟通等素质的提高。

4. 开发立体化教材体系 本套教材大部分有配套教材,除了传统的纸质教材外,还开发了网络增值服务,囊括大量难以在单一的纸质教材中表现出来的素材,围绕教材形成一个庞大的教学包,为教学提供了资源库,可全方位提高教学效果。

本轮教材共 28 种,其中新增 3 种,《临床医学实践技能》、《医患沟通》、《职业生涯规划和就业指导》;更名 2 种,《医学物理学》、《医学化学》更名为《医用物理》、《医用化学》。全套教材均为国家卫生和计划生育委员会"十二五"国家级规划教材,其中 13 种被确定为教育部"十二五"职业教育国家级规划教材立项选题。将于 2014 年 6 月出版,供全国医学高等专科学校及相关卫生职业院校使用。

序号	教材名称	版次	主编	配套教材
1	医用物理	6	朱世忠　刘东华	
2	医用化学	7	陈常兴　秦子平	
3	人体解剖学与组织胚胎学 *	7	窦肇华　吴建清	√
4	生理学 *	7	白　波　王福青	√
5	生物化学	7	何旭辉　吕世杰	√
6	病原生物学和免疫学 *	7	肖纯凌　赵富玺	√
7	病理学与病理生理学 *	7	王　斌　陈命家	√
8	药理学	7	王开贞　于天贵	√
9	细胞生物学和医学遗传学 *	5	王洪波　张明亮	√
10	预防医学	5	刘明清　王万荣	√
11	诊断学 *	7	魏　武　许有华	√
12	内科学	7	王庸晋　宋国华	√
13	外科学 *	7	龙　明　王立义	√
14	妇产科学 *	7	茅　清　李丽琼	√
15	儿科学 *	7	郑　惠　黄　华	√
16	传染病学 *	5	王明琼　李金成	√
17	眼耳鼻喉口腔科学	7	王斌全　黄　健	√
18	皮肤性病学 *	7	魏志平　胡晓军	√
19	中医学 *	5	潘年松　温茂兴	√
20	医学心理学	4	马存根　张纪梅	√
21	急诊医学	3	申文龙　张年萍	√
22	康复医学	3	宋为群　王晓臣	
23	医学文献检索	3	黄　燕	
24	全科医学导论	2	赵拥军	√
25	医学伦理学 *	2	王柳行　颜景霞	√
26	临床医学实践技能	1	周建军　顾润国	
27	医患沟通	1	田国华　王朝晖	
28	职业生涯规划和就业指导	1	杨文秀　宋志斌	

注：* 标注者为教育部"十二五"职业教育国家规划教材立项选题

网络增值服务（数字配套教材）编者名单

主　编

窦肇华　吴建清

副主编

徐　冶　陈　禹　薛良华

编　者（以姓氏笔画为序）

王　伟（吉林医药学院）	陈维平（广西医科大学）
王建中（漯河医学高等专科学校）	范光碧（泸州医学院）
王效杰（沈阳医学院）	周　欣（大连医科大学）
王家增（山东医学高等专科学校）	庞　刚（安徽医科大学）
孔祥照（首都医科大学燕京医学院）	庞　胤（沧州医学高等专科学校）
田洪艳（吉林医药学院）	孟　健（大同医学院）
刘　扬（首都医科大学燕京医学院）	郝立宏（大连医科大学）
刘卫华（成都医学院）	郝嘉南（吉林医药学院）
刘建辉（沧州医学高等专科学校）	宫琳琳（大连医科大学）
刘洪涛（大庆医学高等专科学校）	夏　青（天津医学高等专科学校）
刘爱生（平凉医学高等专科学校）	徐　冶（吉林医药学院）
许冬明（吉林医药学院）	徐旭东（济宁医学院）
玛衣拉·阿不拉克（新疆医科大学）	萧洪文（泸州医学院）
李质馨（吉林医药学院）	彭　东（吉林医药学院）
吴建清（湖北民族学院）	韩　锋（吉林医药学院）
宋　阳（大连医科大学）	覃红斌（湖北民族学院）
张　勇（沈阳医学院）	窦肇华（吉林医药学院）
张义伟（宁夏医科大学）	谭文波（湖北民族学院）
陈　杰（吉林医药学院）	薛良华（山东医学高等专科学校）
陈　禹（吉林医药学院）	

在第 6 版教材使用 5 年后，人民卫生出版社于 2013 年 7 月在大庆召开了"全国高职高专临床医学专业第七轮规划教材主编人会议"，正式启动第 7 版教材的编写工作。会议强调各位主编及编委应明确医学专科教育的目的和对象；教材编写必须遵循科学性、先进性、启发性和实用性原则；基础理论的阐述以"必需、够用"为度。会议讨论并通过了《人体解剖学与组织胚胎学》（第 7 版）编写大纲、编写计划和编委会组成方案。

教材整合是教学改革的要求，如何整合是个大难题。本教材将人体解剖学与组织胚胎学合编于一体，属于各系统内整合，至今已经是整合后的第 3 版。目的是减少两门课程的重复内容和教学时数，让学生用省出的时间选学或自学其他学科或边缘学科知识，利于拓宽知识视野。

本教材实际上是 5 门课程合为一体（系统解剖学、局部解剖学、断层解剖学、组织学与胚胎学）。主要编写思路是将人体各系统、器官形态与结构特点及发生、发育规律，作为一个整体来描述。因此，在全书内容的编排上不得不打破原来的"完整性"而适应新的"系统性"，还必须顾全解剖学、组织学与胚胎学的教学特点和教师的授课习惯。因此，在编写中解剖学的编委与组织学与胚胎学的编委们相互沟通、彼此理解。

根据国内广大解剖学、组织学与胚胎学教师和学生在使用第 6 版教材中发现的问题，以及提出的修改意见，本版在每章的字数与编排上都做了较大调整。全书仍分为 4 篇：第一篇为"基本组织"，系统阐述 4 种基本组织的主要内容。第二篇为"系统、器官与组织"，按传统的解剖学内容排列，器官的组织学内容以"微细结构"单独作为 1 节或 2 节排列在解剖学内容之后；第三篇为"胚胎学"，内容也有较大幅度的删减。第四篇为"局部解剖学"，包括断层解剖学内容。本版对神经系统与胚胎学内容删减较多。

为了增加学生的人文知识，引导学生对解剖学、组织学与胚胎学的深入了解和激发学习兴趣，特编辑了部分对解剖学、组织学与胚胎学的建立与发展做出突出贡献的世界名人故事。通过这些小故事，让学生了解古代解剖学家为科学献身的刻苦精神与毅力，增强学生克服学习困难的信心。为方便学生自学、参与执业助理医师资格考试和教师教学，本版同时编写并出版配套辅助教材《人体解剖学与组织胚胎学实验及学习指导》。为了帮助学生抓住重点，拓宽知识面与利用知识的能力，本版教材在每章（节）开头增加了"学习目标"，文中适当插入"知识链接"、"知识拓展"或"课堂互动"等内容，章（节）末有小结、练习题及网络增值服务立体化教材。本版教材的最大特点之一，是引进专利技术——动画感彩色图，精心制作了教学难点中的 6 幅动画感彩色图，只要把特制的横条格胶片在相关彩图上摆放平整，轻轻上、下拉胶片，大、小循环的血液流动方向、神经传导通路等即可出现动画效果，一目了然，极具视觉效果。

《人体解剖学与组织胚胎学》是在刘方教授主编的《人体解剖学》前 3 版、吴先国教授主编的第 4 版、吴瑞琪教授主编的《组织学与胚胎学》前 2 版和刘贤钊教授主编的《组织学和胚胎学》第 3 版的基础上编写而成。4位主编和众多编委不仅为我国医学专科教育做出了重要贡献,也为本书的编写奠定了坚实的基础。在此,我们谨代表第5～7版的全体编委向诸位前辈表示真挚的感谢。

根据当前教材建设的发展趋势,形态学教科书插图正在由黑白色过渡到全彩色,教材质量明显提高。本版教材在第6版彩色印刷基础上,几乎更新了全部插图,新图更精美,色彩更鲜艳,结构更清晰、明了,能显著提高学生的学习效果。让学生感到学习解剖学是一种美学享受。本版教材的插图除部分注明供图的作者外,解剖学插图全部由原吉林军医学院的幸建华教授绘制,吉林医药学院的陈禹副教授制作、加工成教材用图;组织学与胚胎学插图由大连医科大学郝立宏教授加工、制作。本版教材插图是第一部具有我国知识产权的插图。几位老师为此占用了大量个人休息时间,付出了艰辛的劳动,其工作认真的态度与敬业精神,深深地感动了所有的编委。在此,我们代表全体编委向他们表示真诚的感谢。

本版教材编写会与定稿会分别在吉林医药学院、厦门医学高等专科学校召开,两次会议均得到了两所院校领导及同行的热情帮助和支持。全部书稿完成后,吉林医药学院牛松青教授、王伟老师对全部解剖学书稿、大连医科大学的郝立宏教授对全部组织学与胚胎学书稿进行了逐字逐句的修改,纠正了不少错误。王伟、陈杰老师还对解剖学的全部插图进行了认真校对,确保了插图文字准确无误。诸位教授认真负责的工作,确保了全书的质量。在本版教材的编写全过程中,得到了吉林医药学院在人力和物力诸方面的有效支持;解剖学教研室、组织学与胚胎学教研室的同行承担了编写过程中大量具体、繁杂的工作。在此一并向他们表示铭心的感谢。

尽管我们已倾尽全力,但由于作者水平、能力和学识有限,编写周期短,在内容的取舍、编排上肯定有不妥和疏漏之处,甚至可能挂一漏万,错误在所难免;更难做到文笔风格统一、精练、流畅。恳请使用本教材的教师和同学给予评议、指正。

窦肇华　吴建清

2014年5月

10

第一篇　基本组织

第二篇　系统、器官与组织

第三篇　胚　胎　学

第四篇　局部解剖学

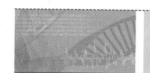

绪　　论

一、人体解剖学与组织胚胎学的概念及其在医学教育中的地位

　　人体解剖学与组织胚胎学是研究人体形态结构、发生发展及其与功能关系的科学,属生物学科中的形态学范畴,是医学教育中重要的基础课程之一。医学名词中约1/3以上源于人体解剖学与组织胚胎学。其主要任务是探讨和阐明人体各器官、组织的形态特征、位置毗邻、发生发育规律及其功能意义。对人体各器官、组织的形态结构若无正确的认识,就无法区分正常与异常,也不可能充分理解人体各器官和系统的生理功能、病理的发展过程;临床的诊断、治疗,尤其是外科手术等均无法进行。在医学教育中,首先开设人体解剖学与组织胚胎学课程,目的即在于此。在我国医学教育体制的课程设置中,习惯于将人体解剖学与组织胚胎学分为人体解剖学和组织学与胚胎学两门课程,独立安排教学。

　　人体解剖学和组织学与胚胎学其授课范围包括:大体解剖学(系统解剖学、局部解剖学)、组织学、胚胎学、神经解剖学、临床应用解剖学和医学影像解剖学基础等。

(一) 解剖学

　　广义的解剖学包括**细胞学**(cytology)、**组织学**(histology)、**解剖学**(anatomy)和**人体胚胎学**(human embryology)。在基础医学教育中,解剖学包括系统解剖学、局部解剖学和断层解剖学。按照人体各功能系统描述人体器官形态结构的科学,称**系统解剖学**(systematic anatomy),又称**描述解剖学**(descriptive anatomy)。在系统解剖学的基础上,为适应临床应用的需要,以某一局部为中心,描述各器官的分布、位置关系的科学,称**局部解剖学**(regional anatomy)。为适应X线计算机断层成像、B型超声或磁共振成像等的应用,研究人体不同层面上各器官形态结构、毗邻关系的科学,称**断层解剖学**(sectional anatomy)。结合临床需要,以临床各科应用为目的进行人体解剖学研究的科学,称**临床解剖学**(clinical anatomy)。专门为外科学的研究与外科手术应用而进行人体解剖学研究的科学,称**外科解剖学**(surgical anatomy)。应用X线研究人体形态结构的科学,称**X线解剖学**(X-ray anatomy)。研究人体在生活过程中,各器官形态结构的变化规律,或在特定条件下,观察外因对人体器官形态结构变化影响的解剖学,称**机能解剖学**(functional anatomy)。以研究体育运动或提高体育运动效果为目的的解剖学,称**运动解剖学**(locomotive anatomy)。随着医学与生物学的迅猛发展,形态学的研究已进入分子生物学水平,对人体的研究会更加深入,将会有一些新的学科不断从解剖学中划分出去,但广义上仍属于解剖学的范畴。

　　随着计算机技术的发展,出现了**虚拟人**(virtual human)的概念。虚拟人又称**可视人**(visible human)。所谓虚拟人是将现代计算机信息技术与医学等学科相互整合为一个研究环境,研究人体对外界刺激的反应。该研究首先是用高精度铣床将冷冻的人体铣削为0.1mm厚的标本断面,定焦距扫描每个断面,并将采集的信息储存于计算机,最后把解剖顺序断面图像进行三维重构,整合成虚拟人。该技术应用前景极为广泛。"虚拟中国人"(virtual chinese human)的研究,处于世界领先地位。

1

（二）组织学

组织学是解剖学的一个分支，是**生命科学**（life sciences）的组成部分。组织学包括细胞学、基本组织和器官组织学，是借助光学显微镜或电子显微镜研究人体的微细结构、超微结构甚或分子水平的结构及相关功能关系的一门科学，故也称**显微解剖学**（microanatomy）。组织学的发展以解剖学进展为前提，以细胞学的发展为基础，又与胚胎学的发展密不可分。组织学与生物化学、免疫学、病理学、生殖医学及优生学等相关学科交叉渗透，因此，现代医学中的一些重大研究课题，如细胞凋亡，细胞突变，细胞识别与细胞通信，细胞增殖、分化与衰老的调控，细胞与免疫，神经调节与体液调节等，都与组织学密切相关。作为一名医学生，只有系统掌握人体微细结构的基本知识，才能更好地学习、分析与理解机体生理过程和病理现象，才能进一步学好其他医学基础课程和临床各学科课程。

（三）胚胎学

人体胚胎学主要研究人体胚胎发育的形态、结构形成及变化特点或规律，包括生殖细胞发生、受精、胚胎发育、胚胎与母体的关系以及先天畸形等。研究出生后婴儿的生长、成熟、衰老直至死亡的全过程的科学，称**人体发育学**（development of human）。通过体外受精、早期胚胎培养、胚胎移植、卵质内单精子注射、配子与胚胎冷冻等技术，可望获得人们期望的新生个体。试管婴儿和克隆动物是现代胚胎学最著名的成就。对医学生来讲，只有学习了胚胎学之后，才算真正地了解个体的人是如何来到世间的，体内各系统、器官和细胞是如何发生演化的；才能更准确地理解解剖学、组织学、病理学、遗传学以及免疫学等学科的某些内容或概念。所以，现代胚胎学知识有广泛的临床应用价值。

二、人体解剖学与组织胚胎学的发展简史

在古希腊时代（公元前500—前300年），西欧著名的哲学家Hippocrates和Aristotle都进行过动物解剖，并有论著。第一部比较完整的解剖学著作是盖伦（Galen，公元130—201年）的《医经》，其对血液运行、神经分布及诸多器官进行了较详细、具体的记叙。由于当时处于宗教统治时期，禁止解剖人体，该书主要资料均来自动物解剖观察所得，错误之处甚多。

文艺复兴是欧洲历史上一场伟大的革命，教会黑暗统治的桎梏开始被摧毁。《人体构造》与哥白尼的《天体运行论》同在1543年发表，这两部科学论著同时拉开了近代科学革命的序幕。此时期涌现出一位解剖学巨匠Vesalius（1514—1564）。他从学生时代，就冒着被宗教迫害的危险，执著地从事人体解剖实验，完成了巨著——《人体构造》，较系统地记叙了人体各器官、系统的形态和结构，纠正了Galen许多错误的论点，成为现代人体解剖学的奠基人。英国学者Harvey（1578—1657）提出了心血管系统是封闭的管道系统的概念，创建了血流循环学说。继显微镜发明之后，意大利人Malpighi（1628—1694）观察了动、植物的微细构造，开拓了组织学视野。18世纪末，研究个体发生的胚胎学开始起步。19世纪意大利学者Golgi（1843—1926）首创镀银浸染神经元技术，西班牙人Cajal（1852—1934）建立了镀银浸染神经原纤维法，成为神经解剖学公认的两位创始人。

在我国战国时代（公元前500年）的第一部医学著作《黄帝内经》中，已明确提出了"解剖"的认识方法，并明确提出"解剖"一词，载有关于内脏器官的形态、位置、大小、容积和重量等调查数据。书中已有心、肝、脾、肺、肾、胃、大肠和小肠等器官名称，至今为我国现代解剖学和医学所沿用，这是世界上最早的人体解剖学。汉代的华佗，已使用酒服"麻沸散"做麻醉，为病者进行腹部手术。宋代王惟一铸造的铜人，是历史上最早的人体模型。这些都说明我们的祖先对医学做出了巨大贡献，在解剖学上积累了不少经验。宋慈（约1247年）是我国古代杰出的法医学家，逝世前两年撰成并刊刻《洗冤集录》5卷。书中详细记载了全身各部位骨骼的名称、数目和形状，并附有图。此书是世界第一部法医学专著，它比意大利人佛图纳图·菲得利写成于公元1602

年的同类著作,要早350多年。750多年来,先后被译成朝、日、法、英、荷、德和俄语等多种文字。直到目前,许多国家仍在研究它。

近20年来,生物力学、免疫学、组织化学和分子生物学等向解剖学渗透,一些新兴技术如示踪技术、免疫组织化学技术、细胞培养技术、原位分子杂交技术、显微荧光光度术、流式细胞光度术及激光共聚焦扫描显微镜技术等在形态学研究中被广泛采用,使这个古老的学科焕发出青春的异彩。我国一大批中青年解剖学工作者正在茁壮成长,可以预见,不久的将来,将以崭新的面貌立足于世界解剖学界。

组织学发展迄今为止已有300余年历史。法国人Bichat(1771—1822)用放大镜观察肉眼解剖的组织,德国人Meyer(1819年)将组织分类为8种,并创用Histology一词。德国学者Schleiden(1804—1881)和Schwann(1810—1882)于1838—1839年分别指出细胞是一切植物和动物的结构、功能和发生的重要单位,创立了细胞学说。19世纪中期以后,随着光学显微镜、切片技术及染色方法的不断改进与充实,推动着组织学的继续发展。20世纪初至中期,陆续制成相差显微镜、偏光显微镜、暗视野显微镜、荧光显微镜、紫外光显微镜等特殊显微镜,并用于组织学研究。与此同时,组织化学、组织培养和放射自显影等技术也逐渐建立和完善并广泛应用,组织学研究更趋深入,资料日益丰富。20世纪40年代电子显微镜问世,至今已广泛用于观察细胞和组织的微细结构及其不同状态下的变化,使人类对生命现象结构基础的认识进入到更微细的境界。

我国组织学研究起始于20世纪初,组织学是从人体解剖学划分出来的一门较年轻的科学。我国老一辈组织学家如马文昭(1886—1965)、鲍鉴清(1893—1982)、王有琪(1899—1995)、张作干(1907—1969)、李肇特(1913—2006)、薛社普(1917—)等,他们在学科建设、科学研究和人才培养等方面做出了历史性贡献。

三、人体解剖学与组织胚胎学的常用术语

为了能正确地描述人体诸多器官的形态结构和位置,必须有公认的标准和术语,以便统一认识,避免误解,为此提出了轴、面、方位、染色反应等名词。这些概念和名词是学习人体解剖学和组织学与胚胎学必须掌握的。

(一)标准姿势

标准姿势是为说明人体局部或器官及结构的位置关系而规定的一种姿势,也称**解剖学姿势**(anatomical position)。标准为:人体直立,面向前,两眼向正前方平视,两足并立,足尖向前,上肢下垂于躯干两侧,手掌向前(图绪-1)。描述任何结构时,均以此姿势为标准,即使被观察的客体或标本、模型是俯卧位、仰卧位、横位或倒置、或只是身体的一部分,仍应以标准姿势进行描述。

(二)方位术语

按照解剖学姿势规定的表示方位的名词,可以正确地描述各器官或结构的相互位置关系,这些名词均有对应关系。

1. 上(upper)和下(lower)　是描述器官或结构距颅顶或足底相对距离的名词。按照解剖学姿势,近颅者为上,近足者为下。如眼位于鼻的上方,口位于鼻的下方。为了与比较解剖学统一,也可用颅侧和尾侧作为对应名词,对人体和四足动物的描述可相对比。特别在描述人脑时,常用颅侧和尾侧代替上和下。

2. 前(anterior)和后(posterior)　是指距离身体前、后面相对远近关系而言。距离身体腹面近者为前,又称**腹侧**(ventral);距离背面近者为后,又称**背侧**(dorsal)。腹侧和背侧这组名词可通用于人体和四足动物。

3. 内侧(medial)和外侧(lateral)　是描写人体各局部或器官和结构与人体正中面相对距离关系的名词。如眼位于鼻的外侧,耳的内侧。**内**(interior)和**外**(exterior),表示与体腔或有腔隙器官的空腔相互位置关系,近内腔者为内,远内腔者为外。应注意与内侧和外侧的区别。

4.　**浅**（superficial）**和深**（deep,profound）　是指与皮肤表面的相对距离关系,离皮肤近者为浅,离皮肤远而距离人体内部中心近者为深。

5.　**近侧**（proximal）**和远侧**（distal）　在四肢,距肢体根部近者,称近侧;距肢体根部远者,称远侧。上肢的**尺侧**（ulnar）与**桡侧**（radial）和下肢的**胫侧**（tibial）与**腓侧**（fibular）,相当于内侧和外侧,其标志是根据前臂和小腿的相应骨——尺骨、桡骨与胫骨、腓骨而来。还有左和右,垂直、水平和中央等则与一般概念相同。

（三）轴和面

1.　**轴**　为了分析关节的运动,在解剖学姿势下,做出相互垂直的 3 个轴（图绪-2）。

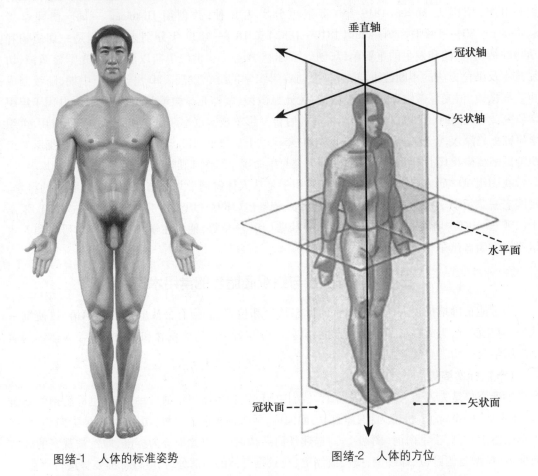

图绪-1　人体的标准姿势　　　　　图绪-2　人体的方位

（1）**垂直轴**（vertical axis）:为上、下方向垂直于水平面,与人体长轴平行的轴。

（2）**矢状轴**（sagittal axis）:为前、后方向与水平面平行,与人体长轴相垂直的轴。

（3）**冠状轴**（coronal axis）:或称额状轴,为左、右方向与水平面平行,与前 2 个轴相垂直的轴。

2.　**面**　人体或任一局部可在标准姿势条件下作互相垂直的 3 个切面。

（1）**矢状面**（sagittal plane）:按前、后方向,将人体分成左、右两部的纵切面,此切面与地平面垂直。通过人体正中的矢状面,称**正中矢状面**,将人体分为左、右相等的两半。

（2）**冠状面**（frontal plane）:即按左、右方向,将人体分为前、后两部的纵切面,此面与水平面及矢状面相垂直。

（3）**水平面**（horizontal plane）:或称横切面,与水平面平行,与上述两个平面相垂直的面,将人体分为上、下两部。

在描述器官的切面时,以其自身的长轴为准,与其长轴平行的切面,称**纵切面**,与长轴垂直的切面,称**横切面**,而不用上述 3 个面。

（四）HE 染色

染色是用染料使组织切片着色，便于镜下观察。含氨基、二甲氨基等碱性助色团的染料，称**碱性染料**（basic dye）。细胞和组织的酸性物质或结构与碱性染料亲和力强，细胞内颗粒和胞质内的酸性物质被染为蓝紫色，称**嗜碱性**（basophilia）。常用的碱性染料是苏木精。含羧基、羟基

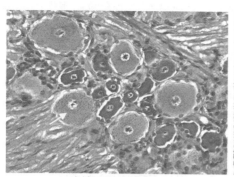

脊神经节(HE染色)

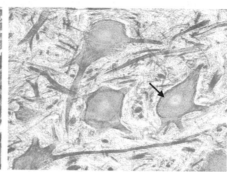

脊髓运动神经元(硝酸银染色)

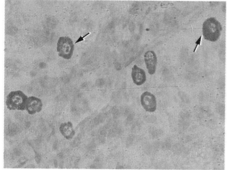

肥大细胞(甲苯胺蓝染色)

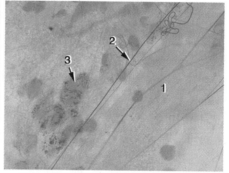

疏松结缔组织铺片(注射台盼蓝＋醛复红)
1. 胶原纤维　2. 弹性纤维　3. 巨噬细胞

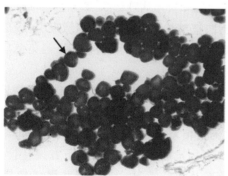

脂肪细胞(锇酸染色)

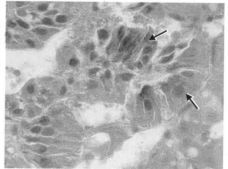

肾上腺髓质(重铬酸盐＋HE染色)
↑示髓质细胞的嗜铬性

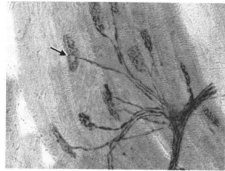

运动终板(氯化金染色)

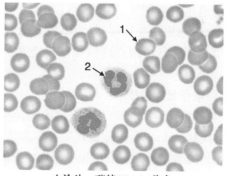

血涂片　瑞特(Wright)染色
1. 红细胞　2. 中性粒细胞

图绪-3　不同染色方法显示不同的细胞或结构(吉林医药学院　窦肇华图)

等酸性助色团的染料,称**酸性染料**(acid dye)。细胞和组织内的碱性物质或结构与酸性染料亲和力强,细胞质、基质及间质内的胶原纤维等被染为红色,称**嗜酸性**(acidophilia)。常用的酸性染料是伊红。组织学中最常用的是**苏木精**(hematoxylin)和**伊红**(eosin)染色法,简称 HE 染色。对碱性或酸性染料亲和力均不强者,称**中性**(neutrophil)。

此外,有些组织结构经硝酸银处理(又称银染)后呈现黑色,此现象称**嗜银性**(argyrophilia)。有些组织成分用**甲苯胺蓝**(toluidine)等碱性染料染色后不显蓝色而呈紫红色,这种现象称**异染性**。不同的染色方法可以显示不同的细胞或结构(图绪-3)。

(五) 长度单位

组织学常用的计量单位是用国际单位制计量镜下或照片中结构长度的长度单位:毫米(millimeter,mm)、微米(micrometer,μm)和纳米(nanometer,nm)。

$$1mm = 10^3 \mu m = 10^6 nm$$

四、人体解剖学与组织胚胎学的常用研究技术和方法

人体解剖学与组织胚胎学常用研究技术和方法较多,现将几种主要研究技术与方法作简要介绍。

(一) 光学显微镜技术

1. 普通光学显微镜技术　光学显微镜(简称光镜)是一种既古老又常用的观测工具。最好的光镜其分辨率约为 0.2μm,可将物体放大约 1500 倍。借助光镜能观察到的细胞、组织的微细结构,称**光镜结构**。在应用光镜技术时,需把组织制成薄片,以便光线透过,才能看到组织结构。最常用的薄片是**石蜡切片**(paraffin sectioning),其制备程序大致如下:①取材、固定;②脱水、透明、包埋;③切片、染色;最后用树胶加盖片封固。

除石蜡切片外,还有:①**冰冻切片**(freezing sectioning),即把组织块置于低温下迅速冻结后,直接切片。这种方法程序简单、快速,常用于酶的研究和快速病理诊断;②**涂片**(smear),把液体标本(如血液、骨髓、腹水)直接涂于玻片上;③**铺片**:把柔软组织(如疏松结缔组织)撕成薄膜铺在玻片上;④**磨片**:把硬组织(如骨、牙)磨成薄片贴于玻片上。以上各种制片,经染色后可在光镜下观察。

2. 常用特殊光学显微镜技术　因研究内容与观察对象的不同,需借助特殊的显微镜。①**荧光显微镜**(fluorescence microscope),是用设置了特殊的光源、滤片系统的显微镜,观察标本内的自发荧光物质或荧光素染色或标记的结构。②**倒置相差显微镜**(inverted phase contrast microscope),是一种把光源和聚光器安装在载物台上方,物镜放置在载物台的下方,利用光的相位差原理,专门用于观察组织培养的活细胞的形态及生长情况。③**激光共聚焦扫描显微镜**(confocal laser scanning microscope,CLSM),是 20 世纪 80 年代初研制的一种高光敏度、高分辨率的新型生物学仪器。CLSM 可以更准确地检测、识别组织或细胞内的微细结构及其变化,也可以对细胞的受体移动、膜电位变化、酶活性以及物质转运进行测定,并能用激光对细胞及染色体进行切割、分离、筛选和克隆;还可以对采集的图像进行二维或三维的分析处理。

(二) 电子显微镜技术

电子显微镜(简称电镜)虽与光镜不同,但基本原理相似。电镜是以电子发射器代替光源,以电子束代替光线,以电磁透镜代替光学透镜,最后将放大的物像投射到荧光屏上进行观察。分辨率比光镜高 1000 倍。在电镜下所见的结构,称**超微结构**(ultrastructure)。

常用的电镜有透射电镜和扫描电镜(图绪-4)。

1. 透射电镜(transmission electron microscope,TEM)　用于观察细胞内部超微结构。由于电子易散射或被物体吸收,所以进行透射电镜观察时,必须制备比光镜切片更薄的超薄切片

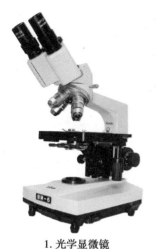
1. 光学显微镜

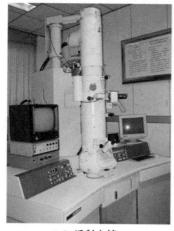
2. 透射电镜

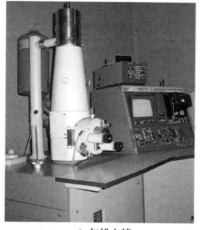
3. 扫描电镜

图绪-4　光学显微镜与电子显微镜

（常为 50～100nm）。超薄切片的制备过程与光镜切片相似，也要经过固定、包埋（环氧树脂）、切片（超薄切片机）和染色（重金属盐）等几个步骤。细胞被重金属盐所染色（组织结构与重金属盐结合）部分，在荧光屏上图像显示较暗，称电子密度高，反之，则为电子密度低。

2. 扫描电镜（scanning electron microscope，SEM）　主要用于观察组织、细胞和器官表面的立体结构。扫描电镜标本不需要制成薄切片。标本经固定、脱水、干燥和喷镀金属后即可观察，故其分辨率比透射电镜低，一般为 5～7nm。

（三）组织化学和细胞化学技术

组织化学（histochemistry）和**细胞化学**（cytochemistry）技术是应用物理、化学反应原理，研究细胞、组织内某种化学物质的分布和数量，从而探讨与其相关的功能活动。可概括分为以下 3 类：

1. 一般组织化学和细胞化学技术　其基本原理是在组织切片上滴加一定试剂，使它与组织内或细胞内某种化学物质起反应，并在原位形成有色沉淀产物，通过观察该产物，可对某种化学物质进行定位、定性及定量研究。

2. 荧光组织化学技术　其基本原理是用荧光色素染色标本后，以荧光显微镜观察。荧光显微镜光源的紫外线可激发标本内的荧光物质，使其呈现荧光图像，借以了解细胞、组织中的不同化学成分的分布。如用荧光色素吖啶橙染色后，细胞核中的 DNA 呈黄至黄绿色荧光，细胞质及核仁中的 RNA 呈橘黄至橘红色荧光，对比明显，极易鉴别。

绿色荧光蛋白（greenfluorescentprotein，GFP）是一种能在蓝色波长光线激发下发出荧光的特殊蛋白质，这种神奇的性质，已经成为当今生物化学领域最好的工具之一，被称为"生物北斗"。利用 GFP，研究人员可以使用多种技术跟踪动物器官的工作机制，通过观察发光效应推测出分子水平上的活动，跟踪癌细胞和大脑细胞的活动（图绪-5）等，具有不可估量的作用，为人类解决医学难题提供了宝贵的生物学信息。发现 GFP 的科学家 2008 年获得了诺贝尔奖。

3. 免疫细胞化学技术（immunocytochemistry）是近年发展起来的新技术。其基本原理是利用抗原与

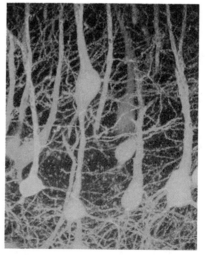
图绪-5　绿色荧光蛋白（GFP）与青色荧光蛋白（CFP）显示的大脑皮质细胞

抗体特异性结合的特点,检测细胞中某种抗原或抗体成分(图绪-6)。该方法特异性强,敏感度高,已成为生物学及医学等学科的重要研究手段;不仅用于基础理论研究,也用于某些疾病的早期诊断。

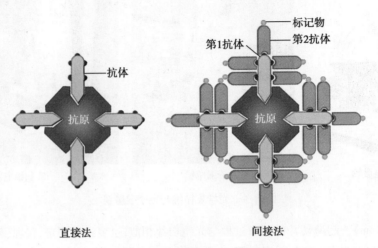

图绪-6　免疫细胞化学示意图

除上述常用技术方法外,尚有下列技术也用于形态学研究:

放射自显影技术(autoradiography,ARG)又称同位素示踪技术,将放射性同位素标记物注入动物体内,追踪体内特殊物质代谢变化的定位技术。细胞和细胞化学定量技术,包括**显微分光光度测量术**(microspectrophotometry)、**流式细胞术**(flow cytometry)和**形态计量术**(morphometry),分别用于测定细胞内化学物质的光吸收度,以进行微量分析;在细胞、亚细胞甚至分子水平进行高速定量以及对细胞、组织内各组分的数量、表面积、体积等进行绝对或相对值的计量研究等。**组织培养技术**(tissue culture),将活细胞、活组织在无菌条件下,在人工模拟生理环境中培养,观察细胞形态和功能变化,并给予不同实验条件以观察其影响。

五、人体解剖学与组织胚胎学的学习方法

(一) 形态与功能相互联系的观点

人体每个器官都有其特定的功能,器官的形态结构是其功能的结构基础,功能的变化影响器官形态结构的改变,形态结构的变化也将导致功能的变化。学习中要以结构联系功能、以功能来联想结构,如神经元之间连接多,功能精确、协调,故有大量突起及分支;血细胞在血液内流动,其球形面积阻力最小,所以为圆形。如四足动物的前肢和后肢,功能相似,形态结构也相仿;但从古猿到人的长期进化过程中,前、后肢功能逐渐分化,使形态结构也发生了变化。人在劳动过程中,手从支持体重中解放出来,逐渐成为灵活使用工具等适于劳动的器官;人下肢在维持直立行走中,逐渐发育比较粗壮;加强锻炼可使肌发达,长期卧床可使肌萎缩、骨质疏松。巨噬细胞内含有大量的溶酶体,溶酶体酶有消化、分解异物与细胞内衰老结构的功能,故巨噬细胞能吞噬和消化异物(如细菌等),对机体有重要的防御功能。这种形态与功能相结合的学习方法,要贯穿本书的全部学习过程中。

(二) 进化发展的观点

人类是由动物经过长期进化发展而来的,是种系发生的结果。人体的个体发生反映了种系发生的过程。现代人类仍在不断发展变化中。人体器官的位置、形态和结构常出现变异或畸形。变异系指出现率较低,对外观或功能影响不大的个体差异;畸形则指出现率极低,对外观或功能影响严重的形态结构异常。变异和畸形有些是胚胎发育过程中的返祖(如多乳、毛人等)或进化(如手部出现额外肌)的表现,有些则是胚胎发育不全(如缺肾、无肢等)、发育停滞(如隐

睾、先天性心畸形等)、发育过度(如多指、多趾等)、异常分裂或融合(如双输尿管、马蹄肾等)或异位发育(如器官反位)的结果。人出生以后仍在不断发展,不同年龄、不同社会生活及劳动条件等,均可影响人体结构的发展。不同性别、不同地区及不同种族的人,以至于个体均有差异,这些是正常普遍现象。以进化、发展的观点研究人体的形态结构,可以更深入、立体地认识人体。

(三) 局部与整体统一的观点

人体是由许多器官、系统组成的有机体。任何器官或局部,都是整体不可分割的一部分。器官或局部与整体间、局部间或器官之间,在结构和功能上互相联系又互相影响。内环境既要求稳态,又要不断更新;功能上既有神经体液的全身性调节,又有局部的旁分泌调节。肌的附着可使骨面形成突起,肌的经常活动可促进心、肺等器官的发育;局部的损伤,不仅可影响邻近的部位,还影响到整体。在学习中还要建立动态变化和立体的概念,观察的标本或组织切片是某一瞬间静止的图像,而机体内组织和细胞则是一直处于动态变化中。学习时,必须要将静止的图像与动态变化相结合,才能真正理解与掌握其结构、功能。组织和细胞都是立体的,但因切片中切面的部位、方向不同,呈现的图像也不同。

(四) 理论与实际相结合的观点

学习的目的是为了应用,学习人体结构就是为了更好地认识人体,为医学理论的学习与实践奠定基础。因此,学习时必须重视人体形态结构的基本特征,必须注意与生命活动密切相关的形态结构、功能特点,必须掌握与诊治疾病有关的器官形态结构特征、功能变化特点。要学好本门课程,必须采取适合本门学科实际特点的学习方法。本门课程既有形态学,又有发育学,形态描述多、名词多,既要重于记忆,又要从理论上理解,还要从进化的观点选择学习方法。因此,必须重视实验,把书本知识与标本和模型等的观察结合起来,注重活体的触摸和观察,相互提问;学会运用图谱等形象教材,以正确全面地认识人体的结构。

(窦肇华　田洪艳)

组织学的创始人——
马尔丕基（Malpighi）

意大利人 Malpighi（1628—1694），解剖学家及医生，出身于农夫家庭。双亲都死于流行病，促使 Malpighi 下决心学习医学。在当时生物学中，较大的困惑是血液怎样从动脉流回静脉的？解剖学家 Harvey 猜想，在动脉和静脉之间一定有一个肉眼看不见的起连接作用的血管网。在 1661 年，Malpighi 用显微镜观察到了青蛙肺部动、静脉之间的毛细血管，正是这些细小的血管将动脉与静脉连在了一起，验证了 Harvey 的血液循环理论。为了证实毛细血管的存在，Malpighi 发明了独创性的方法，首先向肺动脉注水，冲淡血管的血液，使连接肺动脉和肺静脉的肺毛细血管在显微镜下显得更加清晰。同时他还发现，肺中含有气泡，气泡和血液之间由隔膜隔开，为后人理解肺中气体交换的生理机制创造了条件。他用放大镜观察了脾、肺、肾、皮肤等组织结构，发现了脾小体、肾小体、舌乳头以及人类皮肤表皮与真皮之间有色素沉积层（现称马尔丕基层）等。至今一些组织学相关书籍中仍将脾小体、肾小体称"Malpighi 小体"。他还研究并详细描述了鸡胚的体节、神经管和卵黄血管等，对胚胎学的发展也产生了很大影响。他最先使用了染色剂染色和蜡剂注射等技术，使被观察的物体更易区分，并且改进了显微镜。

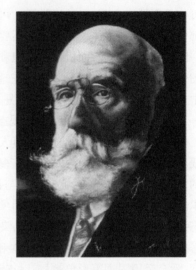

（窦肇华　辑）

第 一 篇　基 本 组 织

组织（tissue）由细胞和细胞外基质（细胞间质）组成，执行特定的功能。人体组织分为上皮组织、结缔组织、肌组织和神经组织，称**基本组织**（fundamental tissue）。组织有机结合，构成机体的器官。

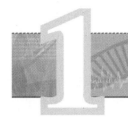

第一章

上皮组织

学习目标

1. 掌握：上皮组织的特点、被覆上皮的分类和主要分布。
2. 熟悉：外分泌腺泡的结构。
3. 了解：上皮细胞的特化结构。

上皮组织（epithelial tissue），简称上皮，由大量排列密集的细胞和少量的细胞外基质组成。其特征为：①细胞多，细胞间质少，排列紧密；一般呈膜状。②上皮细胞有极性，一面朝向体表或腔面，称**游离面**；相对的另一面，称**基底面**。基底面附着于基膜上，与深部结缔组织相连。③无血管和淋巴管，营养由深部结缔组织内的血管透过基膜供给。④有丰富的神经末梢。

上皮组织主要分为被覆上皮和腺上皮，具有保护、吸收、分泌和排泄等功能。

第一节 被 覆 上 皮

被覆上皮（covering epithelium）覆盖在体表及管、腔和囊的腔面，以保护等功能为主。根据细胞的形态及层数，分为下列类型。

一、单 层 上 皮

（一）单层扁平上皮

单层扁平上皮（simple squamous epithelium）又名单层鳞状上皮。由一层扁平如鳞状的细胞组成。表面观，细胞为多边形，边缘呈锯齿状，互相嵌合；胞核位于细胞中央。侧面观，胞质很薄，含核部分略厚（图1-1）。衬贴在心血管和淋巴管腔面者，称**内皮**（endothelium）；分布在胸

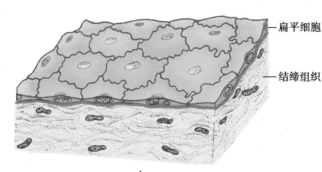
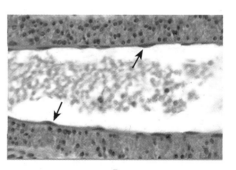

A　　　　　　　　　　　　　　B

图1-1　单层扁平上皮

A. 模式图；B. 血管内皮光镜像（长治医学院图）

膜、心包膜和腹膜表面者,称**间皮**(mesothelium),其功能主要是有利于物质的透过和液体的流动,保持器官表面的润滑。内皮细胞能分泌多种生物活性物质。

(二) 单层立方上皮

单层立方上皮(simple cuboidal epithelium)由一层立方形细胞组成。表面观,细胞呈多边形;侧面观,细胞大致呈正方形;核位于中央(图1-2)。分布于甲状腺滤泡、肾小管等处,有分泌和吸收功能。

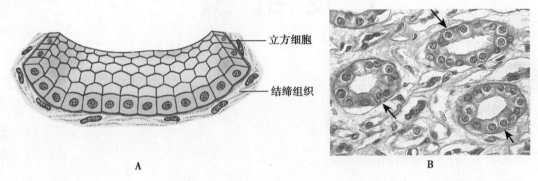

立方细胞

结缔组织

A B

图1-2 单层立方上皮
A. 模式图;B. 肾小管上皮光镜像(郝立宏图)

(三) 单层柱状上皮

单层柱状上皮(simple columnar epithelium)由一层棱柱状细胞组成。表面观,细胞呈多角形;侧面观,细胞长方形,核多位于细胞近基底部(图1-3)。此种上皮分布在胃肠、胆囊和子宫等器官。在小肠与大肠的单层柱状上皮细胞间有散在的杯状细胞,是一种单细胞的外分泌细胞,其分泌的黏蛋白与水结合形成黏液。该类上皮大多有吸收或分泌功能。

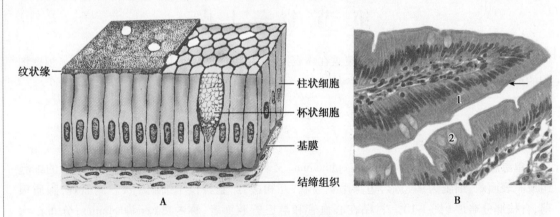

纹状缘

柱状细胞

杯状细胞

基膜

结缔组织

A B

图1-3 单层柱状上皮
A. 模式图;B. 小肠上皮光镜像(李和图)
1. 柱状细胞 2. 杯状细胞

(四) 假复层纤毛柱状上皮

假复层纤毛柱状上皮(pseudostratified ciliated columnar epithelium)由梭形、锥形、柱状和杯状细胞组成。柱状细胞最多,表面有大量纤毛(见后述)。上皮细胞形态不同、高低不一,胞核的位置不在同一平面上,但基部均附着于基膜;侧面观,貌似复层,实为单层(图1-4);上皮内杯状细胞较多。此种上皮主要分布在呼吸道黏膜,有保护和分泌功能。

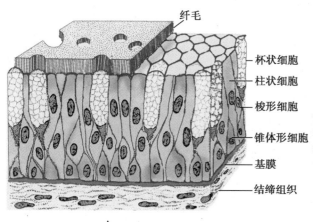

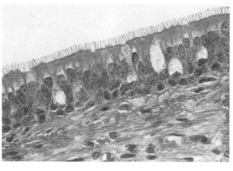

纤毛

杯状细胞
柱状细胞
梭形细胞
锥体形细胞
基膜
结缔组织

A

B

图 1-4　假复层纤毛柱状上皮
A. 模式图；B. 气管上皮光镜像（长治医学院　贾书花图）

二、复 层 上 皮

（一）复层扁平上皮

复层扁平上皮（stratified squamous epithelium）由多层细胞组成。侧面观，紧靠基膜的一层为低柱状细胞，是有分裂增殖能力的干细胞；中间数层由深至浅为多边形和梭形细胞；表层为数层扁平鳞片状细胞，故又称复层鳞状上皮（图 1-5）。上皮与深部结缔组织的连接面凹凸不平。该类上皮能在最表层形成角化层的，称**角化的复层扁平上皮**（keratinized stratified squamous epithelium），主要分布于皮肤；不形成角化层的，称**未角化的复层扁平上皮**（nonkeratinized stratified squamous epithelium），主要分布在口腔、食管和阴道黏膜。复层扁平上皮具有很强的机械性保护作用。

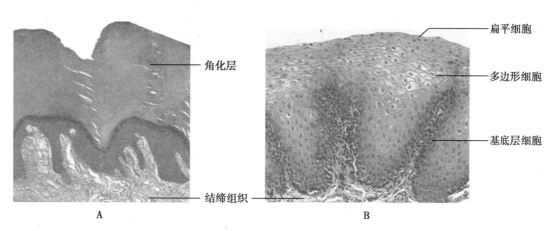

角化层

结缔组织

A

扁平细胞

多边形细胞

基底层细胞

B

图 1-5　复层扁平上皮光镜像
A. 角化（指皮，西安医学院　郑慧媛图）；B. 未角化（食管，长治医学院　贾书花图）

（二）变移上皮

变移上皮（transitional epithelium）又名移行上皮，由多层细胞组成。其表层细胞大而厚，称盖细胞；部分盖细胞有两个胞核。细胞主要分布在肾盂、输尿管和膀胱等处。该上皮的主要的特点是，细胞形状和层数可随所在器官容积的大小变化而改变。如膀胱空虚时，上皮变厚，细胞层数变多，细胞体积变大；膀胱充盈扩张时，上皮变薄，细胞层数减少，细胞形状变扁（图 1-6）。变移上皮有防止尿液浸蚀的作用。

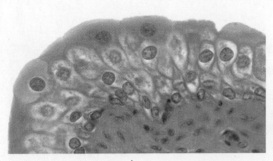
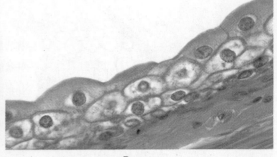

A   B

图 1-6　变移上皮光镜像(长治医学院　贾书花图)
A. 膀胱空虚态;B. 膀胱扩张态

第二节　腺上皮和腺

以分泌功能为主的上皮,称**腺上皮**(glandular epithelium),以腺上皮为主构成的器官,称**腺**(gland)。腺分为**外分泌腺**(exocrine gland)和**内分泌腺**(endocrine gland)。外分泌腺的分泌物经导管排泌到体表或器官的腔面;内分泌腺无导管,腺细胞周围有丰富的毛细血管,其分泌物(称激素)直接释入血液。内分泌腺和内分泌细胞的结构参见内分泌系统,本节只介绍外分泌腺的结构。

外分泌腺(除单细胞腺外)由分泌部和导管组成(图 1-7)。

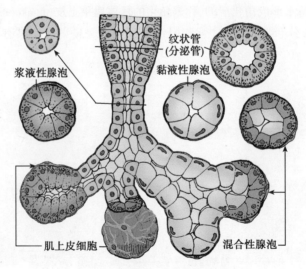

浆液性腺泡　　　　　　　　纹状管(分泌管)　　黏液性腺泡

肌上皮细胞　　　　　　混合性腺泡

图 1-7　各种腺泡及导管模式图

(一)分泌部

分泌部呈泡状或管泡状,称**腺泡**(acinus);腺泡由单层腺细胞围成,中间有腺泡腔。腺细胞分浆液性腺细胞和黏液性腺细胞两种。

1. **浆液性腺泡**(serous alveolus)　由单层锥形或立方形的浆液性腺细胞围成,腺细胞有分泌蛋白质细胞的结构特点。核位于基底部;顶部胞质内有分泌颗粒;基部胞质内有丰富的粗面内质网和核糖体。其分泌物较稀薄,内含多种酶。

2. **黏液性腺泡**(mucous alveolus)　由单层立方形的黏液性腺细胞围成,胞核位于细胞基底部。胞质色浅,含大量黏原颗粒。其分泌物较黏稠,主要为黏液。

3. **混合性腺泡**(mixed alveolus)　由浆液性腺细胞和黏液性腺细胞共同组成,常见在黏液性腺泡的底部附有几个浆液性细胞,形如新月,称**半月**,分泌酶和黏液。

（二）导管

导管与腺泡相连,由单层或复层上皮构成,开口于管腔或体表,为分泌物排出的管道。有的导管的上皮细胞有分泌功能。

第三节　上皮细胞的特化结构

上皮细胞呈极性分布,由于功能的需要,在上皮细胞的游离面、基底面和侧面常形成一些特化结构(图1-8,图1-9,图1-10),见表1-1。

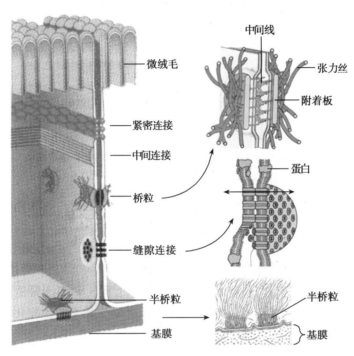

图1-8　上皮细胞的特殊结构模式图

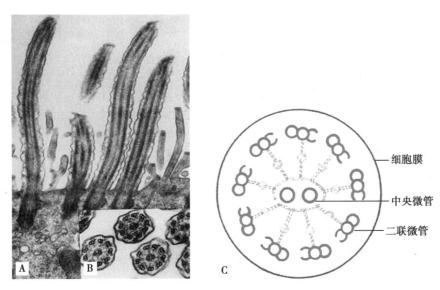

图1-9　纤毛超微结构

A. 纵切面;B. 横切面(A、B 尹昕,朱秀雄图);C. 横切面模式图

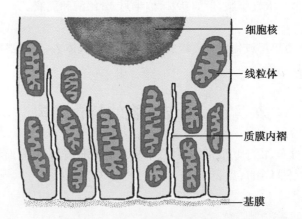

图 1-10 质膜内褶超微结构模式图

细胞核

线粒体

质膜内褶

基膜

表 1-1 上皮细胞的特殊结构

	名　称	结 构 特 点	功　能
游离面	微绒毛	上皮细胞质膜与胞质向表面伸出的细小指状突起,内含纵行的微丝	扩大细胞表面积
	纤毛	上皮细胞质膜与胞质向表面伸出的较长突起,内含纵行的 9+2 微管	定向摆动
	细胞衣	由质膜糖链在表面伸展交织而成	黏着、识别及物质交换
侧面	紧密连接	靠近游离面,相邻细胞侧面间断性融合,呈箍状	连接和封闭作用
	中间连接	紧密连接下方,相邻细胞间隙内充满丝状物,质膜的胞质面附有致密物和细丝	黏着、保持细胞形状和传递细胞收缩力
	桥粒	中间连接的深部,细胞间隙中央有一条致密的中线,胞质面有致密物质构成的附着板,张力丝附着于该板上	连接牢固
	缝隙连接(通信连接)	相邻细胞质膜上有直径为 2nm 小管通连	细胞间小分子物质交换和传递信息
基底面	基膜	上皮与结缔组织间薄层均质膜,分为基板和网板	连接和支持作用,是一种半透膜
	质膜内褶	上皮细胞基底面的质膜向细胞内凹陷形成,周围有纵向排列的线粒体	扩大细胞基底面的面积
	半桥粒	上皮细胞一侧形成桥粒一半的结构	加强上皮与基膜的连接

　　上述细胞连接,不但存在于上皮细胞间,也可见于其他组织的细胞间。当有两种或两种以上的细胞连接同时存在时,称**连接复合体**(junctional complex)。

小　　结

上皮组织可分为被覆上皮、腺上皮和感觉上皮。上皮组织的特点为:细胞多间质少,排列紧密;上皮组织有极性,分游离面和基底面。基底面与深部结缔组织相连;上皮组织内有丰富的神经末梢,无血管和淋巴管。上皮组织的主要功能是保护、吸收、分泌、排泄等。被覆上皮覆盖在人体的外表面,或衬在体内有腔器官的腔面。根据细胞的层数和细胞的形态可分为单层扁平上皮(包括内皮和间皮)、单层立方上皮、单层柱状上皮、假复层纤毛柱状上皮、复层扁平上皮、假复层纤毛柱状上皮、变移上皮几类。在上皮细胞的各个面常形成一些特殊结构。上皮细胞游离面有微绒毛与纤毛,二者均为细胞膜和细胞质向表面伸出的小突起。上皮细胞的侧面有紧密连接、中间连接、桥粒、缝隙连接等结构。上皮细胞的基底面有质膜内褶、半桥粒及基膜。腺上皮是具有分泌功能的上皮,以腺上皮为主要成分构成的器官称腺。

(覃红斌)

练 习 题

一、选择题

A1 型题

1. 间皮见于

    A. 肺泡上皮　　　　　　B. 胸、腹腔内面　　　　　　C. 血管外表面

    D. 心血管的内表面　　　E. 肾小囊壁层

2. 关于单层柱状上皮的描述正确的是

    A. 形态可变化　　　　　　　　　　B. 胞核长圆形,位于细胞中央

    C. 常分布于消化道,呼吸管道　　　D. 以吸收、保护功能为主

    E. 由一层棱柱状细胞组成

3. 关于被覆上皮的结构特点,错误的是

    A. 上皮细胞呈现明显极性　　　　　B. 有血管营养上皮细胞

    C. 细胞排列密集,细胞外基质少　　D. 上皮借基膜与结缔组织相连

    E. 有保护、吸收、分泌和排泄等功能

4. 下列不是单层扁平上皮的是

    A. 心室内面　　　　　　B. 心包膜　　　　　　C. 肾小囊壁层

    D. 胃、肠黏膜上皮　　　E. 血管内面

二、思考题

1. 简述上皮组织的特点。

2. 简述被覆上皮的分类和主要分布。

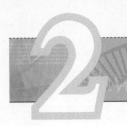

第二章

结 缔 组 织

 学习目标

    1. 掌握:结缔组织的基本特征;疏松结缔组织的光镜特点;血细胞的光镜结构特征及主要功能。

    2. 熟悉:软骨组织的组成及不同类型软骨的纤维成分;骨组织的组成及长骨骨干的光镜特点。

    3. 了解:致密结缔组织、脂肪组织和网状组织的光镜特点;骨和血细胞的发生。

    结缔组织(connective tissue)是种类最多、形态和结构最多样的基本组织,广义的结缔组织包括固有结缔组织、软骨组织、骨组织和血液。结缔组织由多种细胞和复杂的细胞外基质(又称细胞间质)组成。细胞成分占的比例少,但种类多;细胞外基质除无定形凝胶状的**基质**外,还有多种**纤维**和不断循环更新的**组织液**。结缔组织在体内分布广泛,有支持、连接、充填、营养、保护、修复和防御等功能。结缔组织起源于胚胎时期的间充质。

第一节　固有结缔组织

    固有结缔组织(connective tissue proper)即通常所说的结缔组织,包括疏松结缔组织,致密结缔组织,脂肪组织和网状组织。

一、疏松结缔组织

    疏松结缔组织(loose connective tissue)的特点是细胞种类较多,基质多,纤维少;广泛分布于器官之间、组织之间以及细胞之间。

    (一)细胞

    疏松结缔组织的细胞种类最多,包括成纤维细胞、巨噬细胞、浆细胞、肥大细胞、脂肪细胞和未分化的间充质细胞等(图2-1),细胞的种类和数量与所参与形成的结构、分布的位置和功能状态相关。

    1. 成纤维细胞(fibroblast)　数量最多。光镜下,细胞呈扁平星状,胞质丰富,着色浅,核仁明显(图2-1)。电镜下,胞质内有丰富的粗面内质网、游离核糖体和高尔基复合体(图2-2)。成纤维细胞合成蛋白质,形成疏松结缔组织中的各种纤维和基质。

    成纤维细胞功能下降,转入静止状态时,体积变小呈长梭形;核浓缩而染色深,称**纤维细胞**(fibrocyte)。电镜下,胞质内粗面内质网少(图2-2)。纤维细胞在特定条件的刺激下(如创伤),可再转化为成纤维细胞参与修复。

    2. 巨噬细胞(macrophage)　由单核细胞进入结缔组织后分化而成。分布广泛,包括功能活跃游走的巨噬细胞和定居的巨噬细胞,后者又称**组织细胞**(histocyte)。游走的巨噬细胞可伸

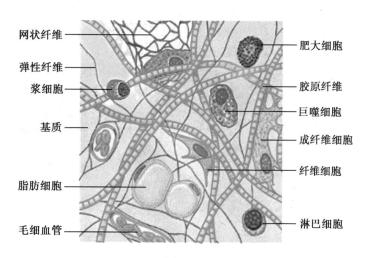

图 2-1 疏松结缔组织铺片

出伪足而呈不规则形;胞质丰富,嗜酸性,胞质内常见吞噬的异物或空泡;核小,染色深。电镜下,细胞表面有大量的微皱褶和微绒毛,胞质内含许多溶酶体、吞噬体、吞饮小泡和残余体等(图2-3)。巨噬细胞有强大的吞噬功能,吞噬和清除异物和衰老或损伤的细胞;能捕获、处理和呈递抗原,参与和调节免疫应答;分泌溶菌酶和干扰素等多种生物活性物质。

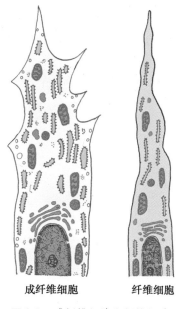

成纤维细胞　　　纤维细胞

图 2-2　成纤维细胞和纤维细胞超微结构模式图

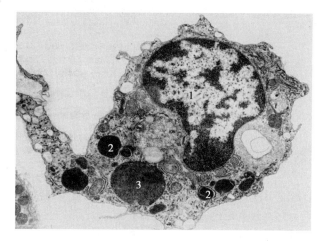

图 2-3　脾内巨噬细胞透射电镜像(吉林大学白求恩医学院　尹昕、朱秀雄图)

1. 细胞核　2. 溶酶体　3. 吞噬的衰老红细胞

3. **浆细胞(plasma cell)**　由 B 细胞在特定抗原刺激后发育而成。光镜下,呈圆形或卵圆形;核圆形,多偏位,核膜下异染色质轮辐状排列,核周有浅染区;胞质丰富,嗜碱性(图2-1)。电镜下,胞质内充满平行排列的粗面内质网、游离核糖体,核旁浅染区内有高尔基复合体和中心体(图2-4)。其功能是合成**免疫球蛋白**(immunoglobulin, Ig),即**抗体**(antibody),参与体液免疫。

4. **肥大细胞(mast cell)**　起源于骨髓,分布在小血管周围。光镜下,呈圆或卵圆形,胞质内充满粗大的嗜碱性颗粒,颗粒具有水溶性和异染性的特点;核小,位于中央。电镜下,胞质内含

19

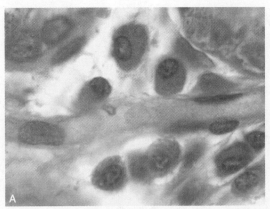
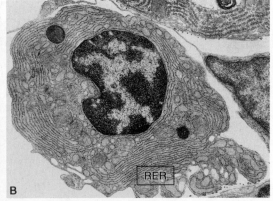

图2-4 浆细胞超微结构模式图
A. 光镜像；B. 透射电镜像

有大量的膜包分泌颗粒（图2-5）。颗粒内含组胺、肝素、嗜酸性粒细胞趋化因子等，受过敏原刺激后引起过敏反应。

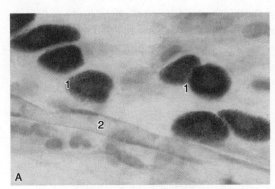
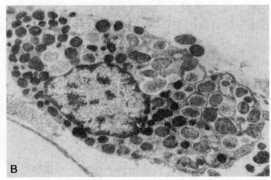

图2-5 肥大细胞光镜和超微结构模式图
A. 光镜像（肠系膜铺片，硫堇染色 南华大学医学院图）；B. 透射电镜像
1. 肥大细胞 2. 血管

 知识拓展

肥大细胞与过敏反应

　　肥大细胞受到过敏原（即引发过敏反应的抗原）刺激时，将胞质内的分泌颗粒释放到细胞外，白三烯和组胺使局部的毛细血管扩张、通透性增加，组织液增加导致局部红肿；小支气管平滑肌收缩引起哮喘；引起局部的过敏反应，如荨麻疹和支气管哮喘等；严重者可导致过敏性休克。肝素有抗凝血作用。嗜酸性粒细胞趋化因子可吸引血液的嗜酸性粒细胞向过敏反应的病灶聚集，释放组胺酶，减轻过敏反应。

　　5. 脂肪细胞（fat cell） 成群聚集，少量单个分布。光镜下，体积大，呈圆形、多边形；胞质内含大脂滴，细胞器少；核呈扁圆形，位于细胞一侧。镜下观察的切片中，脂滴被溶解，呈空泡状（图2-1）。脂肪细胞合成和贮存脂肪，参与脂类代谢。

　　6. 未分化的间充质细胞（undifferentiated mesenchymal cell） 数量极少，是成体的干细胞。在特定条件下激活增殖分化为多种细胞，如成纤维细胞、软骨细胞、内皮细胞和平滑肌纤维等，参与组织的再生修复，再生医学称其为"成体干细胞"。

（二）纤维

组织中的纤维起着加强连接的作用,疏松结缔组织中有胶原纤维、弹性纤维和网状纤维。

1. **胶原纤维（collagenous fiber）** 数量最多。新鲜时呈亮白色,故又称白纤维;常聚集成束,嗜酸性,呈波浪状,粗细不等（图2-1）。胶原纤维延展性好,韧性大,抗拉力强。

2. **弹性纤维（elastic fiber）** 新鲜时呈黄色,又称黄纤维;弱嗜酸性,折光性较强,纤维细小有分支,交织成网,易断形成卷曲的断端（图2-1）。弹性纤维弹性好,使组织有弹性。

3. **网状纤维（reticular fiber）** HE染色不着色,可被银盐染呈黑褐色,又称**嗜银纤维（argyrophil fiber）**。网状纤维细短,多分支,交织成网。主要分布在网状组织。

（三）基质

基质（ground substance）由蛋白多糖和结构性糖蛋白等生物大分子构成的无定形的凝胶样物质,分布在细胞和纤维之间,其内含有组织液。

1. **蛋白多糖（proteoglycan）** 是蛋白质和多糖结合成的复合物。多糖分子数量多,以透明质酸为主,蛋白质包括连接蛋白和核心蛋白。透明质酸为结构中心,其他糖胺多糖与核心蛋白结合,构成蛋白多糖亚单位;再通过连接蛋白与透明质酸连接,反复折叠,结合大量的水分子,形成含大量微孔隙的立体结构,阻隔大于微孔隙的异物,如细菌,发挥屏障作用,称**分子筛**（图2-6）。溶血型链球菌能分泌透明质酸酶,分解透明质酸,破坏分子筛,感染能迅速扩散。

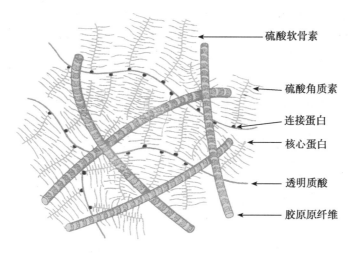

图2-6 分子筛结构模式图

硫酸软骨素
硫酸角质素
连接蛋白
核心蛋白
透明质酸
胶原原纤维

2. **结构性糖蛋白（structural glycoprotein）** 是一类多功能大分子,包括纤维粘连蛋白和层粘连蛋白等,既可与细胞结合,又可与细胞外基质中的其他大分子结合,对细胞识别、黏附、迁移、增殖和分化有直接影响。

3. **组织液（tissue fluid）** 毛细血管动脉端压力高,血浆中的水、气体和小分子物质穿过毛细血管壁渗入细胞外基质,形成组织液;静脉端压力低,组织液回流到毛细血管内。组织液构成细胞的微环境,细胞直接从组织液中获得营养和氧气,排出代谢产物和CO_2。当组织液的渗出、回流发生障碍时,基质中的组织液含量可增多或减少,临床上称水肿或脱水。

二、致密结缔组织

致密结缔组织（dense connective tissue）以纤维为主要成分,纤维粗大,排列致密,细胞和基质少。致密结缔组织的主要功能是支持和连接,根据纤维的性质和排列方式,主要分两种。

（一）不规则致密结缔组织

主要见于真皮、硬脑膜、巩膜及许多器官的被膜,特点是粗大的胶原纤维束交织形成致密的板层结构,基质和成纤维细胞分布于纤维束之间(图2-7)。

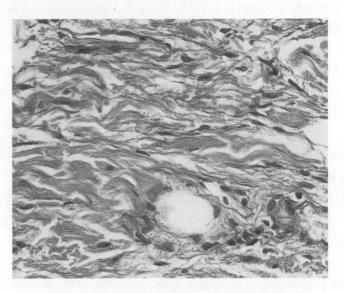

图2-7　不规则致密结缔组织(广西医科大学图)

（二）规则致密结缔组织

构成肌腱和腱膜,密集的胶原纤维束沿着受力方向平行排列,**腱细胞**是特殊形态的成纤维细胞(图2-8),分布在胶原纤维束之间。

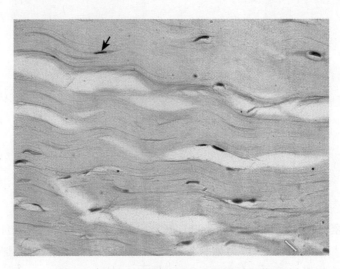

图2-8　规则致密结缔组织(广西医科大学图)
↑腱细胞

三、脂 肪 组 织

脂肪组织(adipose tissue)由疏松结缔组织内聚集大量的脂肪细胞而成,被分隔成许多脂肪小叶(图2-9)。脂肪组织的主要作用是储存和提供能量。

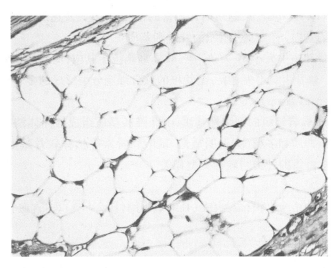

图2-9 脂肪组织(广西医科大学图)

四、网 状 组 织

网状组织（reticular tissue）由网状细胞、网状纤维和基质构成（图2-10）。多突起的网状细胞彼此互相连接，能合成网状纤维。网状组织参与构成造血组织和淋巴组织，含大量微孔，为血细胞的发生和淋巴细胞的发育提供适宜的微环境。

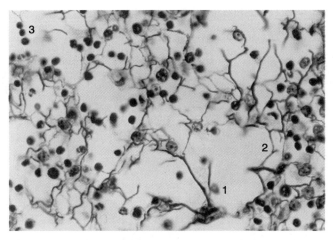

图2-10 网状组织(淋巴结)镀银染色
1. 网状细胞 2. 网状纤维 3. 淋巴细胞(河北医科大学图)

第二节 软 骨 与 骨

一、软 骨

软骨（cartilage）是由软骨组织及其软骨膜构成的器官。软骨组织内无血管、淋巴管和神经，物质代谢依靠组织液从软骨膜渗透至软骨深部。软骨较硬，有弹性，主要功能是支持和保护。

（一）软骨组织

软骨组织是有特定形状的固态结缔组织，由软骨细胞和软骨基质构成。

1. 软骨细胞（chondrocyte） 来源于软骨膜内的骨祖细胞。靠近软骨膜的软骨细胞体积小、单个、幼稚，但分裂增殖能力强；软骨组织中央的软骨细胞逐渐成熟，体积增大，圆形或椭圆

23

形,胞质丰富(图2-11A)。电镜下,胞质内含丰富的粗面内质网、发达的高尔基复合体、脂滴和糖原。软骨细胞合成的蛋白,形成软骨组织的纤维和基质。

软骨陷窝是软骨基质中大小不一的空腔,软骨细胞位于其内,周围的基质染色深,称**软骨囊**(cartilage capsule)。软骨组织中央,由一个幼稚的软骨细胞分裂形成的多个软骨细胞聚集成群,称**同源细胞群**(isogenous group)。

2. **软骨基质** 即软骨组织的细胞外基质,由纤维和基质组成的固体结构,基质的主要成分为结合了大量水的蛋白质和多糖(如透明质酸、硫酸软骨素等),称软骨黏蛋白。纤维使软骨有一定的韧性和弹性。纤维的种类与软骨类型相关。

(二)软骨膜

软骨膜为较致密的结缔组织,覆盖在软骨组织周围(图2-11A),内含血管、淋巴管和神经,内层分布有骨祖细胞。

(三)软骨的类型

根据软骨组织中所含纤维成分的不同,软骨分为透明软骨、纤维软骨和弹性软骨。

1. **透明软骨**(hyaline cartilage) 纤维成分主要是交织排列的胶原原纤维,纤维细小,染色、折光率与基质一致,镜下不能分辨(图2-11A)。新鲜时呈半透明。分布于鼻、喉、气管、支气管以及关节软骨和肋软骨。具有支持作用,有一定的弹性,但韧性差,易碎裂。

2. **弹性软骨**(elastic cartilage) 纤维为大量交织成网的弹性纤维(图2-11B),分布于耳廓、会厌等处,特点为弹性好。

3. **纤维软骨**(fibrous cartilage) 纤维为大量平行或交错排列的胶原纤维束,软骨细胞小而少,排列于胶原纤维束之间(图2-11C)。分布于椎间盘、关节盘及耻骨联合等处。特点是韧性大,延展性好。

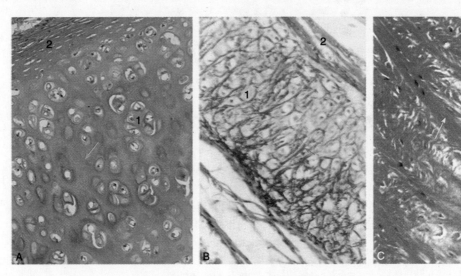

图2-11 软骨

A. 透明软骨(气管);B. 弹性软骨(耳廓)(醛复红染色);C. 纤维软骨(Mallory 三色染色)

1. 软骨细胞 2. 软骨膜

绿色箭头:软骨基质 红色箭头:弹性纤维 黄色箭头:胶原纤维

二、骨

骨是由骨组织、骨膜及骨髓等构成的器官。

(一)骨组织

骨组织(osseous tissue)是坚硬的结缔组织,由细胞与骨基质构成。

1. **骨基质**(bone matrix) 亦称骨质,是钙化的细胞外基质。包括有机成分和无机成分。

有机成分约占骨组织重量的35%,其中的90%是骨胶纤维(即胶原纤维),几乎占人体胶原纤维总量的50%。无定形基质占有机成分的10%,主要成分为糖蛋白,有黏合胶原纤维的作用,对钙离子和羟基磷灰石有很强的亲和性,促进无机成分在骨组织中沉积,形成骨盐。无机成分也称**骨盐**,约占骨组织重量的65%,主要为细针状的羟基磷灰石结晶,沿胶原原纤维长轴排列。

骨胶纤维平行排列,呈板层状,纤维间有无定形基质和骨盐沉积,组成坚硬的板状结构,称**骨板**(bone lamella),骨板是骨组织的特征性结构。以骨板为基本结构的骨,为**板层骨**,相邻的骨板互相垂直叠加,以增加骨组织的强度。成人骨绝大多数为板层骨。

2. **细胞** 骨组织的细胞有骨祖细胞、成骨细胞、骨细胞及破骨细胞(图2-12)。

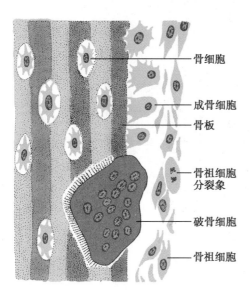

图2-12 骨组织的各种细胞

(1) **骨祖细胞**(osteoprogenitor cell):又称骨原细胞,存在于骨膜内层贴近骨组织处,是骨组织的干细胞,可增殖分化为成骨细胞。

(2) **成骨细胞**(osteoblast):分布在骨组织的表面。胞体较大,核圆,胞质嗜碱性;电镜下,胞质内有大量的粗面内质网和高尔基复合体。其产生的胶原纤维和基质,形成骨组织的细胞外基质,被钙化之前,称**类骨质**(osteoid);类骨质钙化为坚硬的骨质,促进成骨细胞分化、转变为骨细胞。

(3) **骨细胞**(osteocyte):单个分布于骨板内或骨板间。细胞小,扁椭圆形,有许多细长的突起。胞体所在的腔隙,称**骨陷窝**(bone lacuna),突起所在的腔隙,称**骨小管**(bone canaliculus)(图2-14),相邻的骨细胞突起间形成缝隙连接。

(4) **破骨细胞**(osteoclast):散在分布于骨组织表面。数量少,体积大,由多个单核细胞融合而成,细胞核多个,胞质嗜酸性。电镜下,细胞贴紧骨基质形成吸盘状的结构,其周缘环状胞质为亮区,中央区可见大量微绒毛形成的**皱褶缘**(ruffled border)。破骨细胞释放溶酶体酶和乳酸等,溶解并吸收骨基质,释放钙离子。

破骨细胞和成骨细胞相辅相成,共同完成骨的生长和改建过程;参与血钙浓度的调节。

(二) 长骨的结构

长骨由骨松质、骨密质、骨膜、关节软骨及血管、神经等构成。

1. **骨松质**(spongy bone) 分布于长骨骺部,由大量针状或片状的骨小梁相互交织形成的多孔隙网架结构,网眼内充满红骨髓。

2. **骨密质**(compact bone) 主要分布于长骨骨干处,由骨板构成。根据排列方式的差异,骨板分为4种(图2-13)。

(1) 外环骨板:环行排列,形成骨干的外周面,较厚而规则。

(2) 内环骨板:不规则地环行排列,

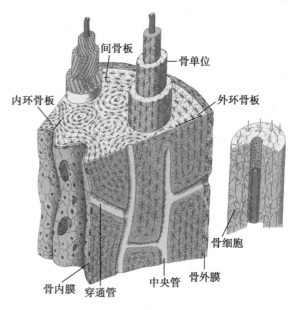

图2-13 长骨骨干结构模式图

形成骨干的骨髓腔面。

内、外环骨板内有横向穿行沟通骨髓腔和骨表面的**穿通管**(perforating canal),是血管、淋巴管和神经进出骨的通道,在骨表面形成滋养孔。

(3)**骨单位**(osteon):又称**哈弗斯系统**(Haversian system),呈圆柱状,位于内、外环骨板之间,是骨密质的基本结构单位(图2-13,图2-14)。骨单位的中央是纵行的**中央管**(central canal),又称哈弗斯管;中央管周围是10~20层同心圆排列的骨板,又称**骨单位骨板**(osteon lamella)。中央管与穿通管相通,是血管和神经的通路。

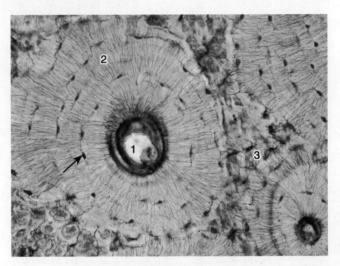

图2-14 哈弗斯系统(长骨横切面)
1. 中央管 2. 骨小管 3. 间骨板 ↑骨细胞
(吉林医药学院 窦肇华图)

(4)**间骨板**(interstitial lamella):分布在内外环骨板之间、骨单位间的一些不规则形骨板,无哈弗斯管,是新陈代谢的骨单位或内、外环骨板被破坏吸收后残留的部分(图2-14)。

3. **骨膜** 除关节内的结构外,骨的内、外表面被覆的致密结缔组织即骨膜。外表面的称**骨外膜**(periosteum),其结构和功能与软骨膜相似。骨髓腔面、骨小梁的表面、中央管及穿通管的内表面衬有的薄层结缔组织膜,称**骨内膜**(endosteum),纤维细而少,富含血管、神经和骨祖细胞。骨膜的主要作用是营养骨组织,为骨的生长和修复提供成骨细胞。

知识链接

青 枝 骨 折

青枝骨折多见于儿童,"青枝折"是比喻的说法,指植物青嫩枝条折而不断的现象。青少年儿童骨骼中的有机成分多,具有很好的弹性和韧性,不易完全折断,这种折而不断的骨折类型称青枝骨折。由于骨骼虽"折"却不"断",一般属于稳定骨折,通常不需要手术治疗。四肢骨的青枝骨折以石膏外固定治疗,有很好的治疗效果。

三、骨 发 生

骨的发生有2种方式,即膜内成骨和软骨内成骨。

(一)膜内成骨

膜内成骨(intramembranous ossification)是在胚胎性结缔组织膜内直接成骨的过程。见于顶骨、额骨及锁骨等扁骨。

（二）软骨内成骨

软骨内成骨（endochondral ossification）在形成骨的部位，先形成软骨雏形，软骨逐步分化发育为骨的过程。见于大多数骨，如四肢的长骨、躯干骨和颅底骨等。

软骨内成骨过程要经过软骨雏形、骨领形成、初级骨化中心形成、次级骨化中心形成及骨骺形成几个阶段（图 2-15）。青少年时期，长骨的骺与骨干间保留一层骺软骨，称生长板或骺板，是骨继续生长的基础，约 17～20 岁时，骺软骨由骨组织置换，长骨停止生长，个体的身高基本确定。

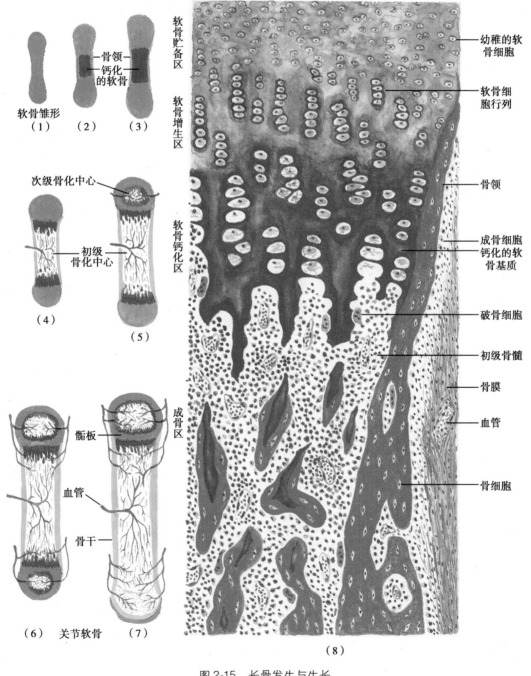

图 2-15　长骨发生与生长

（1）～（7）示软骨内成骨及长骨生长　（8）示软骨被骨取代过程

第三节 血 液

血液(blood)由血细胞和血浆构成,是心血管腔内流动的一种液态组织。成人的循环血量占体重的7%,总量约为5L。抗凝后的血液,在垂直放置的试管内经过自然沉淀或低速离心后被分为三层:上层为淡黄色的液体,称**血浆**(plasma);中间的灰白色薄层为白细胞和血小板,底部红色的部分为红细胞(图2-16)。血浆是血液的细胞间质,占血液容积的55%左右,其中大部分是水,约占血浆的90%,其他成分包括:纤维蛋白原、清蛋白、球蛋白、酶、各种营养物质、代谢产物、激素和无机盐等。不加抗凝剂的血液在体外会自然凝固,溶解状态的纤维蛋白原被激活转变为固体状态的纤维蛋白,与血小板、红细胞共同形成血凝块。不参与形成血凝块,析出呈淡黄色的清亮液体,称**血清**(serum)。

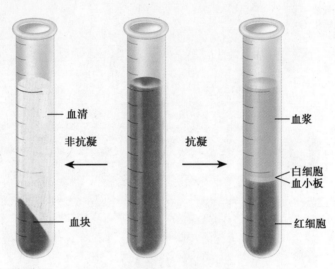

图 2-16 血浆与细胞比积

血液容积的45%为血细胞,包括红细胞、白细胞和血小板。采用 Wright 或 Giemsa 对血涂片进行染色(图2-17),在显微镜下观察到的血细胞形态、各种血细胞的数量、比例和血红蛋白的含量,统称**血象**(表2-1)。当人体发生疾病时,血象也会发生相应的改变。

表 2-1 血细胞分类和计数的正常值

血细胞	正常值
红细胞	男:$(4.0 \sim 5.5) \times 10^{12}/L$
	女:$(3.5 \sim 5.0) \times 10^{12}/L$
白细胞	$(4.0 \sim 10) \times 10^9/L$
中性粒细胞	$50\% \sim 70\%$
嗜酸性粒细胞	$0.5\% \sim 3\%$
嗜碱性粒细胞	$0 \sim 1\%$
单核细胞	$3\% \sim 8\%$
淋巴细胞	$25\% \sim 30\%$
血小板	$(100 \sim 300) \times 10^9/L$

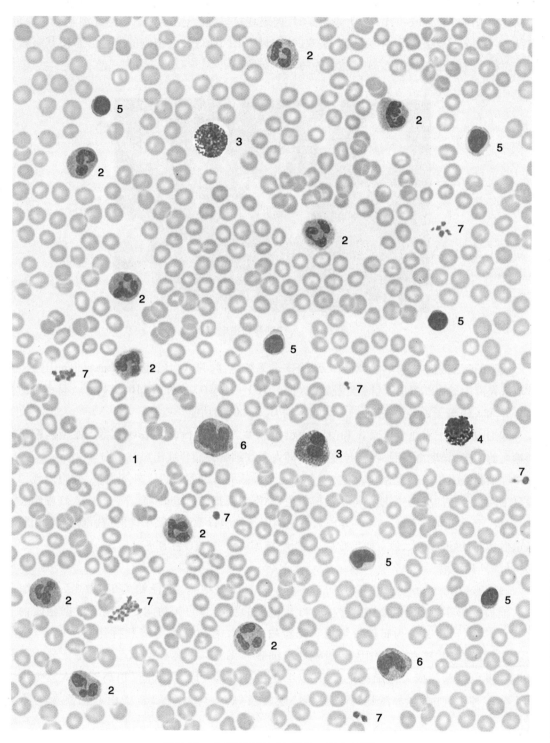

图 2-17　血细胞（Wright 染色　郝立宏图）
1. 红细胞　2. 嗜中性粒细胞　3. 嗜酸性粒细胞　4. 嗜碱性粒细胞　5. 单核细胞
6. 淋巴细胞　7. 血小板

一、血细胞

(一)红细胞

红细胞(red blood cell,RBC)大量聚集时,肉眼观察呈猩红色,新鲜单个的红细胞呈黄绿色。直径7~8.5μm,周缘较厚,中央较薄,呈双凹圆盘状(图2-18)。红细胞的这种形态使其有较大的表面积,可保证高效率地完成细胞内外的气体交换。

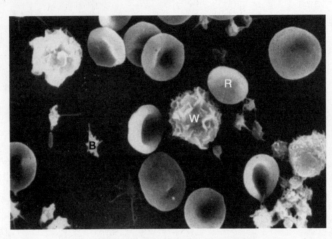

图2-18 人红细胞扫描电镜像

成熟的红细胞结构简单,胞质内无细胞核也无细胞器,只含血红蛋白(hemoglobin,Hb)。正常成人血液中的血红蛋白含量相对稳定:男性为120~150g/L,女性为110~140g/L,具有可逆性结合O_2和CO_2分子的能力,在血液中承担运输O_2和CO_2的功能。

红细胞质膜上有血型抗原A和(或)血型抗原B,决定了个体的ABO血型。血型匹配是安全输血的前提,异型血互混,将会导致**溶血**,即大量红细胞破裂释放出血红蛋白。

红细胞的平均寿命约为120天。少量未完全成熟的红细胞可进入外周血液,其胞内残留少量呈细网状分布的核糖体,能被煌焦油蓝染色,称**网织红细胞**(reticulocyte)。占成人红细胞总数的0.5%,新生儿可达3%~6%。外周血液中网织红细胞计数可反映个体的造血功能状况,贫血但造血功能良好的病人,经有效治疗后,网织红细胞的百分比值会增高。

(二)白细胞

白细胞(white blood cell,WBC)是一类有核的球形细胞,直径约为10微米,比红细胞大。能以变形运动穿越毛细血管内皮,参与机体的免疫与防御功能。光镜下根据胞质内有无特殊颗粒,可将其分为**有粒白细胞**和**无粒白细胞**。有粒白细胞按照特殊颗粒的嗜色性,分为中性粒细胞、嗜酸性粒细胞和嗜碱性粒细胞。无粒白细胞根据形态结构特征分为单核细胞和淋巴细胞。成人白细胞正常值为$(4.0~10)×10^9/L$,婴幼儿可稍高于成人。免疫力低下和多种生理因素(如激烈运动、劳累、饮食及妇女月经期等)也能引起白细胞的数量变化。

1. 中性粒细胞(neutrophilic granulocyte, neutrophil) 数量最多,占白细胞总数的50%~70%。细胞核的形态多样,弯曲棒状的称**杆状核**;以细丝状结构相连的分叶状,称**分叶核**,核可分为2~5叶,以3叶核居多(图2-17)。胞质丰富,含大量细小的中性颗粒。颗粒分两种(图2-19):**嗜天青颗粒**占颗粒总数的20%,是内含酸性磷酸酶和髓过氧化物酶的溶酶体,可以消化分解被吞噬的异物;**特殊颗粒**占颗粒总数的80%,是内含碱性磷酸酶、吞噬素、溶菌酶的分泌颗粒,能杀死细菌,溶解细菌表面的糖蛋白。

中性粒细胞有活跃的变形运动能力和很强的吞噬细菌功能,有很强的趋化性,吞噬细菌后自身也坏死,成为脓细胞。

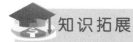知识拓展

中性粒细胞胞核分叶的意义

中性粒细胞胞核的分叶与细胞的衰老程度密切相关,杆状核的细胞较幼稚,4～5叶核则表明细胞接近衰老。临床实验室对杆状核和2叶核细胞百分率增多的现象,称**核左移**,表明骨髓产生中性粒细胞能力强,个体的免疫抵抗力较强;4～5叶核细胞增多的现象,称**核右移**,表明骨髓产生中性粒细胞能力弱,个体的免疫抵抗力较弱。

2. **嗜酸性粒细胞**(eosinophilic granulocyte,eosinophil) 占白细胞总数的0.5%～3%。核多为2叶。胞质内充满粗大、分布均匀、染成橘红色的嗜酸性颗粒(图2-17,图2-19)。颗粒含酸性磷酸酶、芳基硫酸酯酶、过氧化物酶和组胺酶等。嗜酸性粒细胞能做变形运动,吞噬抗原抗体复合物,分解组胺,灭活白三烯,从而降低过敏反应强度。患过敏性疾病、感染寄生虫时,嗜酸性粒细胞增多。

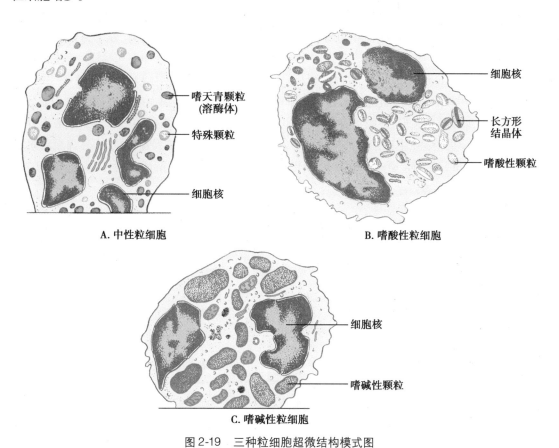

A. 中性粒细胞

嗜天青颗粒
(溶酶体)

特殊颗粒

细胞核

B. 嗜酸性粒细胞

细胞核

长方形
结晶体

嗜酸性颗粒

C. 嗜碱性粒细胞

细胞核

嗜碱性颗粒

图2-19 三种粒细胞超微结构模式图

3. **嗜碱性粒细胞**(basophilic granulocyte,basophil) 数量最少,占白细胞总数的0～1%。胞质含大小不等,分布不均的嗜碱性颗粒(图2-17,图2-19)。嗜碱性颗粒内布满排列规则的致密颗粒,内含组胺、肝素等,功能与肥大细胞相似,参与过敏反应,有抗凝血作用。

4. **单核细胞**(monocyte) 体积最大,占白细胞总数3%～8%。胞核呈肾形、马蹄形或不规则形,染色质颗粒细小且疏松,故着色较浅(图2-17)。胞质丰富,内含细小的嗜天青颗粒。颗

粒内含过氧化物酶、酸性磷酸酶、非特异性酯酶和溶菌酶。电镜下,细胞表面有微皱褶和微绒毛,胞质内细胞器丰富,溶酶体和吞噬泡发达(图2-20)。

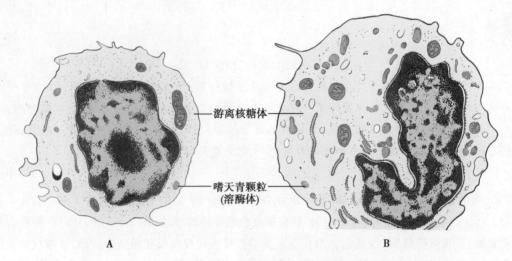

图2-20 淋巴细胞(A)与单核细胞(B)超微结构模式图

单核细胞是巨噬细胞的前身,具有活跃的变形运动和明显的趋化性、一定的吞噬功能。单核细胞进入血液循环,在血流中停留 1~2 天后,穿越血管壁进入结缔组织,分化为各种类型的巨噬细胞。

5. 淋巴细胞(lymphocyte) 占白细胞总数的 25%~30%。根据体积分为:直径 6~8μm 的小淋巴细胞,9~12μm 的中淋巴细胞,13~20μm 的大淋巴细胞。外周血中的淋巴细胞大部分为小淋巴细胞,细胞核为圆形,一侧常有小凹陷,染色质致密,染色深,胞质很少,含少量嗜天青颗粒(图2-17)。少数大、中淋巴细胞的核呈肾形,胞质内含有较多大嗜天青颗粒的,称**大颗粒淋巴细胞**(large granular lymphocyte)。电镜下,淋巴细胞胞质内含丰富的游离核糖体,少量线粒体和高尔基复合体(图2-20)。

(三) 血小板

血小板(blood platelet)又称**血栓细胞**(thrombocyte),正常值为(100~300)×10⁹/L。由骨髓巨核细胞产生。无细胞核,呈双凸圆盘状。血涂片中常呈多角形,聚集成群(图2-17)。周围部呈均质紫蓝色,称透明区;中央有密集的蓝紫色颗粒,称颗粒区(图2-21)。颗粒内含血小板因子,在止血和凝血过程中起重要的作用。血小板的寿命约 10 天。

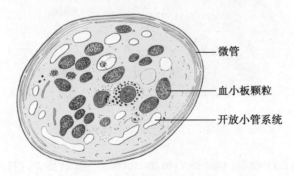

图2-21 血小板超微结构模式图

二、血细胞的发生

血细胞发生于胚胎卵黄囊壁的血岛,血岛中央的细胞分化为造血干细胞。胚胎发育第6

周,造血干细胞从卵黄囊迁入肝开始造血,并持续至第 5 个月;第 4～5 个月脾也出现短暂造血功能。从胚胎第 4 个月至出生,造血干细胞逐渐迁入骨髓,骨髓成为一生最主要的造血器官。

血细胞的发生是在一定的微环境和某些因素的调节下,造血干细胞先增殖分化为各类血细胞的祖细胞,再定向增殖、分化成为各种成熟血细胞的过程。

(一) 造血干细胞

造血干细胞(hemopoietic stem cell)属于**多能干细胞**(multipotential stem cell),是生成各种血细胞的种子细胞。其生物学特性是:①有自我更新能力,能长时间维持稳定的数量,在体内形成一个造血干细胞库。②活跃增殖的潜能,在特定条件下被激活,能长时间保持迅速增殖的能力;③有多向分化潜能,可分化发育为各种血细胞。

(二) 造血祖细胞

造血祖细胞是定向干细胞,由造血干细胞分化而来,只能定向分化发育为某一个类型的血细胞。目前已经证实的造血祖细胞分别为:①红细胞系造血祖细胞,在红细胞生成素作用下生成红细胞。②巨核细胞系造血祖细胞,需在血小板生成素作用下形成巨核细胞集落,最终产生血小板。③粒细胞-单核细胞系造血祖细胞,在白细胞介素-3、粒细胞-单核细胞集落刺激因子作用下,生成中性粒细胞和单核细胞共同的祖细胞。

(三) 血细胞发生过程的形态演变

血细胞的发生是连续的细胞增殖和分化过程(图 2-22)。造血祖细胞之后的发生过程大致分为原始阶段、幼稚阶段(又分早、中、晚 3 期)和成熟阶段。骨髓涂片检查不同发育阶段各种血细胞的形态特征,可以为临床血液疾病提供重要依据。

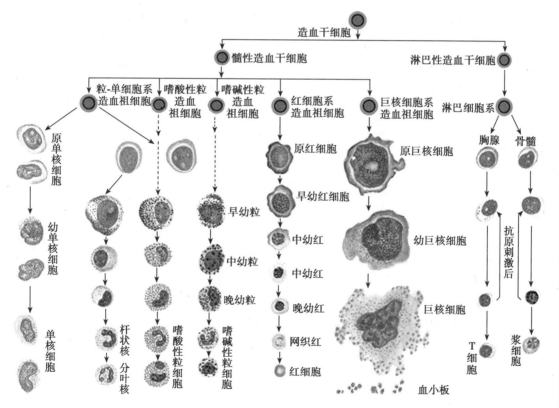

图 2-22 造血干细胞的演化

血细胞发生过程中的形态演变有以下规律:①胞体由大变小,而巨核细胞则由小变大。②核由大变小,红细胞的核最后消失;粒细胞的核逐渐变成杆状至分叶;巨核细胞的核由小变大。③胞质的量由少变多,胞质嗜碱性逐渐变弱,单核细胞和淋巴细胞维持嗜碱性,胞质内的特殊结构由无到有并逐渐增多。④细胞分裂能力从有到无,但淋巴细胞维持增殖能力。

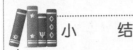

小 结

结缔组织是人体内分布最广的基本组织,包括凝胶状的固有结缔组织、液态的血液、固态的骨和软骨。由多种细胞和大量的细胞外基质组成。固有结缔组织的细胞种类:成纤维细胞、浆细胞、巨噬细胞、肥大细胞、脂肪细胞、血细胞及未分化间充质细胞等。纤维的种类:胶原纤维、弹性纤维、网状纤维。基质成分与结构:蛋白多糖和纤维粘连蛋白;形成分子筛含微孔,可限制细菌扩散。组织液是毛细血管渗出的液体,形成微环境。软骨组织含软骨细胞和软骨基质。软骨细胞位于软骨陷窝内。据纤维分为:含胶原原纤维的透明软骨,含胶原纤维束的纤维软骨,含弹性纤维的弹性软骨3种类型。骨组织的细胞包括骨祖细胞、成骨细胞、骨细胞和破骨细胞。骨基质简称骨质,含有机成分和无机成分,钙化前称类骨质;有机成分含胶原纤维和基质,胶原纤维占有机成分的90%。无机成分以钙和磷为主的羟基磷灰石结晶,占干骨重量的65%。形成板层状结构,称骨板。血液总量约占体重的7%。含血浆和血细胞。凝血后析出的淡黄色液体称血清。血细胞占血液容积45%,包括红细胞、白细胞和血小板。红细胞呈双凹圆盘状,直径7.5~8.5μm,无细胞核,无细胞器,胞质主要成分是血红蛋白。每升血液血红蛋白含量:男性约120~150g,女性约105~135g。有运输O_2和CO_2功能。白细胞为有核球形细胞,比红细胞大,能变形运动,具防御和免疫功能。正常值为$(4~10)×10^9$/L。据胞质有无特殊颗粒,可分为有粒白细胞(中性粒细胞、嗜酸性粒细胞、嗜碱性粒细胞)和无粒白细胞(单核细胞、淋巴细胞)。血小板无细胞核,体积小,直径2~4μm,呈双凸圆盘状。参与凝血。

(陈维平 赵文婧)

练 习 题

一、选择题

A1 型题

1. 分裂增殖能力最强的细胞是

A. 红细胞　　　　　　　　B. 巨噬细胞　　　　　　　　C. 脂肪细胞

D. 淋巴细胞　　　　　　　E. 未分化间充质细胞

2. 血液的细胞间质(细胞外基质)是

A. 水　　　　　　　　　　B. 血糖　　　　　　　　　　C. 血清

D. 血浆　　　　　　　　　E. 血浆蛋白

3. 下列对细胞间质的叙述,错误的是

A. 是组成成分　　　　　　　　　　　　B. 是细胞的产物

C. 有液态、凝胶状和固态之分　　　　　　D. 仅存在于疏松结缔组织

E. 组成成分与组织类型相关

4. 下列对浆细胞形态结构的叙述,错误的是

A. 合成分泌抗体　　　　　　　　　　　B. 核常偏位,染色质呈车轮状排列

C. 胞质嗜酸性　　　　　　　　　　　　D. 核周有浅染区

E. 胞质内粗面内质网和游离核糖体丰富

二、思考题

1. 成纤维细胞与纤维细胞是可以互相转变的,试分析其光、电镜结构变化的规律,形态结构变化与功能状态的关系。

2. 结缔组织包括凝胶状的固有结缔组织、液态的血液、固态的骨和软骨,试分析组织类型与细胞外基质成分和结构的关联规律。

第三章

肌 组 织

  学习目标

1. 掌握:3 种肌纤维的光镜结构;肌节和闰盘的结构。
2. 熟悉:骨骼肌纤维与心肌纤维的超微结构。
3. 了解:平滑肌纤维的超微结构。

肌组织(muscle tissue)由有收缩功能的肌细胞和细胞间少量的结缔组织组成。肌细胞呈细长纤维状,又称**肌纤维**(muscle fiber)。肌细胞的细胞膜称**肌膜**(sarcolemma),细胞质称**肌质**(sarcoplasm),其中的滑面内质网,称**肌质网**(sarcoplasmic reticulum)。肌质内有许多与细胞长轴平行排列的肌丝,它们是肌纤维进行收缩和舒张功能活动的主要物质基础。

肌组织分为骨骼肌、心肌和平滑肌。骨骼肌和心肌纤维有明暗相间的横纹,为横纹肌;平滑肌纤维无横纹。骨骼肌的收缩受躯体神经支配,属随意肌;心肌和平滑肌的收缩受自主神经支配,为不随意肌。

第一节 骨 骼 肌

骨骼肌(skeletal muscle)主要分布于躯体和四肢,借肌腱附着于骨表面。每块肌由平行排列的骨骼肌纤维组成,其周围包裹着结缔组织。包裹在整块肌外表面的致密结缔组织,称**肌外膜**

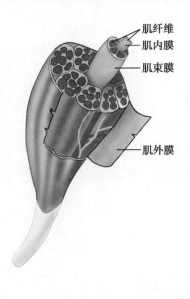

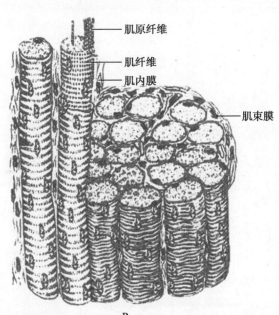

A   B

图 3-1 骨骼肌与周围结缔组织
A. 一块骨骼肌;B. 一个肌束

（epimysium）；肌外膜的结缔组织深入肌内,分隔包绕每一肌束,称**肌束膜**（perimysium）；包绕在每一条肌纤维周围的疏松结缔组织,称**肌内膜**（endomysium）（图 3-1）。结缔组织内有血管、神经分布,对骨骼肌有支持、连接、营养和保护作用。

一、骨骼肌纤维的光镜结构

骨骼肌纤维呈长圆柱形,直径 10 ~ 100μm,长短不等。核扁椭圆形,有数个至几百个,紧靠肌膜。肌质丰富,内有丰富的**肌原纤维**（myofibril）,呈细丝样,沿细胞长轴平行排列；每条肌原纤维有**明带**（I 带）和**暗带**（A 带）交替规则排列,构成了明暗相间的横纹（图 3-2）。暗带中央有一条浅色窄带,称 **H 带**,H 带中央有一条深色的 **M 线**；明带中央有一较暗的细线,称 **Z 线**,相邻 2 个 Z 线之间的一段肌原纤维,称**肌节**（sarcomere）（图 3-3）,每个肌节由 1/2I 带+A 带+1/2I 带所组成,肌节递次排列构成肌原纤维,是骨骼肌纤维结构和功能单位。肌膜外有基膜贴附,二者之间有**肌卫星细胞**（muscle satellite cell）,当肌纤维损伤时,增殖分化,参与肌纤维的修复。

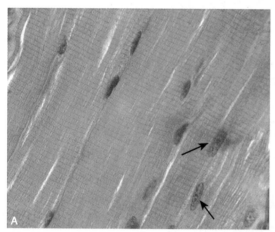
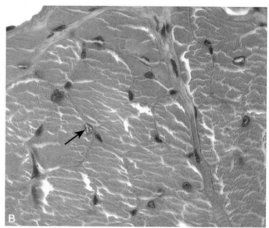

图 3-2 骨骼肌纤维的光镜结构（四川卫生管理干部学院图）
A. 纵切面；B. 横切面 ↑肌细胞核

二、骨骼肌纤维的超微结构

（一）肌原纤维

肌原纤维由粗、细 2 种肌丝有规律的平行排列构成（图 3-3）。明带只有细肌丝,Z 线是细肌丝的附着位点。暗带由粗肌丝和细肌丝共同组成,其中 H 带只有粗肌丝；肌原纤维之间有大量的线粒体、糖原和少量的脂滴。

1. 粗肌丝（thick filament） 位于 A 带,中央固定于 M 线,由**肌球蛋白**（myosin）分子集合而成。肌球蛋白形似豆芽状,头部似豆瓣,露出于粗肌丝的表面,称**横桥**（cross bridge）,有 ATP 酶活性。当与肌动蛋白接触时,ATP 酶被激活,分解 ATP 产生能量,横桥发生屈伸运动。

2. 细肌丝（thin filament） 一端固定于 Z 线,另一端插入粗肌丝之间,止于 H 带外侧。细肌丝由**肌动蛋白**（actin）、**原肌球蛋白**（tropomyosin）和**肌钙蛋白**（troponin）组成。肌动蛋白分子单体呈球形,许多单体相互连接,形成相互螺旋形的两条链。每一个肌动蛋白单体上有一个与肌球蛋白分子横桥结合的位点。原肌球蛋白呈条索状,由两条多肽链绞合而成,并嵌于肌动蛋白双股螺旋链的浅沟上。肌钙蛋白由 3 个球形亚单位组成,其中的一个亚单位能与 Ca^{2+} 结合。

（二）横小管

肌膜垂直于肌纤维长轴向细胞内凹陷,形成**横小管**（transverse tubule）,简称 **T 小管**（图 3-4）。同一水平的横小管在细胞内分支吻合,环绕在每条肌原纤维的周围。横小管可将肌膜的兴奋迅速传到细胞内,引起同一条肌纤维上每个肌节的同步收缩。

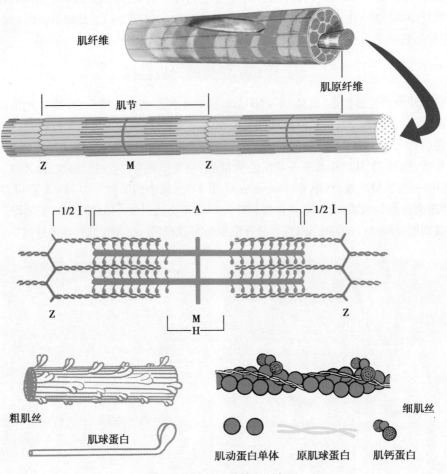

图3-3 骨骼肌连续放大示意图

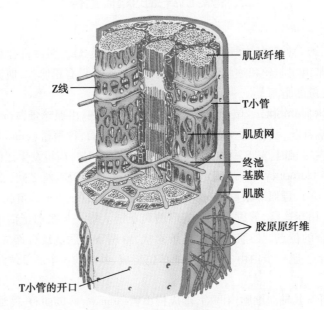

图3-4 骨骼肌纤维超微结构立体模式图

（三）肌质网

肌质网（sarcoplasmic reticulum）即滑面内质网，在相邻两个横小管之间，纵向包绕在每条肌原纤维的周围，又称**纵小管**（terminal tubule）（图3-4）。纵小管的末端在靠近横小管处膨大，并相互通连形成**终池**（terminal cistern）。横小管及其两侧的终池，合称**三联体**（triad）。横小管和终池各自独立。肌质网膜上有钙泵（一种 ATP 酶），可将肌质中的 Ca^{2+} 泵入肌质网内贮存，以调节肌质内的 Ca^{2+} 浓度。

三、骨骼肌收缩的肌丝滑动机制

骨骼肌的收缩机制是肌丝滑动原理。肌纤维收缩时，细肌丝向 M 线方向滑动，结果使 I 带变短，H 带变窄或消失，A 带长度不变，整个肌节变短。舒张时细肌丝向相反方向运动，肌节变长（图3-5）。

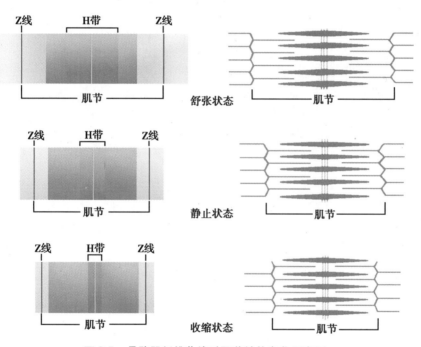

图 3-5　骨骼肌纤维收缩时肌节结构变化示意图

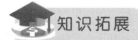　知识拓展

骨骼肌纤维收缩的过程

骨骼肌纤维收缩的过程是：①运动神经末梢将神经冲动传给肌膜；②肌膜的兴奋通过横小管传至终池和肌质网；③肌质网释放大量 Ca^{2+} 到肌质内，肌质内的 Ca^{2+} 浓度升高；④Ca^{2+} 结合在肌钙蛋白的位点上，使肌钙蛋白和原肌球蛋白构型发生改变；⑤肌动蛋白的位点暴露，此位点与粗肌丝的横桥结合；⑥横桥的 ATP 酶被激活，分解 ATP 并释放能量；⑦肌球蛋白的头部和杆部发生转动，将肌动蛋白拉向 M 线方向，使 H 带变窄或消失，I 带变短，A 带长度不变，肌节缩短，肌纤维收缩。

肌纤维收缩之后，肌质内的 Ca^{2+} 被迅速转运到肌质网中，肌质内的 Ca^{2+} 浓度下降，肌动蛋白和原肌球蛋白的构型恢复原状，横桥与肌动蛋白脱离接触，使另一个 ATP 分子结合在肌球蛋白的头部，肌节恢复原来的长度，肌节舒张。当肌纤维内的 Ca^{2+} 或 ATP 的量不足时，会影响肌纤维的正常收缩。

第二节 心 肌

心肌(cardiac muscle)主要分布于心和邻近心的大血管根部,由心肌纤维构成,其间有结缔组织、血管和神经。

一、心肌纤维的光镜结构

心肌纤维呈短柱状,有分支,相互吻合成网。细胞核1个,位于中央,染色较浅;核两端肌质丰富。心肌纤维有横纹,但不如骨骼肌明显(图3-6)。相邻心肌纤维连接处互相嵌合,特化成**闰盘**(intercalated disk),呈着色较深的横行或阶梯状的细线,与肌纤维长轴垂直。心肌纤维之间的结缔组织和血管较多。

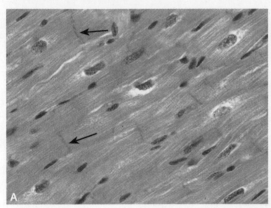
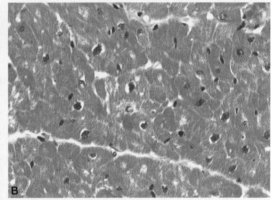

图3-6 心肌纤维的光镜结构(郝立宏图)
A. 纵切面;B. 横切面
↑闰盘

二、心肌纤维的超微结构

心肌纤维也有粗、细两种肌丝,它们在肌节内的排列与骨骼肌纤维相同,亦有肌质网和横小管,含丰富的线粒体和糖原,亦含脂滴和脂褐素(图3-7)。

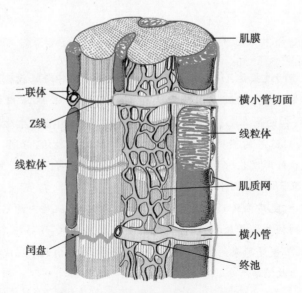

肌膜

横小管切面

线粒体

肌质网

横小管

终池

二联体

Z线

线粒体

闰盘

图3-7 心肌纤维超微结构立体模式图

　　心肌纤维有与骨骼肌纤维不同的超微结构特点。①肌原纤维不明显，肌丝被少量肌质和纵行排列的肌质网、线粒体分隔成粗细不等、不完整的肌丝束。②横小管较粗。③肌质网较稀疏，仅在横小管的一侧形成终池，并与横小管紧贴构成**二联体**（diad）。④闰盘的横位部分为中间连接和桥粒，起牢固的连接作用；纵位部分为缝隙连接，便于心肌纤维间化学信息的交流和电冲动的传导，以保证心肌纤维收缩的同步性和协调性，使心肌成为一个功能整体（图3-8）。

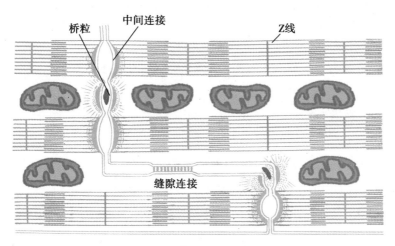

图 3-8　闰盘超微结构示意图

第三节　平　滑　肌

　　平滑肌（smooth muscle）广泛分布于血管、淋巴管和内脏器官。

一、平滑肌纤维的光镜结构

　　平滑肌纤维呈长梭形，大小不一，一般长 200μm，无横纹，只有 1 个核，位于中央，细胞收缩时核常呈扭曲或螺旋形。常成层或成束排列，一个细胞的中间部与另一个细胞细的末端毗邻，使细胞间连接紧密（图3-9）。

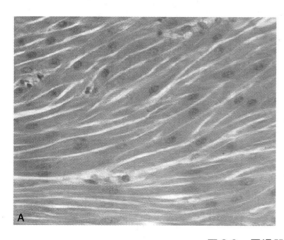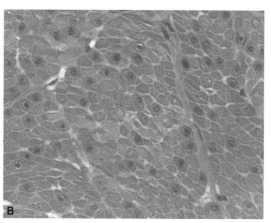

图 3-9　平滑肌纤维光镜结构

A. 纵切面（南华大学医学院图）；B. 横切面（郝立宏图）

二、平滑肌纤维的超微结构

　　平滑肌纤维的肌膜向内凹陷形成许多小凹，不形成横小管。肌质网不发达，无肌原纤维，有大量**密斑**(dense patch)、**密体**(dense body)、细肌丝、粗肌丝和**中间丝**(intermediated filament)(图3-10)。密斑位于肌膜的内侧并与其平行,是细肌丝的附着点。密体散在于肌质内,是细肌丝和中间丝的共同附着点。中间丝相互交织成网,分布于肌质中,连于密斑、密体间,构成细胞骨架。细肌丝围绕粗肌丝排列,穿行于密斑间,构成肌丝单位,又称**收缩单位**(contractile unit)。当各种刺激引起肌纤维兴奋时,激发粗肌丝与细肌丝的滑动,引起肌纤维呈螺旋状扭曲、增粗并缩短。平滑肌纤维间有较发达的缝隙连接,可传递信息和电冲动,引起相邻肌纤维的同步功能活动。

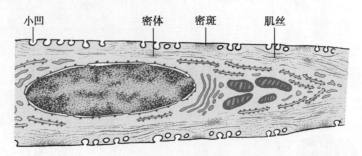

图3-10 平滑肌纤维超微结构模式图

 小 结

　　肌组织分骨骼肌、心肌、平滑肌3种。肌的结构有肌内膜、肌束膜、肌外膜。肌组织由肌纤维组成,骨骼肌纤维呈长圆柱形。肌膜外有基膜贴附。核呈扁椭圆形,有数个至几百个,位于细胞周边,紧靠肌膜;肌质丰富,有横纹,肌质内有许多与细胞长轴平行排列的肌丝构成肌原纤维。肌原纤维的结构和功能单位是肌节,一个肌节包括1/2I带+A带+1/2I带。肌节是相邻两条Z线之间的一段肌原纤维。心肌纤维呈短柱状,有分支,相互吻合成网。相邻心肌纤维之间的连接称闰盘。肌质内含大量的肌丝形成不完整的肌原纤维,有横纹。平滑肌纤维呈长梭形,无横纹,只有1个核,位于中央,细胞收缩时核常呈扭曲或螺旋形。一个细胞的中间部与另一细胞细的末端毗邻,使细胞间连接紧密。肌质内的肌丝不形成肌原纤维。肌丝由粗肌丝和细肌丝2种,粗肌丝由肌球蛋白,细肌丝由肌动蛋白、原肌球蛋白和肌钙蛋白构成。肌膜垂直于肌纤维长轴向细胞内凹陷,形成横小管;横小管及其两侧的终池合称三联体。

（玛衣拉·阿不拉克）

练 习 题

一、选择题

A1 型题

1. 下列对骨骼肌纤维细胞核的描述正确的是
　　A. 1个核,位于细胞中央　　　　　　B. 多个核,位于细胞中央
　　C. 1个核,位于肌膜下　　　　　　　D. 多个核,位于肌膜下
　　E. 1~2个核,位于细胞中央

2. 下列关于肌节的描述正确的是
　　A. 相邻两条Z线间的一段肌纤维　　B. 相邻两条Z线间的一段肌原纤维
　　C. 相邻两条M线间的一段肌原纤维　D. 相邻两条M线间的一段肌纤维

E. 相邻两条 H 带间的一段肌纤维

3. 关于心肌纤维的光镜特点,错误的是

　　A. 细胞呈短柱状,有横纹,有分支　　　　B. 有多个核,居细胞中央

　　C. 肌质丰富,无明显的肌原纤维　　　　　D. 收缩原理同骨骼肌

　　E. 相邻心肌纤维连接处的结构称闰盘

4. 关于骨骼肌横小管的叙述,错误的是

　　A. 肌膜向肌质内凹陷形成　　　　　　　B. 行走方向与肌纤维长轴垂直

　　C. 位于 A 带与 I 带交界处　　　　　　　D. 与终池相通

　　E. 将肌膜的兴奋迅速传到每个肌节

二、思考题

1. 简述骨骼肌纤维的光镜结构。

2. 比较 3 种肌组织的光镜结构。

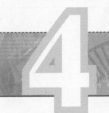

第四章

神 经 组 织

神经细胞(nerve cell)和**神经胶质细胞**(neuroglial cell)是神经系统的组织学基础,它们与血管、结缔组织形成某些特殊的结构,共同组成**神经组织**(nervous tissue)。神经细胞又称**神经元**(neuron),其与神经胶质细胞虽在形态、结构和功能上各有不同,但彼此联系密切。

第一节 神 经 元

神经元是神经系统结构和功能的基本单位,人体内约有 10^{12} 个神经元。神经元最重要的功能是接受刺激,整合信息,并将信息传导到其他神经元或效应器。

一、神经元的结构

神经元形态不一、大小不等,但都由胞体和突起组成;突起分为树突和轴突(图4-1)。

(一)胞体

胞体是神经元的营养代谢中心。有圆形、锥体形、梨形和梭形等,直径 4 ~ 120μm,由细胞膜、细胞质和细胞核组成(图4-2)。胞体主要集中在中枢神经系统的灰质及神经节内。

1. 细胞膜(质膜) 为单位膜,延伸包裹于轴突与树突。神经元的质膜有产生兴奋、接受刺激和传导神经冲动的功能。质膜上有蛋白质组成的离子通道及受体。

2. 细胞核 大而圆,核膜清晰,以常染色质为主,故着色浅,核仁大而明显。

3. 细胞质 又称**核周质**(perikaryon),与轴突和树突内的细胞质相通连。核周质内有发达的粗面内质网、游离核糖体、线粒体、高尔基复合体、微丝、微管和神经丝等多种细胞器(图4-3)。尼氏体和神经原纤维是光镜下看到的特征性的结构。

(1)**尼氏体**(Nissl body):光镜下,为嗜碱性颗粒或小块,分布均匀并延续到树突内(图4-2)。电镜下,为发达的粗面内质网和游离核糖体(图4-4)。尼氏体的主要功能是合成蛋白质,参与细胞器的更新及**神经递质**或**神经调质**的合成。

(2)**神经原纤维**(neurofibril):在镀银标本上,神经原纤维呈棕黑色、交错排列成细丝网,分布到轴突与树突内(图4-4)。电镜下由微管、微丝和神经丝组成,是构成神经元的细胞骨架,并参与物质运输。

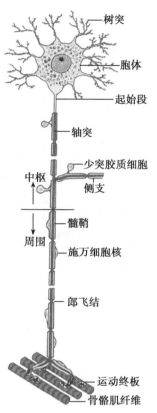

图 4-1　神经元形态
结构模式图

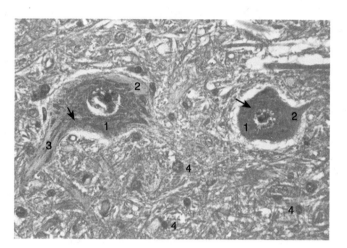

图 4-2　脊髓前角神经元（HE）（四川卫生管理干部学院图）
　　1. 神经元　2. 轴丘　3. 树突　4. 神经胶质细胞
↑核仁　↑尼氏体

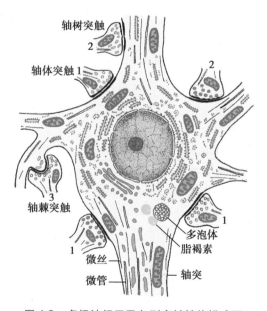

图 4-3　多极神经元及各型突触结构模式图

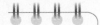

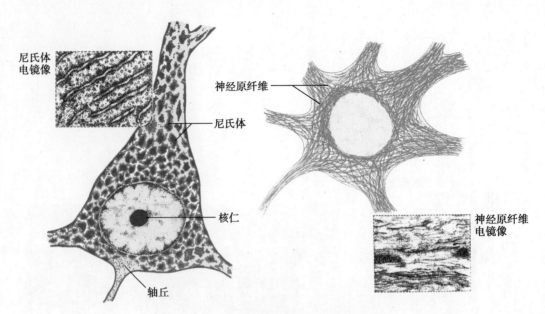

图 4-4 尼氏体、神经原纤维、轴丘结构模式图

(二) 突起

神经元的突起分为树突和轴突(图 4-1)。

1. 树突(dendrite) 每个神经元有 1 个或多个树突,形如树状。树突表面有许多棘状小突起,称树突棘(dendritic spine),是神经元接受信息的主要部位;树突棘扩大了神经元接受刺激的表面积。树突内的结构与核周质相似,其功能主要是接受刺激,并将刺激传向胞体。

2. 轴突(axon) 轴突自胞体发出。一个神经元只有 1 个轴突。轴突长短不一,神经元的胞体越大,其轴突越长。轴突表面光滑,直径均一,分支少,有侧支呈直角发出。轴突末端分支较多,形成轴突终末。胞体发出轴突的部位染色淡,呈圆锥形,称**轴丘**(axon hillock),该区及轴突内均无尼氏体。轴突的主要功能是传导神经冲动,沿轴膜向轴突终末传递。

二、神经元的分类

根据不同的分类方法,把神经元分成不同的类型。

(一) 按神经元突起的数量分类(图 4-5)

1. 假单极神经元(pseudounipolar neuron) 从神经元的细胞体发出 1 个突起,离细胞体不远处该突起再分出 2 个分支,呈"T"字形,一支分布到其他组织或器官中,称周围突;另一支进入中枢神经系统,称中枢突。

2. 双极神经元(bipolar neuron) 有 2 个突起,树突、轴突各 1 个。

3. 多极神经元(multipolar neuron) 有多个突起,1 个轴突和多个树突。

(二) 按神经元功能分类(图 4-6)

1. 感觉神经元(sensory neuron) 或称传入神经元,多为假单极神经元。胞体主要位于脊神经节或脑神经节内;其周围突接受刺激,并将刺激经中枢突传向中枢。

2. 运动神经元(motor neuron) 或称传出神经元,属多极神经元。胞体主要位于脑、脊髓及内脏神经节内;树突接受中枢的指令,轴突支配肌纤维或腺细胞,使其收缩或分泌。

3. 中间神经元(interneuron) 或称联合神经元,分布在感觉神经元和运动神经元之间,起联络作用。多数属多极神经元,约占神经元总数的 99%。

(三) 按神经元释放的神经递质或神经调质的化学性质分类

根据神经元释放的神经递质或神经调质的化学性质可分为胆碱能神经元、去甲肾上腺素能

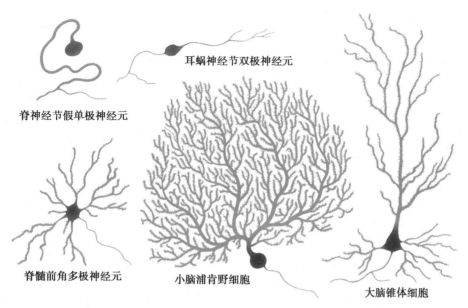

耳蜗神经节双极神经元

脊神经节假单极神经元

脊髓前角多极神经元

小脑浦肯野细胞

大脑锥体细胞

图4-5 不同类型的神经元

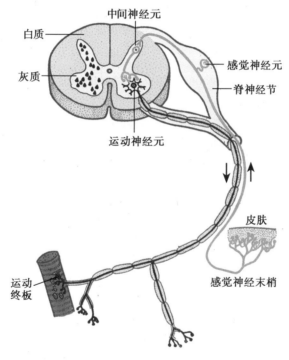

中间神经元

白质

灰质

运动神经元

感觉神经元

脊神经节

皮肤

运动终板

感觉神经末梢

图4-6 脊髓及脊神经示意图

神经元、胺能神经元、氨基酸能神经元和肽能神经元。神经元根据机体功能状况的不同可以释放一种或几种神经递质,同时还可以释放神经调质。

三、神经元的连接

位于神经元与神经元之间或神经元与非神经元(效应器及感受器细胞)之间的一种特化的细胞连接方式,称**突触**(synapse),是神经元传导信息的重要结构。根据突触传递信息的方式,可分为**化学性突触**(chemical synapse)与**电突触**(electric synapse)。前者以释放神经递质传递信息,后者通过缝隙连接传递电信息。

（一）化学性突触

化学性突触最常见,在镀银染色切片上呈扣结状;电镜下,由突触前成分、突触间隙和突触后成分组成(图4-7)。

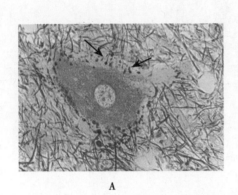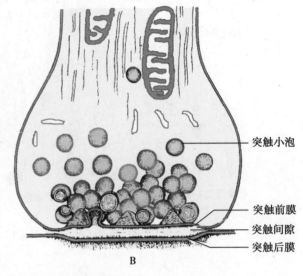

突触小泡
突触前膜
突触间隙
突触后膜

A   B

图4-7 化学性突触结构模式图
A. 神经元胞体表面的突触小体(↑)镀银染色(大连医科大学图);
B. 化学性突触超微结构模式图

1. 突触前成分(presynaptic element) 为轴突终末的膨大部分,内有突触小泡、线粒体、微丝和微管等。突触小泡是突触前成分的特征性结构,内含不同的神经递质。轴突终末与另一个神经元相接触处,轴膜特化增厚的部分,称**突触前膜**(presynaptic membrane)。

2. 突触后成分(postsynaptic element) 是后一级神经元或效应细胞与突触前成分相对应的局部区域。该处神经元胞体或树突的质膜特化增厚,称**突触后膜**(postsynaptic membrane),膜上有特异性神经递质或调质的受体及离子通道。

3. 突触间隙(synaptic cleft) 位于突触前膜与突触后膜之间的间隙。当突触前神经元发出的神经冲动沿轴膜传导至轴突终末时,引发突触小泡移至突触前膜并与之融合,释放神经递质到突触间隙,神经递质与突触后膜上特异性受体结合,膜上离子通道开放,使突触后神经元(或效应细胞)产生兴奋性或抑制性突触后电位,将信息传送给后一级神经元或效应细胞。

（二）电突触

电突触即两个神经元之间的缝隙连接。电突触的传导方向决定于两个神经元之间的关系而不依赖神经递质,故可双向传导。

知识拓展

神经干细胞

　　神经干细胞(neural stem cells)是神经组织中具有增殖和分化潜能的细胞,主要分布于大脑海马、中脑、脊髓的室管膜下区。胚胎与成年脑和脊髓中都有神经干细胞。神经干细胞在体外经生长因子诱导下可增殖、分化成神经元和胶质细胞,在一定程度可参与神经组织损伤后的修复。神经干细胞的发现和应用,为研究治疗神经系统疾病开辟了一条新的途径。

第二节　神经胶质细胞

神经胶质细胞(neuroglial cell),又称**神经胶质**(neuroglia),其数量比神经元多10～50倍,广泛分布于中枢神经系统和周围神经系统。神经胶质细胞也有突起,但无轴突和树突之分。神经胶质细胞对神经元起支持、营养、保护和绝缘等作用。

一、中枢神经系统的胶质细胞

脑和脊髓内的神经胶质细胞有4种,但在HE染色切片中难以分辨(图4-8)。

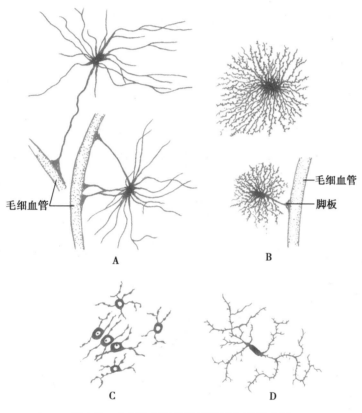

图4-8　中枢神经系统神经胶质细胞模式图
A. 纤维性星形胶质细胞;B. 原浆性星形胶质细胞;C. 少突胶质细胞;
D. 小胶质细胞

(一) 星形胶质细胞

星形胶质细胞(astrocyte)在神经胶质细胞中体积最大、数量最多,分为原浆性星形胶质细胞和纤维性星形胶质细胞。细胞呈星形,突起的末端膨大,称**脚板**,附着在毛细血管壁上,参与构成**血-脑屏障**(blood-brain barrier),阻止血液中某些物质进入脑组织,但能选择性让营养和代谢产物通过。星形胶质细胞能合成和分泌神经营养因子和多种生长因子,对神经元的发育、分化、功能的维持以及神经元的可塑性有重要的影响。在中枢神经系统损伤时,星形胶质细胞可以增生,形成瘢痕。

(二) 少突胶质细胞

少突胶质细胞(oligodendrocyte)体积小,呈梨形或卵圆形,突起短、分支少。参与形成中枢神经系统有髓神经纤维的髓鞘。

（三）小胶质细胞

小胶质细胞（microglia）体积最小，胞体细长或椭圆形，数量少，主要分布于灰质内。当中枢神经系统损伤时，小胶质细胞可转变为巨噬细胞，吞噬死亡的细胞、蜕变的髓鞘等。

（四）室管膜细胞

室管膜细胞（ependymal cell）被覆于脑室和脊髓中央管腔面，呈单层立方或柱状，形成室管膜，可分泌脑脊液。

二、周围神经系统的胶质细胞

（一）施万细胞

施万细胞（Schwann cell）又称**神经膜细胞**（neurolemmal cell），呈薄片状，胞质较少。参与形成周围神经纤维的髓鞘（图 4-9）。施万细胞能分泌神经营养因子，促进受损伤的神经元存活及轴突的再生。

（二）卫星细胞

卫星细胞（satellite cell）又称被囊细胞，是神经节内包裹在神经元胞体周围的一层扁平或立方形细胞。

第三节 神经纤维和神经

一、神 经 纤 维

神经纤维（nerve fiber）由神经元的长突起和包绕其外的神经胶质细胞构成。根据包裹轴突的神经胶质细胞是否形成完整的髓鞘，分为有髓神经纤维和无髓神经纤维（图 4-9）。

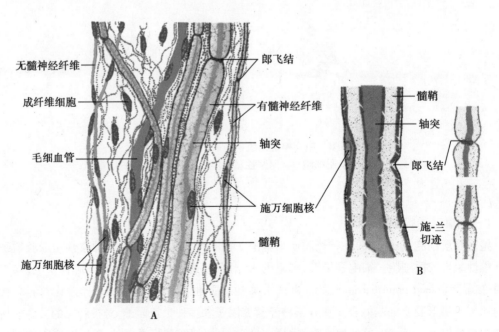

图 4-9 周围神经纤维结构模式图
A. 示有髓神经纤维和无髓神经纤维；B. 示郎飞结和髓鞘

（一）有髓神经纤维

周围神经系统的**有髓神经纤维**（myelinated nerve fiber）由施万细胞包卷轴突而成。有髓神经纤维的中轴是神经元的长突起,施万细胞的质膜呈同心圆包绕轴突形成的鞘状结构,称**髓鞘**(myelin sheath)(图 4-10),被挤压在髓鞘外的质膜及其基膜,称**神经膜**(neurilemma)。一条有髓神经纤维由多个施万细胞包卷而成,一个施万细胞仅包卷一段轴突,构成 1 个**结间体**(internode)。每两个结间体交界处无髓鞘,形成一狭窄处,称**郎飞结**(Ranvier node)(图 4-11)。髓鞘电阻大,在组织液与轴膜间起绝缘作用。

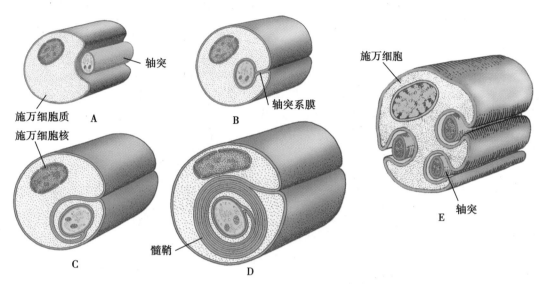

图 4-10　周围神经纤维髓鞘形成及超微结构模式图
A、B、C. 髓鞘发生过程;D. 有髓神经纤维超微结构;E. 无髓神经纤维超微结构

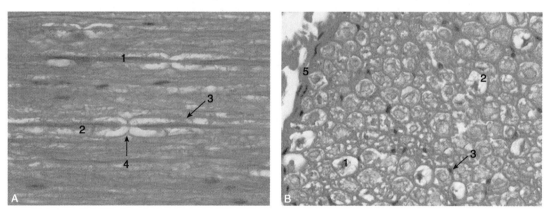

图 4-11　有髓神经纤维束(玛衣拉·阿不拉克图)
A. 纵切面;B. 横切面　1. 轴突　2. 髓鞘　3. 神经膜　4. 郎飞结　5. 神经束膜

中枢神经系统有髓神经纤维的髓鞘是由少突胶质细胞形成的。少突胶质细胞的多个突起末端可同时分别包卷多个轴突,形成多个结间体。

(二)　无髓神经纤维

在周围神经系统,**无髓神经纤维**(unmyelinated nerve fiber)由轴索及包裹的施万细胞构成,无髓鞘和郎飞结。施万细胞表面形成多个纵行沟槽,沟内有轴突,施万细胞的质膜不形成完整的髓鞘将其包裹(图 4-10)。中枢神经系统无髓神经纤维为裸露的轴突,其外面无神经胶质细胞包裹。无髓神经纤维的传导速度较慢。

二、神 经

周围神经系统的若干条神经纤维集合在一起,被结缔组织、血管和淋巴管所包裹,共同构成**神经**(nerve)(图4-12)。每条神经纤维的表面有一薄层的结缔组织包裹,称**神经内膜**(endoneurium)。神经内的多条神经纤维集合成**神经束**,包裹神经束的致密的结缔组织,称**神经束膜**(perineurium)。包裹在一条神经外面的疏松结缔组织,称**神经外膜**(epineurium)。小神经仅由单个神经束构成。神经束间常有交通支。

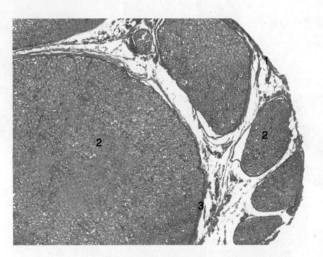

图4-12 坐骨神经(局部)(玛衣拉·阿不拉克图)
1. 神经外膜 2. 神经纤维束 3. 神经束膜

第四节 神 经 末 梢

神经末梢(nerve ending)是周围神经纤维的终末部分,形成多种特殊装置,分布于全身。按功能分为感觉神经末梢和运动神经末梢。

一、感觉神经末梢

感觉神经末梢(sensory nerve ending)是感觉神经元(假单极神经元)周围突的终末部分,该部分与周围组织共同组成**感受器**(receptor)。感受器可以接受内、外环境中的各种刺激,将刺激转化为冲动,传至中枢,产生感觉(图4-13)。

(一) 游离神经末梢

感觉神经元周围突终末部分失去髓鞘,裸露的部分形成细支,分布于表皮、角膜、黏膜上皮、浆膜及结缔组织等。能够感受冷热、疼痛和轻触等刺激。

(二) 有被囊神经末梢

此类神经末梢外面均有结缔组织被囊包裹。神经纤维入被囊前失去髓鞘,裸露的轴突分布于囊内感觉细胞周围。按功能与结构可分3种类型。

1. **触觉小体**(tactile corpuscle) 分布在手指、足趾掌面的真皮乳头内,以手指掌侧皮肤内最多,感受触觉。

2. **环层小体**(lamellar corpuscle) 广泛分布于皮下组织、腹膜、肠系膜、韧带和关节囊等处。环层小体呈圆形或卵圆形,内有多层同心圆排列的扁平细胞,中央有一圆柱体。裸露的轴突进入圆柱体内。环层小体感受压觉和振动觉。

3. **肌梭**(muscle spindle) 分布于骨骼肌内的梭形结构。肌梭内有数条较细的骨骼肌纤

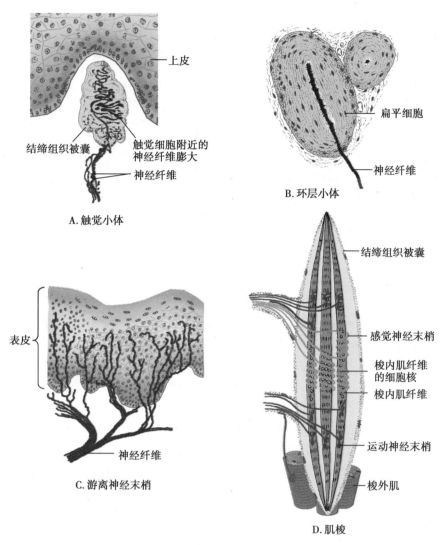

图 4-13　各类感觉神经末梢模式图

维,称梭内肌纤维。裸露的轴突缠绕在梭内肌纤维中段。在梭内肌纤维内尚有运动神经末梢,分布于两端。肌梭感知骨骼肌纤维的伸缩、牵拉变化,进而调节骨骼肌纤维的张力。

二、运动神经末梢

运动神经末梢是运动神经元的轴突分布于肌纤维和腺细胞的终末结构,称**效应器**(effector)。支配肌纤维的收缩和腺细胞的分泌。

(一) 躯体运动神经末梢

分布于骨骼肌纤维。运动神经纤维反复分支,每一分支终末与一条骨骼肌纤维建立突触连接,在连接处形成卵圆形的板状隆起,称**运动终板**(motor endplate)(图 4-14)。当神经冲动到达运动终板时,轴突终末释放乙酰胆碱,后者与突触后膜上的特异性受体结合,离子通道开放,肌膜去极化,引发肌纤维收缩。

(二) 内脏运动神经末梢

支配平滑肌、心肌的收缩、舒张或腺细胞的分泌活动。内脏神经节发出的无髓神经纤维末梢,反复分支,终末呈串珠状附于内脏、血管平滑肌纤维、心肌纤维表面或穿行腺体细胞之间等,并与其构成突触。

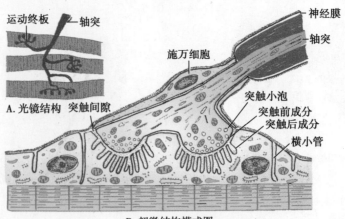

图 4-14 运动终板结构模式图

 小 结

　　神经组织由神经细胞和神经胶质细胞组成,都是高度分化、多突起的细胞。神经细胞又称神经元,是神经系统结构和功能的基本单位,功能是接受刺激,整合信息,并将信息传导到其他神经元或效应器。神经胶质细胞对神经元有支持、营养、保护和绝缘等作用。突触是位于神经元与神经元之间,或神经元与非神经元(效应器及感受器细胞)之间的一种特化的细胞连接方式,是神经元传导信息的重要结构。最常见的连接方式是一个神经元的轴突终末与另一个神经元的树突、树突棘或胞体连接,形成轴-树突触、轴-棘突触或轴-体突触。根据突触传递信息的方式,可分为化学性突触与电突触两类。前者是以释放神经递质传递信息的突触,后者是通过缝隙连接传递电信息的突触。化学性突触由突触前成分、突触间隙和突触后成分3部分组成。神经纤维由神经元的长突起和包绕其外的神经胶质细胞构成。分为有髓神经纤维和无髓神经纤维2种。周围神经系统的若干条神经纤维集合在一起,被结缔组织、血管和淋巴管所包裹,共同构成神经。神经末梢是周围神经纤维的终末部分,形成多种特殊装置,分别称感受器和效应器,分布全身。按功能分为感觉神经末梢和运动神经末梢。

(覃红斌)

练 习 题

一、选择题

A1 型题

　　1. 神经元的胞体是细胞的营养中心,主要是胞体内富含

　　　　A. 神经丝　　　　　　　　B. 微管　　　　　　　　　C. 线粒体

　　　　D. 高尔基复合体　　　　　E. 粗面内质网和游离核糖体

　　2. 神经元尼氏体分布在

　　　　A. 整个神经元内　　　　　B. 胞体内　　　　　　　　C. 胞体和树突内

　　　　D. 胞体和轴突内　　　　　E. 树突和轴突内

　　3. 尼氏体在电镜下的结构是

　　　　A. 粗面内质网和游离核糖体　　　　　　　　B. 滑面内质网和游离核糖体

　　C. 粗面内质网和高尔基复合体　　　　　D. 线粒体和游离核糖体

　　E. 高尔基复合体和游离核糖体

4. 下列不属于神经元的功能的是

　　A. 接受刺激　　　　　　B. 传导冲动　　　　　　　　C. 整合信息

　　D. 内分泌功能　　　　　E. 清除抗原

5. 关于神经元结构的叙述,下列错误的是

　　A. 质膜上有多种受体　　　　　　　　B. 胞体和突起内含尼氏体和神经原纤维

　　C. 核大而圆,异染色质少　　　　　　D. 突起为分为树突和轴突

　　E. 核仁大而明显

6. 关于化学突触的结构,下列错误的是

　　A. 突触小泡位于突触前成分　　　　　B. 突触前膜属于轴膜的一部分

　　C. 突触前、后膜之间有缝隙连接　　　D. 受体位于突触后膜

　　E. 突触间隙狭窄

二、思考题

1. 以多极神经元为例,试述神经元的形态、结构和功能。

2. 简述化学突触的超微结构和信息传递的过程。

医学之父——希波克拉底(Hippocrates)

Hippocrates(公元前460—前377年)出生于医生世家,祖父、父亲都是医生,母亲是助产士。Hippocrates勇敢地冲破禁令,秘密进行了人体解剖,获得了许多关于人体结构的知识。在他最著名的《头颅创伤》外科著作中,详细描绘了头颅损伤和裂缝等病例,提出了施行手术的方法。希波克拉底对骨折病人用牵引和矫形治疗方法使用的臼床,现在仍称"希波克拉底臼床"。他提出的癫痫病的病名和病因,一直沿用至今。他积极探索人机体特征和疾病的成因,提出了著名的"体液学说",认为复杂的人体是由血液、黏液、黄胆、黑胆这4种体液组成的,4种体液在人体内的比例不同,形成了人的不同气质:性情急躁、动作迅猛的胆汁质;性情活跃、动作灵敏的多血质;性情沉静、动作迟缓的黏液质;性情脆弱、动作迟钝的抑郁质。人所以会得病,就是由于4种液体不平衡造成的。他对人的气质成因的解释并不正确,但他提出的气质类型名称及划分,一直沿用至今。他还辑录了许多至理名言,如"人生短促,技艺长存"、"机遇诚难得,试验有风险,决断更可贵"、"暴食伤身"、"无故困倦是疾病的前兆"、"简陋而可口的饮食比精美的饮食更有益"等,至今仍给人以启示。他还制定者了医务道德的誓词:"对传授我医术的老师,我要像父母一样敬重。对我的儿子、老师的儿子以及我的门徒,我要悉心传授医学知识。我要竭尽全力不能给病人带来痛苦与危害"。1948年,世界医协大会据此制定了国际医务人员道德规范。Hippocrates的巨大成就与影响,被西方尊为"医学之父"。

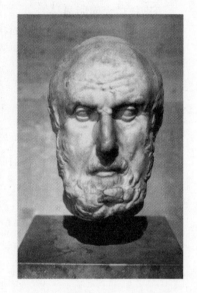

(窦肇华　辑)

第二篇　系统、器官与组织

人体是由200余种细胞群体与细胞外基质共同构成的有机体。细胞是组成人体结构和功能的基本单位,数量众多、形态多样;每种细胞有各自的结构特征、代谢特点及功能活动。由形态、功能相同或相似的细胞与细胞外基质构成**组织**。细胞外基质由细胞产生,营造了细胞生存的微环境,对细胞起支持、联络、保护和营养等作用,对细胞增殖、分化、运动及信息传递有重大影响。不同的组织按一定的规律组合成有一定形态结构并执行特定生理功能的结构,称**器官**,如心、肝、脾、肺、肾、汗腺、皮脂腺等。为完成共同性生理功能,多个器官联合成为**系统**。人体有运动、神经、感官、循环、消化、呼吸、泌尿、生殖、免疫、内分泌等系统。成体各器官、系统分别有其细微结构的组织特征,执行着特定的功能。如:口腔、食管、胃、肠等均由不同的组织发育、分化和结合而成,它们有各自不同的形态结构特点,但却执行着共同的功能,即消化食物、吸收营养、排除糟粕。各系统在神经、体液的调节下,彼此联络、相互协调与影响,共同构成一个完整统一的有机体。

在本篇中,个别系统(如运动系统、循环系统和神经系统等)内容较多,如果每个系统都单独按章编写,则其内的"节"太大,与其他章的"节"之间内容不平衡,故将运动系统分为"骨学"、"关节学"与"肌学"3 章,将循环系统分为"心血管系统"和"淋巴系统"2 章,将感官系统分为"视器"与"前庭蜗器"2 章,将神经系统分为"神经系统总论"、"中枢神经系统"、"周围神经系统"、"神经系统的传导通路"和"脑和脊髓的被膜、血管及脑脊液循环"5 章。

本篇的第八章至第十四章为系统解剖学的内脏学部分。

(窦肇华)

解剖学史上的第 1 幅人体骨架

安德烈·维萨里(Andreas Vesalius,1514—1564)是著名的医生和解剖学家,近代人体解剖学创始人。维萨里与哥白尼齐名,是科学革命的两大代表人物之一。为了揭开人体构造的奥秘,Vesalius 经常与要好的同学在严寒的冬夜,悄悄地溜出校门,到郊外无主坟地挖取残骨;或在盛夏的夜晚,偷偷地来到绞刑架下,盗取罪犯的遗尸。为了寻求真理他不顾严冬的寒冷、盛夏的炎热和腐烂的尸体冲天的臭气,把被抓、被杀的危险置之度外。对于获得的每一块骨,都如获至宝,精心地包好带回学校。在微弱的烛光下偷偷地彻夜观察研究,直到弄明白为止。Vesalius 这种不怕困难、不怕牺牲的精神和超人的毅力,长期坚持工作,终于掌握了精湛熟练的解剖技术和珍贵可靠的第一手材料,出版了《人体的构造》。本图就是维萨里绘制的 200 多个人体骨架之一,是解剖学史上的第 1 幅人体骨架。

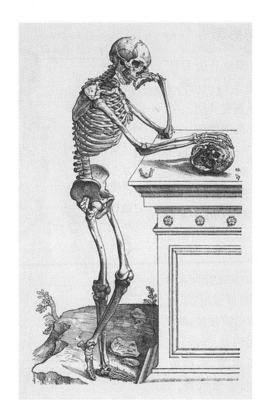

(窦肇华　辑)

第五章

骨 学

学习目标

1. 掌握:骨的形态和构造;椎骨的一般形态及各部椎骨的主要特征;胸骨的形态和分部及胸骨角的意义;颅骨和四肢骨的名称、位置及主要骨的形态结构;全身各部主要骨性标志。
2. 熟悉:颅的整体观;肋的分类及主要形态结构。
3. 了解:骨的理化性质;新生儿颅的特点。

第一节 概 述

骨(bone)是一种器官,主要由骨组织构成,有一定的形态,外被骨膜,内容骨髓,含有丰富的血管、淋巴管和神经,能不断进行新陈代谢和生长发育,具有修复、再生和重塑能力以及造血、储备钙和磷的功能。经常锻炼能促进骨的发育,长期失用则易出现骨质疏松。

一、骨的分类与形态

成人共有骨 206 块,按部位分为颅骨、躯干骨和四肢骨 3 部分(图 5-1)。按形态分为长骨、短骨、扁骨和不规则骨 4 类。

1. **长骨** 呈长管状,分布于四肢,分一体两端。体又称**骨干**,位于中部,骨质致密,内有空腔称**髓腔**。两端膨大称**骺**,有光滑的关节面。骨干与骺相邻的部位,称**干骺端**,幼年时保留一片**骺软骨**;随年龄增长,骺软骨骨化,骨干和骺融合为一体,如肱骨、股骨等。

2. **短骨** 形似立方体,多成群分布于连接牢固且较灵活部位,如腕骨和跗骨。

3. **扁骨** 呈板状,主要构成颅腔、胸腔和盆腔的壁,起保护作用,如胸骨、肋等。

4. **不规则骨** 形状不规则,如椎骨。有些不规则骨内含有空腔,称**含气骨**,如额骨。

另外,位于某些肌腱内的扁圆形小骨,称**籽骨**,如髌骨等。

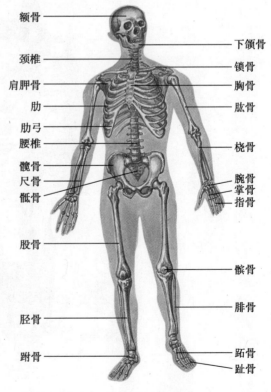

图 5-1 人体骨骼(前面观)

额骨
下颌骨
颈椎
锁骨
肩胛骨
胸骨
肋
肱骨
肋弓
腰椎
桡骨
髋骨
尺骨
腕骨
骶骨
掌骨
指骨
股骨
髌骨
腓骨
胫骨
跗骨
跖骨
趾骨

二、骨 的 构 造

骨主要由骨质、骨膜和骨髓3部分构成(图5-2)。

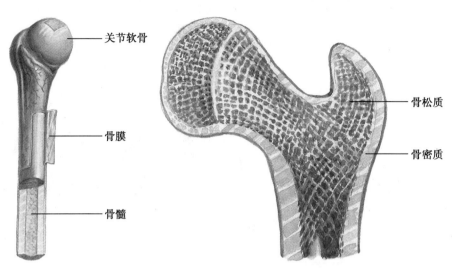

图5-2 骨的构造

1. **骨质**(bone substance) 由骨组织构成,分**骨密质**和**骨松质**。骨密质分布于骨的表面,由紧密排列的骨板构成,质地致密,抗压性强。骨松质呈海绵状,分布于骨的内部,由交错排列的骨小梁构成,其排列与压力和张力方向平行。

2. **骨膜**(periosteum) 覆盖于除关节面外骨的表面,由纤维结缔组织构成,含有血管、神经和淋巴管,对骨的营养、再生和感觉有重要作用。骨膜可分内、外两层,外层致密,并有许多胶原纤维束穿入骨质,使之固定于骨面;内层疏松,含有骨祖细胞,参与骨的生长、再生、修复和愈合。手术时应尽量保留骨膜。

3. **骨髓**(bone marrow) 充填于髓腔和骨松质间隙内,分为**红骨髓**和**黄骨髓**。胎儿和幼儿的骨髓全是红骨髓,含有大量不同发育阶段的红细胞而呈红色,有造血功能。5岁以后,长骨骨干内的红骨髓逐渐被脂肪组织代替,呈黄色,变成黄骨髓,失去造血能力。当大量失血或重度贫血时,部分黄骨髓可转化为红骨髓,恢复造血功能。一般在长骨两端、扁骨和不规则骨内终生都是红骨髓。临床常选髂前上棘、髂后上棘等处进行骨髓穿刺,检查骨髓象。

三、骨的化学成分与物理特性

骨主要由有机质和无机质组成。有机质主要有骨胶原纤维和黏多糖蛋白,构成骨的支架,使骨具有韧性和弹性;无机质主要是碱性磷酸钙,使骨有硬度。两种成分的比例随年龄增长而发生变化,成年人骨有机质和无机质的比例约为3:7,最为合适。

第二节 躯 干 骨

躯干骨包括24块椎骨、1块骶骨、1块尾骨、1块胸骨和12对肋。

一、椎 骨

椎骨在幼年时为32或33块,即颈椎7块、胸椎12块、腰椎5块、骶椎5块和尾椎3~4块。成年后,5块骶椎融合成1块骶骨,3~4块尾椎融合成1块尾骨。

（一）椎骨的一般形态

椎骨（vertebrae）由前方的椎体和后方的椎弓组成，椎体和椎弓围成**椎孔**，各椎孔上下贯通，构成容纳脊髓的**椎管**（图 5-3）。**椎体**呈短圆柱状，是椎骨负重的主要部分。**椎弓**是弓形骨板，由椎弓根和椎弓板构成。**椎弓根**较细，其上、下缘分别为椎上、下切迹，相邻椎骨的椎上、下切迹围成椎间孔。由椎弓向后的突起，称棘突，向两侧的突起，称横突，向上、下各发出 1 对**上关节突**和**下关节突**。

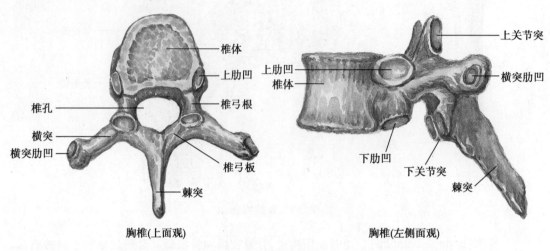

胸椎(上面观)　　　　　　　　胸椎(左侧面观)

图 5-3　胸椎

（二）各部椎骨的主要特征

1. **颈椎**（cervical vertebrae）　椎体较小，椎孔相对较大，横突上有**横突孔**。第 2~6 颈椎的棘突较短，末端分叉（图 5-4）。上、下关节突的关节面几乎呈水平位。第 1 颈椎又称**寰椎**，由前弓、后弓及侧块构成，前弓后面正中有**齿突凹**。第 2 颈椎又称**枢椎**，椎体向上伸出齿突，与齿突凹构成寰枢关节。第 7 颈椎又名**隆椎**，棘突长，末端不分叉，易于触及，临床常作为计数椎骨序数的标志。

2. **胸椎**（thoracic vertebrae）　椎体横断面呈心形，在其两侧面后份的上、下缘处和横突末端前面分别有上、下肋凹和横突肋凹（图 5-3）。上、下关节突的关节面几乎呈冠状位。棘突较长，斜向后下，各相邻棘突呈叠瓦状排列。

3. **腰椎**（lumbar vertebrae）　椎体粗壮，椎孔呈卵圆形或三角形（图 5-5）。上、下关节突粗大，关节面几呈矢状位。棘突呈板状，水平伸向后方。各棘突间的间隙较宽，临床上可于此作腰椎穿刺术。

4. **骶骨**（sacrum）　呈三角形，底向上，尖向下。底的前缘中份向前隆凸，称岬。盆面光滑，可见 4 对**骶前孔**。背面粗糙隆起，正中线上有**骶正中嵴**，嵴外侧有 4 对**骶后孔**。各骶椎的椎孔连接成**骶管**，向下开口于**骶管裂孔**；裂孔两侧向下的突起，称**骶角**，是骶管麻醉的标志。骶骨侧部上宽下窄，上份有耳状面（图 5-6）。

5. **尾骨**（coccyx）　上接骶骨，下端游离为尾骨尖。

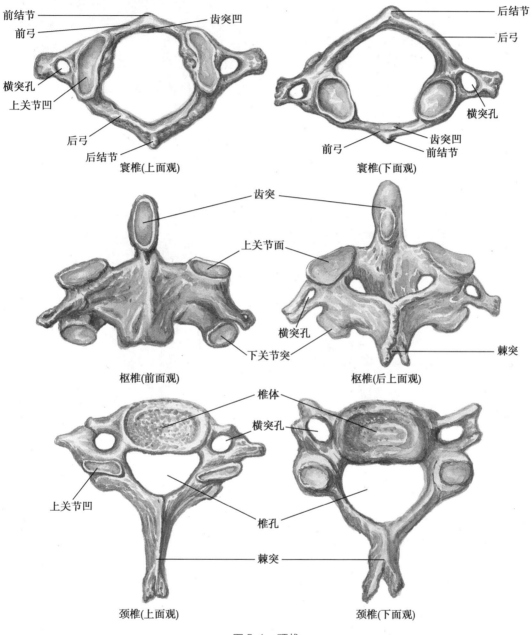

前结节

前弓

横突孔

上关节凹

后弓

后结节

寰椎(上面观)

齿突凹

后结节

后弓

横突孔

齿突凹

前结节

前弓

寰椎(下面观)

齿突

上关节面

横突孔

下关节突

枢椎(前面观)

齿突

上关节面

横突孔

棘突

枢椎(后上面观)

椎体

横突孔

上关节凹

椎孔

棘突

颈椎(上面观)

椎体

横突孔

椎孔

棘突

颈椎(下面观)

图 5-4 颈椎

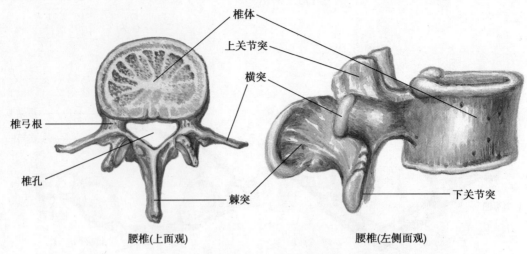

椎体

上关节突

横突

椎弓根

椎孔

棘突

下关节突

腰椎(上面观)　　腰椎(左侧面观)

图 5-5　腰椎

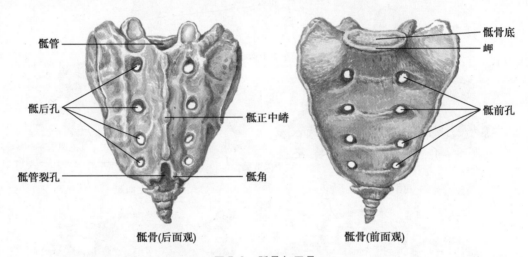

骶管

骶后孔

骶管裂孔

骶正中嵴

骶角

骶骨底

岬

骶前孔

骶骨(后面观)　　骶骨(前面观)

图 5-6　骶骨与尾骨

二、肋

肋(ribs)由肋骨和肋软骨组成,共 12 对。第 1~7 对肋前端借肋软骨连于胸骨,称**真肋**。第 8~12 对肋称**假肋**,其中第 8~10 对肋前端借肋软骨依次连于上位肋软骨,形成**肋弓**,常作为确定肝、脾位置的标志;第 11~12 对肋前端游离于腹壁肌层中,称**浮肋**。

（一）肋骨

肋骨(costal bone)为弓形的扁骨,分为体和前、后端。后端由膨大的肋头和缩细的肋颈构成。肋颈外侧的粗糙突起,称**肋结节**(图 5-7)。体介于颈与前端之间,分内、外两面和上、下两缘。内面近下缘处有肋沟;体的后份急转处,称**肋角**。

（二）肋软骨

肋软骨(costal cartilage)位于各肋骨的前端,由透明软骨构成,终生不骨化。

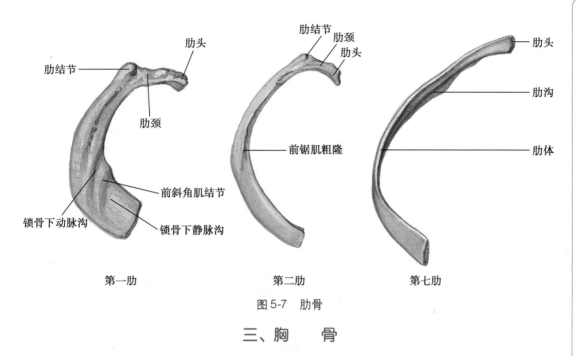

图 5-7　肋骨

三、胸　骨

胸骨（sternum）位于胸前壁正中，自上而下分为胸骨柄、胸骨体和剑突 3 部分（图 5-8）。胸骨柄上缘中份凹陷，称**颈静脉切迹**。柄与体连接处微向前凸，称**胸骨角**（sternal angle），可在体表扪及，两侧平对第 2 肋，是计数肋的重要标志。剑突扁薄，下端游离。

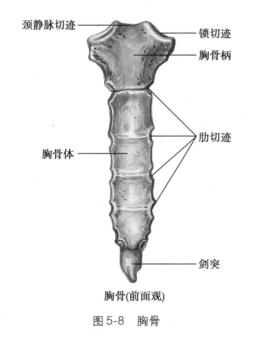

胸骨（前面观）

图 5-8　胸骨

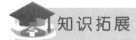

胸骨角的临床意义

　　胸骨角位置表浅，两侧连接第 2 肋软骨，向后平对第 4 胸椎体下缘。胸骨角平面为上、下纵隔的分界处，主动脉弓起、止处，左主支气管与食管的交叉处；奇静脉弓在此平面以上跨越右肺根上方注入上腔静脉；胸导管在此平面下方由脊柱右侧转向左侧上行。这些对应关系在影像学和临床手术中，对于疾病的诊断及确定病变部位具有重要意义。

躯干骨的骨性标志:隆椎、骶角、肋弓、颈静脉切迹、胸骨角和剑突等。

第三节　颅　　骨

成人颅由 23 块**颅骨**(cranial bones)组成(图 5-9),另有 3 对听小骨位于颞骨内。颅主要对脑、视器等器官起支持和保护作用。颅骨按所在位置,分为后上部的脑颅骨和前下部的面颅骨。

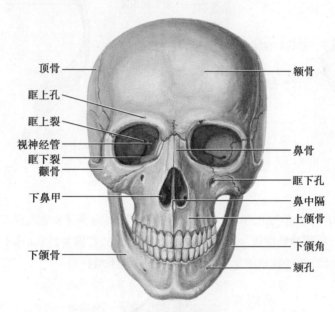

图 5-9　颅(前面观)

一、脑　颅　骨

脑颅骨共 8 块,其中不成对的有额骨、筛骨、蝶骨和枕骨,成对的有顶骨和颞骨。脑颅骨围成颅腔,容纳脑。颅腔的顶,称**颅盖**,由额骨、顶骨和枕骨构成。颅腔的底,称**颅底**,由额骨、筛骨、蝶骨和枕骨构成,两侧为颞骨。

二、面　颅　骨

面颅骨 15 块,其中不成对的有下颌骨、犁骨和舌骨,成对的有上颌骨、鼻骨、泪骨、颧骨、腭

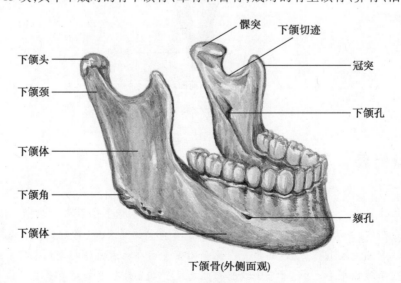

下颌骨(外侧面观)

图 5-10　下颌骨

骨和下鼻甲。面颅骨围成眶、骨性鼻腔和骨性口腔(图5-9)。

1. **下颌骨**(mandible) 呈马蹄铁形,分中部的下颌体和两侧的下颌支(图5-10)。**下颌体**的下缘圆钝,为**下颌底**;上缘构成牙槽弓;前外侧面有颏孔。下颌支向上有2个突起,前方的称**冠突**,后方的称**髁突**,两突之间的凹陷为**下颌切迹**。髁突上端的膨大为**下颌头**,头下方缩细,称**下颌颈**。下颌底与下颌支后缘相交处,称**下颌角**(angle of mandible)。下颌支内面中央有**下颌孔**,此孔有下牙槽血管和神经通过,再经下颌管通颏孔。

2. **舌骨**(hyoid bone) 位于下颌骨后下方,借肌连于下颌骨及颅底(图5-11)。其呈马蹄铁形,中部称舌骨体,向后外侧延伸的长突为大角,向上的短突为小角。

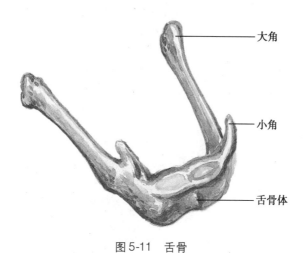

图5-11 舌骨

三、颅的整体观

(一) 颅顶面观

颅顶有3条缝,额骨与两侧顶骨之间的缝,称**冠状缝**,两侧顶骨之间的缝,称**矢状缝**,两侧顶骨与枕骨之间的缝,称**人字缝**(图5-12)。

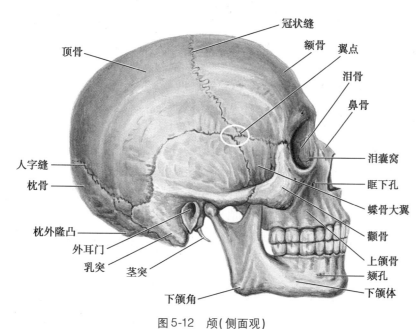

图5-12 颅(侧面观)

(二) 颅侧面观

颅侧面的中部有**外耳门**,其后方向下的突起,称**乳突**,前方有一骨梁,称**颧弓**,均易触及。颧弓上方的凹陷,称**颞窝**,下方的称**颞下窝**。颞窝前下部较薄,额骨、顶骨、颞骨和蝶骨4骨会合处呈"H"形的缝,称**翼点**(pterion)(图5-12),此处骨板薄弱,骨折时易损伤其内面的脑膜中动脉前支。

（三）颅前面观

1. **眶**(orbit)　为底朝前外侧、尖向后内侧的1对锥体形腔隙,分上、下、内侧、外侧4壁(图5-9)。底即**眶口**,略呈四边形,在其上缘的中、内1/3交界处有**眶上孔**或**眶上切迹**,在下缘中份下方有**眶下孔**,均有血管和神经通过;眶尖有视神经管通颅中窝。上壁前外侧部有**泪腺窝**;内侧壁前下部有**泪囊窝**,此窝向下经鼻泪管通鼻腔;下壁中部有**眶下沟**;外侧壁较厚。上壁与外侧壁交界处后份的裂隙为**眶上裂**,通颅中窝;下壁与外侧壁交界处有**眶下裂**,通翼腭窝和颞下窝。

2. **骨性鼻腔**(bony nasal cavity)　位于面颅中央,由筛骨垂直板和犁骨构成的骨性鼻中隔将其分为左、右两半(图5-13)。鼻腔前方开口称**梨状孔**,后方开口称**鼻后孔**,通咽腔。鼻腔外侧壁由上而下有3个突起,分别称**上鼻甲**、**中鼻甲**和**下鼻甲**。各鼻甲下方为相应的鼻道,分别称**上鼻道**、**中鼻道**和**下鼻道**。上鼻甲后上方与蝶骨体间的间隙,称**蝶筛隐窝**。

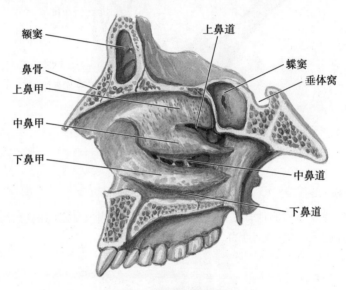

图5-13　骨性鼻腔外侧壁

3. **鼻旁窦**(paranasal sinuses)　位于鼻腔周围并与鼻腔相通的含气空腔,包括上颌窦、额窦、筛窦和蝶窦各1对,分别位于同名骨内(见第十章)。

（四）颅底内面观

颅底内面从前向后分3个窝(图5-14):①**颅前窝**,位置最高,正中线上有一向上的突起,称**鸡冠**;两侧的水平骨板,称**筛板**,上有许多筛孔,通鼻腔。②**颅中窝**,正中为**垂体窝**,窝的前外侧有视神经管,两侧由前向后依次有**眶上裂**、**圆孔**、**卵圆孔**和**棘孔**。③**颅后窝**,位置最低,窝中央有**枕骨大孔**,孔前上方的平坦斜面,称**斜坡**;孔前外侧缘有**舌下神经管内口**;孔后上方有十字形隆起,其交会处称**枕内隆凸**;此凸向两侧续于**横窦沟**,横窦沟继续弯向前下改称**乙状窦沟**,末端终于**颈静脉孔**;颅后窝前外侧壁上有**内耳门**,通入内耳道。

（五）颅底外面观

颅底外面后部正中可见**枕骨大孔**,其两侧的椭圆形关节面,称**枕髁**(图5-15)。枕髁根部有**舌下神经管外口**;前外侧有**颈静脉孔**,此孔前方有**颈动脉管外口**,后外侧有细长的茎突,茎突根部后方有茎乳孔。颧弓根部后方有**下颌窝**,窝前缘的横行隆起,称**关节结节**。颅底前部称**骨腭**,其前端有切牙孔。

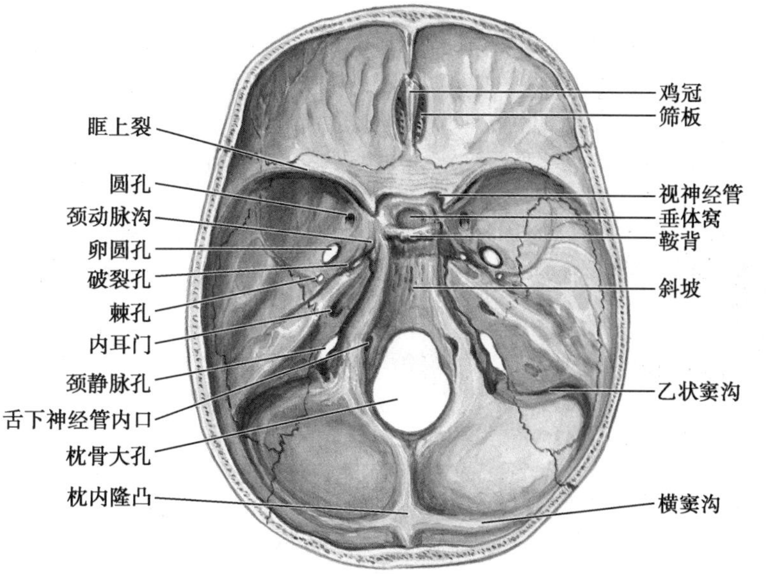
鸡冠
筛板
眶上裂
视神经管
圆孔
垂体窝
颈动脉沟
鞍背
卵圆孔
破裂孔
斜坡
棘孔
内耳门
颈静脉孔
乙状窦沟
舌下神经管内口
枕骨大孔
枕内隆凸
横窦沟

图 5-14 颅底(内面观)

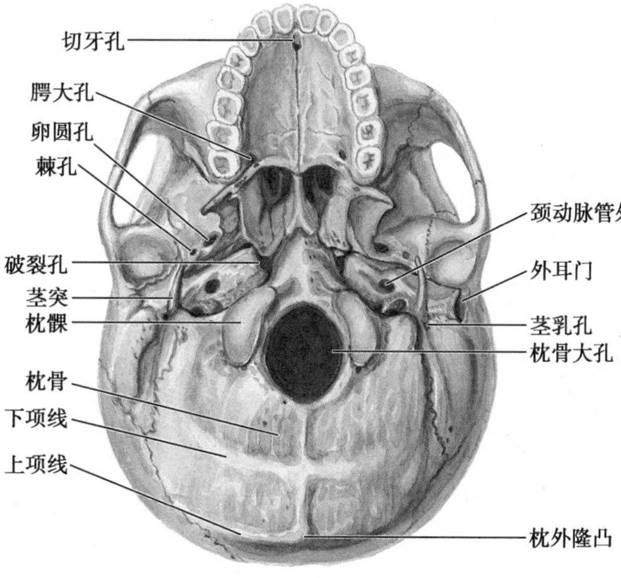
切牙孔
腭大孔
卵圆孔
棘孔
颈动脉管外口
破裂孔
外耳门
茎突
枕髁
茎乳孔
枕骨大孔
枕骨
下项线
上项线
枕外隆凸

图 5-15 颅底(外面观)

四、新生儿颅的特征及其生后变化

新生儿面颅较小,脑颅相对较大(图 5-16)。新生儿面颅占全颅的 1/8,而成人为 1/4。颅顶各骨尚未发育完全,其间连有致密结缔组织膜,此膜在多骨交会处较大,称**颅囟**。其中位于矢状缝与冠状缝会合处的,称**前囟**,最大,呈菱形,于生后 1 ~ 2 岁时闭合;位于矢状缝与人字缝相接处的,称**后囟**,呈三角形,于生后不久闭合。

颅骨的骨性标志:颧弓、翼点、乳突、枕外隆凸、下颌角和舌骨等。

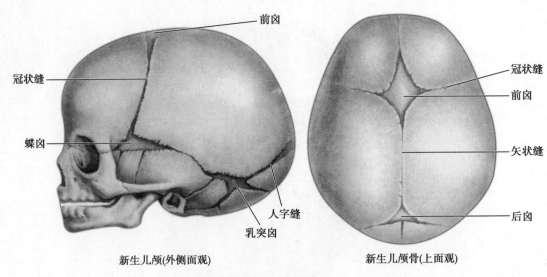

图 5-16 新生儿颅

第四节 四 肢 骨

四肢骨包括上肢骨和下肢骨,分别由肢带骨和自由肢骨组成。

一、上 肢 骨

(一)上肢带骨

1. 锁骨(clavicle) 呈横"~"形,位于颈、胸部交界处,全长可扪及(图 5-17)。内侧端粗大,称**胸骨端**,与胸骨柄相关节;外侧端扁平,称**肩峰端**,与肩峰相关节。锁骨内侧 2/3 凸向前,外侧 1/3 凸向后,二部交界处易发生骨折。

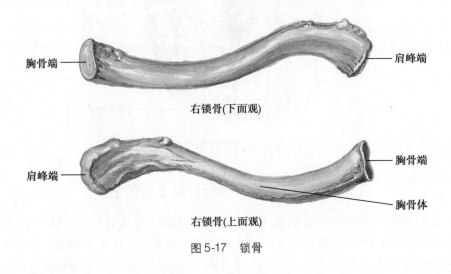

图 5-17 锁骨

2. 肩胛骨(scapula) 为三角形扁骨,贴于胸廓后外上面,介于第 2~7 肋骨之间,可分为 2面、3 缘和 3 个角(图 5-18)。肩胛骨前面为一大而浅的窝,称**肩胛下窝**;后面上部有一横嵴,称**肩胛冈**,其向外侧延伸的扁平突起,称**肩峰**,肩胛冈上、下方的凹陷分别称**冈上窝**和**冈下窝**。上缘短而薄,外侧份有**肩胛切迹**,自切迹外侧向前伸出的指状突起,称**喙突**;内侧缘薄而锐利,邻近脊柱,又称**脊柱缘**;外侧缘肥厚,邻近腋窝,又称**腋缘**。上角为上缘与内侧缘会合处,平对第 2 肋;下角为内侧缘与外侧缘会合处,平对第 7 肋或第 7 肋间隙,为计数肋的标志。外侧角为上缘与外

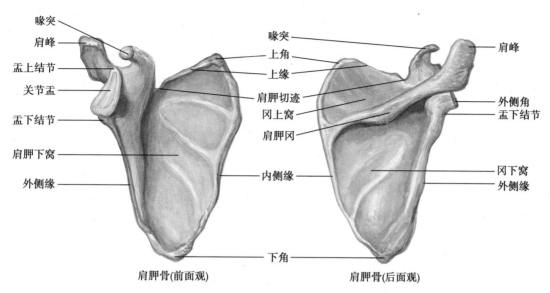

图 5-18 肩胛骨

侧缘会合处,肥厚,有梨形浅窝,称**关节盂**,与肱骨头构成肩关节。

（二）自由上肢骨

1. 肱骨（humerus） 是臂部的长骨（图 5-19）。上端有朝向内后上方呈半球形的**肱骨头**,头周围的环形浅沟,称**解剖颈**。肱骨头外侧的隆起,称**大结节**,向前的隆起称**小结节**,二者之间的纵沟,称**结节间沟**。上端与体交界处稍细,称**外科颈**,为骨折易发部位。肱骨体中部外侧面有粗糙的**三角肌粗隆**,后面中部有自内上斜向外下的**桡神经沟**,内有桡神经通过。下端外侧部为半球形的**肱骨小头**;内侧部有滑车状的**肱骨滑车**,滑车前面上方有**冠突窝**,后面上方有**鹰嘴窝**;两侧各有一突起,分别称**内上髁**和**外上髁**。内上髁后下方的浅沟称**尺神经沟**,内有尺神经通过。

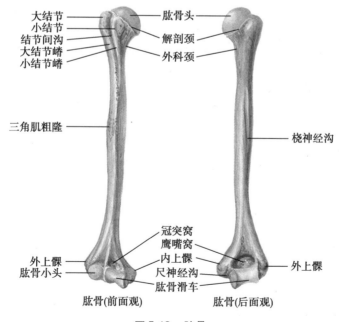

图 5-19 肱骨

2. 桡骨（radius） 是位于前臂外侧部的长骨（图 5-20）。上端膨大称**桡骨头**,头上面有关节凹,周围有环状关节面。头下方略细,称**桡骨颈**。颈下方的内侧有**桡骨粗隆**。桡骨体的内侧缘为薄锐的骨间缘。下端外侧向下的突起,称**桡骨茎突**,内侧面有尺切迹,下面有腕关节面。

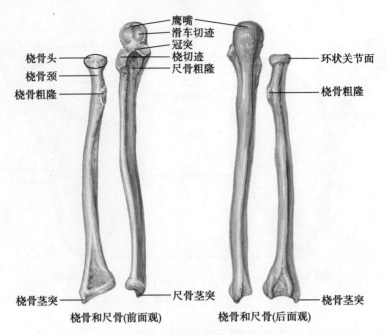

桡骨头 —　　　　　　　鹰嘴
桡骨颈 —　　　　　　　滑车切迹
桡骨粗隆 —　　　　　　冠突
　　　　　　　　　　　桡切迹
　　　　　　　　　　　尺骨粗隆
　　　　　　　　　　　　　　　　环状关节面
　　　　　　　　　　　　　　　　桡骨粗隆

桡骨茎突 —　　　　　　尺骨茎突　　　　　　桡骨茎突

桡骨和尺骨(前面观)　　　　桡骨和尺骨(后面观)

图 5-20　桡骨和尺骨

　　3. **尺骨(ulna)**　是位于前臂内侧的长骨(图5-20)。上端粗大,下端细小,体呈三棱柱状。上端前面有半圆形深凹,称**滑车切迹**,切迹前下方和后上方的突起分别称**冠突**和**鹰嘴**。冠突外侧面有桡切迹。冠突下方的粗糙隆起,称**尺骨粗隆**。尺骨体外侧缘为骨间缘。下端有球形的尺骨头,其内侧向下的突起,称**尺骨茎突**,比桡骨茎突约高1cm。

　　4. **手骨**　包括腕骨、掌骨和指骨(图5-21)。

　　(1) **腕骨**:共8块,排成两列,近侧列由桡侧向尺侧依次为**手舟骨**、**月骨**、**三角骨**和**豌豆骨**,远侧列由桡侧向尺侧依次为**大多角骨**、**小多角骨**、**头状骨**和**钩骨**。

　　(2) **掌骨**:共5块,由桡侧向尺侧依次为第1~5掌骨。掌骨近侧端为底,中部为体,远侧端为头。

　　(3) **指骨**:共14块,除拇指有2节外,其余各指为3节。

　　上肢骨的骨性标志:锁骨、肩胛冈、肩峰、肩胛骨下角、肱骨大结节、内上髁、外上髁、尺神经沟、尺骨鹰嘴、尺骨茎突和桡骨茎突等。

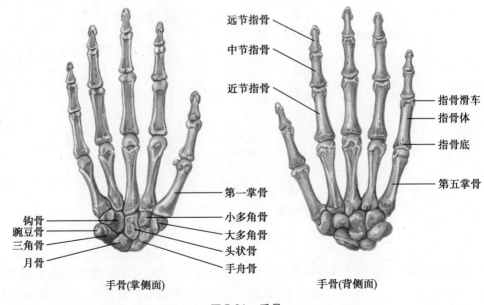

远节指骨
中节指骨
近节指骨
指骨滑车
指骨体
指骨底
第五掌骨
第一掌骨
钩骨　　　　　小多角骨
豌豆骨　　　　大多角骨
三角骨　　　　头状骨
月骨　　　　　手舟骨

手骨(掌侧面)　　　　　　手骨(背侧面)

图 5-21　手骨

二、下 肢 骨

（一）下肢带骨

髋骨（hip bone）为不规则骨，上部扁阔；中部窄厚，有朝向下外侧的深窝，称**髋臼**；下部有一大孔，称**闭孔**（图5-22）。髋骨由髂骨、坐骨和耻骨组成，3块骨在幼年时借软骨结合，16岁左右完全融合。

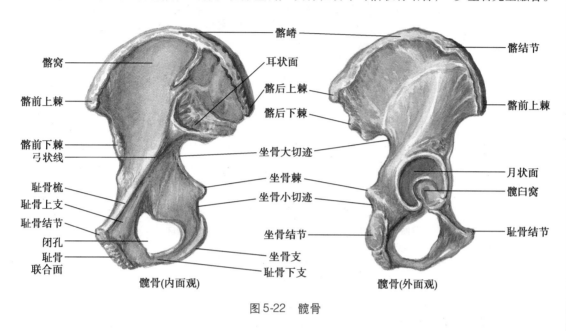

图5-22 髋骨

1. **髂骨** 构成髋骨上部，分体、翼两部分。髂骨体构成髋臼的上部。髂骨翼是髂骨上方的扁阔部，其上缘肥厚称**髂嵴**，其前、后端及其下方各有1突起，分别称**髂前上棘**、**髂前下棘**、**髂后上棘**和**髂后下棘**。髂前上棘后方5~7cm处，髂嵴外唇向外突起，称**髂结节**。髂骨翼内面的浅窝，称**髂窝**，后方有**耳状面**；髂窝下界有圆钝的骨嵴，称**弓状线**。

2. **坐骨** 构成髋骨后下部，分体、支两部分。坐骨体构成髋臼的后下部，后缘有尖形的**坐骨棘**；坐骨棘与髂后下棘之间为**坐骨大切迹**，与坐骨结节间为**坐骨小切迹**。自体向后下延续为坐骨支，其下端粗大，称**坐骨结节**。

3. **耻骨** 构成髋骨前下部，分体和上、下2支。耻骨体构成髋臼的前下部，从体向前内伸出耻骨上支，再转向下为耻骨下支。二者移行处的内侧有一椭圆形的粗糙面，称**耻骨联合面**。耻骨上支的上缘锐薄，称**耻骨梳**；耻骨梳前端有一隆起，称**耻骨结节**。耻骨下支与坐骨支结合。

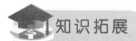
知识拓展

骨髓穿刺术的应用解剖

骨髓穿刺术是用骨髓穿刺针刺入骨松质，采取红骨髓的一种诊断技术，其检查内容包括细胞学、骨髓培养、原虫和病原体等。适用于不明原因发热、血液病及恶性肿瘤的诊断、鉴别诊断及治疗随访。穿刺点有髂前上棘、髂后上棘、胸骨柄和胫骨等。

（二）自由下肢骨

1. **股骨**（femur） 是人体最长的骨，分1体2端（图5-23）。上端有朝向内前上方的**股骨头**，头中央稍下方有**股骨头凹**，股骨头韧带附着于此。头下外侧较细部，称**股骨颈**。颈与体交界处上外侧的方形隆起，称**大转子**，在体表易触及；内下方为**小转子**。股骨体为略弓向前的圆柱形骨管,后面有纵行骨嵴,称**粗线**,向上外延续为**臀肌粗隆**。下端有两个弯向后下的膨大,分别称**内侧髁**和**外侧髁**。两髁侧面最突起处,分别称**内上髁**和**外上髁**。

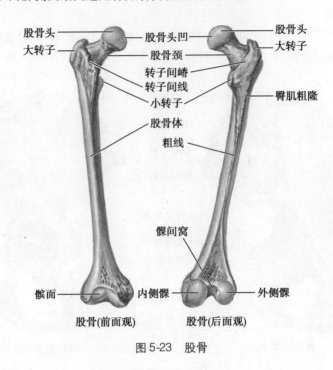

图5-23　股骨

2. **髌骨**(patella)　是人体最大的籽骨,位于股骨下端前面、股四头肌腱内。底朝上,尖向下,后面有髌面(图5-24)。

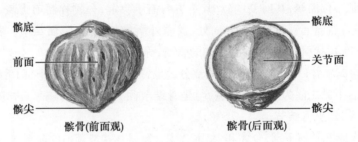

图5-24　髌骨

3. **胫骨**(tibia)　是位于小腿内侧的三棱形长骨(图5-25)。上端膨大,向两侧突出形成**内侧髁**和**外侧髁**。两髁之间向上的粗糙隆起,称**髁间隆起**。上端前面的隆起,称**胫骨粗隆**。胫骨体外侧缘,称骨间缘。下端稍膨大,其内下方的突起,称内踝。

4. **腓骨**(fibula)　是位于小腿外侧的长骨(图5-25)。上端稍膨大称**腓骨头**,头下方缩窄称**腓骨颈**。下端膨大为**外踝**。

5. **足骨**　包括跗骨、跖骨和趾骨(图5-26)。

(1) **跗骨**:共7块,相当于腕骨,但体积较大,主要功能是支持体重。分前、中、后3列。后列包括上方的**距骨**和下方的**跟骨**;距骨与胫、腓骨形成关节。中列为**足舟骨**,位于距骨前方偏内侧。前列由内侧向外侧依次为**内侧楔骨**、**中间楔骨**、**外侧楔骨**和**骰骨**,3块楔骨位于足舟骨之前,骰骨位于前外侧。

(2) **跖骨**:共5块,由内侧向外侧依次为第1~5跖骨。每块跖骨近端为底,中部为体,远端称头。第5跖骨底向后突出,称**第5跖骨粗隆**。

(3) **趾骨**:共14块,踇趾为2节,其余各趾均为3节。

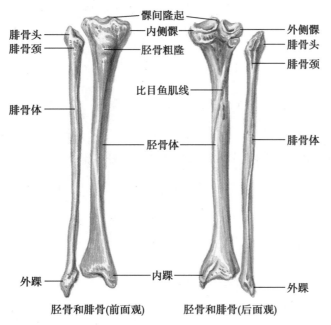

髁间隆起
腓骨头
腓骨颈
内侧髁
胫骨粗隆
外侧髁
腓骨头
腓骨颈
比目鱼肌线
腓骨体
胫骨体
腓骨体
外踝
内踝
外踝

胫骨和腓骨(前面观)　　胫骨和腓骨(后面观)

图 5-25　胫骨和腓骨

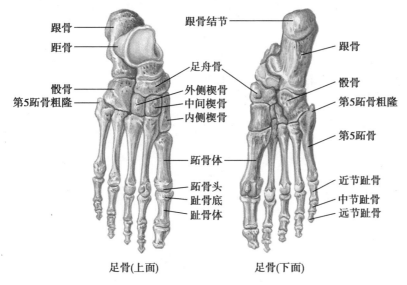

跟骨
距骨
跟骨结节
跟骨
足舟骨
骰骨
外侧楔骨
第5跖骨粗隆
中间楔骨
内侧楔骨
骰骨
第5跖骨粗隆
第5跖骨
跖骨体
跖骨头
趾骨底
趾骨体
近节趾骨
中节趾骨
远节趾骨

足骨(上面)　　　　足骨(下面)

图 5-26　足骨

　　下肢骨的骨性标志：髂嵴、髂结节、髂前上棘、髂后上棘、耻骨结节、坐骨结节、股骨大转子、髌骨、腓骨头、胫骨粗隆、内踝、外踝和跟骨结节等。

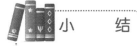

小　结

　　运动系统由骨、关节和骨骼肌 3 部分构成。成人骨共有 206 块，按形态分为长骨、短骨、扁骨和不规则骨，按部位分为躯干骨、颅骨和四肢骨。躯干骨包括椎骨、胸骨和肋，参与构成脊柱和胸廓等；颅骨分脑颅骨和面颅骨，构成颅腔和颜面；四肢骨包括上肢骨和下肢骨。在体表可触及一些骨的突起或凹陷等，这些体表标志在确定体内器官、血管和神经的位置及外科手术的定位中发挥重要作用。

（张义伟）

练 习 题

一、选择题

A1 型题

1. 骨的构造主要包括
    A. 密质、松质和髓腔　　　　B. 环骨板、骨单位和间骨板　　　C. 骨质、骨髓和骨膜
    D. 骨板、骨陷窝和骨小管　　E. 板障、骨陷窝和骨小管

2. 胸骨角平对
    A. 第 1 肋　　　　　　　　　B. 第 2 肋　　　　　　　　　　　C. 第 3 肋
    D. 第 4 肋　　　　　　　　　E. 第 2 胸椎

3. 骨的形态分类不包括
    A. 长骨　　　　　　　　　　B. 不规则骨　　　　　　　　　　C. 扁骨
    D. 短骨　　　　　　　　　　E. 含气骨

4. 下列何者不属颅中窝的结构
    A. 筛孔　　　　　　　　　　B. 视神经管　　　　　　　　　　C. 垂体窝
    D. 卵圆孔　　　　　　　　　E. 眶上裂

二、思考题

1. 简述骨的构造。
2. 简述颅底内面的主要孔、裂。
3. 在四肢,体表能触摸到的骨性标志有哪些?

第六章

关 节 学

学习目标

　　1. 掌握:关节的基本结构、辅助结构及运动形式;椎间盘的构成及特点;脊柱的整体观;肋弓的构成;肩、肘、髋、膝关节的组成、结构特点和运动;骨盆的构成。

　　2. 熟悉:骨连结的分类;椎骨间连结的方式及作用;颞下颌关节的组成、结构特点和运动;腕、踝关节的组成、结构特点和运动。

　　3. 了解:脊柱的运动;胸廓的形态、特点;胸锁关节、骶髂关节的构成及特点;手、足关节的组成及足弓的概念。

第一节 概 述

　　骨与骨之间借纤维结缔组织、软骨或骨组织相互连结,称**骨连结**,以实现支持、保护和运动功能。根据连结方式不同,骨连结分直接连结和间接连结。

一、直 接 连 结

　　骨与骨之间借纤维结缔组织或软骨及骨直接紧密相连,连结处无间隙,不能活动或活动度极微的连结方式,称直接连结,分为纤维连结、软骨连结和骨性结合 3 种(图 6-1)。

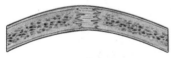
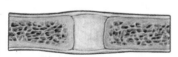
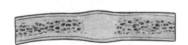
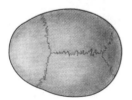
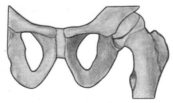
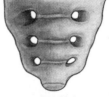

A. 纤维连结　　　　　　　　B. 软骨连结　　　　　　　　C. 骨性结合

图 6-1　直接连结

（一）纤维连结

两骨之间借纤维结缔组织直接相连,牢固,一般无活动性,有 2 种:

1. **韧带连结(syndesmosis)**　纤维结缔组织比较长,呈条索状或模板状,骨间距离较远,骨间可做轻微的运动,如椎骨棘突间的棘间韧带、前臂骨间膜等。

2. **缝(suture)**　只借很薄的纤维结缔组织相连,无活动性,见于颅骨间,如矢状缝和冠状缝等。如缝骨化,则成为骨性结合。

（二）软骨连结

两骨之间借软骨相连结。根据软骨类型不同分为2种：

1. 透明软骨结合（synchondrosis） 多见于幼年时期，如长骨骨干与骺之间的骺软骨、蝶骨与枕骨的结合等，到一定年龄即骨化形成骨性结合。

2. 纤维软骨联合（symphysis） 多位于人体承受压力之处，如椎间盘、耻骨联合等。

（三）骨性结合

骨与骨之间以骨组织连结，不能运动，常由纤维连结或透明软骨连结骨化而成，如骶椎之间的骨性结合等。

二、间 接 连 结

间接连接又称**滑膜关节**（synovial joint），简称**关节**（articulation），是骨连结的最高分化形式。特点是两骨相对面之间互相分离，内有腔隙，其周围借结缔组织囊相连结，有较大的活动度。

（一）关节的基本结构

1. 关节面（articular surface） 指构成关节各骨之间相互接触的骨面。每一关节至少有2个关节面，一凸一凹，凸者称**关节头**，凹者称**关节窝**。关节面上覆盖一层光滑、富有弹性的**关节软骨**，可缓冲压力和减少运动时的摩擦（图6-2）。

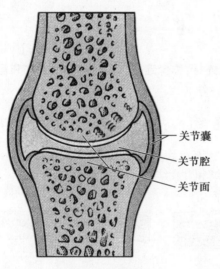

关节囊
关节腔
关节面

图6-2 滑膜关节

2. 关节囊（articular capsula） 指包在关节周围的结缔组织膜构成的囊，附着于关节面周缘及其附近的骨面上，分为内、外两层。外层为纤维层，由致密的纤维结缔组织构成，厚而坚韧，含丰富的血管和神经，某些部位增厚形成韧带，以加强关节的稳固性。外层的厚薄与关节的运动功能有关，如上肢关节纤维层薄而松弛，运动灵活；下肢关节纤维层厚而坚韧，其稳固性较强。内层为滑膜层，由薄而光滑的疏松结缔组织构成，紧贴于纤维层内面，并附于关节软骨周缘。滑膜富含血管，能分泌少量滑液，可润滑关节和营养关节软骨。

3. 关节腔（articular cavity） 为关节软骨与关节囊滑膜层围成的密闭腔隙，内有少量滑液，腔内为负压，有利于关节的稳固。

（二）关节的辅助结构

除上述基本结构外，某些关节为适应其功能还形成了如韧带、关节盘和关节唇等辅助结构，进一步增加关节的稳固性或灵活性。

1. 韧带（ligament） 是连于相邻两骨之间的致密纤维组织束或膜，有加强关节稳固性或限制关节过度运动的作用。位于关节囊外的，称**囊外韧带**，多为关节囊的纤维层增厚形成，如髋关节的髂股韧带；位于关节囊内的，称**囊内韧带**，有滑膜包绕，如膝关节的交叉韧带等。

2. 关节盘（articular disc） 由位于两骨关节面之间的纤维软骨板构成，其中央稍薄、周围略厚。关节盘周围附于关节囊上，将关节腔分隔成互不相通的两部分。关节盘使相对的关节面互相适应，有利于关节的稳定，增加了关节的运动形式和范围。

3. 关节唇（articular labrum） 是附着在关节窝周缘的纤维软骨环，使关节窝略为增大、加深，以增加关节的稳固性。

（三）关节的运动

关节的运动形式与关节面的形状有着密切的关系。根据关节运动轴的方位，关节运动的基本形式分4种：

1. **屈和伸** 是沿冠状轴的运动，构成关节的两骨角度变小为**屈**，反之为**伸**。

2. **收和展** 是沿矢状轴的运动，向正中矢状面靠拢的运动是**收**，反之为**展**。

3. **旋转** 是沿垂直轴的运动，骨的前面转向内侧，称**旋内**，反之称**旋外**。在前臂，手背转向前方，称**旋前**，反之称**旋后**。

4. **环转** 是矢状轴和冠状轴上连续变换屈、展、伸、收4种动作的复合运动。运动时，骨的近端在原位转动，远端做圆周运动。

关节的灵活性与稳固性是对立统一的，其灵活性和稳固程度与功能相适应。两骨关节面及形态结构的差异，对关节的灵活性、运动幅度有较大影响。

一般关节多由两块骨构成，称**单关节**；由两块以上骨构成的关节，称**复关节**。由两块骨或两块以上骨构成，结构上完全独立，但在功能上必须同时运动的关节，称**联合关节**。关节面接近平面、运动范围小的关节，称**微动关节**。

第二节　躯干骨的连结

一、脊　柱

脊柱（vertebral column）由24块椎骨、1块骶骨和1块尾骨借骨连结而成。位于躯干背部正中，构成人体的中轴，上承头颅，下接髋骨，起支持和负重作用，并参与构成胸腔、腹腔和盆腔的后壁。

（一）椎间盘

椎间盘是连结相邻两个椎体之间的纤维软骨盘。其厚薄因部位而异，腰部的椎间盘最厚，颈部次之，中胸部最薄。椎间盘由周围部的**纤维环**和中央部的**髓核**组成（图6-3）。纤维环由多层呈环行排列的纤维软骨环构成，质坚韧，但后部较薄弱；髓核为胚胎时期脊索退化后的残留物，柔软、富有弹性的胶状物质。椎间盘有连结椎体、缓冲震荡的作用。

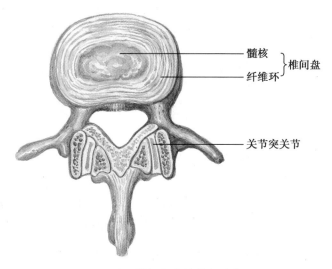

图6-3　椎间盘和关节突关节

（二）韧带

包括纵贯脊柱全长的3条长韧带和3条短韧带（图6-4）。长韧带有：①**前纵韧带**，位于所有椎体和椎间盘前方,有限制脊柱过度后伸和椎间盘向前脱出的作用;②**后纵韧带**,位于所有椎体和椎间盘的后方,有防止脊柱过度前屈的作用;③**棘上韧带**,连于各椎骨棘突尖端的韧带,有限制脊柱过度前屈的作用,第7颈椎以上则变得薄而宽阔,又名**项韧带**(图6-5)。

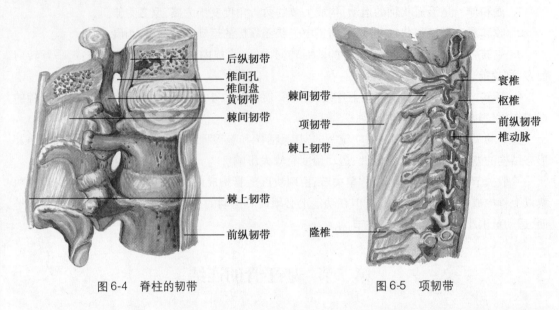

图6-4　脊柱的韧带　　　　　　　　　　　　　图6-5　项韧带

短韧带有:①**黄韧带**,连于两相邻椎弓板之间,由黄色的弹性纤维构成,有协助围成椎管和限制脊柱过度前屈的作用;②**棘间韧带**,连于相邻棘突之间,向前与黄韧带、向后与棘上韧带相移行,较薄弱。③**横突间韧带**,位于相邻横突之间。

(三) 关节

脊柱的关节有关节突关节、寰枕关节和寰枢关节。关节突关节由相邻两椎骨的上、下关节突构成,属微动关节。寰枕关节由寰椎的上关节凹与枕骨的枕髁构成,可使头部做前俯、后仰和侧屈运动。寰枢关节由寰椎的齿突凹与枢椎的齿突构成,可使寰椎连同头部做旋转运动。

(四) 脊柱的整体观

1. 前面观　椎体自上而下逐渐增大,从骶骨耳状面以下又迅速缩小,与负重有关(图6-6)。

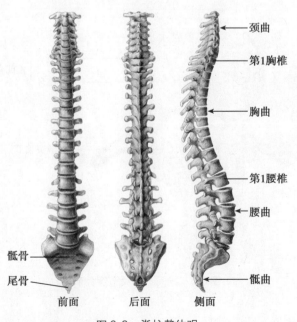

图6-6　脊柱整体观

2. 侧面观 可见4个生理性弯曲,即**颈曲**、**胸曲**、**腰曲**和**骶曲**。其中颈曲、腰曲凸向前方;胸曲、骶曲凸向后方。这些弯曲增大了脊柱的弹性,有利于维持人体重心的平衡和减轻震荡的作用。

3. 后面观 所有棘突连成一纵嵴。颈椎棘突短而分叉;胸椎棘突较长,斜向后下方,呈叠瓦状排列;腰椎棘突呈板状,平伸向后。临床做腰椎穿刺常选择第3、4或第4、5腰椎棘突的间隙处进行。

(五) 脊柱的运动

脊柱可做屈、伸、侧屈、旋转和环转运动。由于脊柱的颈、腰部运动灵活,损伤也较多见。

知识拓展

椎间盘突出症及颈椎病

脊柱的运动属于联合运动,检查脊柱的屈伸、侧屈和旋转三组运动,是诊断脊柱疾患的重要步骤之一。椎间盘作为连结椎骨的重要结构,纤维环后部较薄弱,且后外侧缺乏韧带保护,外伤和退行性改变时可使椎间盘向后方或后外侧突出,使椎管或椎间孔狭窄,压迫脊髓和脊神经,称椎间盘突出症。椎间盘突出多发生于腰部和颈部,胸部少见。颈椎间盘退变突出或颈椎椎骨赘生物的形成,可突向椎管、椎间孔和横突孔,压迫脊髓、脊神经和椎动脉,引起血管神经等一系列症状,临床上称颈椎病。

二、胸 廓

胸廓(thorax)由12块胸椎、12对肋和1块胸骨借骨连结而成,有支持和保护胸、腹腔器官等功能。

(一) 肋与胸椎的连结

肋后端与胸椎构成**肋椎关节**(costovertebral joints),包括肋头与椎体的肋凹构成的**肋头关节**和肋结节与横突肋凹构成的**肋横突关节**(图6-7)。两关节联合运动,即提肋或降肋以助呼吸运动。

(二) 肋与胸骨的连结

第1对肋与胸骨柄形成软骨结合;第2~7对肋软骨分别与胸骨相应肋切迹形成微动的**胸肋关节**;第8~10对肋软骨依次连于上位肋软骨,构成左、右**肋弓**。肋弓是触摸肝、脾的重要标志;第11、12对肋前端游离。

(三) 胸廓的整体观

成人胸廓近似圆锥形,前后扁平、上窄下宽,有上、下两口。胸廓上口小,由第1胸椎、第1对肋和胸骨柄上缘围成(图6-8)。胸廓下口较大,由第12胸椎、第12对肋、第11对肋前端、左、右肋弓和剑突围成。两侧肋弓之间的夹角,称**胸骨下角**。相邻两肋间的间隙,称**肋间隙**。

(四) 胸廓的运动

胸廓除有保护和支持功能外,主要参与呼吸运动。吸气时,在肌的作用下,肋上提,使胸腔容积增大。呼气时正好相反。

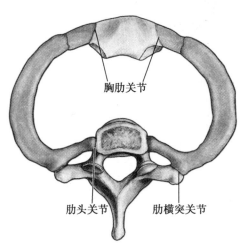

胸肋关节

肋头关节　　　肋横突关节

图6-7 肋椎关节

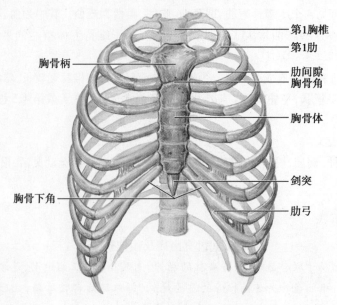

图6-8　胸廓

第三节　颅骨的连结

颅骨间多借缝、软骨或骨直接相连,只有下颌骨借颞下颌关节与颞骨相连。

颞下颌关节(temporomandibular joint),又称**下颌关节**(图6-9),由下颌骨的下颌头与颞骨的下颌窝和关节结节构成。关节囊松弛,前部较薄弱;关节腔内有关节盘,将其分为上、下两部分。

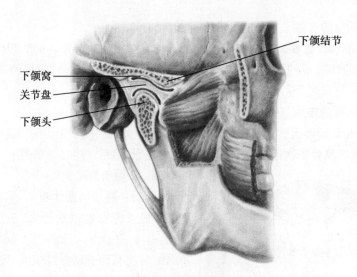

图6-9　颞下颌关节

颞下颌关节可使下颌骨上提、下降、前移、后退及侧方运动。当张口过大时,下颌头和关节盘可向前滑到关节结节的前方,造成颞下颌关节前脱位。

第四节 上肢骨的连结

一、上肢带连结

（一）胸锁关节

胸锁关节是上肢与躯干连结的唯一关节,由胸骨的锁切迹与锁骨的胸骨端及第1肋软骨的上面构成,属微动关节(图6-10)。关节囊紧张坚韧,内有关节盘。胸锁关节可使锁骨外侧端作向上、下、前、后及环转等运动,扩大了上肢的活动范围。

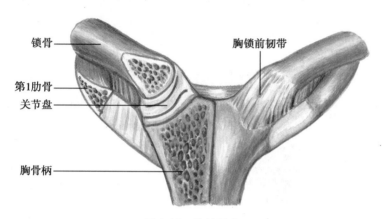

图6-10 胸锁关节

（二）肩锁关节

由肩胛骨的肩峰与锁骨的肩峰端组成,上、下有韧带加强,属微动关节(图6-11)。

二、自由上肢骨连结

（一）肩关节

由肱骨头和肩胛骨的关节盂组成(图6-11)。肱骨头大,关节盂浅小,关节囊松弛,内有肱二头肌长头腱通过。关节囊的前、上和后部有肌、腱和韧带加强,只有下部较为薄弱,故肩关节脱位时,肱骨头常脱向前下方。肩关节可做屈、伸、收、展、旋转及环转运动,是全身最灵活、运动范围最大的关节,也是最容易发生脱位的关节。

（二）肘关节

由肱骨下端和桡、尺骨的上端构成的复关节(图6-12),包括3个关节,即肱骨小头和桡骨头关节凹组成的**肱桡关节**、肱骨滑车和尺骨的滑车切迹组成的**肱尺关节**以及桡骨头环状关节面和尺骨的桡切迹组成的**桡尺近侧关节**。

3个关节包在一个关节囊内,囊的前、后壁薄而松弛,内、外侧壁紧张,并有韧带加固。关节囊的下部有**桡骨环状韧带**,从前、后和外侧三面包绕桡骨头,可防止桡骨头滑脱。在幼儿期,桡骨头尚在发育,桡骨环状韧带较松弛,又缺乏肌保护,在前臂伸直位时,若受到突然猛力牵拉,桡骨头可向下脱出,称桡骨头半脱位。肘关节主要做屈、伸运动。伸肘时,肱骨内、外上髁和尺骨鹰嘴三点在一条直线上,屈肘90°时,三点成一等腰三角形。在肘关节脱位时三者关系发生改变。

（三）桡尺骨连结

包括桡尺近侧关节、前臂骨间膜和桡尺远侧关节(图6-13)。

前臂骨间膜是连结尺、桡骨体骨间缘的一片致密结缔组织膜,在前臂处于半旋位时最紧张。

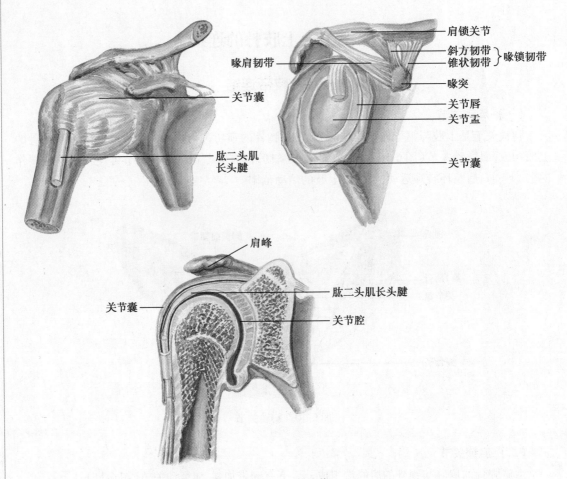

肩锁关节

斜方韧带 } 喙锁韧带
锥状韧带

喙肩韧带

喙突

关节唇

关节盂

关节囊

关节囊

肱二头肌
长头腱

肩峰

肱二头肌长头腱

关节囊

关节腔

图 6-11　肩关节

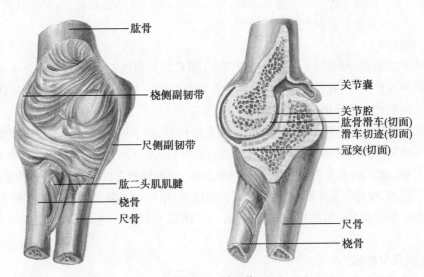

肱骨

桡侧副韧带

尺侧副韧带

肱二头肌肌腱

桡骨

尺骨

关节囊

关节腔
肱骨滑车(切面)
滑车切迹(切面)

冠突(切面)

尺骨

桡骨

图 6-12　肘关节

桡尺远侧关节由桡骨的尺切迹和尺骨头组成。

桡尺近侧关节和桡尺远侧关节同时运动时,可使前臂做旋转运动。桡骨下部转向尺骨内前方,桡、尺两骨相互交叉,手背向前,称**旋前**;反之,桡骨转向与尺骨平行,手背向后,称为**旋后**。

(四)手关节

包括桡腕关节、腕骨间关节、腕掌关节、掌骨间关节、掌指关节和指骨间关节(图6-14)。

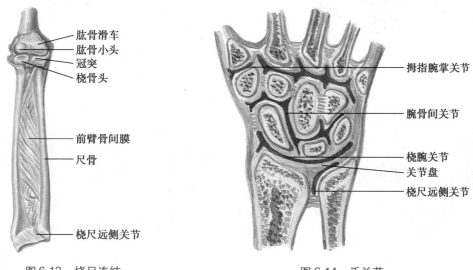

图6-13 桡尺连结　　　　　　　　图6-14 手关节

1. **桡腕关节** 又称腕关节,由桡骨下端的关节面和尺骨头下方的关节盘组成关节窝,手舟骨、月骨、三角骨组成关节头而构成。可做屈、伸、收、展和环转运动。

2. **腕骨间关节** 为相邻各腕骨之间构成的微动关节。

3. **腕掌关节** 由远侧列腕骨与5块掌骨底构成。除拇指腕掌关节运动灵活,能做屈、伸、收、展和对掌运动外,其余运动范围很小。

4. **掌骨间关节** 位于第2~5掌骨底间。

5. **掌指关节** 由掌骨头与近节指骨底构成,能做屈、伸、收、展等运动。手指的收和展以中指为标准。

6. **指骨间关节** 由相邻两节指骨的滑车与指骨底构成,仅能做屈、伸运动。

第五节　下肢骨的连结

一、下肢带连结

(一)骶髂关节

由骶骨与髂骨的耳状面构成,属微动关节(图6-15)。关节囊厚而坚韧,周围有韧带加强。通过骶髂关节,身体的重量由脊柱传至下肢。

(二)韧带

从骶、尾骨的侧缘连至坐骨结节的韧带,称**骶结节韧带**;从骶、尾骨的侧缘连至坐骨棘的韧带,称**骶棘韧带**。两条韧带与坐骨大、小切迹分别围成**坐骨大孔**和**坐骨小孔**,其内均有血管、神经和肌通过。

(三)耻骨联合

由两侧耻骨联合面借耻骨间盘连结而成。耻骨间盘由纤维软骨构成,内有一纵行的裂隙。女性在分娩时耻骨联合可轻度分离,有利于胎儿娩出。

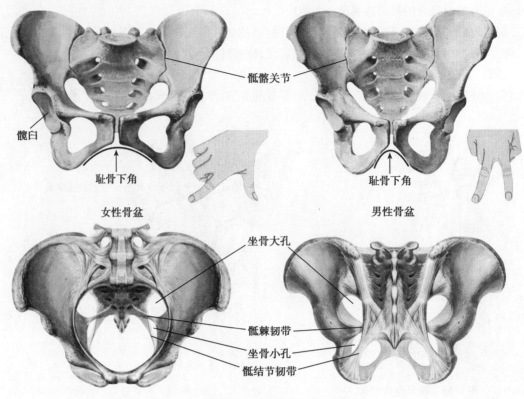

女性骨盆 · · · 男性骨盆

图 6-15　骨盆及韧带

（四）骨盆

由骶骨、尾骨和左、右髋骨连结构成（图 6-15）。骨盆以**界线**为界,分为**大骨盆**、**小骨盆**。界线自后向前依次由骶骨岬、弓状线、耻骨梳、耻骨结节至耻骨联合上缘围成。小骨盆有上、下两口。上口为界线;下口由尾骨尖、骶结节韧带、坐骨结节、坐骨支、耻骨下支和耻骨联合下缘围成;两口之间的内腔,称**骨盆腔**。两侧耻骨下支间的夹角,称**耻骨下角**。

女性骨盆与妊娠和分娩有关,故在形态上与男性骨盆存在着明显的差别（表 6-1）。

表 6-1　男、女性骨盆的形态差别

项目	男性	女性
骨盆形状	窄而长	宽而短
骨盆上口	心形	较大,近似圆形
骨盆下口	较狭窄	较宽大
骨盆腔	狭长,呈漏斗形	宽短,呈圆桶形
耻骨下角	70°～75°	90°～100°

二、自由下肢骨连结

（一）髋关节

由髋臼和股骨头组成（图 6-16）。髋臼深,周缘附有髋臼唇。髋关节内有**股骨头韧带**,起自髋臼横韧带,止于股骨头凹,内有股骨头营养血管通过。关节囊厚而坚韧,股骨颈前面全被包绕,后面外侧 1/3 无关节囊包绕。关节囊有韧带加强,前方有强大的**髂股韧带**,可限制髋关节过度后伸。髋关节能做屈、伸、收、展、旋内、旋外和环转运动。

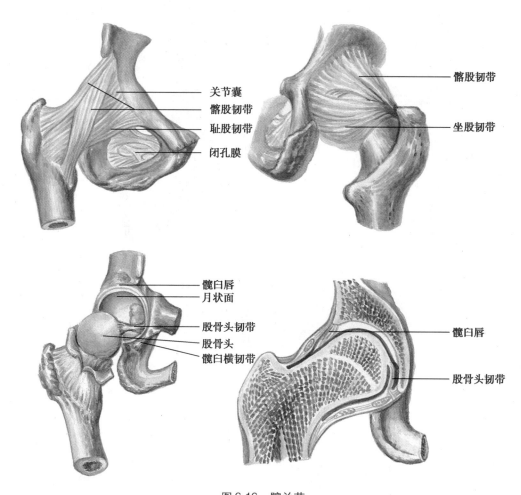

关节囊
髂股韧带
耻股韧带
闭孔膜

髂股韧带
坐股韧带

髋臼唇
月状面
股骨头韧带
股骨头
髋臼横韧带

髋臼唇
股骨头韧带

图 6-16 髋关节

知识拓展

　　髋关节周围有肌和韧带加强,稳固性好,但其后下方薄弱,当髋关节内收屈曲时,股骨头位于薄弱的关节囊后部,如受暴力易发生后脱位。关节囊向上附着髋臼周缘,向前下面附着于转子间线,后附着于转子间嵴处,股骨颈在后面只有中、内2/3位于关节囊内,外1/3位于囊外,故股骨颈骨折有囊内、囊外之分。

　　(二) 膝关节

　　由股骨下端、胫骨上端及髌骨共同构成,是人体最大、最复杂的关节(图6-17)。

　　关节囊宽阔而松弛,周围有韧带加强,前方有**髌韧带**,是股四头肌腱的延续,向下止于胫骨粗隆;两侧有副韧带加强;关节囊内有**前、后交叉韧带**,可限制胫骨前、后移位。膝关节囊内股骨与胫骨关节面间有**半月板**,其中**内侧半月板**呈"C"形,**外侧半月板**近似"O"形。半月板可使两骨的关节面更为适应,增强了关节的灵活性和稳固性。膝关节能做屈、伸运动;当膝关节处于半屈位时,还可做轻度的旋外和旋内运动。膝关节辅助结构多,较稳定不易发生脱位,但其交叉韧带和半月板易损伤。

　　(三) 胫腓骨连结

　　胫骨的腓关节面与腓骨头构成微动的胫腓关节,两骨干和下端借小腿骨间膜及韧带相连(图6-18),活动度极小。

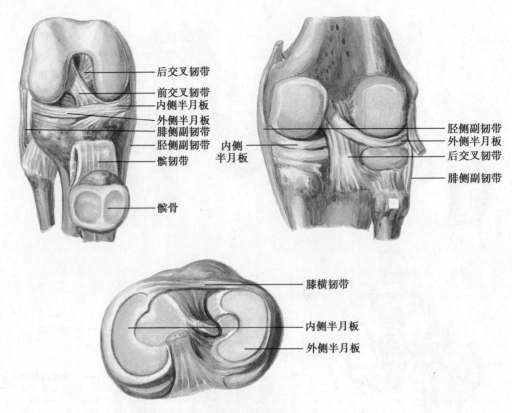

后交叉韧带
前交叉韧带
内侧半月板
外侧半月板
腓侧副韧带
胫侧副韧带
髌韧带
髌骨

内侧半月板

胫侧副韧带
外侧半月板
后交叉韧带
腓侧副韧带

膝横韧带
内侧半月板
外侧半月板

图 6-17　膝关节

（四）足关节

包括踝关节、跗骨间关节、跗跖关节、跖骨间关节、跖趾关节和趾骨间关节（图 6-19）。

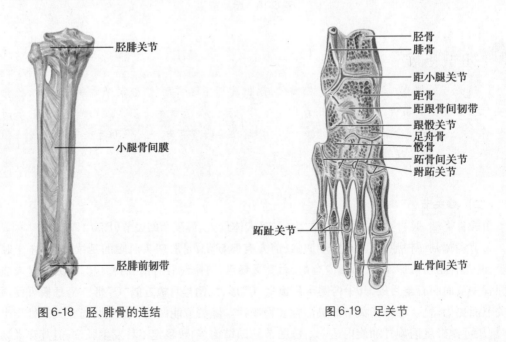

胫腓关节

小腿骨间膜

胫腓前韧带

图 6-18　胫、腓骨的连结

胫骨
腓骨
距小腿关节
距骨
距跟骨间韧带
跟骰关节
足舟骨
骰骨
跖骨间关节
跗跖关节
跖趾关节
趾骨间关节

图 6-19　足关节

1. **踝关节（ankle joint）**　也称**距小腿关节**，由胫、腓骨的下端与距骨滑车构成。关节囊的前、后壁薄弱而松弛，两侧有韧带加强，其中内侧韧带强大，外侧韧带较为薄弱，故在足过度内翻时易损伤。踝关节可做背屈（伸）和跖屈（屈）运动。

2. **跗骨间关节**　为 7 块跗骨间的连结，主要有距跟关节、距跟舟关节和跟骰关节。前两者联合运动可使足内翻或外翻。跟骰关节和距跟舟关节总称**跗横关节**,呈横位的"S"形,临床上可沿此关节做足的离断手术。跗骨间借许多韧带相连,对维持足弓有重要意义。

3. 跗跖关节 由3块楔骨、骰骨与5块跖骨底构成,属微动关节。

4. 跖骨间关节 位于第2~5跖骨底之间,连结紧密,活动甚微。

5. 跖趾关节 由跖骨头与近节趾骨底构成,可做屈、伸、收、展运动。

6. 趾骨间关节 由相邻两节趾骨的底与滑车构成,可做屈、伸运动。

(五)足弓

足骨借其连结形成凸向上的弓,称**足弓**(图6-20),可分为横弓和纵弓。足弓有弹性,利于行走和跳跃,可缓冲震荡,并保护足底的血管、神经免受压迫。当足连结装置发育不良或慢性疲劳引起松弛和损伤时,可致足弓塌陷、足底平坦,压迫足底神经、血管,称**扁平足**。

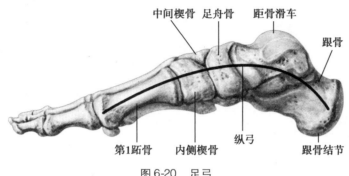

图6-20 足弓

小 结

　　本章在概述中主要讲授了关节的基本结构、辅助结构和运动形式等。在各部分骨连结中主要介绍了人体主要关节的构成、结构特点和运动形式等,并探讨了部分主要关节的临床应用。

(刘洪涛)

练 习 题

一、选择题

A1 型题

1. 滑膜关节的辅助结构是

　　A. 韧带、关节盘、关节唇　　　　　B. 关节囊、关节面、关节唇

　　C. 囊内韧带、囊外韧带、关节盘　　D. 关节面、关节唇、关节盘

　　E. 关节囊、关节软骨、关节盘

2. 限制脊柱过度后伸的韧带是

　　A. 项韧带　　　　　B. 棘上韧带　　　　　C. 棘间韧带

　　D. 前纵韧带　　　　E. 后纵韧带

3. 不参加腕关节构成的骨是

　　A. 月骨　　　　　　B. 三角骨　　　　　　C. 手舟骨

　　D. 豌豆骨　　　　　E. 桡骨下端

4. 下列关节无关节盘的是

A. 膝关节　　　　　B. 胸锁关节　　　　　C. 颞下颌关节

D. 肩关节　　　　　E. 桡腕关节

二、思考题

1. 试述椎骨间的连结。

2. 膝关节腔内有哪些结构？其作用如何？

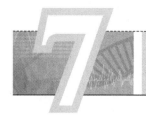

第七章

肌　学

学习目标

1. 掌握：肌的形态和构造；头颈肌、躯干肌、上肢肌和下肢肌的主要肌群（肌）的位置形态和作用；斜角肌间隙的位置、通过结构及临床意义；膈的位置、形态，3 个裂孔的位置及通过结构。

2. 熟悉：肌的起止、配布与作用；咀嚼肌的位置、组成和作用。

3. 了解：肌的辅助装置；面肌、颈前肌的配布等。

肌按其分布部位与结构等不同分为心肌、平滑肌和骨骼肌。本章主要介绍骨骼肌。

第一节　概　　述

骨骼肌（skeletal muscle）数量众多，全身共有 650 余块，约占体重的 40%，主要分布于头、颈、躯干和四肢（图 7-1）。骨骼肌通常附着于骨，是运动系统的动力部分。在神经系统的支配

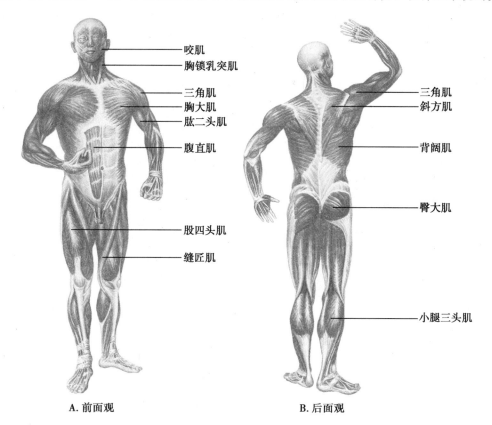

咬肌	三角肌
胸锁乳突肌	斜方肌
三角肌	
胸大肌	背阔肌
肱二头肌	
腹直肌	臀大肌
股四头肌	
缝匠肌	小腿三头肌

A. 前面观　　　　　　　　　　B. 后面观

图 7-1　全身骨骼肌

下,通过收缩牵引骨骼而产生运动。骨骼肌有收缩迅速、有力、容易疲劳等特点,因受意志支配,又称**随意肌**。每块肌都是一个器官,有一定的位置、形态结构、辅助装置,并有丰富的血管、神经和淋巴管分布。

一、形态和构造

骨骼肌一般由中间的**肌腹**和两端的**肌腱**构成。肌腹色红柔软,主要由肌纤维构成,为肌的可收缩部分;肌腱色白强韧,由胶原纤维束构成,为肌的非收缩部分。长肌的肌腱多呈条索状;扁肌的肌腱多较宽阔,呈膜状,又称**腱膜**。

肌的形态多种多样,按外形可分为长肌、短肌、扁肌和轮匝肌 4 种(图 7-2)。①**长肌**,肌腹呈梭形,多分布于四肢,收缩时可显著缩短而产生大幅度的运动;②**短肌**,较短小,多分布于躯干深层,有明显的节段性,收缩时运动幅度较小;③**扁肌**,呈薄片状,多分布于胸、腹壁,有运动、保护和支持的作用;④**轮匝肌**,呈环形,多位于孔裂周围,收缩时可关闭孔裂。

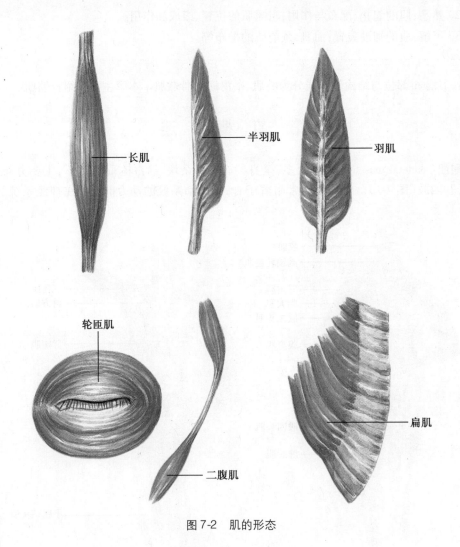

图 7-2　肌的形态

二、起止、配布与作用

肌通常借两端的肌腱附着于 2 块或 2 块以上的骨,中间跨过 1 个或多个关节。肌收缩时,牵引两骨使彼此间相对位置发生改变而产生运动。此时,两骨中总有一块骨的位置相对固定,另一骨的位置相对移动。肌在固定骨上的附着点,称**起点**或**定点**,在移动骨上的附着点,称**止点**或**动点**(图7-3)。通常把接近身体正中面或肢体近侧端的肌附着点,规定为起点,反之为止点。肌的定点和动点在一定条件下可以互换。

肌在关节周围配布的方式及多少,与关节的运动轴一致。在一个运动轴的两侧各有一群肌,其作用相反,互称**拮抗肌**;在运动轴同一侧作用相同或相近的肌,称**协同肌**。

肌通过收缩与舒张实现其功能,方式有两种:①**动力工作**,使整个身体或局部产生运动,如行走等;②**静力工作**,通过少量肌束轮流收缩以保持一定的肌张力,维持身体的平衡或某种姿势。

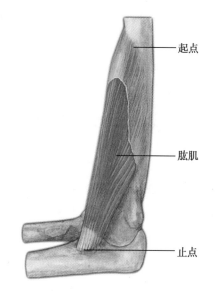

图7-3　肌的起止点

三、命 名 法 则

肌的命名主要依据肌的位置、形态、大小、作用、起止点、肌束方向、结构等命名。如胸锁乳突肌,即根据起止点命名。

四、辅 助 装 置

肌的辅助装置位于肌周围,有保持肌的位置、减少运动时摩擦和保护等作用,主要有筋膜、滑膜囊和腱鞘等。

(一) 筋膜

筋膜遍布全身,分浅、深2种(图7-4)。

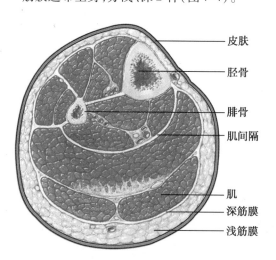

图7-4　筋膜示意图

1. **浅筋膜**　位于真皮深面,又称**皮下筋膜**,由疏松结缔组织构成,内含脂肪组织、浅血管、皮神经、淋巴管和淋巴结等。脂肪的多少因人而异,与性别、部位、营养状况等有关。浅筋膜有维持体温和保护深部结构的作用。

2. **深筋膜**　位于浅筋膜深面,遍布全身且相互连续,又称**固有筋膜**,由致密结缔组织构成。深筋膜通常包被每块肌或肌群,形成肌筋膜鞘或肌间隔;包被血管、神经等形成血管神经鞘;在腕、踝部增厚形成支持带,以约束和支持肌腱。

(二) 滑膜囊和腱鞘

1. **滑膜囊**　为封闭的结缔组织扁囊,壁薄,内含滑液,多位于肌或腱与骨面相接触处,起减少摩擦的作用。滑膜囊炎症可影响肢体局部的运动功能。

2. **腱鞘**　为套在手、足等处长肌腱外面的结缔组织鞘管,分内、外两层:外层为纤维层,内层为滑膜层。滑膜层为双层圆筒形的鞘,其内层称脏层,包在腱的表面;外层称壁层,紧贴于纤维层的内面。脏、壁两层相互移行,形成滑膜腔,含有少量滑液。腱鞘有约束肌腱、减少其与骨面间摩擦的作用。

第二节 头颈肌

一、头 肌

头肌分为面肌和咀嚼肌。

(一) 面肌

面肌为扁薄的皮肌(图7-5),位置表浅,大多起自颅骨,止于面部皮肤,主要分布于颅顶(如枕额肌)、睑裂(如眼轮匝肌)和口裂(如口轮匝肌、颊肌等)周围,呈环形或辐射状排列,有开大或闭合相应孔裂的作用;同时牵动面部皮肤而产生喜、怒、哀、乐等各种表情,故又称表情肌。

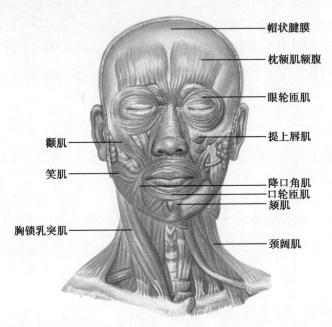

图7-5 头肌

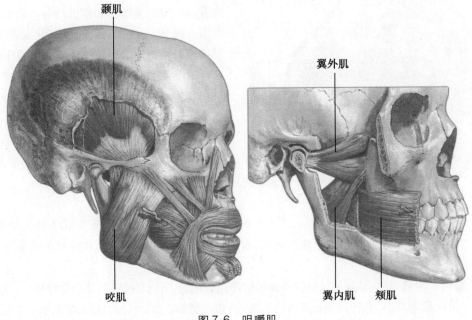

图7-6 咀嚼肌

（二）咀嚼肌

咀嚼肌配布于颞下颌关节周围，参与咀嚼运动（图7-6）。

1. **咬肌**（masseter） 呈长方形，起自颧弓，止于下颌角外侧面，收缩时上提下颌骨。

2. **颞肌**（temporalis） 呈扇形，起自颞窝，经颧弓深面止于下颌骨冠突，收缩时上提下颌骨。

3. **翼外肌** 位于颞下窝，双侧收缩时可牵拉下颌骨向前，协助张口；一侧收缩时可使下颌骨移向对侧。

4. **翼内肌** 位于下颌支内侧面，双侧收缩时可上提下颌骨，单侧收缩时使下颌骨移向对侧。

二、颈 肌

颈肌按位置可为颈浅肌和颈外侧肌、颈前肌与颈深肌3群（图7-7）。

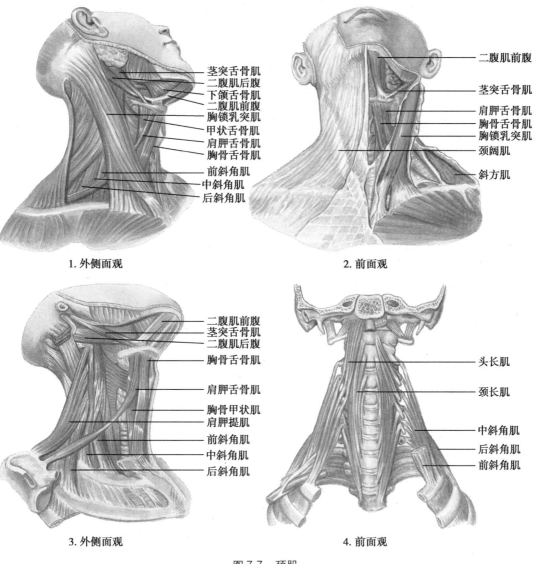

1. 外侧面观

茎突舌骨肌
二腹肌后腹
下颌舌骨肌
二腹肌前腹
胸锁乳突肌
甲状舌骨肌
肩胛舌骨肌
胸骨舌骨肌
前斜角肌
中斜角肌
后斜角肌

2. 前面观

二腹肌前腹
茎突舌骨肌
肩胛舌骨肌
胸骨舌骨肌
胸锁乳突肌
颈阔肌
斜方肌

3. 外侧面观

二腹肌前腹
茎突舌骨肌
二腹肌后腹
胸骨舌骨肌
肩胛舌骨肌
胸骨甲状肌
肩胛提肌
前斜角肌
中斜角肌
后斜角肌

4. 前面观

头长肌
颈长肌
中斜角肌
后斜角肌
前斜角肌

图 7-7 颈肌

（一）颈浅肌和颈外侧肌

1. **颈阔肌** 亦属表情肌，薄而宽阔，位于颈部浅筋膜中。起自胸大肌和三角肌表面的筋膜，向上止于口角等处。收缩时可紧张颈部皮肤并降口角。

2. **胸锁乳突肌**（sternocleidomastoid） 位于颈部两侧、颈阔肌深面，以两头分别起自胸骨柄前面和锁骨的胸骨端,斜向后上方,止于颞骨乳突。两侧同时收缩可仰头,单侧收缩使头颈向同侧屈,面部转向对侧。

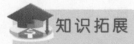

知识拓展

先天性肌性斜颈

先天性肌性斜颈俗称"歪脖",是儿童较常见的1种颈部先天性畸形,因一侧胸锁乳突肌缩短或发生纤维性挛缩所致,常在出生1个月内发现。及早诊断、尽早治疗,效果好。否则,畸形和继发性改变随年龄增大而加重,面部的不对称和视觉不在一个水平难以改变。

(二) 颈前肌

1. 舌骨上肌群　位于舌骨与下颌骨和颅骨间,参与组成口底。每侧4块:二腹肌、茎突舌骨肌、下颌舌骨肌和颏舌骨肌。主要作用是上提舌骨,协助吞咽;舌骨固定时可下降下颌骨,协助张口。

2. 舌骨下肌群　位于舌骨与胸骨和肩胛骨间,喉、气管和甲状腺的前方。每侧4块:浅层的胸骨舌骨肌和肩胛舌骨肌;深层有胸骨甲状肌和甲状舌骨肌。作用是下降舌骨和喉,参与吞咽运动。

(三) 颈深肌

颈深肌位于脊柱颈部的前方和两侧,分内、外侧两群。外侧群由前向后依次有**前斜角肌**、**中斜角肌**和**后斜角肌**,均起自颈椎横突,前、中斜角肌止于第1肋,后斜角肌止于第2肋。一侧收缩时可使颈侧屈;双侧同时收缩时可使颈前屈,并上提第1、2肋助深吸气。前、中斜角肌与第1肋之间的三角形间隙,称**斜角肌间隙**(scalene space),有锁骨下动脉和臂丛通过。

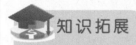

知识拓展

斜角肌间隙的临床意义

在斜角肌间隙内,锁骨下动脉和臂丛下干相距第1肋约6.4mm,当发生锁骨下动脉瘤或斜角肌肥厚时,可压迫臂丛产生上肢疼痛及感觉障碍。锁骨下静脉于前斜角肌止点前面横跨第1肋,当锁骨或第1肋发生病变时,亦可首先影响该静脉,导致患肢肿胀和淤血。

第三节　躯　干　肌

躯干肌按位置可分为背肌、胸肌、膈和腹肌等。

一、背　　肌

背肌位于躯干后面,分浅、深两群。浅群多为宽大的扁肌,有斜方肌、背阔肌、肩胛提肌和菱形肌;深群主要有竖脊肌(图7-8)。

(一) 浅群

1. 斜方肌(trapezius)　位于项、背部浅层,为三角形扁肌,两侧合并呈斜方形。起自上项线、枕外隆凸、项韧带、第7颈椎及全部胸椎棘突,止于锁骨外侧1/3、肩峰和肩胛冈。收缩时使肩胛骨向脊柱靠拢,上部肌束可上提肩胛骨,下部肌束可下降肩胛骨;肩胛骨固定时,双侧收缩可仰头。

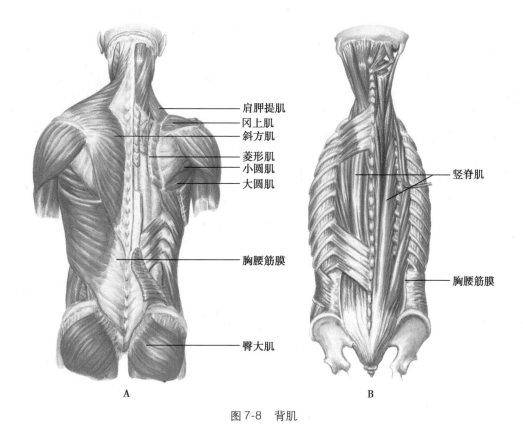

图 7-8　背肌

2. 背阔肌（latissimus dorsi）　位于背下部和胸后外侧,为全身最大的扁肌,呈三角形。起自下 6 个胸椎及全部腰椎棘突、骶正中嵴和髂嵴后部,肌束向外上方集中止于肱骨小结节嵴。收缩时使肩关节内收、后伸和旋内;当上肢上举被固定时,可引体向上。

3. 菱形肌　位于斜方肌深面,为菱形扁肌。收缩时牵拉肩胛骨向内上,以靠近脊柱。

4. 肩胛提肌　位于斜方肌深面,呈带状。收缩时上提肩胛骨;如肩胛骨固定,可使颈侧屈。

（二）深群

竖脊肌（erector spinae）又称**骶棘肌**,为背肌中最长、最大的肌,纵列于棘突两侧的沟内。起自骶骨背面与髂嵴后部,沿途止于各椎骨棘突、横突和肋骨,向上可达颞骨乳突。收缩时使脊柱后伸和仰头,单侧收缩使脊柱侧屈。

二、胸　　肌

胸肌可分为胸上肢肌和胸固有肌。胸上肢肌均起自胸廓外面,止于上肢带骨或肱骨;胸固有肌参与构成胸壁(图 7-9,图 7-10)。

（一）胸上肢肌

1. 胸大肌（pectoralis major）　位于胸廓前上部,呈宽而厚的扇形。起自锁骨内侧半、胸骨和第 1~6 肋软骨等处,向外以扁腱止于肱骨大结节嵴。收缩时使肩关节内收、旋内和前屈;上肢上举固定时可上提躯干;也可提肋助吸气。

2. 胸小肌　位于胸大肌深面,起自第 3~5 肋,止于肩胛骨喙突。收缩时拉肩胛骨向前下方;肩胛骨固定时可提肋助吸气。

3. 前锯肌　位于胸廓侧壁,以 8~9 个肌齿起自上位 8~9 个肋的外面,止于肩胛骨内侧缘和下角。收缩时拉肩胛骨向前紧贴胸廓背面,下部肌束可使肩胛骨下角向外,助臂上举;当肩胛骨固定,收缩时可提肋助深吸气。

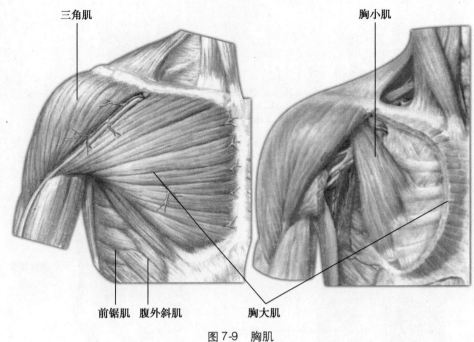

图 7-9　胸肌

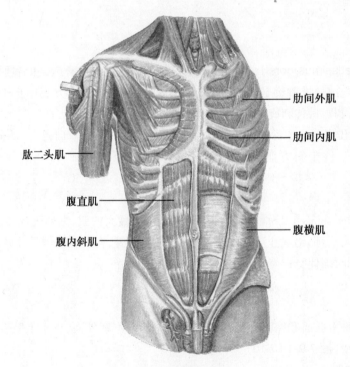

图 7-10　胸固有肌

（二）胸固有肌

1. **肋间外肌**　起自上位肋的下缘,肌束斜向前下,止于下位肋的上缘。收缩时提肋助吸气。

2. **肋间内肌和肋间最内肌**　起自下位肋的上缘,肌束斜向内上,止于上位肋的下缘。收缩时降肋助呼气。

三、膈

膈(diaphragm)位于胸、腹腔之间,为一向上膨隆,呈穹隆状的宽阔扁肌,构成胸腔的底和腹腔的顶。肌纤维起自胸廓下口的周缘和腰椎前面,按附着位置分为胸骨部、肋部和腰部。各部肌束向中央移行为**中心腱**(图7-11)。

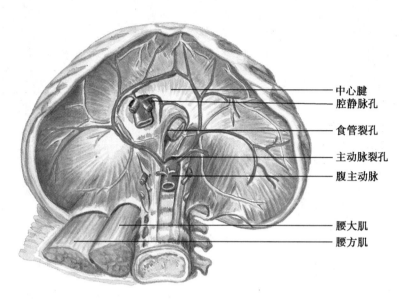

图7-11　膈

膈上有3个裂孔:①**主动脉裂孔**,位于第12胸椎前方,有降主动脉和胸导管通过;②**食管裂孔**,位于主动脉裂孔的左前上方,约平第10胸椎,有食管和迷走神经前、后干通过;③**腔静脉孔**,位于食管裂孔的右前上方,约平第8胸椎,有下腔静脉通过。

膈为主要的呼吸肌。收缩时,膈穹隆下降,胸腔容积扩大,以助吸气;舒张时,膈穹隆上升复位,胸腔容积减小,助呼气。膈与腹肌同时收缩,能增加腹内压,可协助排便、呕吐、咳嗽、喷嚏、分娩等活动。

四、腹　肌

腹肌介于胸廓与骨盆之间,参与构成腹壁,按其位置分为前外侧群和后群。

(一) 前外侧群

前外侧群包括带形的腹直肌和3块宽阔的扁肌:腹外斜肌、腹内斜肌和腹横肌(图7-12)。

1. **腹直肌**　位于腹前壁正中线两侧的腹直肌鞘内,为上宽下窄的带状多腹肌。起自耻骨联合与耻骨嵴,止于胸骨剑突及第5~7肋软骨前面。肌的全长被3~4条横行的腱划分成多个肌腹。

2. **腹外斜肌**　位于最浅层,为宽阔扁肌。以8个肌齿起自下8个肋的外面,肌束斜向前内下方,小部分止于髂嵴,大部分至腹直肌外侧缘,移行为**腹外斜肌腱膜**,经腹直肌前面,参与构成腹直肌鞘的前层,终于白线。腹外斜肌腱膜的下缘卷曲增厚,连于髂前上棘和耻骨结节之间,称**腹股沟韧带**。在耻骨结节外上方,腱膜上的三角形裂隙,称**腹股沟管皮下环(浅环)**,男性有精索通过,女性有子宫圆韧带通过。

3. **腹内斜肌**　位于腹外斜肌深面。起自胸腰筋膜、髂嵴和腹股沟韧带外侧半,肌束呈扇形展开,移行为腹内斜肌腱膜,至腹直肌外侧缘分前、后两层包绕腹直肌,参与形成腹直肌鞘,终于白线。该肌下部肌束呈弓状跨过精索后,延续为腱膜,与深层的腹横肌腱膜共同构成**腹股沟镰**

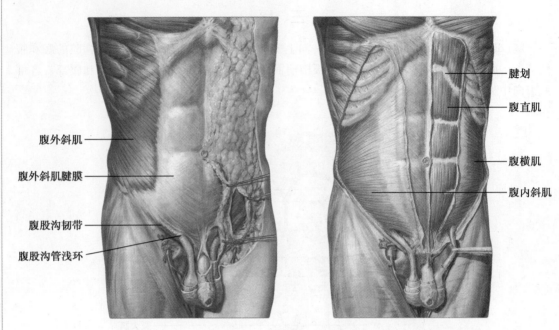

图 7-12 腹前外侧壁肌

(联合腱),止于耻骨梳。

　　4. **腹横肌**　位于腹内斜肌深面。起自下 6 个肋的内面、胸腰筋膜、髂嵴和腹股沟韧带外侧1/3,肌束横行向内,移行为腹横肌腱膜,至腹直肌外侧缘,参与构成腹直肌鞘的后层,终于白线。该肌与腹内斜肌最下部,还发出少量肌束包绕精索和睾丸等,形成**提睾肌**。

　　前外侧群主要是构成腹壁、保护和支持腹腔器官,并可使脊柱前屈、侧屈和旋转等。

　　（二）后群

　　后群有腰大肌和腰方肌。腰大肌将在下肢肌中叙述。

　　腰方肌位于腹后壁腰椎两侧,呈长方形。起自髂嵴后部,止于第 12 肋和第 1～4 腰椎横突（图 7-11,图 7-17）。收缩时下降和固定第 12 肋,并使脊椎腰部侧屈。

第四节　上　肢　肌

　　上肢肌按部位分为肩肌、臂肌、前臂肌和手肌。

一、肩　　肌

　　肩肌配布于肩关节周围,均起自上肢带骨,止于肱骨上端,共 6 块（图 7-13）,有稳定和运动肩关节的作用。①**三角肌**（deltoid）,位于肩部外侧,呈三角形。起自锁骨外侧段、肩峰和肩胛冈,肌束从前、后、外侧三面包围肩关节,向下止于肱骨的三角肌粗隆。主要作用是外展肩关节,前部肌束可使肩关节屈并旋内,后部肌束则使肩关节伸并旋外。该肌为临床肌内注射的常用部位。②**肩胛下肌**,起自肩胛下窝,止于肱骨小结节,作用是使肩关节内收和旋内。③**冈上肌**,起自冈上窝,止于肱骨大结节上部,作用是使肩关节外展。④**冈下肌**,起自冈下窝,止于肱骨大结节中部,作用是使肩关节旋外。⑤**小圆肌**,起自肩胛骨外侧缘上 2/3,止于肱骨大结节下部,作用是使肩关节旋外。⑥**大圆肌**,起自肩胛骨下角,止于肱骨小结节嵴,作用是使肩关节内收、后伸、旋内。

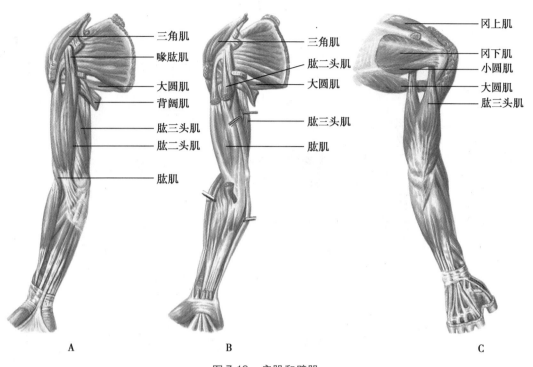

图 7-13　肩肌和臂肌

二、臂　肌

臂肌位于肱骨周围,分前、后两群,前群主要为屈肌,后群为伸肌(图7-13)。

（一）前群

前群位于肱骨前方,包括浅层的肱二头肌、喙肱肌和深层的肱肌。①**肱二头肌**（biceps brachii）,以长、短两头分别起自肩胛骨的盂上结节和喙突,向下止于桡骨粗隆,作用是屈肘关节,并使前臂旋后,亦可协助屈肩关节。②**喙肱肌**,起自喙突,止于肱骨中部内侧,作用是使肩关节屈并内收。③**肱肌**,起自肱骨体下半的前面,止于尺骨粗隆,作用是屈肘关节。

（二）后群

肱三头肌（triceps brachii）有 3 个头,长头起自肩胛骨的盂下结节,内、外侧头分别起自桡神经沟的内下方和外上方,止于尺骨鹰嘴。作用是伸肘关节,长头可伸肩关节并内收。

三、前　臂　肌

前臂肌位于尺、桡骨周围,分前、后两群。

（一）前群

前群位于前臂的前面和内侧,共9块,分4层(图7-14)。第1层,有 5 块,由桡侧向尺侧依次为肱桡肌、旋前圆肌、桡侧腕屈肌、掌长肌和尺侧腕屈肌。第2层,为指浅屈肌。第3层,有 2 块,即位于桡侧的拇长屈肌和尺侧的指深屈肌。第 4 层,为旋前方肌。前群的主要作用是屈肘关节、桡腕关节、掌指关节以及指骨间关节,并可使前臂旋前等。

（二）后群

后群位于前臂的后面,共 10 块,分浅、深两层(图7-15)。浅层有 5 块,由桡侧向尺侧依次为桡侧腕长伸肌、桡侧腕短伸肌、指伸肌、小指伸肌和尺侧腕伸肌。深层有 5 块,由上外向下内依次为旋后肌、拇长展肌、拇短伸肌、拇长伸肌和示指伸肌。后群的主要作用是伸肘关节、桡腕关节、掌指关节和指骨间关节,并可使前臂旋后、拇指外展等。

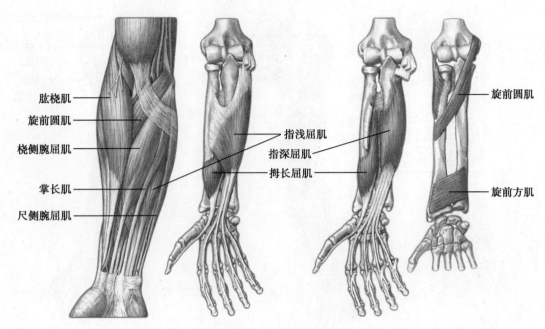

图 7-14 前臂肌(前群)

肱桡肌
旋前圆肌
桡侧腕屈肌
掌长肌
尺侧腕屈肌

指浅屈肌
指深屈肌
拇长屈肌

旋前圆肌
旋前方肌

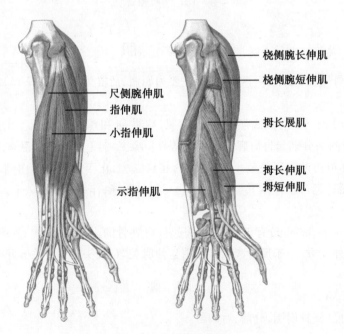

图 7-15 前臂肌(后群)

尺侧腕伸肌
指伸肌
小指伸肌
示指伸肌

桡侧腕长伸肌
桡侧腕短伸肌
拇长展肌
拇长伸肌
拇短伸肌

四、手 肌

手肌集中配布于手的掌面,分为3群(图7-16)。**外侧群**在拇指侧形成一隆起,称**鱼际**,有4块,为拇短展肌、拇短屈肌、拇收肌和拇对掌肌;**内侧群**在小指侧亦较隆起,称**小鱼际**,有3块,为小指短屈肌、小指展肌、小指对掌肌;**中间群**位于掌心和各掌骨间,包括4块蚓状肌和7块骨间肌,分别使掌指关节伸、收和展。

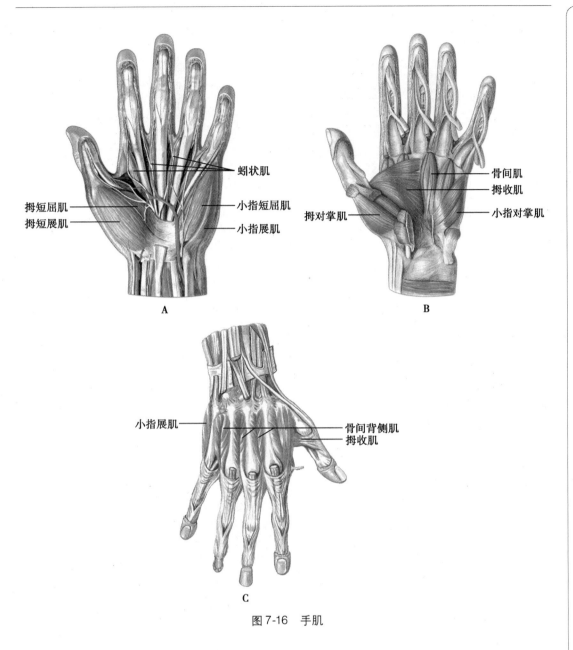

图 7-16　手肌

第五节　下　肢　肌

由于下肢功能与维持身体直立姿势、支持体重和行走有关,故下肢肌比上肢肌粗壮。按部位分为髋肌、大腿肌、小腿肌和足肌(图 7-1)。

一、髋　　肌

髋肌配布于髋关节周围,起自骨盆的内、外面,止于股骨上端,主要运动髋关节。按位置和作用分为前、后两群。

（一）前群

前群包括髂腰肌和阔筋膜张肌(图 7-17)。

1. 髂腰肌　由髂肌和腰大肌组成,分别起自髂窝、腰椎体侧面和横突,两肌向下会合,经腹股沟韧带深面止于股骨小转子。作用是使髋关节屈并旋外;当下肢固定时,可使躯干和骨盆前屈。

101

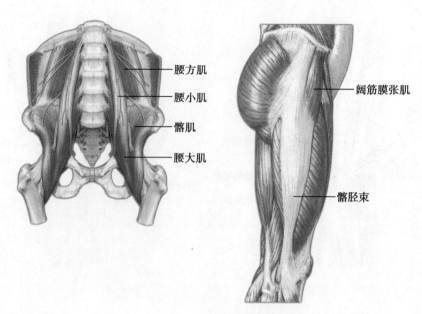

图 7-17 髋肌（前群）

2. 阔筋膜张肌 起自髂前上棘，向下移行为髂胫束，止于股骨外侧髁。作用是紧张阔筋膜并屈髋关节。

（二）后群

后群又称臀肌，主要位于臀部（图 7-18）。

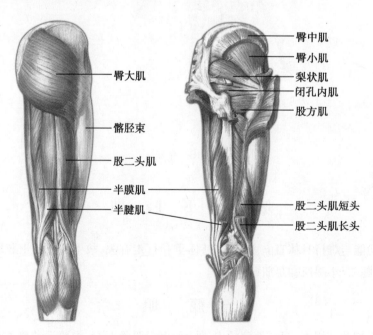

图 7-18 髋肌和大腿肌（后群）

1. 臀大肌（gluteus maximus） 位于臀部浅层，大而肥厚，形成特有的臀部隆起。起自骶骨背面和髂骨翼外面，止于股骨臀肌粗隆和髂胫束。作用是伸髋关节并旋外；当下肢固定时能伸直躯干，防止躯干前倾，是维持人体直立的重要肌。此肌外上部为肌内注射的常用部位。

2. 臀中肌和臀小肌 均起自髂骨翼外面，止于股骨大转子，作用是外展髋关节。

3. 梨状肌 起自骶骨前面，向外穿坐骨大孔止于股骨大转子，作用是使髋关节旋外和外展。

此肌将坐骨大孔分隔成梨状肌上孔和梨状肌下孔,孔内有血管和神经通过。

二、大　腿　肌

大腿肌位于股骨周围,分为前群、内侧群和后群(见图7-18,图7-19)。

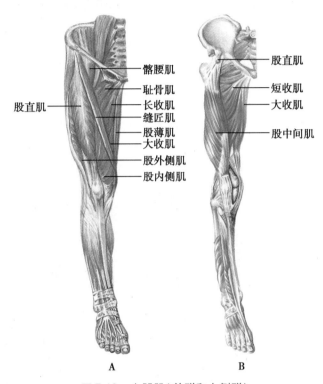

图 7-19　大腿肌(前群和内侧群)

(一) 前群

前群位于大腿前面,有 2 块。

1. 缝匠肌　是全身最长的肌,呈扁带状,起自髂前上棘,斜向内下方,止于胫骨上端内侧面。作用是屈髋关节和膝关节,并使已屈的膝关节旋内。

2. 股四头肌(quadriceps femoris)　为全身体积最大的肌,有 4 个头,即股直肌、股内侧肌、股外侧肌和股中间肌。股直肌起自髂前下棘,其余 3 头分别起自股骨粗线和前面,4 头向下形成股四头肌腱,包绕髌骨后,延续为髌韧带,止于胫骨粗隆。主要作用是伸膝关节,股直肌还可屈髋关节。

(二) 内侧群

内侧群也称内收肌群,位于大腿的内侧,共 5 块。股薄肌位于最内侧,其余 4 肌分 3 层排列:浅层外侧为耻骨肌、内侧为长收肌,中层为短收肌,深层为大收肌。5 肌均起自耻骨支和坐骨支等,除股薄肌止于胫骨上端内侧面外,其余各肌均止于股骨粗线。主要作用是使髋关节内收。

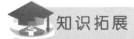知识拓展

股薄肌的临床应用

股薄肌位置表浅,是内收肌群中的非主要作用肌,切除后对内收功能影响不大,为临床常用的肌瓣移植供体,用以修复肛门括约肌或肌襻成形术治疗下肢深静脉瓣功能不全。

（三）后群

后群位于大腿后面，有 3 块，均起自坐骨结节，跨越髋、膝 2 个关节，常称"腘绳肌"。

1. 股二头肌（biceps femoris） 位于股后部外侧，长头起自坐骨结节、短头起自股骨粗线，止于腓骨头。

2. 半腱肌和半膜肌 位于股后部内侧，均起自坐骨结节，向下分别止于胫骨上端内侧面和胫骨内侧髁后面。

该肌群均可伸髋关节并屈膝关节；屈膝时股二头肌可使小腿旋外，半腱肌和半膜肌可使小腿旋内。

三、小 腿 肌

小腿肌位于胫、腓骨周围，分为前群、外侧群和后群（图 7-20，图 7-21）。

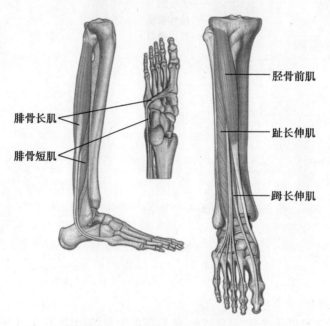

图 7-20 小腿肌（前群和外侧群）

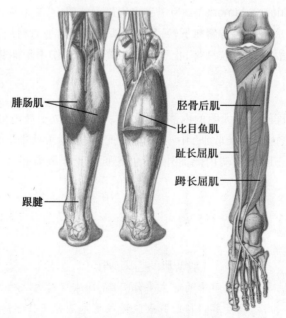

图 7-21 小腿肌（后群）

（一）前群

前群位于小腿前外侧,共 3 块,由胫侧向腓侧依次为**胫骨前肌**、**踇长伸肌**和**趾长伸肌**,其肌腱均经踝关节前方至足背或趾背终止。该肌群均可使足背屈,胫骨前肌还可使足内翻,踇长伸肌和趾长伸肌分别伸踇趾和伸第 2~5 趾。

（二）外侧群

外侧群位于腓骨外侧面,包括**腓骨长肌**和**腓骨短肌**。两肌腱均经外踝后方至足底,前者止于内侧楔骨和第 1 跖骨底,后者止于第 5 跖骨粗隆。该肌群均可使足外翻并跖屈。

（三）后群

后群位于小腿后方,分浅、深两层(图 7-21)。浅层形成"小腿肚",为强大的**小腿三头肌**(triceps surae),由起自股骨内、外侧髁后面的**腓肠肌**和起自胫、腓骨上端后面的**比目鱼肌**组成。三头会合后,向下移行为粗大的跟腱,止于跟骨结节。作用是使足跖屈,并屈膝关节;站立时能固定膝关节和踝关节,防止身体前倾,是维持直立姿势的重要肌之一。

深层主要有 3 块,由胫侧向腓侧依次为**趾长屈肌**、**胫骨后肌**和**踇长屈肌**,其肌腱均经内踝后方至足底或趾骨底终止。该肌群均可使足跖屈,并分别屈第 2~5 趾、足内翻和屈踇趾。

四、足 肌

足肌分为足底肌和足背肌。足背肌有**踇短伸肌**和**趾短伸肌**,分别伸踇趾和第 2~4 趾。足底肌分为内侧、中间和外侧 3 群(图 7-22),作用是运动足趾和维持足弓。

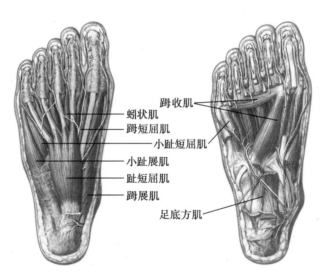

踇收肌
蚓状肌
踇短屈肌
小趾短屈肌
小趾展肌
趾短屈肌
踇展肌
足底方肌

图 7-22 足底肌

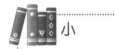 小 结

本章在概述中主要讲授了骨骼肌的 4 种形态、构造、起止、配布、作用和辅助装置等。在各部分肌中主要介绍了肌的分群,重要肌的位置、形态、起止点和作用等,并对部分在临床应用中有较大意义的肌或结构作了探讨。

（刘卫华）

练习题

一、选择题

A1 型题

1. 斜角肌间隙

   A. 仅有臂丛通过　　　　　　　　B. 仅有锁骨下动脉通过

   C. 有锁骨下静脉通过　　　　　　D. 位于前、中斜角肌与第一肋之间

   E. 有膈神经通过

2. 下列使下颌骨上提的肌是

   A. 舌骨上肌群　　　　B. 咬肌　　　　C. 翼外肌

   D. 颊肌　　　　E. 口轮匝肌

3. 肌的形态分类不包括

   A. 长肌　　　　B. 短肌　　　　C. 扁肌

   D. 轮匝肌　　　　E. 横肌

4. 对股四头肌的描述,错误的是

   A. 为全身体积最大的肌　　　　　B. 起自股骨的前面和髂前下棘

   C. 肌腱包绕髌骨　　　　　　　　D. 止于胫骨粗隆

   E. 有伸膝、伸髋关节的功能

二、思考题

1. 简述参与呼吸运动的肌及其作用。

2. 试述立定跳远起跳时各肌群的运动。

对中国解剖学贡献最大的 历史名人——王清任

王清任,清代革新精神的医学家,河北玉田鸦鸿桥人。他强调医学要了解人体脏腑,否则"本源一错,万虑皆失"。他发现古书记述的脏腑存在许多谬误,"尝有更正之心,而无脏腑之见"。30岁时,他在滦州(今河北滦县)稻地镇的一片坟地,连续10天观察了30余具小儿尸体,后又在奉天(今辽宁沈阳)和北京先后3次亲临刑场,察看刑余尸体。经过42年的不懈努力,他把所了解的人体内脏绘成脏腑图42件,于1830年著成《医林改错》,引起了轰动。英国人把一部分译成英文,刊登于1893年和1894年的《博医会报》上。在解剖学方面,他发现了许多前人没有记述过的重要器官,如主要动、静脉血管的形状和解剖位置。他指出肺是两叶,并看到气管、支气管、细支气管等。还指出肝有4叶,胆腑位于肝右第2叶;其他如胰、胰管、胆囊管、幽门括约肌、肠系膜等,大都与现代解剖基本符合。他进一步阐发了人的"灵机记性不在心在脑"的主张,认为耳、目、鼻、舌等的功能都与脑相关。梁启超评价王清任为"诚中国医界极大胆之革命者"。

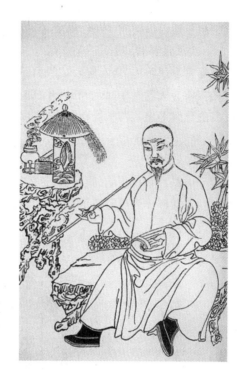

（窦肇华　辑）

第八章

内脏学概述

 学习目标

1. 掌握:内脏的组成;胸部的标志线和腹部的分区。
2. 熟悉:内脏的一般结构;内脏的特点。

内脏(viscera)包括消化、呼吸、泌尿和生殖系统,其器官主要位于胸腔、腹腔和盆腔内。内脏在功能上参与新陈代谢和繁殖后代,在形态结构上借孔道直接或间接与外界相通,研究内脏各器官形态、结构、位置和功能的科学,称**内脏学**(splanchnology)。

一、内脏的一般结构

内脏各器官依其基本结构可分为中空性器官和实质性器官两大类。

(一) 中空性器官

此类器官呈管状或囊状,内部有空腔,如胃、肠、气管、膀胱、子宫等,管壁由数层组织构成。消化管壁由4层组织构成,呼吸、泌尿、生殖系统的中空性器官的壁由3层组织构成。

(二) 实质性器官

此类器官多属腺体,表面包以结缔组织被膜,如肝、肺、肾、卵巢等。被膜深入器官实质内,将器官的实质分成若干小叶,如肝小叶、肺小叶等。分布于实质性器官的血管、神经、淋巴管以及该器官的导管等出入器官处称为该器官的门,常为一凹陷,如肝门、肺门。

二、胸部标志线和腹部分区

大部分内脏器官位于胸、腹腔内,且位置相对固定。为便于描述各器官的位置及其体表投影,通常在胸、腹部体表确定若干标志线,将腹部分为若干区(图8-1,图8-2)。

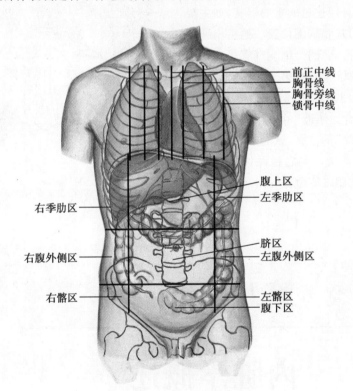

图8-1　胸部标志线与腹部分区(9分法)

(一) 胸部标志线

1. **前正中线**　沿人体前面正中所做的垂直线。

2. **胸骨线**　沿胸骨最宽处外侧缘所做的垂直线。

3. **胸骨旁线**　通过胸骨线与锁骨中线之间的中点所做的垂线。

4. **锁骨中线**　通过锁骨中点所做的垂直线。

5. **腋前线**　通过腋前襞所做的垂直线。

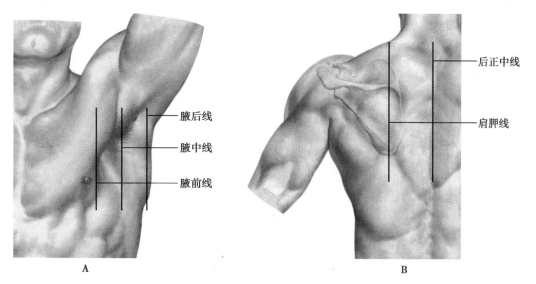

图8-2 胸部标志线

6. **腋后线** 通过腋后襞所做的垂直线。

7. **腋中线** 通过腋前、后线之间的中点所做的垂直线。

8. **肩胛线** 通过肩胛骨下角所做的垂直线。

9. **后正中线** 沿人体后面正中所做的垂直线。

（二）腹部的分区

腹部分区方法较多。临床上常通过脐作一水平线和垂直线,将腹部分为右上腹、左上腹、右下腹、左下腹4个区。更实用的是在腹部前面通过两条横线和两条纵线将腹部分为9个区。两条横线分别是两肋弓最低点的连线和两髂结节间的连线。两条纵线分别是通过左、右腹股沟韧带中点的垂直线。9个区分别是左、右季肋区,腹上区,左、右腹外侧区,脐区,左、右髂区和腹下区。

 小 结

内脏包括消化、呼吸、泌尿和生殖4个系统。其绝大部分器官位于胸腔、腹腔和盆腔内。为了便于描述,在胸、腹部规定了九条标志线和9个区。标志线有前正中线、胸骨线、胸骨旁线、锁骨中线、腋前线、腋后线、腋中线、肩胛线、后正中线;腹部9个区分别为左季肋区、腹上区、右季肋区、左腹外侧区、脐区、右腹外侧区、左髂区、腹下区、右髂区。

（牟兆新 隋月林）

练 习 题

一、选择题

A1 型题

1. 内脏不包括

    A. 肝   B. 胃   C. 肾

    D. 脾   E. 子宫

2. 中空性器官不包括

A. 胃   B. 小肠   C. 膀胱

  D. 肺   E. 子宫

3. 关于胸部标志线,错误的是

  A. 沿人体前面正中所做的垂直线称前正中线

  B. 通过锁骨中点所做的垂直线称锁骨中线

  C. 通过腋前襞所做的垂直线称腋前线

  D. 通过腋后襞所做的垂直线称腋中线

  E. 通过肩胛骨下角所做的垂直线称肩胛线

4. 关于腹部标志线和分区,错误的是

  A. 上横线是两肋弓最低点的连线

  B. 下横线是两髂结节间的连线

  C. 两条纵线分别是通过左、右腹股沟韧带中点的垂直线

  D. 分右上腹、左上腹、右下腹、左下腹 4 个区

  E. 分左、右季肋区,腹上区,左、右腹外侧区,脐区,左、右髂区和腹下区 9 个区

二、思考题

中空性器官和实质性器官有何区别?

第九章

消 化 系 统

 学习目标

1. 掌握:咽峡的构成;牙、舌的形态、结构;颏舌肌的起止、位置和作用;食管的3处狭窄;胃的位置和分部;大肠的分部及形态特征;阑尾的位置及体表投影;3对唾液腺的位置、形态和腺管开口;肝的形态,位置及体表投影;胆囊底的体表投影。

2. 熟悉:咽的分部;舌的黏膜特征;肛管的结构特点;胰的位置。

3. 了解:口腔的分部及境界;肝的体表投影和肝段的概念;肝和胰的功能。

消化系统(digestive system)由消化管和消化腺组成(图9-1),主要功能是消化食物,吸收营养物质和排出食物残渣。口腔和咽还参与呼吸和语言活动。

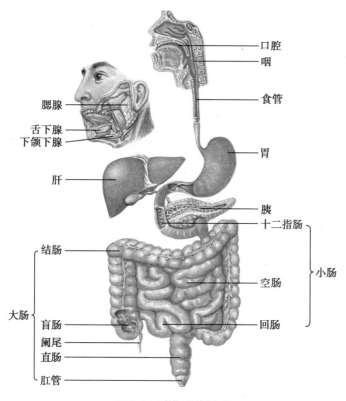

图9-1 消化系统概观

消化管是从口腔到肛门的管道,包括口腔、咽、食管、胃、小肠和大肠。临床上通常把十二指肠及以上部分,称**上消化道**,空肠及以下部分,称**下消化道**。消化腺包括口腔腺、肝、胰和消化管壁内的小腺体(如胃腺、肠腺),它们均开口于消化管内,分泌物参与对食物的消化。

111

第一节　口　　腔

口腔(oral cavity)是消化管的起始部,其上壁为腭,下壁为口腔底,前壁为上、下唇,两侧壁为颊。口腔向前经口裂通向外界,向后经咽峡与咽相通(图9-2)。

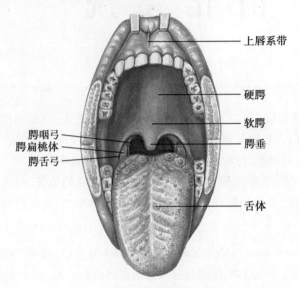

图9-2　口腔及咽峡

口腔借上、下牙弓和牙龈分为口腔前庭和固有口腔。当上、下牙列咬合时,二者仅借第3磨牙后方的间隙相通。临床上,可通过此间隙对牙关紧闭的病人灌注营养物质或药物。

一、口　　唇

口唇分为上唇和下唇,两唇之间的裂隙,称**口裂**;上、下唇两侧结合处,称**口角**。上唇外面正中有一纵行浅沟,称**人中**,为人类所特有,昏迷患者急救时,可在此处进行指压或针刺。上唇两侧与颊交界处的弧形浅沟,称**鼻唇沟**。

二、颊

颊位于口腔两侧,由皮肤、颊肌及黏膜组成。在上颌第二磨牙牙冠相对的颊黏膜处,有腮腺导管的开口。

三、腭

腭构成口腔的顶,分隔鼻腔与口腔。腭的前2/3以骨腭为基础,被覆黏膜,与骨膜紧密相贴,称**硬腭**;后1/3以肌、腱为基础,外被黏膜,称**软腭**,其后部向后下方下垂的部分称腭帆,其软腭后缘游离,中央有一向下突起,称**腭垂**或**悬雍垂**。腭垂两侧各有两条黏膜皱襞,前方的一对向下续于舌根,称**腭舌弓**,后方一对向下延至咽侧壁,称**腭咽弓**。两弓之间的凹陷,称扁桃体窝,容纳腭扁桃体。腭垂,腭帆游离缘,左、右腭舌弓和舌根共同围成**咽峡**,是口腔与咽的分界(图9-2)。

四、牙

牙是人体最坚硬的器官,嵌于上、下颌骨的牙槽内,有咀嚼食物和辅助发音的功能。

（一）牙的形态和构造

牙在外形上分为牙冠、牙颈和牙根。牙冠暴露于口腔内;嵌入牙槽内的称牙根。介于牙冠、牙根之间被牙龈覆盖的部分,称牙颈。牙的中央有牙腔;位于牙冠内较大的,称牙冠腔;位于牙根内的,称牙根管(图9-3)。

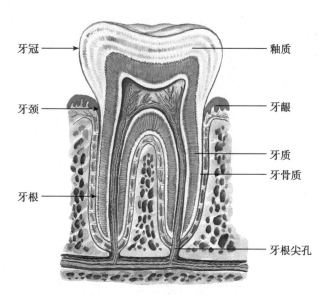

图9-3　牙的构造模式图(纵切)

(二) 牙组织

牙由牙质、釉质、牙骨质和牙髓构成。牙质构成牙的主体,呈淡黄色。牙冠的表面覆以釉质,为人体内最坚硬的组织。在牙颈、牙根与牙质的表面包有牙骨质。牙髓位于牙腔内,由神经、血管、淋巴管、结缔组织共同构成。牙髓内有丰富的神经末梢,患牙髓炎时病人感疼痛剧烈。

(三) 牙的分类和排列

人的一生共有两套牙发生。分为乳牙和恒牙(图9-4,图9-5)。乳牙20颗,人出生后6个月开始萌出,3岁前出齐,分为乳切牙、乳尖牙、乳磨牙。6~7岁起乳牙开始脱落,恒牙相继萌出,共计32颗,分为切牙、尖牙、前磨牙、磨牙,14岁左右基本出齐;只有第三磨牙在18~28岁或更晚才萌出,故又称**迟牙**或**智齿**,有的终身不萌出。

临床上为了记录牙的位置,以被检查者的方位为准,以"+"记号划分4区,表示上、下颌左、右侧的牙位,以罗马数字Ⅰ~Ⅴ标示乳牙,以阿拉伯数字1~8标示恒牙。如Ⅴ表示左上颌第五乳磨牙,5表示左上颌第二前磨牙。

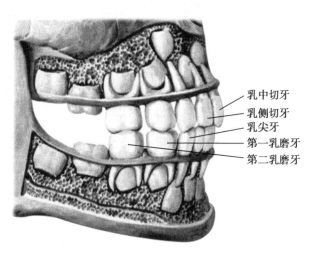

乳中切牙
乳侧切牙
乳尖牙
第一乳磨牙
第二乳磨牙

图9-4　乳牙的名称及排列

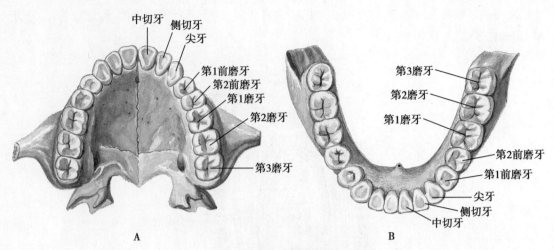

图9-5　恒牙的名称及排列

（四）牙周组织

包括牙槽骨、牙周膜和牙龈3部分。对牙起保护、固定和支持作用。牙槽骨是牙根周围的骨质。牙周膜是介于牙根与牙槽骨之间的致密结缔组织，固定牙根，并可缓冲咀嚼时的压力。牙龈是包被牙颈并与牙槽骨的骨膜紧密相连的口腔黏膜，富含血管，色淡红。老年人由于牙龈和骨膜的血管萎缩，营养降低，牙根萎缩，牙逐渐松动以致脱落。

五、舌

（一）舌的形态

舌分上、下2面，上面拱起称舌背。舌后1/3为舌根，舌前2/3为舌体，舌体的前端称舌尖（图9-2）。舌具有搅拌食物、协助吞咽、感受味觉、辅助发音的功能。

舌下面连于口腔底的黏膜皱襞，称**舌系带**。其根部两侧各有1个圆形隆起，称舌下阜，是下颌下腺导管和舌下腺大管的共同开口。舌下阜后外侧延续成带状黏膜皱襞，为**舌下襞**，其深面有舌下腺，舌下腺小管开口于舌下襞（图9-6）。

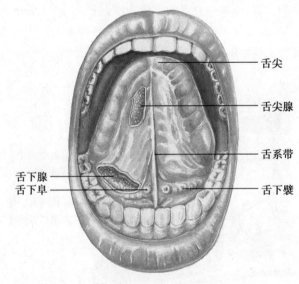

图9-6　舌下面

（二）舌的黏膜

舌黏膜呈红色，覆于舌的表面。舌根的黏膜内，有许多由淋巴组织集聚而成的突起，称舌扁桃体。在舌体和舌尖的黏膜上有许多大小不等的隆起,称舌乳头。舌乳头有4种(图9-6):**丝状乳头、菌状乳头、叶状乳头**和**轮廓乳头**。

(三) 舌肌

舌肌为骨骼肌,分为舌内肌和舌外肌(图9-7)。舌内肌起止点均在舌内,构成舌的主体,肌束呈纵、横、垂直3个方向排列,收缩时可改变舌的外形。最重要的是颏舌肌,该肌左、右各一。两侧颏舌肌同时收缩,舌前伸;一侧收缩,舌尖偏向对侧。如一侧颏舌肌瘫痪,伸舌时舌肌偏向瘫痪侧。

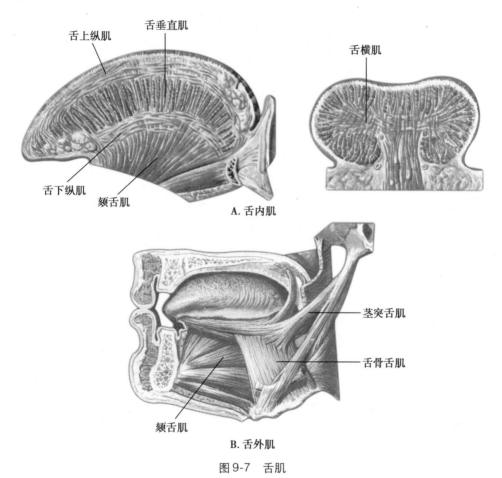

A. 舌内肌

B. 舌外肌

图9-7　舌肌

第二节　咽

一、位置与形态

咽(pharynx)是消化道和呼吸道的共同通道,为前后略扁的漏斗形肌性管道。位于颈椎前方,上起颅底,向下于第6颈椎体下缘平面与食管相续,长约12cm。

二、咽的分部

咽的后壁和侧壁完整,而前壁不完整,分别与鼻腔、口腔和喉腔相通,因而分为鼻咽、口咽、喉咽3部分(图9-8)。

(一) 鼻咽

位于鼻腔后方,软腭平面以上,向前经鼻后孔通鼻腔。在鼻咽两侧壁,相当于上鼻甲后方约1.5cm处,各有一**咽鼓管咽口**,与中耳鼓室相通。此口的周边有一向上的半环形隆

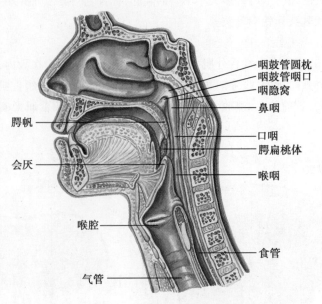

图9-8 头颈部正中矢状断面

起,称**咽鼓管圆枕**,在圆枕后方的凹陷,称**咽隐窝**,为鼻咽癌的好发部位。咽后上壁的黏膜内有丰富的淋巴组织,称**咽扁桃体**,在幼儿时期最为发达,6～7岁开始萎缩,至10岁后几乎完全退化。

（二）口咽

位于口腔后方,软腭与会厌上缘平面之间,向前经咽峡通口腔。外侧壁腭舌弓与腭咽弓之间有一凹陷称扁桃体窝,容纳腭扁桃体。腭扁桃体表面的黏膜凹陷形成10～20个扁桃体小窝,是食物残渣、脓液易于滞留的部位。

咽扁桃体、腭扁桃体和舌扁桃体等共同围成**咽淋巴环**,是消化道和呼吸道上端的防御结构。

（三）喉咽

喉咽居咽的下份,位于会厌上缘平面以下,至第6颈椎体下缘与食管相移行,向前经喉口与喉腔相通。在喉口两侧各有一个深窝,称**梨状隐窝**,是异物易于滞留的部位。

第三节 食 管

一、位置与形态

食管(esophagus)为前后扁窄的肌性管道,上端于第6颈椎下缘处与咽相连,下行穿膈的食管裂孔,在第11胸椎体左侧与胃的贲门相续。全长约25cm。按其行程可分为颈部、胸部和腹部。颈部较短,长约5cm,自起始端至胸骨颈静脉切迹平面,其前壁与气管相贴,后方与脊柱相邻,两侧有颈部的大血管;胸部较长,为18～20cm,自颈静脉切迹至食管裂孔,前方自上而下依次有气管、左主支气管和心包。腹部最短,仅1～2cm,在膈的下方与贲门相续。

二、狭 窄 部

食管有3处生理性狭窄,第1狭窄在食管起始处,距中切牙约15cm。第2狭窄在食管与左主支气管交叉处,距中切牙约25cm。第3狭窄在食管穿膈处,距中切牙约40cm(图9-9)。这些狭窄常为异物滞留和食管肿瘤的好发部位。食管内插管时应注意这3处狭窄。

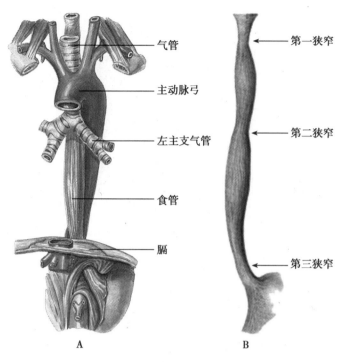

气管

主动脉弓

左主支气管

食管

膈

第一狭窄

第二狭窄

第三狭窄

A   B

图 9-9　食管(前面观)

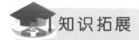知识拓展

食管癌的好发部位

食管有 3 处生理性狭窄,其中第 2 狭窄在食管与左主支气管交叉处,左主支气管压迫食管形成压迹,此处最窄;食管的肌层上 1/3 为骨骼肌、中 1/3 为骨骼肌与平滑肌混合,下 1/3 为平滑肌,食物通过第 2 狭窄的速度最快,摩擦力最大,故此处易损伤,食管癌易发生于此。

第四节　胃

胃(stomach)是消化管中最膨大的部分,上接食管,下续小肠。胃有容纳食物、调和食糜、分泌胃液和初步消化食物的功能。成人容量约 1500ml,新生儿胃的容积约 30ml。

一、形态和分部

胃的形态可受体位、体型、年龄、性别以及充盈程度的不同而有所变化。胃有 2 壁、2 口和 2 缘(图 9-10)。上口称**贲门**,与食管相连,下口称**幽门**,与十二指肠相续。上缘较短,凹向右上方称**胃小弯**,其最低处形成一切迹,称**角切迹**,下缘较长,凸向左下方,称**胃大弯**。

胃可分为 4 部分:位于贲门附近的部分,称**贲门部**;贲门平面向左上方凸出的部分,称**胃底**;胃的中间部分称**胃体**;自角切迹至幽门之间的部分,称**幽门部**。在幽门部的大弯侧有一不明显的浅沟,称中间沟,将幽门部分为左侧的幽门窦和右侧的幽门管。胃溃疡和胃癌多发生于胃小弯近幽门处。

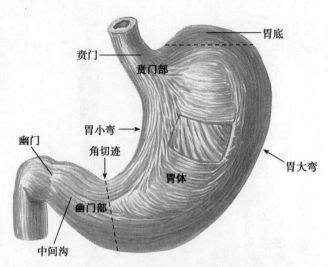

图 9-10　胃的形态、分部

二、位置与毗邻

胃的位置常因体位、体型以及充盈程度的不同而有较大变化。在中等充盈时，胃大部分位于左季肋区，小部分位于腹上区。贲门位于第 11 胸椎体左侧，幽门位于第 1 腰椎体右侧。

胃前壁的右侧与肝左叶相邻，左侧与膈相邻，被肋弓遮掩，在剑突下胃的前壁与腹前壁直接相贴，是胃的触诊部位。胃后壁与左肾、左肾上腺、横结肠、胰和脾等器官相邻。

三、胃壁的构造

胃黏膜柔软，空虚时形成许多黏膜皱襞。在胃小弯处，黏膜皱襞成斜行，有 4～5 条，在幽门处黏膜皱襞呈环形，称**幽门瓣**（图 9-11）。

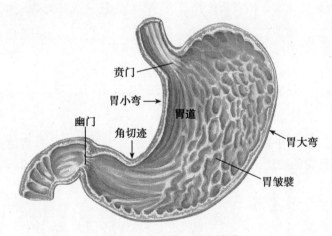

图 9-11　幽门瓣及胃内黏膜

第五节　小　肠

小肠（small intestine）是消化管中最长的一段，长 5～7m，是消化和吸收的主要场所。它上起幽门，下连盲肠，分为十二指肠、空肠和回肠。

一、十二指肠

十二指肠（duodenum）是小肠的起始段，长约25cm，呈"C"字形从右侧包绕胰头。十二指肠可分为4部分（图9-12）。

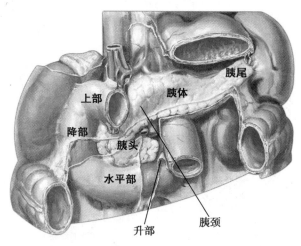

图9-12 胆道、十二指肠和胰（前面观）

1. **上部** 在第1腰椎体右侧起于幽门，斜向右上方至肝门下方急转向下移行为降部。上部肠壁较薄，黏膜光滑无皱襞，称十二指肠球，是十二指肠溃疡的好发部位。

2. **降部** 在第1腰椎右侧下降至第3腰椎体水平转向左接水平部。其后内侧壁上有一纵行黏膜皱襞，称十二指肠纵襞，其下端有一圆形隆起，称**十二指肠大乳头**，是胆总管和胰管的共同开口，距中切牙约75cm。

3. **水平部** 在第3腰椎平面横向左，跨过下腔静脉，至腹主动脉前方与升部相续，肠系膜上动、静脉紧贴此部。

4. **升部** 自第3腰椎左侧上升，至第2腰椎体左侧急转向前下方，形成十二指肠空肠曲，移行为空肠，此曲被十二指肠悬肌固定于腹后壁。十二指肠悬肌和包绕其下段的腹膜皱襞共同构成**十二指肠悬韧带**（图9-13），又称**Treitz韧带**，是手术中确认空肠起始部的标志。

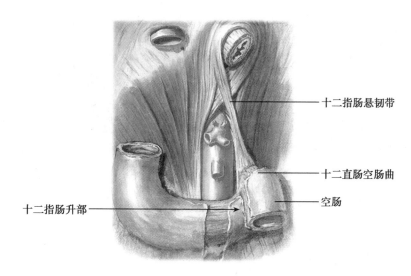

十二指肠悬韧带

十二直肠空肠曲

空肠

十二指肠升部

图9-13 十二指肠悬韧带

二、空肠和回肠

空肠(jejunum)上端接十二指肠,回肠(ileum)下端连盲肠,在腹腔的中下部迂曲盘旋形成肠襻。空、回肠之间无明显界线,空肠占上 2/5,管径大、管壁厚、血液循环丰富、颜色红润、黏膜皱襞高而密集;回肠占下 3/5,管径小、管壁薄、颜色灰暗、黏膜皱襞低平而稀疏,空、回肠均由系膜连于腹后壁,有较大的活动度(图9-14)。

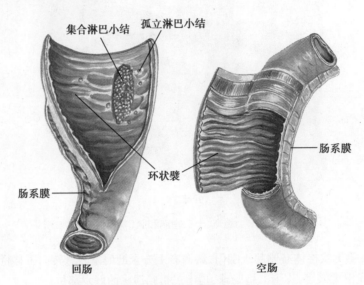

图 9-14　空肠与回肠的比较

第六节　大　肠

大肠(large intestine)全长约 1.5m,分为盲肠、阑尾、结肠、直肠和肛管 5 部分。

盲肠和结肠有 3 个特征性结构:即**结肠带**、**结肠袋**和**肠脂垂**。结肠带有 3 条,由肠壁纵行平滑肌增厚而成,沿肠的纵轴排列,会于阑尾根部。结肠袋是肠壁向外呈囊袋状膨出的部分。肠脂垂是沿结肠带两侧分布的脂肪突起(图 9-15)。

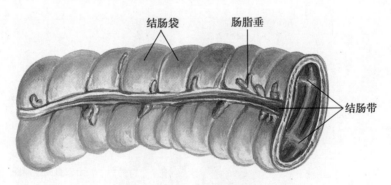

图 9-15　结肠的特征

一、盲　肠

盲肠(cecum)是大肠的起始段,呈囊袋状,长 6～8cm,位于右髂窝内。回肠末端开口于盲肠,开口处有上、下两片唇状黏膜皱襞,称**回盲瓣**,可控制小肠内容物过快进入盲肠,同时又可防止大肠内容物逆流到回肠。在回盲瓣下方约 2cm 处,有阑尾的开口(图 9-16)。

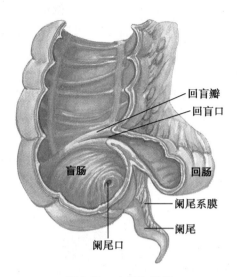

图 9-16　盲肠和阑尾

二、阑　　尾

阑尾（vermiform appendix）为一蚓状突起,长 6 ～ 8cm,多位于右髂窝内,因其末端游离,故位置变化较大,但根部位置较固定,3 条结肠带会集于此。手术时可沿结肠带向下寻找阑尾。

阑尾根部的体表投影在脐与右髂前上棘连线的中、外 1/3 交点处,称**麦氏点**（McBurney 点）。急性阑尾炎时,此处常有明显的压痛。

三、结　　肠

结肠（colon）围绕在空、回肠周围,分为升结肠、横结肠、降结肠和乙状结肠 4 部分（图 9-17）。

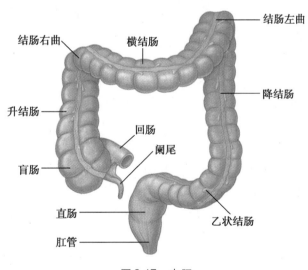

图 9-17　大肠

1. **升结肠**　起于盲肠,在右腹外侧区上升至肝右叶下方,转向左移行为横结肠,弯曲部称**结肠右曲或肝曲**。

2. **横结肠**　起于结肠右曲,向左横行至脾的下方转折向下,续降结肠,弯曲部称**结肠左曲或脾曲**。横结肠借横结肠系膜连于腹后壁,活动度较大,常下垂成弓形。

3. **降结肠**　起于结肠左曲,在左侧腹后壁下降,至左髂嵴处移行为乙状结肠。

4. 乙状结肠　在左髂窝内，呈"乙"字形弯曲，至第 3 骶椎平面移行为直肠。乙状结肠借乙状结肠系膜连于骨盆侧壁，活动度较大。若系膜过长，可造成乙状结肠扭转。

四、直　　肠

直肠长 10～14cm，在第 3 骶椎前方续乙状结肠，沿骶、尾骨前方下行，穿过盆膈移行于肛管。直肠并非直行，在矢状面上有两个弯曲：**骶曲**位于骶骨前方，凸向后；尾曲亦称**会阴曲**，位于尾骨尖前方转向后下，凸向前。

直肠的下段肠腔膨大，称**直肠壶腹**，内面常有 3 个半月形皱襞，称**直肠横襞**（图 9-18）。直肠横襞位于直肠右前壁者，距肛门约 7cm。临床上做直肠镜、乙状结肠镜检查时，应注意直肠的横襞和弯曲，以免损伤肠壁。

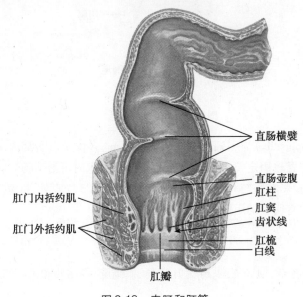

图 9-18　直肠和肛管

五、肛　　管

肛管是盆膈以下的消化管，长 3～4cm，上续直肠，末端终于肛门（图 9-18）。肛管内面有 6～10 条纵行的黏膜皱襞，称**肛柱**。各肛柱下端借半月状黏膜皱襞相连，称**肛瓣**。肛瓣与肛柱下端共同形成开口向上的小隐窝，称**肛窦**。窦内常有粪便存留，易诱发感染，严重时可形成肛门周围脓肿或肛瘘。

肛柱下端和肛瓣共同连成锯齿状的环形线，称**齿状线**（dentate line），又称**肛皮线**，是皮肤与黏膜的分界线。在齿状线下方有约 1cm 宽的环形带，称**肛梳**或**痔环**。肛管黏膜下和皮下有丰富的静脉丛，病理情况下可曲张突起形成**痔**。发生在齿状线以上的，称**内痔**，齿状线以下的，称**外痔**。

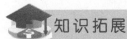

肛门周围脓肿

肛瓣与肛柱下端共同形成开口向上的肛窦，窦内易存留粪便而诱发感染，严重时可形成肛门周围脓肿。脓肿常位于肛门周围皮下，可自行溃破形成肛瘘，也可向上穿过肛周筋膜，蔓延至坐骨肛门窝。

第七节 唾液腺

口腔腺又称唾液腺,分泌唾液,有湿润口腔黏膜、杀菌和助消化等功能。除唇腺、颊腺、腭腺外,主要有3对大唾液腺(图9-19)。

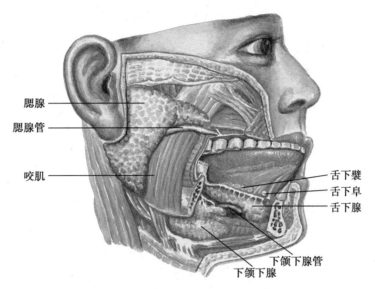

图9-19 唾液腺

一、腮腺

腮腺最大,呈不规则的三角形,位于耳廓的前下方。腮腺管从腮腺前缘发出,在颧弓下一横指处沿咬肌表面前行至咬肌前缘转向内侧,开口于平对上颌第2磨牙的颊黏膜上。

二、下颌下腺

下颌下腺位于下颌体的深面,呈卵圆形,其导管开口于舌下阜。

三、舌下腺

舌下腺位于口腔底舌下襞的深面,其导管开口于舌下襞和舌下阜。

第八节 肝

肝(liver)是人体内最大的外分泌腺。肝不仅能分泌胆汁,参与食物的消化,还具有代谢、解毒、防御、储存和造血等功能。

一、外 形

肝呈红褐色,质软而脆,似楔形,分上、下2面和前、后、左、右4缘。肝上面隆凸,与膈相贴,称**膈面**(图9-20),借矢状位的镰状韧带分为肝左叶和肝右叶。肝下面凹凸不平,与腹腔脏器相邻,称**脏面**(图9-21)。脏面有呈"H"形的3条沟,其正中的横沟,称**肝门**,是左、右肝管、肝固有动脉、肝门静脉、神经、淋巴管等出入肝的部位。出入肝门的这些结构被结缔组织所包裹,合称**肝蒂**。右纵沟前部为胆囊窝,容纳胆囊。肝的脏面被"H"形的沟分为4叶:肝左叶、肝右叶、方叶和尾状叶。

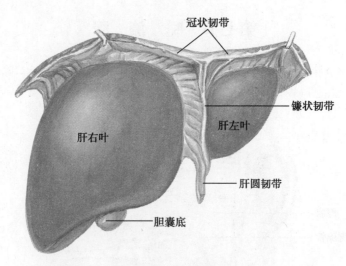

图 9-20 肝的膈面

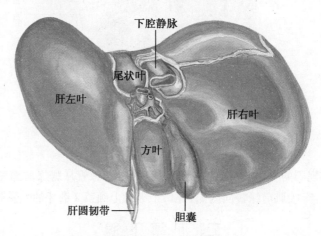

图 9-21 肝的脏面

二、位　置

　　肝大部分位于右季肋区及腹上区,小部分位于左季肋区。肝的上界与膈穹隆一致,其最高点在右侧,相当于右锁骨中线与右第 5 肋的交点处;左侧略低,相当于左锁骨中线与左第 5 肋间隙的交点处。肝的下界,右侧与肋弓一致,在腹上区可达剑突下方 3～5cm(图 8-1)。7 岁以下的儿童,肝的下界可超出肋弓下缘 2cm。7 岁以后接近成人。肝的位置随膈的运动而上、下移动,在平静呼吸时肝可上、下移动 2～3cm。

三、分叶与分段

　　紧贴肝实质表面有一层结缔组织被膜,在肝门处增厚并缠绕在肝固有动脉、肝门静脉和肝管及其分支周围,形成血管周围纤维囊或 Glisson 囊。肝内有 4 套管道,形成 2 个系统,即 Glisson 系统和肝静脉系统(图 9-22)。

　　按照 Glisson 系统,可将肝分为 2 半、5 叶、8 段(图 9-23)。临床上可根据叶、段的分区进行定位诊断和切除。

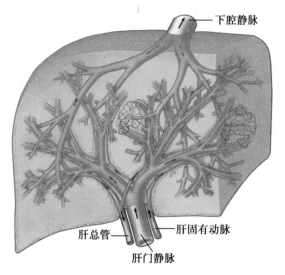

图 9-22 肝内管道系统

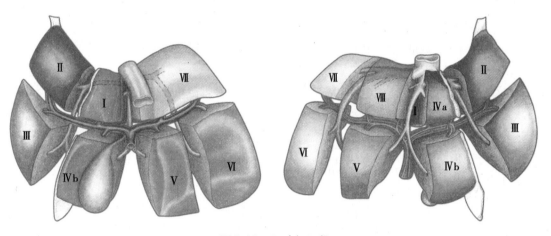

图 9-23 肝叶与肝段

四、肝外胆道系统

肝外胆道系统包括胆囊、肝左管、肝右管、肝总管和胆总管(图9-24)。

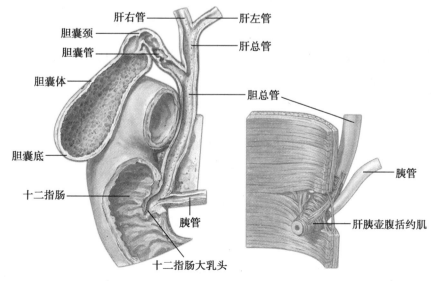

图 9-24 胆囊与输胆管道

（一）胆囊（gallbladder）

胆囊位于胆囊窝内，容积为 40～60ml，有储存和浓缩胆汁的作用。胆囊呈梨形，分底、体、颈、管 4 部分。前端钝圆称胆囊底，充盈时常露于肝的前缘，与腹前壁相贴，其体表投影在右锁骨中线与右肋弓交点处的稍下方，胆囊炎时，此处常有明显的压痛；中间称胆囊体，是胆囊的主体；后端称胆囊颈，弯向下移行为胆囊管（图 9-12）。胆囊内衬黏膜，在胆囊管和胆囊颈处，黏膜呈螺旋状突入管腔，形成螺旋襞，有调节胆汁进出的作用。胆囊结石易嵌顿于此。

知识拓展

胆结石嵌顿

　胆囊可分为胆囊底、胆囊体、胆囊颈和胆囊管 4 部分，其中胆囊颈和胆囊管内壁的黏膜呈螺旋状，可节制胆汁的进出。较大的结石易嵌顿于此。

（二）肝管与肝总管

肝左、右管汇合成肝总管，肝总管下行与胆囊管合成胆总管（图 9-24）。

（三）胆总管

胆总管长 4～8cm，直径 0.6～0.8cm。在肝十二指肠韧带游离缘内下行，经十二指肠上部的后方，斜穿十二指肠降部的后内侧壁，与胰管汇合，形成**肝胰壶腹**（Vater 壶腹），开口于十二指肠大乳头。在肝胰壶腹周围的环行平滑肌增厚，称**肝胰壶腹括约肌**（Oddi 括约肌）。肝胰壶腹括约肌的收缩与舒张，可控制胆汁和胰液的排出。胆汁由肝细胞分泌排出到十二指肠腔的途径，可归纳如下（图 9-25）：

肝细胞分泌胆汁→胆小管→小叶间胆管→左、右肝管→
肝总管→胆总管→肝胰壶腹→十二指肠
　↓　　　　↑
胆囊管→胆囊

图 9-25　输胆管道示意图

第九节　胰

胰是人体第二大外分泌腺，由内分泌部和外分泌部构成。有消化食物和参与调节糖代谢的作用。

胰（pancreas）位于胃的后方，在第 1、2 腰椎水平横贴于腹后壁，其前面被有腹膜。胰质软，色灰红。胰分为胰头、胰体、胰尾 3 部分，其右端膨大被十二指肠所环抱，称胰头；中间大部呈棱柱状为胰体；头、体交界处称胰颈；末端较细，伸向脾门称胰尾（图 9-12）。

在胰实质内，有一条纵贯全长的输出管，称**胰管**。它沿途收集各级小管，输送胰液，与胆总管汇合后，共同开口于十二指肠大乳头。

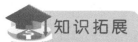知识拓展

胰 头 癌

　　胰头位于第 2 腰椎的右侧,被十二指肠环抱,在胰头后方或胰头与十二指肠降部之间有胆总管经过,胰头癌时可压迫胆总管,影响胆汁的排出而发生阻塞性黄疸。肠系膜上静脉和脾静脉在胰颈的后方合成肝门静脉,胰头癌时也可压迫肝门静脉的起始部,导致血液回流受阻,出现腹水和脾肿大的症状。

（隋月林　牟兆新）

小　　结

　　消化管包括口腔、咽、食管、胃、小肠、大肠,小肠分十二指肠、空肠和回肠,大肠分盲肠、阑尾、结肠、直肠和肛管,通常将十二指肠及其以上的消化管称上消化道,空肠及其以下的消化管称下消化道。

　　消化腺包括口腔周围的 3 对唾液腺、腹腔内的肝和胰腺以及消化管壁内的小腺体。肝是最大的消化腺,功能是分泌胆汁。胆囊位于肝下面的胆囊窝内,有贮存和浓缩胆汁的功能。

练 习 题

一、选择题

A1 型题

1. 食管的第 3 狭窄距中切牙的距离为
   A. 15cm 　　　　　　　B. 25cm 　　　　　　　C. 35cm
   D. 40cm 　　　　　　　E. 45cm

2. 手术中寻找阑尾的可靠方法是
   A. 沿盲肠内侧缘寻找　　B. 沿回肠末端寻找　　　C. 以 McBurney 点为标志
   D. 沿结肠带寻找　　　　E. 沿大网膜寻找

3. 肝脏面的结构错误的是
   A. 肝圆韧带　　　　　　B. 静脉韧带　　　　　　C. 胆囊窝
   D. 腔静脉沟　　　　　　E. 冠状韧带

4. 关于胆总管的叙述错误的是
   A. 长 4～8cm 　　　　　　　　　B. 直径 0.6～0.8cm
   C. 走行在肝十二指肠韧带内　　　D. 与胰管汇合形成肝胰壶腹
   E. 行经肝固有动脉左侧

二、思考题

1. 在进食和非进食状态下胆汁是如何排出的?

2. 食管的 3 个狭窄分别在什么位置?有何临床意义?

第十节 消化管的微细结构

 学习目标

1. 掌握：消化管壁的一般结构；胃和小肠黏膜的结构特点。
2. 熟悉：食管、结肠的微细结构。
3. 了解：阑尾的结构；消化管内分泌细胞的作用。

除口腔与咽外，消化管壁由内向外一般分为黏膜、黏膜下层、肌层和外膜（图9-26）。

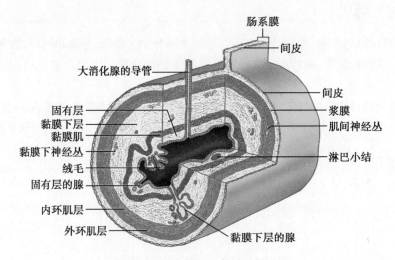

图9-26 消化管壁一般结构模式图

1. 黏膜（mucosa） 位于管壁的最内层，由上皮、固有层和黏膜肌组成，是进行消化、吸收的重要结构，在各段消化管中结构差异较大。

（1）**上皮**（epithelium）：覆盖在消化管的腔面，在口腔、咽、食管和肛门处为复层扁平上皮，以保护功能为主；胃、肠则衬以单层柱状上皮，以消化、吸收功能为主。上皮向下陷到消化管壁内形成小消化腺，或者与消化管壁外大消化腺的导管相通连。

（2）**固有层**（lamina propria）：为富含毛细血管、淋巴管和神经的疏松结缔组织。此层中淋巴细胞、淋巴组织和浆细胞丰富，参与构成消化管的防御屏障。胃肠固有层内有大量小消化腺。

（3）**黏膜肌**（muscularis mucosa）：为薄层平滑肌。其收缩和舒张可以改变黏膜的形态，促进腺分泌物的排出和血液、淋巴的运行，有助于食物消化和营养物质的吸收。

2. 黏膜下层（submucosa） 为富含血管和淋巴管的疏松结缔组织，此处还可见黏膜下神经丛。在食管和十二指肠的黏膜下层，分别有食管腺和十二指肠腺。

有些部位的黏膜及黏膜下层共同向管腔突出，形成肉眼可见的隆起，称**皱襞**，扩大了消化管的表面积。

3. 肌层（muscularis） 除口腔、咽、食管上段和肛门处的肌层为骨骼肌外，其余均为平滑肌。一般分为内环行和外纵行两层，其间有少量结缔组织和肌间神经丛。肌层收缩有利于食物与消化液充分混合、分解以及食物残渣的排出。在某些部位，环行肌层明显增厚，形成括约肌，如贲门括约肌、幽门括约肌和肛门内括约肌。

4. 外膜（adventitia） 由薄层结缔组织构成，称纤维膜，如食管和大肠末端。若结缔组织外表覆盖间皮，则称浆膜，如胃、大部分小肠和大肠，其表面光滑有利于消化管的蠕动。

一、食 管

食管腔面有纵行皱襞,管壁有消化管壁典型的4层结构(图9-27)。

1. 黏膜 上皮为未角化的复层扁平上皮。食管下端的复层扁平上皮在与胃贲门部连接处移行为单层柱状上皮,是食管癌的好发部位。黏膜肌为较厚的纵行平滑肌。

2. 黏膜下层 为含有血管、神经、淋巴管及食管腺的疏松结缔组织。**食管腺**为黏液腺,导管穿过黏膜开口于食管腔,其分泌的黏液有利于食物的通过。

3. 肌层 为内环和外纵行两层。食管上1/3段为骨骼肌,下1/3段为平滑肌,中1/3段两种肌细胞兼有。食管两端的内环行肌稍厚,分别形成食管上、下括约肌。随着年龄增长,食管平滑肌渐萎缩,蠕动减慢,可引起轻度下咽困难。

4. 外膜 为纤维膜。

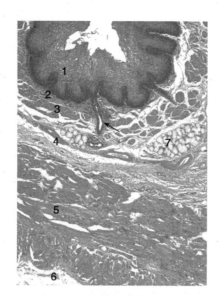

图9-27 食管光镜像(重庆医科大学汪维伟图)
1. 上皮 2. 固有层 3. 黏膜肌层
4. 黏膜下层 5. 肌层 6. 纤维膜
7. 食管腺 ↑食管腺导管

二、胃

胃的皱襞在充盈时可变低或消失。胃壁的结构包含黏膜、黏膜下层、肌层和外膜。

1. 黏膜 较厚,表面有许多不规则小孔,为上皮下陷形成的**胃小凹**(gastric pit)的开口(图9-28,图9-29)。胃小凹的底部与胃腺相通连。

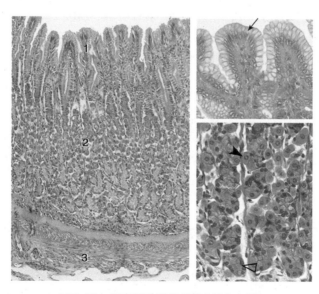

图9-28 胃底部黏膜光镜像(郝立宏图)
1. 胃小凹 2. 胃底腺 3. 黏膜肌 ↑表面黏液细胞
▶壁细胞 △主细胞

(1) 上皮:为单层柱状上皮,主要由**表面黏液细胞**(surface mucous cell)组成。核位于细胞基部,顶部胞质充满黏原颗粒,HE 染色切片上着色很淡(见图9-28,图9-29)。此细胞分泌含高浓度 HCO_3^- 的不溶性黏液,覆盖于上皮表面,可防止胃液对黏膜的消化侵蚀。

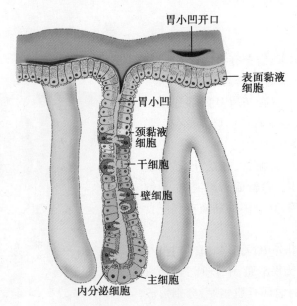

图9-29 胃上皮与胃底腺立体模式图

（2）固有层：结缔组织中含有大量的胃腺。依所在部位和结构不同，胃腺分为贲门腺、幽门腺和胃底腺。**贲门腺和幽门腺**分别位于贲门和幽门，均为黏液腺，分泌黏液和溶菌酶。**胃底腺**（fundic gland）位于胃底和胃体部，数量较多，功能最重要。其分为颈、体和底部，由壁细胞、主细胞、颈黏液细胞、干细胞和内分泌细胞组成（见图9-29）。

1）**主细胞**（chief cell）：又称**胃酶细胞**（zymogenic cell），数量最多，主要分布在胃底腺的体部和底部。光镜下，细胞呈柱状，核位于基底部，顶部胞质在HE染色标本上呈泡沫状。电镜下，胞质顶部有许多酶原颗粒、高尔基复合体，基部胞质有密集排列的粗面内质网和线粒体（图9-30）。主细胞分泌**胃蛋白酶原**，经盐酸作用后转变成有活性的胃蛋白酶，初步分解食物中的蛋白质。婴儿时期主细胞还分泌凝乳酶，可凝固乳汁，利于乳汁分解、吸收。

2）**壁细胞**（parietal cell）：又称**泌酸细胞**（oxyntic cell），主要分布于胃底腺的颈部和体部。光镜下，胞体较大，多呈圆锥形，胞质嗜酸性，核圆居中。电镜下细胞内有丰富的线粒体，少量粗

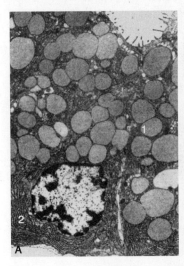

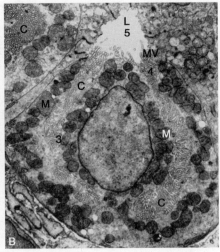

图9-30 主细胞与壁细胞超微结构像

A. 主细胞；B. 壁细胞

1. 主细胞内的酶原颗粒 2. 粗面内质网 3. 细胞内分泌小管 4. 微绒毛

5. 胃底腺腔

面内质网和高尔基复合体。功能活跃时细胞顶部的质膜凹陷形成迂曲分支的**细胞内分泌小管**（intracellular secretory canaliculus），小管内有许多微绒毛；功能静止时，细胞内分泌小管内微绒毛短而少，胞质内有较多表面光滑的小管和小泡，称**微管泡系统**（tubulovesicular system）（图 9-30）。微管泡系统为分泌小管膜的储备形式。分泌小管的膜上有质子泵和 Cl^- 通道，分别将细胞内碳酸酐酶分解碳酸产生的 H^+ 和从血液中摄取的 Cl^- 输入分泌小管，两者结合成**盐酸**。

盐酸可将胃蛋白酶原激活成为有活性的胃蛋白酶，还有杀菌作用。壁细胞还能分泌**内因子**，与食物中的维生素 B_{12} 结合成复合物，使维生素 B_{12} 免受蛋白水解酶破坏，并促进回肠对维生素 B_{12} 的吸收。若内因子缺乏，维生素 B_{12} 吸收障碍，红细胞生成减少，可导致恶性贫血。

3）**颈黏液细胞**（mucous neck cell）：较少，位于胃底腺的颈部（图 9-29）。核扁圆，位于细胞基部，核上方有较多黏原颗粒，染色浅淡。分泌稀薄的可溶性酸性黏液。

4）干细胞：可增殖分化为表面黏液细胞和胃腺的各种细胞。HE 染色切片上不易识别。

5）内分泌细胞：分散在上皮细胞间，HE 染色切片上不易辨认。该细胞可通过分泌组胺或者生长抑素作用于壁细胞，促进或者抑制其分泌盐酸。

（3）黏膜肌层：由薄的内环行和外纵行两层平滑肌组成。

2. **黏膜下层** 为较致密的结缔组织，含血管、淋巴管和神经丛。

3. **肌层** 较厚，由内斜、中环和外纵行 3 层平滑肌构成。环行肌在贲门和幽门处增厚，形成贲门括约肌和幽门括约肌。

4. **外膜** 为浆膜。

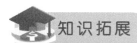

三、小 肠

小肠是消化和吸收食物的主要场所。小肠壁的黏膜和黏膜下层向肠腔突出，形成许多环行皱襞（图 9-31）；黏膜上皮和固有层共同向肠腔内突出形成高 0.5 ~ 1.5mm 的**肠绒毛**（intestinal villus）（图 9-32）；肠绒毛表面上皮细胞游离面有由质膜和胞质突出形成的微绒毛。肠绒毛在十二指肠和空肠头端最发达。经皱襞、绒毛和微绒毛的三级组织结构放大，小肠的吸收面积扩大约 600 倍。黏膜上皮还从绒毛根部下陷到固有层形成管状的**小肠腺**（small intestinal gland）（图 9-31，图 9-33），直接开口于肠腔。

1. **黏膜** 由上皮、固有层和黏膜肌组成。

（1）上皮：为单层柱状上皮，由吸收细胞、杯状细胞和少量内分泌细胞组成。**吸收细胞**（absorptive cell），最多，呈高柱状。细胞游离面有明显的纹状缘，在电镜下为密集排列的微绒毛，是消化、吸收的重要部位。**杯状细胞**散在分布于吸收细胞间，能分泌黏液，润滑和保护肠黏膜（图 9-32）。

（2）固有层：由细密结缔组织构成，有大量小肠腺。小肠腺的细胞组成与上皮类似，此外，还有**潘氏细胞**（Paneth cell）和干细胞。潘氏细胞成群位于肠腺底部，呈锥形，胞质充满粗大的

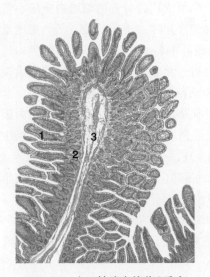

图9-31　小肠皱襞光镜像（重庆医科大学　汪维伟图）
1. 小肠绒毛　2. 小肠腺　3. 黏膜下层

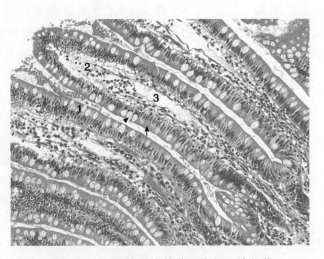

图9-32　小肠绒毛光镜像（重庆医科大学汪维伟图）
1. 上皮　2. 固有层　3. 中央乳糜管　↑吸收细胞　▲杯状细胞

嗜酸性颗粒，其内有溶菌酶和防御素，有杀灭细菌的作用。干细胞位于小肠腺的下半部，能分化为其他细胞。

绒毛中央有1～2条以盲端起始的毛细淋巴管，称**中央乳糜管**（central lacteal）（图9-33），其通透性大，是转运吸收脂肪的重要结构。绒毛中轴内还有丰富的有孔毛细血管，肠上皮吸收的氨基酸、葡萄糖等水溶性物质由此进入血液。

此外，小肠固有层可见淋巴小结，在十二指肠和空肠多为**孤立淋巴小结**，回肠为多个淋巴小结聚集形成的**集合淋巴小结**。

（3）黏膜肌层：由薄层内环行和外纵行平滑肌组成。

2. **黏膜下层**　十二指肠的黏膜下层有大量的**十二指肠腺**（图9-33），为黏液性腺。其分泌碱性的黏液，有中和酸性食糜和保护十二指肠黏膜免受胃酸侵蚀的作用。

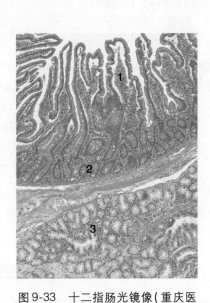

图9-33　十二指肠光镜像（重庆医科大学　汪维伟图）
1. 小肠绒毛　2. 小肠腺　3. 十二指肠腺

3. **肌层**　由内环行、外纵行两层平滑肌组成。

4. **外膜**　除部分十二指肠壁为纤维膜外，其余均为浆膜。

四、大　肠

大肠的主要功能是吸收水分、电解质，使食物残渣形成粪便排出。其结构特点与小肠显著不同。

（一）盲肠、结肠、直肠的微细结构特征

1. **黏膜**　盲肠、结肠和直肠的组织结构基本相同。其黏膜表面光滑，无肠绒毛（图9-34）。上皮为单层柱状上皮，由吸收细胞和大量杯状细胞组成。上皮下陷到固有层形成密集的**大肠**

腺,有吸收细胞、大量杯状细胞、干细胞和内分泌细胞,无潘氏细胞。

2. **肌层** 由内环行、外纵行两层平滑肌组成。内环行肌节段性局部增厚,形成结肠袋,纵行平滑肌局部增厚形成 3 条结肠带,带间的外纵行平滑肌很薄,甚至缺如。

（二）阑尾的微细结构特征

阑尾的微细结构基本同结肠,但管腔小而不规则,肠腺短而小,固有层内有丰富的淋巴组织,形成许多淋巴小结,并突入黏膜下层,致使黏膜肌层不完整(图 9-35)。肌层很薄,外覆浆膜。

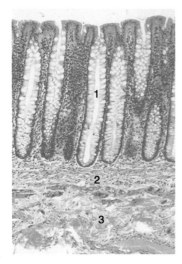

图 9-34 结肠黏膜与黏膜下层光镜像
1. 大肠腺 2. 黏膜肌 3. 黏膜下层

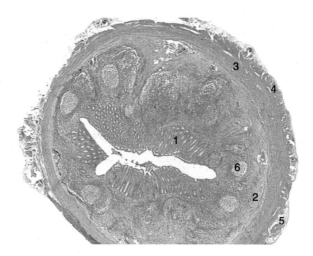

图 9-35 阑尾光镜像(郝立宏图)
1. 黏膜层 2. 黏膜下层 3. 环行肌 4. 纵行肌
5. 浆膜 6. 淋巴小结

五、胃肠的内分泌细胞

在胃、肠的上皮以及腺体中散布着 40 多种内分泌细胞,以胃的幽门部和十二指肠上段较多,胃肠的内分泌细胞常夹在上皮细胞之间,附着在基底面,HE 染色切片上不易识别,但可通过特殊染色或者免疫组化方法显示。这些内分泌细胞的总量众多(约 3×10^9 个),超过所有内分泌腺的腺细胞总和,它们分泌的多种激素,统称**胃肠激素**(gut hormone),主要参与调节胃肠道的消化吸收,以及调节其他器官的生理活动。

 小　　结

除口腔外,消化管壁由内向外一般分为黏膜、黏膜下层、肌层和外膜。黏膜是消化管进行消化吸收的重要结构。消化管两端黏膜为复层扁平上皮,主要起保护作用,胃肠道为单层柱状上皮,主要参与食物的消化和吸收。胃上皮分泌的碱性黏液形成黏液-碳酸氢盐屏障,保护胃黏膜不受胃液中的胃蛋白酶和盐酸的损伤。胃黏膜固有层含有大量胃底腺,主要分泌胃蛋白酶原、盐酸和内因子,是胃液中参与消化的重要成分。小肠是消化吸收的重要场所,皱襞、肠绒毛和微绒毛显著增大了小肠的吸收表面积。小肠黏膜上皮吸收细胞将营养物质吸收并转移至绒毛中轴进入血液循环。结肠仅能吸收水分,主要是将食物残渣形成粪便,无皱襞和绒毛,但含大量杯状细胞。

练 习 题

一、选择题

A1 型题

1. 消化管各层结构差异最大,功能主要的部位是
   A. 外膜   B. 肌层   C. 黏膜下层
   D. 黏膜   E. 黏膜肌层

2. 分泌盐酸的细胞是
   A. 表面黏液细胞   B. 杯状细胞   C. 主细胞
   D. 潘氏细胞   E. 壁细胞

3. 关于胃黏膜上皮的描述中,错误的是
   A. 为单层柱状上皮   B. 上皮细胞可分泌黏液
   C. 含少量杯状细胞   D. HE 染色的标本中着色较淡
   E. 上皮细胞顶部含大量粘原颗粒

4. 关于小肠绒毛的描述,错误的是
   A. 表面为单层柱状上皮   B. 是黏膜和黏膜下层向肠腔突出形成
   C. 有中央乳糜管   D. 毛细血管丰富
   E. 有纵行平滑肌

二、思考题

小肠管壁哪些结构可以增加吸收表面积?

第十一节　消化腺的微细结构

学习目标

1. 掌握:肝小叶的概念、微细结构特点;胰岛的概念与微细结构特点。
2. 熟悉:肝门管区的概念;胰外分泌部的结构特点。
3. 了解:三大唾液腺的结构特点。

消化腺包括存在于消化管壁内的小消化腺和位于消化管壁之外独立存在的大消化腺。小消化腺有食管腺、胃腺、肠腺等,大消化腺有 3 对大唾液腺、肝和胰。

一、大 唾 液 腺

大唾液腺有腮腺、下颌下腺、舌下腺各 1 对,由口腔黏膜上皮下陷形成。大唾液腺的实质由反复分支的导管和末端的腺泡构成。根据腺泡细胞的形态和功能的不同,可分为浆液性、黏液性和混合性腺泡(见第一篇第一章第二节)。三大唾液腺具有以下的特点:

1. **腮腺**　为纯浆液性腺,只有浆液性腺泡,分泌物含大量唾液淀粉酶。

2. **下颌下腺**　为混合性腺,以浆液性腺泡为主,黏液性腺泡和混合性腺泡较少(图9-36)。分泌物含唾液淀粉酶和黏液。

3. **舌下腺**　为以黏液性腺泡为主的混合性腺,分泌物以黏液为主。

唾液由大、小唾液腺分泌物混合而成,95% 以上来自三大唾液腺。唾液中主要为水和黏液,有润滑口腔黏膜的作用,还含有消化淀粉的唾液淀粉酶、溶菌酶和干扰素。

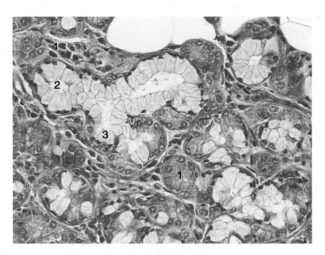

图 9-36 下颌下腺光镜像（郝立宏图）
1. 浆液性腺泡 2. 黏液性腺泡 3. 混合性腺泡 4. 导管

二、胰

胰外被结缔组织被膜，结缔组织伸入腺体内，将实质分隔为许多小叶。腺实质包括外分泌部和内分泌部（图 9-37）。前者为胰的主要部分，由腺泡和导管组成，分泌的胰液内含多种消化酶。内分泌部为大小不一的细胞团，分散在外分泌部中，故又称胰岛，分泌多种激素。

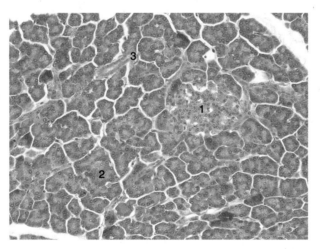

图 9-37 胰光镜像（重庆医科大学 汪维伟图）
1. 胰岛 2. 腺泡 3. 小叶内导管

1. 外分泌部 腺泡为浆液性腺泡，由浆液性腺细胞构成。腺细胞分泌多种消化酶，包括胰淀粉酶、胰脂肪酶、胰蛋白酶原和糜蛋白酶原等。导管由闰管、小叶内导管、小叶间导管和主导管构成。主导管开口于十二指肠乳头部，将消化酶运送至十二指肠。闰管腔小，从小叶内导管至主导管，管腔渐增大，上皮由单层立方逐渐变为单层柱状，主导管为单层高柱状上皮，上皮内可见杯状细胞。

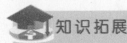知识拓展

　　胰蛋白酶原在肠液物质作用下激活为胰蛋白酶,后者又能激活糜蛋白酶原为糜蛋白酶。在胰损伤或者导管阻塞等病理情况下,胰蛋白酶在胰内活化,迅速分解胰组织,导致急性胰腺炎。

　　2. 胰岛(pancreas islet)　　散在于腺泡之间,胰尾内较多。腺细胞排列成索、团状,染色浅淡,细胞间有丰富的毛细血管。用特殊染色法染色,可显示胰岛的内分泌细胞(图9-38)。

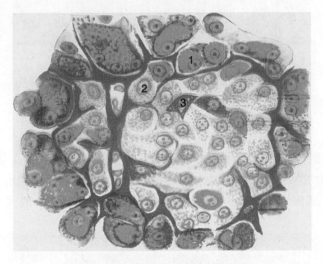

图9-38　胰岛三种细胞模式图
1. A 细胞　2. B 细胞　3. D 细胞

　　(1)　A 细胞:数量较少,约占胰岛细胞总数的20%,多分布于胰岛外周部。A 细胞分泌**胰高血糖素**(glucagon),通过促进糖原分解为葡萄糖,抑制糖原的合成,使血糖升高。

　　(2)　B 细胞:数量最多,约占胰岛细胞总数的70%,多位于胰岛中央。B 细胞分泌**胰岛素**(insulin),促进肝细胞等吸收血液中的葡萄糖,合成糖原,降低血糖浓度。通过胰高血糖素和胰岛素的协调作用,维持血糖浓度处于动态平衡。

　　(3)　D 细胞:数量较少,约占胰岛细胞总数的5%,散在分布于 A、B 细胞之间。D 细胞分泌**生长抑素**(somatostatin),以旁分泌的方式抑制 A 细胞、B 细胞和 PP 细胞的分泌活动。

　　(4)　PP 细胞:数量很少,主要存在于胰岛的周边,分泌**胰多肽**,能抑制胃肠运动、胰液的分泌和胆囊收缩。

三、肝

　　肝表面大部分覆以致密结缔组织被膜,肝门处的结缔组织伴随着肝固有动脉、门静脉、肝管、神经和淋巴管及其分支伸入肝实质,将实质分隔为许多肝小叶,小叶间上述管道分支行走的部位为门管区(图9-39)。

(一) 肝小叶

　　肝小叶(hepatic lobule)为不规则的多面棱柱体,是肝的基本结构和功能单位,成人肝有50万~100万个肝小叶。人的肝小叶间结缔组织很少,小叶分界不明显;猪的肝小叶间结缔组织多,小叶分界很明显(图9-40)。肝小叶以中央静脉为中心,向四周呈放射状排列着肝板、肝血窦、胆小管和窦周隙,并相互吻合成网状。

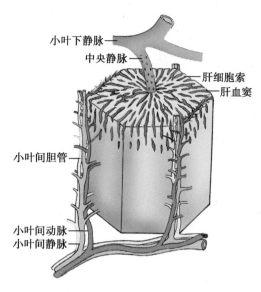

图9-39　肝小叶立体模式图

1. 中央静脉（central vein）　位于肝小叶中央，接受肝血窦的血液。管壁薄而不完整，有肝血窦的开口（图9-39，图9-41）。

2. 肝板（hepatic plate）　由肝细胞单行排列而成的板状结构，因切面上呈条索状，又称肝细胞索，简称**肝索**（图9-41）。

肝细胞（hepatocyte）呈多边形，体积较大。核大而圆，位于细胞中央，有1～2个明显的核仁，有时可见双核，四倍体细胞占肝细胞的60%，这与肝强大的再生能力有关。电镜下，肝细胞内含有各种细胞器及糖原、脂滴等内含物，它们参与完成肝的多种功能（图9-42）。大量的线粒体为肝细胞的活动提供能量；丰富的溶酶体参与肝细胞的细胞内消化、胆红素的转运和铁的贮存；发达的高尔基复合体和粗面内

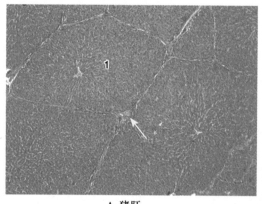

A. 猪肝

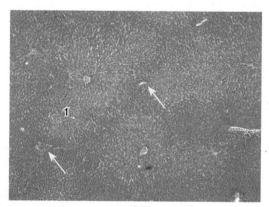

B. 人肝

图9-40　肝光镜像（郝立宏图）

1. 肝小叶　↑门管区

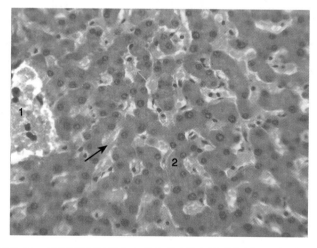

图9-41　肝细胞索及肝血窦光镜像（重庆医科大学　汪维伟图）

1. 中央静脉　2. 肝细胞索　↑肝血窦　↑肝巨噬细胞

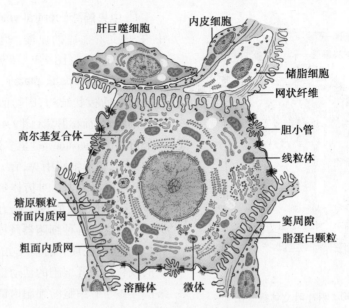

图 9-42　肝细胞、肝血窦、窦周隙和胆小管超微结构模式图

质网参与合成多种血浆蛋白、凝血酶原和补体蛋白等;滑面内质网多呈管状或泡状,主要参与合成胆汁、糖原的合成与分解、脂类代谢、激素代谢以及药物、代谢产物的生物转化、解毒等功能。微体内含过氧化氢酶等多种氧化酶,可水解过氧化氢等代谢产物。

3. **肝血窦**(hepatic sinusoid)　位于相邻肝板间的不规则腔隙(图 9-41 ~ 图 9-43),接受门静脉、肝固有动脉分支的血液,与肝细胞进行充分的物质交换后,汇入中央静脉。

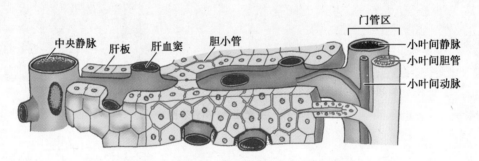

图 9-43　肝板、肝血窦与胆小管关系模式图

(1) 窦壁:由一层扁平的内皮细胞围成,内皮细胞上有大小不等的窗孔,孔上无隔膜。细胞间连接松散,无基膜,仅有少量网状纤维附着。除血细胞和乳糜微粒外,血浆的各种成分均可自由出入窦壁。

(2) 肝巨噬细胞:又称**库普弗细胞**(Kupffer cell),是定居在肝血窦的巨噬细胞,呈星状,以突起附着在血窦内皮细胞上(图 9-41,图 9-42)。该细胞属于单核吞噬系统,有吞噬能力,可清除血液中的异物、细菌和衰老死亡的红细胞等,参与机体的免疫功能。

4. **窦周隙**(perisinusoidal space)　是肝血窦内皮细胞与肝细胞之间的狭小间隙(图 9-42),又称 Disse 间隙。间隙内充满由肝血窦渗出的血浆。电镜下,可见肝细胞的微绒毛伸入血浆内,故窦周隙是肝细胞与血液间物质交换的场所。窦周隙内还有少量网状纤维和形态不规则的**储脂细胞**,后者有贮存脂肪、维生素 A 和合成网状纤维等功能。

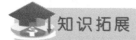知识拓展

储脂细胞与肝硬化

肝硬化是一种慢性疾病,主要病理表现是肝实质细胞广泛破坏、变性、坏死与再生,伴有纤维组织增生以及正常的肝结构紊乱。肝硬化的大量胶原纤维来自储脂细胞,该细胞增生活跃,可转化成纤维细胞样细胞。初期增生的纤维组织尚未互相连接形成间隔而改建肝小叶结构,称为肝纤维化。如果继续发展,小叶中央区和门管区等处的纤维间隔将互相连接,使肝小叶结构和血液循环改建而形成假小叶,即肝硬化。

5. 胆小管(bile canaliculi) 是相邻肝细胞之间由质膜局部凹陷形成的微细管道,以盲端起于中央静脉周围的肝板内,随肝板行走并互相吻合成网(图9-43)。胆小管腔内有微绒毛,接近胆小管的相邻肝细胞质膜形成紧密连接、桥粒等,封闭胆小管周围的细胞间隙(图9-42)。肝细胞分泌的胆汁直接进入胆小管,向肝小叶周边走行,汇入门管区内的小叶间胆管。当胆道堵塞或者肝细胞大量坏死时,胆小管的结构被破坏,其内的胆汁溢入窦周隙而入血,导致患者出现黄疸。

肝细胞功能面:肝细胞在肝板上有 3 个功能面(图9-42)。**肝细胞面**为相邻肝细胞间的邻接面;**肝血窦面**有发达的微绒毛,便于肝细胞从血液吸收物质,并将加工好的蛋白质、葡萄糖等释放入血;**胆小管面**便于肝细胞将合成的胆汁直接释放到胆小管内。

(二) 门管区

门管区(portal area)存在于相邻几个肝小叶间,一般呈三角形或多边形,内有伴行的小叶间动脉、小叶间静脉和小叶间胆管(图9-39,图9-44)。**小叶间静脉**是门静脉的分支,管腔大而不规则,壁薄;**小叶间动脉**是肝固有动脉的分支,管腔小而规则,管壁厚。小叶间动脉、小叶间静脉的血液流入肝血窦,经中央静脉汇入管径较大的小叶下静脉,再汇集成肝静脉出肝,汇入下腔静脉。**小叶间胆管**由胆小管汇集而成,由单层立方或低柱状上皮组成,并逐渐汇集成左、右肝管出肝。

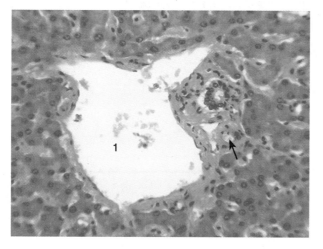

图9-44 门管区光镜像(重庆医科大学 汪维伟图)
↑小叶间动脉 1. 小叶间静脉 ↑小叶间胆管

小 结

　　消化液的分泌来自大消化腺和消化管壁内的小消化腺。大消化腺主要包括肝和胰,肝小叶是肝的基本结构功能单位。肝小叶的主要结构是以中央静脉为中心,向周围呈放射状排列的有肝板与肝血窦。肝细胞分泌胆汁经肝外胆道系统排入十二指肠。胰的外分泌部分泌消化液,内分泌部分泌多种激素参与体内相关代谢的调节。

（夏 青）

练 习 题

一、选择题

A1 型题

1. 肝细胞产生的胆汁首先进入

  A. 肝血窦   B. 中央静脉   C. 窦周隙

  D. 胆小管   E. 小叶间胆管

2. 窦周隙存在于

  A. 肝小叶之间   B. 肝细胞之间

  C. 肝细胞和胆小管   D. 肝板之间

  E. 肝细胞与肝血窦内皮之间

3. 关于肝小叶的结构,以下错误的是

  A. 肝板两侧的血窦相互通连   B. 胆小管位于肝板之间

  C. 窦周隙与胆小管互不通连   D. 相邻肝板相互吻合连接

  E. 中央静脉汇合为小叶下静脉

4. 关于胰岛的特征,错误的是

  A. HE 染色切片中可见 A、B、D、PP 4 种细胞

  B. 由内分泌细胞组成   C. 细胞间有丰富的毛细血管

  D. 胰岛大小不等   E. 位于腺泡之间

二、思考题

肝血窦有哪些结构适合于物质交换?

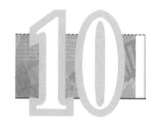

第十章

呼 吸 系 统

 学习目标

1. 掌握:上、下呼吸道的概念;鼻旁窦的名称及其开口部位;喉的位置、喉的软骨,喉腔的形态结构;肺的形态、位置和分叶;气管的位置和左、右支气管的形态区别;胸膜和胸膜腔的概念,胸膜的分部;肋膈隐窝的位置及意义。

2. 熟悉:呼吸系统的组成;鼻腔的分部及各部的形态结构。

3. 了解:呼吸系统的功能;外鼻的形态结构及鼻黏膜的分部;喉肌的位置和作用;气管的构造特点;肺内支气管和肺段的概念;纵隔的概念,纵隔的分部及各部主要器官、结构。

呼吸系统(respiratory system)由输送气体的**呼吸道**和进行气体交换的**肺**两部分组成(图 10-1)。前者包括鼻、咽、喉、气管及各级支气管,其壁内均由骨或软骨为支架,以维持呼吸道的通畅。临床上把鼻、咽、喉称**上呼吸道**,把气管及各级支气管称**下呼吸道**。肺由肺实质(肺内各级支气管和肺泡)和肺间质(结缔组织、血管、神经、淋巴管、淋巴结等)组成,表面包有脏胸膜。呼吸系统除呼吸功能外,还有嗅觉和发音功能。

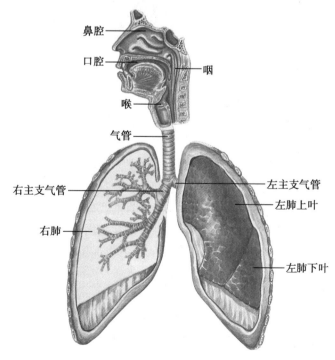

图 10-1　呼吸系统概观

第一节 鼻

鼻(nose)是呼吸道的起始部,也是嗅觉器官,包括外鼻、鼻腔和鼻旁窦3部分。

一、外 鼻

外鼻位于面部中央,以鼻骨和软骨为支架,外被皮肤和少量皮下组织,内衬黏膜。外鼻上端位于两眼间的部分,称**鼻根**,向下延成**鼻背**,下端为**鼻尖**。鼻尖两侧呈弧状隆起,称**鼻翼**。呼吸困难时,可见鼻翼扇动。鼻翼外侧向外下至口角的浅沟,称**鼻唇沟**。

鼻翼和鼻尖处皮肤含丰富的皮脂腺和汗腺,是痤疮及酒渣鼻的好发部位。

二、鼻 腔

鼻腔以骨和软骨为基础,内面衬以黏膜和皮肤。鼻腔被鼻中隔分为左、右两腔。每侧鼻腔向前经**鼻孔**与外界相通,向后经**鼻后孔**通鼻咽。每侧鼻腔分前部的鼻前庭和后部的固有鼻腔(图10-2)。

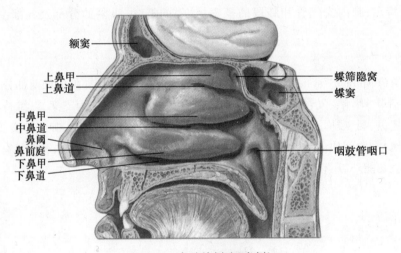

图 10-2　鼻腔外侧壁(右侧)

(一) 鼻前庭

由鼻翼围成,内衬以皮肤,有鼻毛,阻挡灰尘吸入。鼻前庭缺少皮下组织,皮肤与软骨膜紧密相连,有炎症或疖肿时,疼痛较为剧烈。

(二) 固有鼻腔

固有鼻腔是鼻腔的主要部分,由骨和软骨覆以黏膜而成(图10-3),临床所指鼻腔常指该部。鼻腔底壁为腭,顶壁为颅前窝的底。颅前窝骨折时,脑脊液或血液可经鼻腔流出。

1. **鼻中隔**　由筛骨垂直板、犁骨及鼻中隔软骨覆以黏膜构成,是左、右鼻腔的共同内侧壁。鼻中隔前下部黏膜内含有丰富的毛细血管,是鼻出血的好发部位(图10-3)。

2. **鼻腔外侧壁**　鼻腔外侧壁形态复杂,自上而下分别有被覆黏膜的上、中、下鼻甲及各鼻甲下方的上、中、下鼻道。下鼻道内有鼻泪管的开口,距鼻孔约3cm。

3. **鼻黏膜**　按生理功能分为**嗅区**和**呼吸区**,上鼻甲内侧面及与其相对的鼻中隔表面的鼻黏膜内含有嗅细胞,有嗅觉功能,称嗅区。其余大部分鼻黏膜为**呼吸区**,表面光滑湿润,内含丰富的血管、黏液腺和纤毛,对吸入的空气有加温、湿润和净化作用。

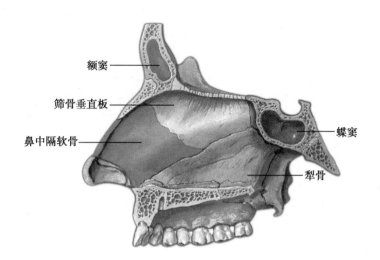

额窦
筛骨垂直板
鼻中隔软骨
蝶窦
犁骨

图 10-3　鼻中隔

三、鼻旁窦

鼻旁窦(paranasal sinuses)又称**副鼻窦**,是鼻腔周围含气颅骨的腔,内衬黏膜,对吸入的空气有加温、加湿作用,对发音起共鸣作用(图 10-4)。

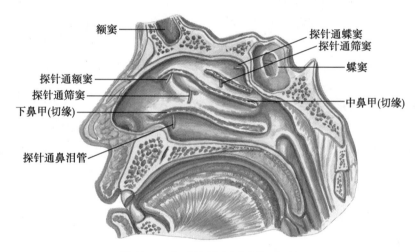

额窦
探针通蝶窦
探针通筛窦
蝶窦
探针通额窦
探针通筛窦
下鼻甲(切缘)
中鼻甲(切缘)
探针通鼻泪管

图 10-4　鼻腔外侧壁(鼻甲切除后)

鼻旁窦有 4 对,分别是**额窦**、**上颌窦**、**筛窦**和**蝶窦**,筛窦又分前、中、后 3 组,4 对鼻旁窦分别位于其同名颅骨内。

鼻旁窦均开口于鼻腔:额窦、上颌窦和前筛窦、中筛窦开口于中鼻道;后筛窦开口于上鼻道;蝶窦开口于蝶筛隐窝。鼻旁窦黏膜与鼻腔黏膜相延续,黏膜的炎症可蔓延至鼻旁窦引起鼻窦炎。上颌窦因其开口位置高于窦底,发炎化脓时引流不畅,易致积脓。临床上常经下鼻道前份穿刺上颌窦引流及冲洗。

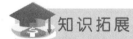知识拓展

上颌窦炎

上颌窦位于上颌骨内,是鼻旁窦中最大的一对。上颌窦窦腔大,窦底邻近上颌磨牙牙根,此处骨质薄弱,牙根感染常波及上颌窦,引起牙源性上颌窦炎。临床上鼻旁窦的炎症以上颌窦炎多见。上颌窦的窦口高于窦底,上颌窦发炎化脓时,常引流不畅。

第二节 喉

喉(larynx)既是呼吸道,又是发音器官。喉位于颈前部正中的皮下,上借甲状舌骨膜与舌骨相连,下接气管,喉的前面被舌骨下肌群、筋膜和皮肤覆盖,后为咽,两侧为颈部的大血管、神经及甲状腺侧叶。成年人的喉平对第4~6颈椎体。由于喉与舌骨和咽紧密连结,故当吞咽时,喉可上、下移动。喉是中空性器官,由软骨、软骨间的连结、喉肌和黏膜构成。

一、喉软骨

喉软骨(laryngeal cartilages)构成喉的支架,包括不成对的甲状软骨、环状软骨、会厌软骨和成对的杓状软骨(图10-5)。

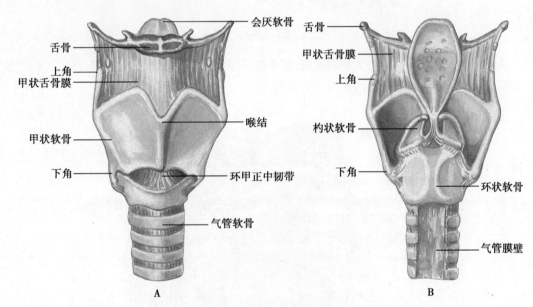

图 10-5 喉的软骨及连结
A. 前面观;B. 后面观

(一) 甲状软骨

甲状软骨(thyroid cartilage)是最大的一块喉软骨,构成喉的前外侧壁,由左、右对称的两块方形软骨板构成。两板前缘在中线相互融合构成**前角**,前角上端向前突出,称**喉结**,是成年男性颈部的重要体表标志。两板后缘游离,向上、下各伸出一对突起,上方的一对称**上角**,借韧带与舌骨相连,下方的一对称**下角**,与环状软骨构成关节。

(二) 环状软骨

环状软骨(cricoid cartilage)位于甲状软骨下方,构成喉的底座,形似指环,前部低窄称**环状软骨弓**,后部高宽称**环状软骨板**。环状软骨是喉软骨中唯一完整的环形软骨,对维持呼吸道通畅有重要作用。

(三) 会厌软骨

会厌软骨(epiglottic cartilage)形似树叶,上端宽阔而游离,下端细尖附于甲状软骨前角的后(内)面。会厌软骨表面覆以黏膜,称**会厌**,位于喉入口的前方。当吞咽时,喉上提,会厌关闭喉口,防止食物误入喉腔。

(四) 杓状软骨

杓状软骨(arytenoid cartilage)左、右各一,位于环状软骨板上方。近似三棱锥形,尖朝上,底向下与环状软骨板上缘构成关节。底有 2 个突起,向前的称**声带突**,有声韧带附着;向外侧的称**肌突**,有喉肌附着。

二、喉 的 连 结

喉软骨的连结包括关节和膜性连结两种。关节有**环甲关节**和**环杓关节**;膜性连接主要有**弹性圆锥**。

(一) 环甲关节

环甲关节(cricothyroid joint)由甲状软骨下角与环状软骨两侧的关节面构成,可使甲状软骨在冠状轴上作前倾和复位运动,使声带紧张或松弛。

(二) 环杓关节

环杓关节(cricoarytenoid joint)由杓状软骨底与环状软骨板上缘的关节面构成。可使杓状软骨在垂直轴上做旋转运动,使两侧声带突接近或分开,因而能缩小和开大声门。

(三) 弹性圆锥

弹性圆锥(conus elasticus)又称**环甲膜**,是张于环状软骨弓上缘、甲状软骨前角后面和杓状软骨声带突间的膜性结构,主要由弹性纤维构成(图 10-6)。此膜上缘游离增厚,张于甲状软骨前角后面和杓状软骨声带突间,称**声韧带**,是声带的基础。弹性圆锥前份较厚,张于甲状软骨下缘与环状软骨弓上缘间,称**环甲正中韧带**。当急性喉阻塞来不及进行气管切开术时,可在此处进行穿刺或切开,建立暂时的通气道,抢救病人生命。

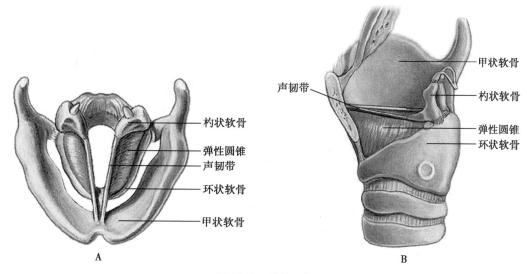

图 10-6 弹性圆锥
A. 上面观;B. 侧面观

三、喉 肌

喉肌(laryngeal muscle)为横纹肌,按功能分为两群。一群作用于环甲关节,使声带紧张或松弛;另一群作用于环杓关节,使声门裂、喉口开大或缩小。因此喉肌运动可控制发音的强弱和调节音调的高低(图 10-7,图 10-8)。

1. **环甲肌**(cricothyroid muscle) 起自环状软骨弓前外侧面,止于甲状软骨下缘,起紧张声带的作用。

2. **环杓后肌**(posterior cricoarytenoid muscle) 位于环状软骨板后面,有开大声门、紧张声带的作用。

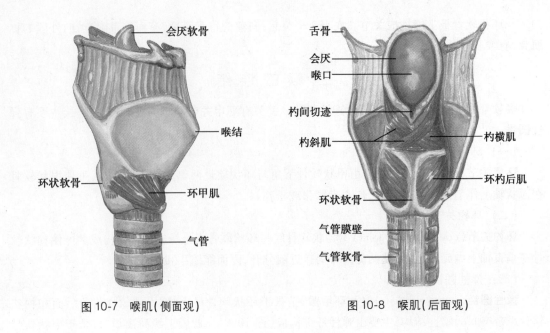

图 10-7　喉肌(侧面观)　　　　　　　　图 10-8　喉肌(后面观)

四、喉　腔

喉腔(laryngeal cavity)是由喉软骨、韧带、纤维膜、喉肌和喉黏膜共同围成的管腔。向上借喉口通喉咽,向下通气管。喉腔黏膜与咽和气管的黏膜相延续(图 10-9)。喉腔的上口称**喉口**,由会厌上缘、杓状会厌襞和杓间切迹围成(见图 10-8)。

喉腔中部两侧壁上有上、下 2 对黏膜皱襞,上方的一对称**前庭襞**(vestibular ford),下方的一对称**声襞**(vocal fold)。左、右前庭襞间的裂隙称**前庭裂**。左、右声襞间的裂隙称**声门裂**,简称**声门**(glottis),是喉腔中最狭窄的部位。**声带**(vocal cord)(即声襞)由声韧带、声带肌和喉黏膜构成。气流通过声门裂,引起声带振动,发出声音(图 10-9,图 10-10)。

喉腔借两对黏膜皱襞及其间的裂隙分为上、中、下 3 部分。从喉口至前庭裂平面之间的部分,称**喉前庭**;前庭裂和声门裂间的部分,称**喉中间腔**;喉中间腔向两侧突出的囊状间隙,称**喉室**;声门裂平面以下部分,称**声门下腔**,此区黏膜下组织较疏松,当急性炎症时,易发生水肿。婴幼儿喉腔较狭小,水肿时容易引起喉阻塞,导致呼吸困难。

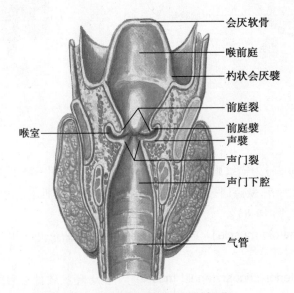

图 10-9　喉腔冠状切面(后面观)

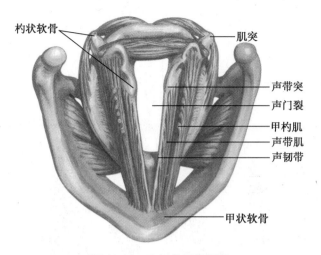

图 10-10 声韧带及声带肌

第三节 气管和支气管

气管和主支气管是连接喉和肺间的通道(图 10-11,图 10-12)。以 C 形的气管软骨为支架,以保持其开张状态;其缺口向后,由平滑肌和结缔组织构成的膜壁封闭。相邻软骨间借环韧带连接在一起。

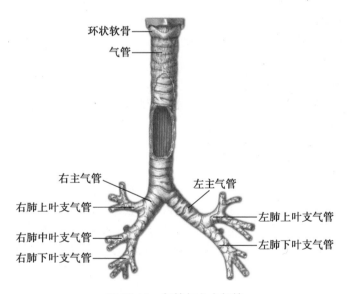

图 10-11 气管与主支气管

一、气 管

气管(trachea)由 C 形的气管软骨环、平滑肌和结缔组织构成,是一后壁略扁的圆筒状管道。位于食管前方,上端于第 6 颈椎下缘,起于环状软骨下缘,向下达胸骨角平面,分为左、右主支气管,分叉处称**气管杈**,内面形成向上凸的纵嵴,呈半月状,称**气管隆嵴**,常偏向左侧,是气管镜检查的定位标志。

根据气管的行程与位置,分为颈、胸两部。颈部短而表浅,沿颈前正中线下行,在颈静脉切迹处可触及。当肺和胸膜疾患时,气管颈部可发生偏位,有诊断价值。临床上遇急性喉阻塞时,常在第 3 ~ 5 气管软骨环处作气管切开术。胸部较长,位于胸腔内。

147

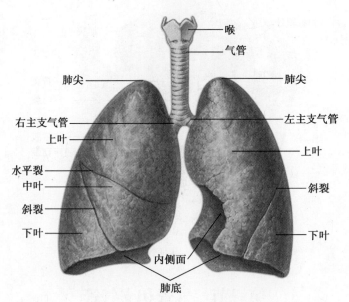

图 10-12　气管、支气管与肺（前面观）

二、支 气 管

支气管（bronchi）是气管分出的各级分支,其中由气管在胸骨角平面分出的一级分支为左、右主支气管（图 10-11,图 10-12）。

（一）右主支气管

右主支气管（right principal bronchus）短粗,长 2 ~ 3cm,走行较垂直,与气管中线延长线成 22° ~ 25°夹角,经右肺门入肺。

（二）左主支气管

左主支气管（left principal bronchus）细长,长 4 ~ 5cm,走行近于水平,与气管中线延长线成 45° ~ 50°夹角,经左肺门入肺。

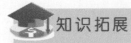知识拓展

气 管 异 物

右主支气管较左主支气管短而粗,与气管中线间的夹角小,走行较垂直。加之气管隆嵴稍偏向左侧,且右肺通气量较大等因素,因此临床上气管内异物多坠入右主支气管。

第四节　肺

肺（lungs）在胸腔内纵隔的两侧,膈的上方,是气体交换的器官。呈海绵状,富有弹性,表面因有脏胸膜包被,光滑润泽,透过脏胸膜可见许多多边形小区,称肺小叶。幼儿新鲜肺呈淡红色,随年龄增长,由于吸入的灰尘沉积,颜色逐渐变为灰暗色,并出现许多蓝黑色斑点。健康成年男性两肺的空气容量为 5000 ~ 6500ml,女性略小。

一、肺 的 形 态

肺左、右各一,位于胸腔内纵隔的两侧,膈的上方。右肺因膈下有向上隆凸的肝,故右肺宽

而短,左肺狭而长。肺近似半个圆锥形,具有 1 尖(肺尖)、1 底(肺底)、2 面(外侧面、内侧面)和
3 缘(前缘、后缘和下缘)(图 10-12~图 10-14)。

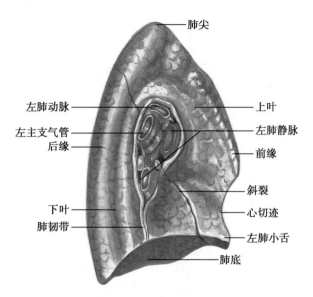

图 10-13　左肺内侧面观

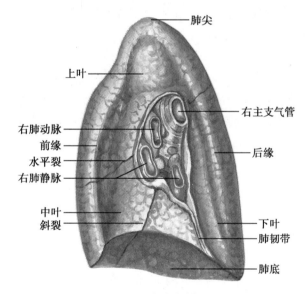

图 10-14　右肺内侧面观

　　肺尖(apex of lung)圆钝,经胸廓上口向上伸入颈根部,高出锁骨内侧 1/3 上方 2~3cm。**肺
底**与膈相邻,向上凹陷,又称**膈面**。两面为外侧面和内侧面。外侧面隆凸,与胸壁内面的肋和肋
间隙贴近,又称**肋面**。内侧面与纵隔毗邻,又称**纵隔面**。3 缘分前缘、后缘和下缘,前缘薄而锐,
左肺前缘下部有一凹陷,称**心切迹**,下方有一伸向前内方的舌状突出部,称**左肺小舌**。后缘厚、
圆钝,贴于脊柱两侧。下缘较薄锐,伸向胸壁与膈的间隙内。

二、肺门和肺根

　　肺内侧面中部有一长圆形的凹陷,称**肺门**(hilum of lung),是主支气管、肺动、静脉、淋巴
管和神经出入肺的部位,被结缔组织包绕在一起,统称**肺根**(root of lung),将肺连于纵隔。自
上而下,左肺根内依次为肺动脉、主支气管及肺静脉(图 10-13);右肺根内为主支气管、肺动
脉及肺静脉(图 10-14)。

三、肺裂和肺叶

肺借肺裂分叶(图10-12,图10-14)。左肺借从后上斜向前下的**斜裂**分为上、下2叶。右肺除斜裂外,还有一条近于水平方向的**水平裂**,把右肺分成上、中、下3叶。

四、支气管肺段

左、右主支气管在肺门处分出**肺叶支气管**,入肺后再分为若干**肺段支气管**,在肺内反复分支,可达23~25级并连于**肺泡**,呈树枝状,称**支气管树**(图10-11)。每一肺段支气管及其分支和它所属的肺构成一个**支气管肺段**,简称**肺段**(图10-15)。左、右肺各为10个肺段。临床上常以肺段为单位进行定位诊断及肺切除术。

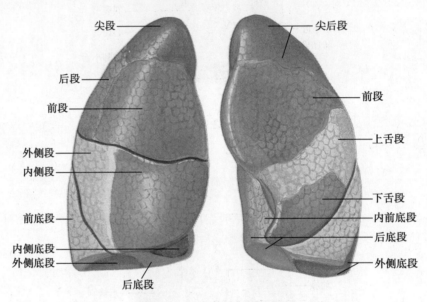

图10-15　支气管肺段(前面观)

第五节　胸　膜

一、胸膜及胸膜腔的概念

胸膜(pleura)是一层薄而光滑的浆膜,分为互相移行的**脏胸膜**(visceral pleura)和**壁胸膜**(parietal pleura)两部分。脏胸膜紧贴肺表面;壁胸膜贴于胸壁内面、膈上面和纵隔两侧(图10-16)。

胸膜腔(pleural cavity)是由脏胸膜与壁胸膜在肺根处互相移行延续,在脏胸膜与壁胸膜之间形成的密闭、狭窄、呈负压的浆膜囊腔隙(图10-16,图10-17)。左、右各一,互不相通,腔内含有少量浆液,呼吸运动时,可减少两层胸膜间的摩擦。在肺根下方移行的胸膜前后两层重叠,形成的胸膜皱襞,称**肺韧带**(pulmonary lig),对肺有固定作用,也是肺部手术的标志。

二、壁胸膜分部

壁胸膜依其所在部位不同可分为4部分(图10-17)。

1. 胸膜顶　覆盖在肺尖的上方,突出于颈根部,高出锁骨内侧1/3的上方2~3cm。针刺或

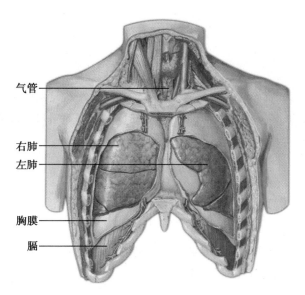

图 10-16 肺与胸膜

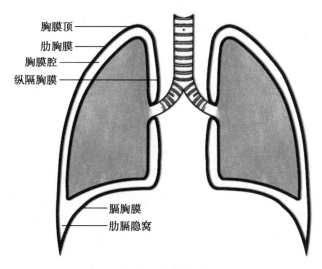

图 10-17 胸膜腔示意图

臂丛神经阻滞麻醉时,要注意胸膜顶的位置,以免伤及肺尖,造成气胸。

2. **肋胸膜** 贴于胸壁的内面,其前缘位于胸骨的后方,后缘达脊柱两侧。

3. **纵隔胸膜** 贴衬在纵隔的两侧。

4. **膈胸膜** 覆盖于膈的上面。

三、胸膜隐窝

胸膜隐窝(pleural recesses)是各部壁胸膜相互移行处形成的间隙。其中最大、最重要的胸膜隐窝是肋膈隐窝。

肋膈隐窝(costodiaphragmatic recess)位于肋胸膜和膈胸膜相互移行处(图 10-17),也称**肋膈窦**,为半月形间隙,是胸膜腔最低的部位。当胸膜发生炎症的渗出液首先积聚于此处,为临床胸膜腔穿刺抽液的部位,也是炎症后易发生粘连的部位。

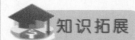

知识拓展

胸膜腔积液

　　胸膜的脏层与壁层相互移行延续形成密闭、狭窄、呈负压的胸膜腔。胸膜腔内含有少量浆液,呼吸运动时,可减少两层胸膜间的摩擦。当机体或胸膜发生病变如胸膜炎时浆液渗出增多,形成胸膜腔积液。由于肋膈隐窝是胸膜腔的最低部位,因此胸膜腔积液首先积聚于此处,同时此处也是易发生胸膜粘连的部位。

四、胸膜与肺的体表投影

(一) 胸膜的体表投影

　　胸膜的体表投影是指各部壁胸膜互相移行形成的返折线的体表投影。胸膜顶与肺尖的体表投影一致,高出锁骨内侧 1/3 上方 2~3cm。

(二) 胸膜前界

　　胸膜前界即肋胸膜与纵隔胸膜前缘间的返折线(图10-18),两侧起自胸膜顶,向内下经胸锁关节后方,至第2胸肋关节水平互相靠拢并沿中线垂直下行,右侧至第6胸肋关节处转向右,移行于下界;左侧在第4胸肋关节处弯向外下,沿胸骨左缘外侧下行,至第6肋软骨处转向左,移行于下界。由于两侧胸膜前界在第2~4肋软骨水平之间相互靠拢,上下两端相互分开,所以在胸骨后方各形成一个三角形区域:上方为**胸腺区**,内有胸腺;下方为**心包区**,其间显露心及心包。临床上常在胸骨左缘第4肋间隙进行心内注射,不会伤及肺和胸膜。

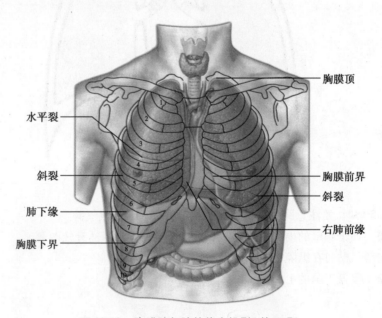

图 10-18　胸膜腔与肺的体表投影(前面观)

(三) 肺的前界

　　几乎与胸膜前界一致。

(四) 胸膜下界

　　胸膜下界是肋胸膜与膈胸膜的返折线,两侧大致相同。右侧起于第6胸肋关节后方,左侧起于第6肋软骨后方。起始后均斜向外下方,在锁骨中线处与第8肋相交,在腋中线处与第10肋相交,在肩胛线与第11肋相交,在后正中线处,达第12胸椎棘突高度(图10-18,图10-19)。

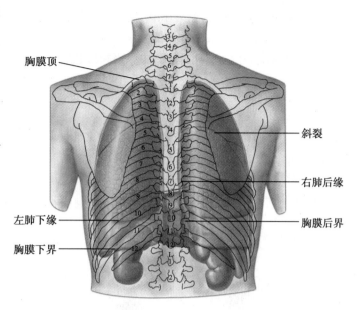

图 10-19　胸膜腔与肺的体表投影（后面观）

（五）肺的下界

一般比胸膜下界高出两个肋，在接近后正中线处高出两个胸椎（表 10-1）。

表 10-1　肺和胸膜下界的体表投影

	锁骨中线	腋中线	肩胛线	后正中线
肺下界	第 6 肋	第 8 肋	第 10 肋	第 10 胸椎棘突
胸膜下界	第 8 肋	第 10 肋	第 11 肋	第 12 胸椎棘突

第六节　纵　　隔

纵隔（mediastinum）是左、右纵隔胸膜之间全部器官、结构和结缔组织的总称（图 10-20，图

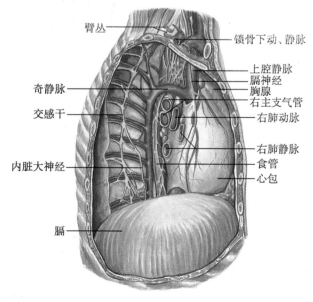

图 10-20　纵隔右侧面

10-21)。其前界为胸骨,后界为脊柱胸段,两侧为纵隔胸膜,上界为胸廓上口,下界为膈。成人纵隔位置略偏左侧。纵隔分区方法较多,解剖学常用四分法。该方法是在胸骨角平面将纵隔分为上纵隔和下纵隔。下纵隔又以心包为界分为前纵隔、中纵隔和后纵隔(图10-22)。

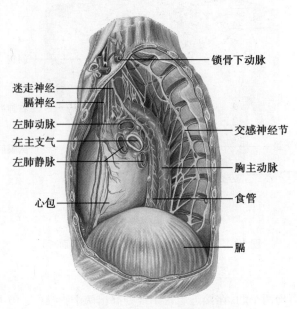

图 10-21　纵隔左侧面

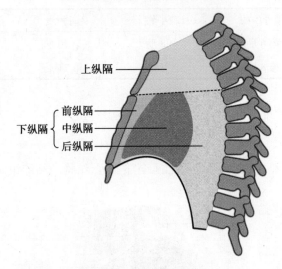

图 10-22　纵隔区分示意图

一、上　纵　隔

位于胸廓上口与胸骨角平面(平对第4胸椎体下缘)之间。上纵隔内主要有胸腺、头臂静脉、上腔静脉、主动脉弓及其分支、膈神经、迷走神经、食管、气管、胸导管和淋巴结等。

二、下　纵　隔

（一）前纵隔

位于胸骨体与心包前壁之间,内有结缔组织和淋巴结。

（二）中纵隔

位于前、后纵隔之间,内有心包、心和出入心的大血管根部。

（三）后纵隔

位于心包后壁与脊柱胸部之间,内有胸主动脉、奇静脉、半奇静脉、副半奇静脉、食管、主支气管、迷走神经、胸交感干、胸导管和淋巴结等。

小　　结

　　呼吸系统由呼吸道和肺两部分组成,主要是进行气体交换,并兼有嗅觉和发音的功能。呼吸道包括鼻、咽、喉、气管及各级支气管。鼻可分为外鼻、鼻腔和鼻旁窦3部分,鼻腔被鼻中隔分为左、右两腔。每侧鼻腔又可分为前部的鼻前庭和后部的固有鼻腔;鼻旁窦共4对,即上颌窦、额窦、筛窦和蝶窦,上颌窦、额窦、筛窦前、中群开口于中鼻道;后筛窦开口于上鼻道;蝶窦开口于蝶筛隐窝。喉位于颈前部中份,上通喉咽,下接气管。由软骨及连结、喉肌和黏膜组成,喉腔分喉前庭、喉中间腔和声门下腔。气管上起于环状软骨下缘,至胸骨角平面分为左、右主支气管,左主支气管细长,走行倾斜;右主支气管短粗,走行陡直。肺位于胸腔内,左右各一,呈半圆锥形,有肺尖、肺底、肋面和内侧面、前缘、后缘和下缘。肺内侧面有肺门,是主支气管、肺动静脉、淋巴管和神经出入肺的部位。胸膜为贴附于肺表面、胸壁内面、膈上面和纵隔两侧的一层薄而光滑的浆膜。脏胸膜与壁胸膜在肺根处互相移行,在两肺周围分别形成密闭的浆膜腔隙为胸膜腔。肺和胸膜的体表投影:胸膜顶与肺尖的体表投影一致,高出锁骨内侧1/3 上方 2～3cm,肺下界一般比胸膜下界高出两个肋骨,在接近后正中线处高出两个胸椎。

（刘　扬）

练 习 题

一、选择题

A1 型题

1. 喉腔最狭窄的部位在
    A. 前庭裂　　　　　　　B. 声门裂　　　　　　　C. 喉室
    D. 喉口　　　　　　　　E. 梨状隐窝

2. 肺的下界在锁骨中线处
    A. 与第 6 肋相交　　　　B. 与第 8 肋相交　　　　C. 与第 10 肋相交
    D. 与第 11 肋相交　　　　E. 与第 12 肋相交

3. 鼻出血的好发部位在
    A. 鼻中隔上部　　　　　B. 鼻中隔前下部　　　　C. 鼻腔顶部
    D. 鼻腔外侧壁下部　　　E. 鼻中隔后部

4. 临床气管切开的部位常选在
    A. 第 1～3 气管软骨环前正中线处　　B. 第 2～4 气管软骨环前正中线处
    C. 第 3～5 气管软骨环前正中线处　　D. 第 4～6 气管软骨环前正中线处
    E. 第 5～7 气管软骨环

二、思考题

1. 上颌窦的位置、开口部位和功能。上颌窦炎症时,为何易积脓? 临床上一般在何处进行上颌窦穿刺?

2. 气管和主支气管共同的结构特点是什么? 若气管内有异物,容易坠入哪一侧主支气管? 为什么?

第七节　气管与肺的微细结构

 学习目标

1. 掌握:气管壁组织结构,肺泡和气血屏障的超微结构和功能。
2. 熟悉:肺的导气部和呼吸部的一般结构特点。

一、气管与支气管

气管与支气管管壁结构基本相同,由内向外依次分为黏膜、黏膜下层和外膜(图10-23),各层间无截然分界。

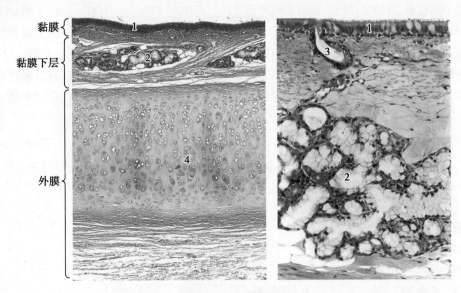

图 10-23　气管光镜像
A. 低倍(郝立宏图);B. 高倍(新乡医学院　高福莲图)
1. 上皮　2. 气管腺分泌部　3. 气管腺导管　4. 透明软骨

1. **黏膜**　由上皮和固有层组成。上皮为假复层纤毛柱状上皮,主要由纤毛细胞、杯状细胞、刷细胞、小颗粒细胞和基细胞等组成(图10-24)。

(1) **纤毛细胞**(ciliated cell):数量最多,呈柱状,游离面有密集的纤毛。纤毛向咽部摆动,将黏附了尘埃和细菌等的黏液运送到喉部,以痰的形式咳出。吸入有害气体可使纤毛减少、变性或消失。

(2) **杯状细胞**(goblet cell):夹杂于纤毛细胞之间,分泌的黏液与气管腺的分泌物共同构成黏液屏障,能黏附异物和细菌等有害物质。

(3) **刷细胞**(brush cell):呈柱状,游离面有排列整齐的微绒毛。刷细胞基部可见感觉神经末梢的突触,可能有感受刺激的功能。

(4) **小颗粒细胞**:是弥散神经内分泌细胞的一种。数量少,单个或成团分布在上皮深部。能分泌5-羟色胺、降钙素和脑啡肽等物质,可调节呼吸道平滑肌的收缩和腺体分泌。

(5) **基细胞**:位于上皮深部,为干细胞,可增殖分化为纤毛细胞和杯状细胞。

固有层位于上皮深部,由富含弹性纤维的结缔组织构成,内有小血管、腺导管和淋巴细胞

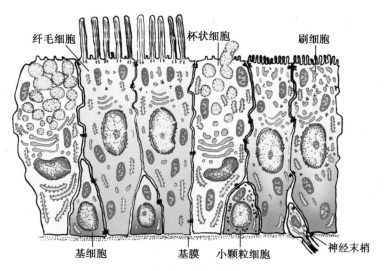

纤毛细胞　　杯状细胞　　刷细胞

基细胞　　基膜　　小颗粒细胞　　神经末梢

图 10-24　气管上皮超微结构模式图

等。浆细胞与上皮细胞联合分泌 sIgA 到管腔,可抑制细菌的繁殖和病毒的复制。

2. **黏膜下层**　由疏松结缔组织构成,与固有层和外膜无明显界限,内含混合性腺泡,是**气管腺**(tracheal gland)的分泌部。气管腺的浆液性细胞分泌的较稀薄液体,有利于纤毛正常摆动。

3. **外膜**　较厚,主要含"C"形透明软骨环,软骨环之间及缺口处有富含弹性纤维的致密结缔组织相连接,软骨缺口处还有环形的平滑肌束。

二、肺

肺由实质与间质构成。**肺实质**是指肺外支气管入肺后的反复分支,依次为叶支气管、段支

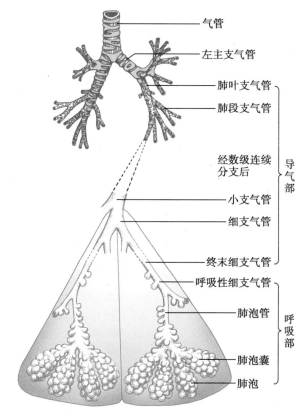

气管

左主支气管

肺叶支气管

肺段支气管

经数级连续
分支后

小支气管

细支气管

终末细支气管

呼吸性细支气管

肺泡管

肺泡囊

肺泡

导气部

呼吸部

图 10-25　肺实质示意图

气管、小支气管、细支气管、终末细支气管、呼吸性细支气管、肺泡管、肺泡囊及肺泡。由于反复分支的肺内支气管形似树枝状,故称其为支气管树。从叶支气管到终末细支气管仅行使气体运送功能,称肺的**导气部**。呼吸性细支气管及其以下部分能行使气体交换功能,称肺的**呼吸部**(图10-25)。**肺间质**是指肺内的结缔组织及血管、淋巴管和神经等。

　　细支气管的管径为0.5~1mm,每根细支气管连同它的分支和肺泡,组成1个肺小叶(pulmonary lobule)(图10-26)。50~80个肺小叶组成1个肺叶。

　　（一）导气部

　　导气部管壁的组织结构与支气管基本相似,随着分支,管腔变小,管壁变薄,管壁组织结构的变化是(图10-27A):①杯状细胞、腺体和软骨片逐渐减少,最后消失;②平滑肌逐渐增多,并成环行缠绕管壁。

　　细支气管(bronchiole)上皮由假复层纤毛柱状上皮逐渐变为单层纤毛柱状上皮,此时杯状细胞和腺体已很少,透明软骨消失,而平滑肌增多,形成环形肌束。**终末细支气管**(terminal bronchiole)上皮移行为单层柱状上皮,杯状细胞、腺体以及透明软骨片均已全部消失,平滑肌形成完整的环形,黏膜上有皱襞。

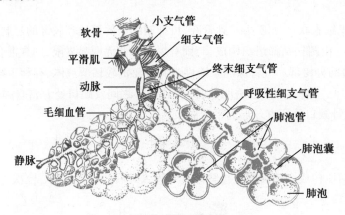

图10-26　肺小叶立体模式图

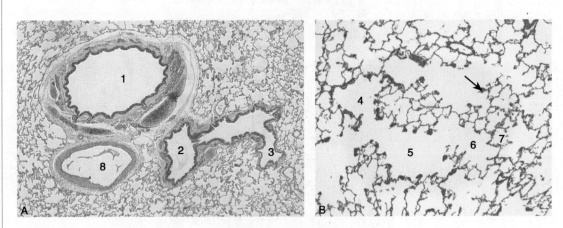

图10-27　肺光镜像

A. 导气部（郝立宏图）;B. 呼吸部（新乡医学院　高福莲图）

1. 小支气管　2. 细支气管　3. 终末细支气管　4. 呼吸性细支气管　5. 肺泡管　6. 肺泡囊

7. 肺泡　8. 肺动脉分支　↑结节状膨大

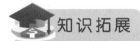

知识拓展

哮　喘

哮喘是过敏反应引起的呼吸困难。学习了细支气管和终末细支气管的微细结构,你是否能够理解哮喘引起呼吸困难的原因呢? 过敏时,肥大细胞释放组胺和白三烯等,引起平滑肌收缩,腺体分泌增加。由于细支气管和终末细支气管的管壁环行平滑肌增多,在组胺和白三烯等的作用下,管道强烈收缩,并且失去软骨支撑,加之气道内分泌物增多、黏稠,从而引发呼吸困难。

(二) 呼吸部

呼吸部指呼吸性细支气管至肺泡的各级分支,管壁上有肺泡开口,可以进行气体交换(图10-27B)。

1. 呼吸性细支气管(respiratory bronchiole)　由终末细支气管分支而成,管壁有少量肺泡开口。管壁为单层立方上皮,上皮深部有少量环行平滑肌。

2. 肺泡管(alveolar duct)　管壁上布满肺泡开口,管壁本身结构很少,只存在于相邻肺泡开口处,呈结节状膨大。膨大表面覆有单层立方或扁平上皮,上皮深部有薄层结缔组织和少量环行平滑肌。

3. 肺泡囊(alveolar sac)　为若干肺泡的共同开口处,囊壁由群集的肺泡围绕而成。相邻肺泡开口处,无平滑肌,故无结节状膨大。

4. 肺泡(pulmonary alveoli)　直径约200μm,呈囊状,由单层上皮围成,开口于肺泡囊、肺泡管或呼吸性细支气管,成人有3亿~4亿个肺泡。

(1) 肺泡上皮:由Ⅰ型肺泡细胞和Ⅱ型肺泡细胞组成(图10-28)。

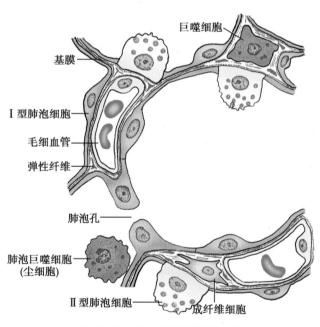

图10-28　肺泡及肺泡孔模式图

1)　**Ⅰ型肺泡细胞**(type Ⅰ alveolar cell):数量少,约占肺泡细胞总数的25%,但覆盖了肺泡约97%的表面积,是进行气体交换的部位。细胞呈扁平形,无核部分胞质菲薄。Ⅰ型肺泡细胞无增殖能力,损伤后由Ⅱ型肺泡细胞增殖分化补充。

2）**Ⅱ型肺泡细胞**(type Ⅱ alveolar cell)：数量多，约占肺泡细胞总数的75%，散在于Ⅰ型肺泡细胞之间，覆盖肺泡约3%的表面积。细胞呈立方形或圆形，胞质着色浅，呈泡沫状。电镜下，细胞游离面有短小的微绒毛，胞质内富含线粒体和溶酶体，有较发达的粗面内质网和高尔基复合体，核上方有较多高电子密度的分泌颗粒（图10-29）。颗粒内含同心圆或平行排列的板层状结构，称**嗜锇性板层小体**(osmiophilic lamellar body)，其主要成分有磷脂、蛋白质和糖胺多糖等。细胞将颗粒内容物以胞吐方式释放后，在肺泡上皮表面铺展成一层薄膜，称**肺泡表面活性物质**，有降低肺泡表面张力，稳定肺泡直径的作用。某些早产儿的Ⅱ型肺泡细胞尚未发育完善，不能产生表面活性物质，出生后肺泡不能扩张，出现呼吸困难，甚至死亡。

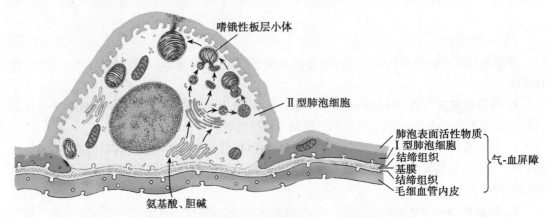

图10-29　Ⅱ型肺泡细胞超微结构和气-血屏障模式图

（2）**肺泡孔**(alveolar pore)：即相邻肺泡之间的小孔。空气可借肺泡孔互相流通，在肺部感染时，病原体也可借此孔扩散。

（三）**肺泡隔与肺巨噬细胞**

肺泡与肺泡之间的薄层结缔组织，称**肺泡隔**(alveolar septum)。其内含有丰富的毛细血管、弹性纤维、成纤维细胞、肺巨噬细胞及肥大细胞等。肺泡隔中的毛细血管紧贴肺泡上皮，利于肺泡内的 O_2 与血液中的 CO_2 进行交换。肺泡隔的弹性纤维使肺泡具有弹性。肺巨噬细胞能吞噬吸入的灰尘、细菌、异物及渗出的红细胞。吞噬大量的尘粒后的肺巨噬细胞，称**尘细胞**(dust cell)；心脏病患者出现肺淤血时，大量渗出的红细胞被巨噬细胞吞噬，其中的血红蛋白可被分解为含铁血黄素，此时该细胞称**心衰细胞**。

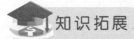　知识拓展

矽尘与肺巨噬细胞

　　矽肺是由于长期吸入石英粉尘所致的以肺部弥漫性纤维化为主的全身性疾病，是最常见且危害较严重的职业病，发病具各类职业病首位。目前认为肺泡巨噬细胞吞噬矽尘后，二氧化矽表面的矽烷醇基团与肺泡巨噬细胞内的次级溶酶体膜上脂蛋白中受体形成氢链，改变膜的通透性，促使膜裂解，次级溶酶体中的尘粒和水解酶被释放入胞质，使线粒体受损害，促使肺泡巨噬细胞崩解死亡。崩解产物中成纤维细胞趋化因子(FCF)、成纤维细胞激活因子(FAF)促使成纤维细胞大量增生、聚集，致纤维化因子(MFF)刺激成纤维细胞合成羟脯氨酸，产生胶原蛋白形成纤维化；在纤维化形成的同时，并损害成纤维细胞超微结构，引起胶原的改变和胶原透明变性。故矽尘引起肺泡巨噬细胞破坏、死亡是产生矽肺病理改变的主要环节。

（四）气-血屏障

肺泡与血液间气体分子交换所通过的结构,称气-**血屏障**(blood-air barrier),又称**呼吸膜**(respiratory membrane)。气-血屏障的组成:肺泡表面活性物质、Ⅰ型肺泡细胞与基膜、薄层结缔组织、毛细血管基膜与内皮。有的部位无结缔组织,2层基膜融合。

（五）肺的血管

肺的血液供应有肺动脉和支气管动脉2个来源。

1. 肺循环血管　肺动脉的分支与支气管树伴行到肺泡隔内形成毛细血管网,毛细血管内的血液与肺泡内气体进行交换后,汇集成小静脉单独走行于肺小叶间结缔组织中,小静脉再次汇集形成较大的静脉后与支气管和肺动脉伴行。

2. 支气管循环血管　支气管动脉及其分支与支气管伴行,沿途分支形成毛细血管网,营养导气部各段管壁,终末分支主要分布于呼吸性细支气管周围,部分分支形成肺泡隔毛细血管网,管壁内毛细血管的血液一部分汇入肺静脉,另一部分则形成支气管静脉,与支气管伴行。

 小　　结

　　气管和支气管管壁由内向外分为黏膜、黏膜下层和外膜。黏膜由上皮和固有层组成。肺组织由肺实质和肺间质构成。肺实质分为导气部和呼吸部。导气部包括从叶支气管到终末细支气管的各级分支,管壁逐渐变薄,杯状细胞、腺体和软骨逐渐减少至消失,平滑肌逐渐增多至完整环形。呼吸部包括呼吸性细支气管、肺泡管、肺泡囊和肺泡。肺泡上皮由二种细胞组成。Ⅰ型肺泡细胞扁平,主要参与气体交换;Ⅱ型肺泡细胞立方,主要分泌表面活性物质。肺间质是相邻肺泡间的薄层结缔组织,富含毛细血管和弹性纤维,可见肺巨噬细胞。

（张　勇）

练　习　题

一、选择题

A1 型题

1. 气管和支气管上皮内具有增殖分化能力的细胞是
　　A. 纤毛细胞　　　　　　　B. 杯状细胞　　　　　　　C. 基细胞
　　D. 刷细胞　　　　　　　　E. 小颗粒细胞

2. 关于呼吸细支气管的结构特点以下正确的是
　　A. 是细支气管的分支　　　　　　　B. 由许多肺泡围成
　　C. 管壁内无平滑肌　　　　　　　　D. 可见少量腺体
　　E. 管壁由单层立方上皮移行为扁平上皮

3. 关于Ⅰ型肺泡细胞,下列不正确的是
　　A. 宽大而扁平　　　　B. 有孔　　　　　　　C. 相邻细胞间有紧密连接
　　D. 基底面有基膜　　　E. 参与组成气血屏障

4. 关于Ⅱ型肺泡细胞,下列不正确的是
　　A. 呈立方形或圆形　　　　　　　　B. 含嗜锇性板层小体
　　C. 板层小体是分泌颗粒,含磷脂　　　D. 由Ⅰ型肺泡细胞分化而来

E. 可产生表面活性物质

二、思考题

1. 简述气管壁的结构。

2. 人体进行气体交换的场所是什么？请详述其结构。

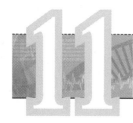

第十一章

泌 尿 系 统

 学习目标

1. 掌握:肾的形态结构和位置;输尿管 3 个狭窄及其临床意义;膀胱三角的概念及临床意义;女性尿道的结构特点及其临床意义。
2. 熟悉:膀胱的形态和位置。
3. 了解:肾的被膜;肾段的概念和意义。

泌尿系统(urinary system)由肾、输尿管、膀胱和尿道组成(图 11-1),主要功能是形成和排出尿液,排泄机体的代谢产物等,保持体内环境的平衡和稳定。肾还有内分泌功能。肾产生的尿液,由输尿管输送至膀胱内储存,最终经尿道排出体外。

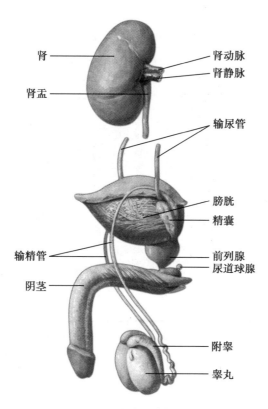

图 11-1　泌尿生殖系统概观(男性)

第一节 肾

一、肾的形态

肾(kidney)是成对的实质性器官,形似蚕豆,重 130～150g,分前、后两面,上、下两端和内、外侧两缘。前面较凸,后面较平。上端宽而薄,下端厚而窄。外侧缘隆凸,内侧缘中部凹陷,称**肾门**,为肾的血管、神经、淋巴管及肾盂出入的门户。出入肾门的结构被结缔组织包裹,称**肾蒂**,右肾蒂较左肾蒂略短。肾蒂内主要结构自上而下为肾动脉、肾静脉和肾盂,从前向后是肾静脉、肾动脉和肾盂。自肾门向肾内凹陷的腔隙,称**肾窦**,内含肾小盏、肾大盏、肾盂、肾血管、淋巴管、神经和脂肪组织等(图 11-1)。

二、肾的位置和毗邻

肾位于脊柱两侧,腹后壁上部,属腹膜外位器官(图 11-2)。左肾上端平第 11 胸椎体下缘,下端平第 2 腰椎体下缘;右肾上端平第 12 胸椎体上缘,下端平第 3 腰椎体上缘。第 12 肋分别斜过左肾后面的中部和右肾后面的上部。两肾上端相距较近,距正中线平均 3.8cm;下端相距较远,距正中线平均 7.2cm。肾门约在第 1 腰椎体平面,在正中线外侧约 5cm。在腰部,肾门的体表投影位于竖脊肌外侧缘与第 12 肋之间的夹角区,称**肾区**。某些肾病患者该处可出现叩击痛。

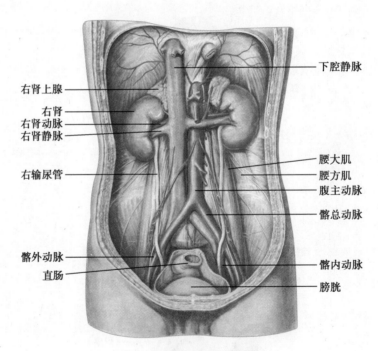

图 11-2　肾及输尿管的位置

两肾上端邻肾上腺;后面上 1/3 与膈相邻,下 2/3 与腰大肌、腰方肌及腹横肌相邻(图 11-3)。左肾前上部与胃底后面相邻,中部与胰尾和脾血管接触,下部邻接空肠和结肠左曲。右肾前上部与肝相邻,下部与结肠右曲相接触,内侧缘邻接十二指肠降部(图 11-4)。

三、肾的被膜

肾表面覆盖有 3 层被膜,由内向外为纤维囊、脂肪囊和肾筋膜(图 11-5)。

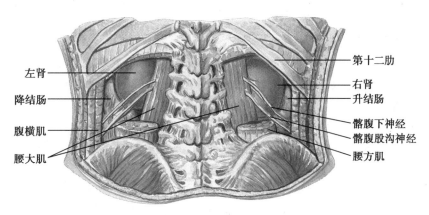

图 11-3 肾的位置和毗邻(后面观)

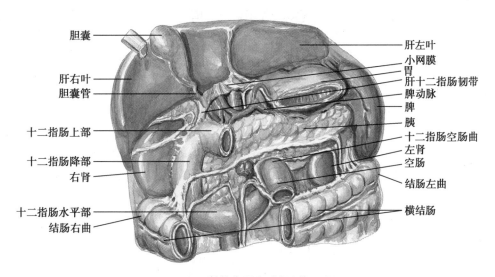

图 11-4 肾的位置和毗邻(前面观)

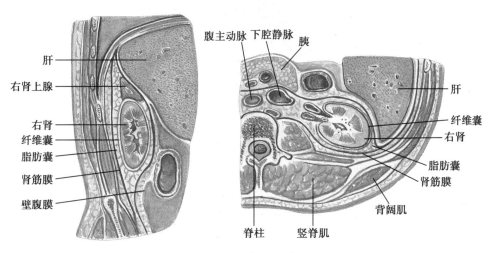

图 11-5 肾的被膜

（一）纤维囊

纤维囊为肾表面的薄层致密结缔组织膜,富含弹性纤维。正常情况下纤维囊与肾连接疏松,易于剥离;病理情况下则不易剥离。

（二）脂肪囊

脂肪囊是位于纤维囊外周、包裹肾的脂肪层,临床上称**肾床**,对肾有缓冲震荡的作用。脂肪囊经肾门进入肾窦,形成填充于肾窦的脂肪组织。临床上作肾囊封闭,就是将药液注入脂肪囊内。

（三）肾筋膜

肾筋膜位于脂肪囊的外面,包裹在肾上腺和肾的表面,分前、后两层。肾筋膜前后两层在肾上腺上方和肾的外侧缘均互相融合。在肾的内侧,肾筋膜前层覆于肾血管前面,并与对侧肾筋膜前层相移行;肾筋膜后层经肾血管和输尿管后方,与腰大肌筋膜汇合,向内附于椎体前面。在肾的下方,肾筋膜前后层分离,其间有输尿管通过。由于肾筋膜下方完全开放,当腹壁肌力弱、肾周脂肪少、肾的固定结构薄弱时,可产生肾下垂或游走肾。

四、肾 的 结 构

冠状切面观,肾实质可分为浅层的**肾皮质**和深层的**肾髓质**。肾皮质呈红褐色,富含血管,厚1~1.5cm,由肾小体和肾小管组成。肾髓质色淡红,约占肾实质厚度的2/3,可见15~20个圆锥形的**肾锥体**,其底朝肾皮质、尖突入肾窦;其内有许多颜色较深的放射状条纹,由髓襻、集合管和直血管祥平行排列而成。肾锥体尖突入肾窦内形成**肾乳头**,顶端有许多小孔,称**乳头孔**,是乳头管的开口,尿液经乳头孔排入肾小盏。伸入相邻肾锥体之间的肾皮质,称**肾柱**。在肾窦内,**肾小盏**呈漏斗形,边缘包绕肾乳头周围,共有7~8个,承接排出的尿液。相邻的2~3个肾小盏合成1个**肾大盏**,2~3个肾大盏汇合成一个共同的扁平囊,称**肾盂**,成人肾盂容积3~10ml,平均7.5ml。肾盂出肾门并向下弯曲,逐渐变细移行为输尿管(图11-6)。

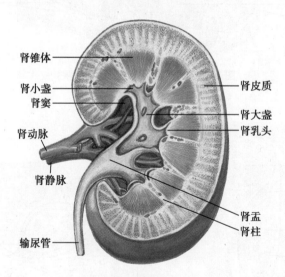

图 11-6 肾的冠状切面

五、肾段动脉和肾段

肾动脉在入肾门前分为前、后2支;前支又分成4支,此5个分支在肾内的分布呈节段性,称**肾段动脉**。每支肾段动脉分布到一定区域的肾实质,构成一个**肾段**(renal segment)。每肾有5个肾段,即上段、上前段、下前段、下段和后段(图11-7)。相邻肾段的交界处,血管分布与吻合支较少,称**乏血管带**,故肾部分切除常以肾段为单位进行。

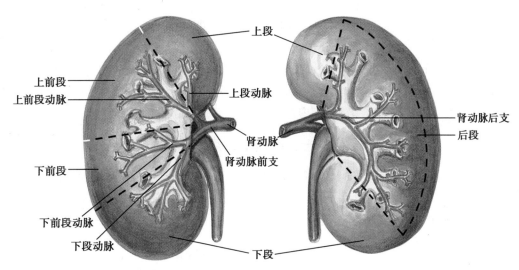

图 11-7　肾段动脉和肾段

第二节　输　尿　管

输尿管(ureter)是一对肌性管道,位于腹膜后,约平第2腰椎上缘平面起自肾盂末端,长20~30cm,末端终于膀胱。全长按位置分为输尿管腹部、输尿管盆部和输尿管壁内部(图11-2)。

一、输尿管腹部

起自肾盂下端,经腰大肌前面下行至小骨盆上口处。在此处,左输尿管越过左髂总动脉末端前方,右输尿管越过右髂外动脉起始部前方而进入盆腔。

二、输尿管盆部

自小骨盆上口处,经盆腔侧壁下行至坐骨棘水平。男性输尿管走向前内下,经直肠与膀胱之间,在输精管后外方与之交叉,从膀胱底外上角斜穿膀胱壁。女性输尿管经子宫颈外侧约2.0cm处,从子宫动脉后下方绕过,行向内下至膀胱底斜穿膀胱壁。

三、输尿管壁内部

壁内部是输尿管斜穿膀胱壁的部分,长约1.5cm。

输尿管全长有3处狭窄:①起始处;②跨过小骨盆上口处;③壁内部。输尿管结石易嵌顿于这些狭窄处。

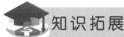知识拓展

输尿管与子宫动脉的关系

在距子宫颈外侧2cm处输尿管从子宫动脉的后下方绕过前行,斜向内侧,经阴道前面至膀胱底,斜行进入膀胱。临床常以"桥下流水"形容子宫动脉与输尿管的位置关系。在子宫切除术结扎子宫动脉时应特别注意这种位置关系,以免误扎输尿管。

第三节　膀　胱

膀胱(urinary bladder)是储存尿液的肌性囊状器官,其形状、大小和位置因年龄、性别及尿液充盈程度而异。正常成人的膀胱容量为350~500ml,最大容量为800ml;新生儿膀胱容量约为成人的1/10;老年人因膀胱肌张力降低而容量增大;女性膀胱容量小于男性。

一、膀胱的形态

充盈的膀胱呈卵圆形;空虚时的膀胱呈三棱锥体形,分膀胱尖、膀胱体、膀胱底和膀胱颈。膀胱尖朝向前上方;膀胱底朝向后下方,略呈三角形;膀胱尖与膀胱底之间的部分为膀胱体;膀胱的最下部称膀胱颈(图11-8)。

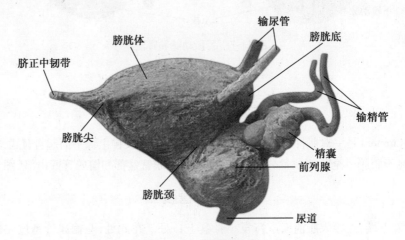

图 11-8　膀胱侧面观

二、膀胱的位置与毗邻

膀胱空虚时位于盆腔前部,耻骨联合的后方。膀胱尖不超过耻骨联合上缘。新生儿的膀胱高于成人,大部分在腹腔内;老年人的膀胱位置较低。充盈时膀胱向上隆凸,腹前壁折向膀胱的腹膜返折线可上移至耻骨联合上方,此时在耻骨联合上方行膀胱穿刺术,不会损伤腹膜。

在男性,膀胱后面与精囊、输精管壶腹和直肠相邻,下面与前列腺底相接(图12-5);在女性,膀胱后面邻子宫和阴道,下面邻接尿生殖膈(图13-1)。

三、膀胱的内部结构

膀胱内面被覆黏膜,黏膜固有层近肌层部分结构疏松。故膀胱空虚时,膀胱壁平滑肌收缩而使黏膜聚集成皱襞,充盈时平滑肌舒张而皱襞消失。在膀胱底内面,两输尿管口和尿道内口之间的三角区,称**膀胱三角**,是肿瘤、结核和炎症的好发部位,膀胱镜检查时应特别注意。膀胱三角区黏膜固有层结构致密,黏膜与肌层紧密相连,故无论膀胱充盈或空虚该区黏膜始终平滑无皱襞。两输尿管口之间的横行皱襞,称**输尿管间襞**,膀胱镜下为一苍白带,是临床寻找输尿管口的标志(图11-9)。

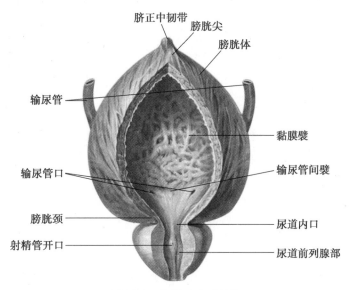

图 11-9　膀胱壁内面结构

第四节　尿　　道

男性尿道兼具排尿和排精功能,见男性生殖系统。

女性尿道(female urethra)仅有排尿功能,长 3~5cm,直径约 0.6cm,起始于膀胱的尿道内口,向前下穿尿生殖膈,终于阴道前庭的尿道外口(图 13-1)。女性尿道较男性短、宽而直,故易引起泌尿系逆行性感染。

 小　　结

　　泌尿系统由肾、输尿管、膀胱和尿道组成,主要功能是形成和排出尿液。肾是成对的实质性器官,产生尿液。肾表面由内向外覆盖有纤维囊、脂肪囊和肾筋膜,对维持肾位置起重要作用。肾实质分浅层的肾皮质和深层的肾髓质,肾窦内主要含肾小盏、肾大盏和肾盂等。肾盂出肾门后移行为输尿管。输尿管是一对输送尿液入膀胱的肌性管道,位于腹膜后,分腹部、盆部和壁内部,全长有 3 处狭窄:起始处、跨小骨盆上口处和壁内部,是结石易嵌顿之处。膀胱是储存尿液的肌性器官,空虚时呈三棱锥体形,分尖、体、底和颈部,位于盆腔前部,耻骨联合的后方。在膀胱底内面,两输尿管口和尿道内口之间的三角区称膀胱三角,是膀胱肿瘤、结核和炎症的好发部位。女性尿道开口于阴道前庭,仅具排尿功能,短、宽而直,易引起逆行性尿路感染。

(王建中)

练　习　题

一、选择题

A1 型题

　　1. 关于膀胱的位置,错误的叙述是

　　　A. 成人空虚时位于小骨盆腔的前部　　　　　　B. 新生儿位置较成人高

C. 老年人的膀胱位置较低　　　　　　　D. 膀胱充盈时可高出耻骨联合上缘

E. 在盆腔中央

2. 女性尿道的描述,正确的是

A. 长 8～10cm

B. 向前下穿盆膈

C. 终于膀胱的尿道内口

D. 起始于阴道前庭的尿道外口

E. 较男性尿道短、宽、直,易患逆行性尿路感染

3. 肾实质不包括

A. 肾窦　　　　　　　　B. 肾皮质　　　　　　　　C. 肾锥体

D. 肾柱　　　　　　　　E. 肾髓质

4. 关于输尿管,描述错误的是

A. 第 1 处狭窄在肾门处　　　　　　　B. 第 2 处狭窄在越过小骨盆入口处

C. 第 3 处狭窄在壁内部　　　　　　　D. 约平第 2 腰椎上缘平面起自肾盂末端

E. 男性输尿管在输精管后外方与之交叉

二、思考题

1. 简述肾的结构。

2. 简述尿液的产生和排出途径。

第五节　泌尿系统的微细结构

学习目标

1. 掌握:肾单位与集合管超微结构特点。

2. 熟悉:肾的组织学一般结构。

3. 了解:膀胱和输尿管的结构特点。

一、肾

肾实质主要由肾单位和集合管组成,分布于肾的特定部位(图 11-10);其间有少量结缔组织、血管和神经等构成肾间质。肾单位由肾小体和肾小管构成,是尿液形成的结构和功能单位。集合管是收集、浓缩尿液的部位,开口于肾小盏。肾小管和集合管都是单层上皮构成的管道,合称**泌尿小管**(uriniferous tubule)。

（一）肾单位

每个肾有 100 万个以上的**肾单位**(nephron)。根据肾小体在皮质中的位置,将肾单位分为**浅表肾单位和髓旁肾单位**(图 11-11B)。前者的肾小体位于皮质浅部,体积小,髓襻短,约占肾单位总数的85%,在尿液形成中起重要作用;后者的肾小体位于皮质深部,靠近髓质,体积大,髓襻长,约占肾单位总数的15%,对尿液的浓缩起重要作用。

1. 肾小体(renal corpuscle)　呈球形,又称肾小球,直径约 200μm,由血管球和肾小囊组成,主要作用是滤过血浆形成原尿。肾小体微动脉出入的部位,称**血管极**(vascular pole);与近端小管曲部相连的一端,称**尿极**(urinary pole)（图 11-12）。

（1）**血管球**(glomerulus):为盘曲的髓襻,外有肾小囊包裹。**入球微动脉**(afferent arteriole)

170

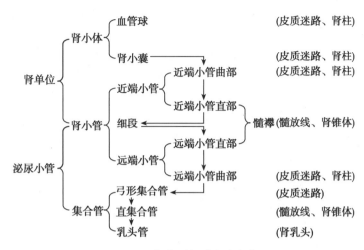

图 11-10 肾实质组成和分布位置

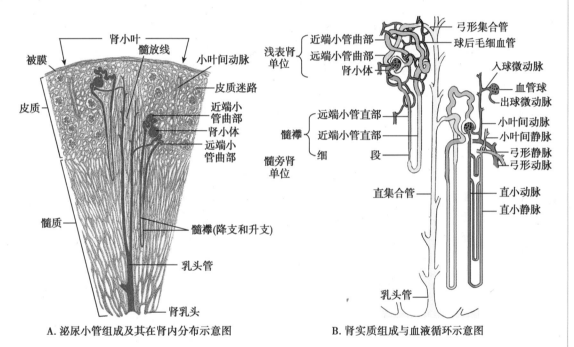

A. 泌尿小管组成及其在肾内分布示意图

B. 肾实质组成与血液循环示意图

图 11-11 肾实质组成、分布与血液循环图

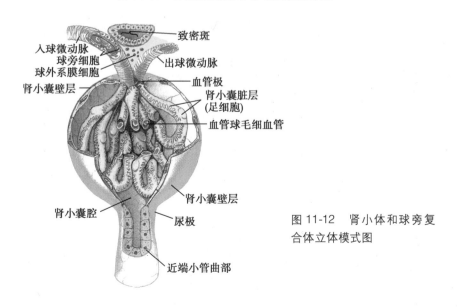

图 11-12 肾小体和球旁复合体立体模式图

从血管极进入,分支形成网状毛细血管襻,而后汇合为**出球微动脉**(efferent arteriole),经血管极离开(图 11-13)。入球微动脉管径较出球微动脉大,导致两者间的髓襻内压力高,有利于血浆滤过。

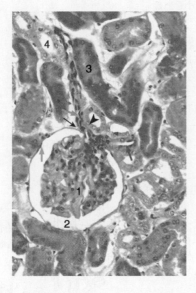

图 11-13　肾皮质迷路
1. 血管球　2. 肾小囊腔　3. 近曲小管
4. 远曲小管
↑ 肾小囊壁层　↑ 血管极　↑ 入球微动脉
↑ 出球微动脉　▲ 致密斑

血管球为有孔毛细血管,孔径 50～100nm,无隔膜,有利于血浆中的小分子物质滤出。毛细血管内皮基膜较厚,电镜下分为 3 层,中层厚而致密,内、外层薄而稀疏(图 11-14);主要成分为 Ⅳ型胶原蛋白、层粘连蛋白和蛋白多糖,它们形成分子筛结构。

在血管球毛细血管之间,有**球内系膜细胞**(intraglomerular mesangial cell)和系膜基质。球内系膜细胞胞质内有丰富的粗面内质网,能合成基膜和系膜基质的成分,还可吞噬和降解沉积在基膜上的免疫复合物,参与基膜的更新和修复。

(2)**肾小囊**(renal capsule):是肾小管起始部膨大凹陷而成的杯状双层囊,分壁层和脏层(见图 14-3,图 14-4)。壁层为单层扁平上皮,在尿极处与近端小管曲部上皮相连续;在血管极处反折为脏层。脏、壁层间的腔隙,称**肾小囊腔**,与近端小管曲部相通。脏层由一层多突起的**足细胞**(podocyte)构成。足细胞体积较大,胞体伸出几个大的初级突起,继而再发出许多指状的次级突起,相邻次级突起互相嵌插成栅栏状,紧贴在毛细血管基膜外(见

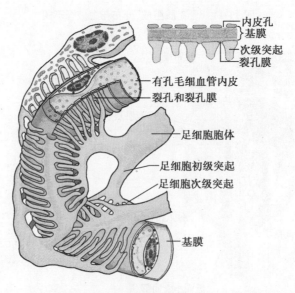

图 11-14　肾血管球毛细血管、基膜和足细胞超微结构模式图

图 14-5）。次级突起间有宽约 25nm 的裂隙，称**裂孔**（slit pore），孔上覆盖 4～6nm 厚的**裂孔膜**（slit membrane），足细胞突起内的微丝收缩可改变裂孔的宽度。

（3）**滤过屏障**（filtration barrier）：当血液流经血管球毛细血管时，其内小分子物质经有孔内皮、基膜和足细胞裂孔膜滤入肾小囊腔，这 3 层结构称滤过屏障，又称**滤过膜**（filtration membrane）。一般情况下，相对分子质量小于 70kDa、直径小于 4nm、带正电荷的物质易于通过滤过膜，如葡萄糖、多肽、尿素、电解质和水等。滤入肾小囊腔的滤液，称**原尿**，其成分中除不含蛋白质外，其余与血浆相似。若滤过屏障受损，可出现蛋白尿或血尿。

知识链接

链球菌感染与肾小球肾炎

链球菌感染引起的肾小球肾炎，亦称急性肾小球肾炎。是急性起病，以血尿、蛋白尿、少尿、高血压、水肿甚至氮质血症为临床特征的一组疾病。溶血性链球菌感染引起扁桃体炎、猩红热以后，细菌的抗原与人体内的抗体（免疫球蛋白）结合，形成抗原抗体免疫复合物，沉积在肾小球毛细血管基膜上，使滤过膜受损，通透性增高，肾小体毛细血管球内的大分子蛋白质乃至血细胞可通过受损的滤过膜进入肾小囊腔，通过肾小管排出体外，引起蛋白尿和血尿等症状。

2. **肾小管**（renal tubule）　分为近端小管、细段和远端小管。有重吸收原尿和排泄等作用。

（1）**近端小管**（proximal tubule）：是肾小管中最长、最粗的一段，约占肾小管总长的一半，分曲部和直部。管壁上皮细胞为单层立方形或锥形，细胞分界不清，胞质嗜酸性强。细胞游离面有**刷状缘**，基部有纵纹。电镜下，刷状缘由大量微绒毛整齐排列而成；细胞侧面有许多侧突相互嵌合（图 11-15），故光镜下细胞分界不清。细胞基部有发达的质膜内褶，形成光镜下的纵纹（图 11-16）。上皮细胞的侧突、微绒毛和质膜内褶，扩大了表面积，有利于物质交换。

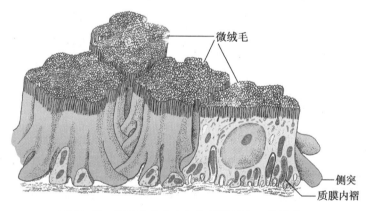

图 11-15　近端小管上皮细胞超微结构立体模式图

近端小管的功能主要是重吸收，原尿中几乎所有葡萄糖、氨基酸、蛋白质以及大部分水、离子和尿素等被重新吸收。近端小管还能分泌 H^+、NH_3、肌酐和马尿酸等代谢产物。

（2）**细段**（thin segment）：管径细，由单层扁平上皮构成，有利于水和离子通透。

（3）**远端小管**（distal tubule）：管腔较大而规则，包括直部和曲部。管壁由单层上皮组成，细胞呈立方形，着色浅，分界较清楚；无刷状缘，纵纹较明显。电镜下，细胞游离面微绒毛少而短小，基底部质膜内褶发达（图 11-16）。

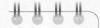

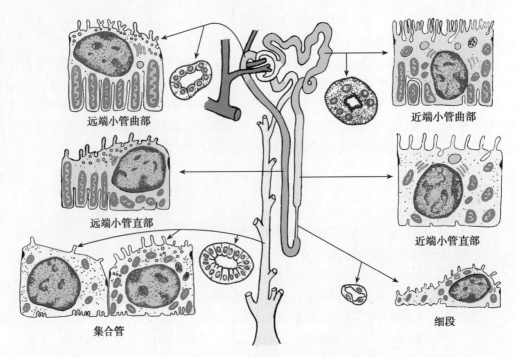

远端小管曲部　　　　　　　　　　　　　　　　　　　近端小管曲部

远端小管直部　　　　　　　　　　　　　　　　　　　近端小管直部

集合管　　　　　　　　　　　　　　　　　　　　　　细段

图 11-16　泌尿小管各段上皮结构模式图

远端小管曲部是离子交换的重要部位,能吸收水、Na^+ 和排出 K^+、H^+、NH_3 等,对维持体液的酸碱平衡有重要作用。醛固酮能促进此段吸 Na^+ 和排 K^+,抗利尿激素能促进水的吸收,使尿量减少。

近端小管直部、细段和远端小管直部构成的"U"形襻样结构,称髓襻,又称肾单位襻。远端小管直部离开髓放线或肾锥体,又盘曲行走于肾小体周围,形成远端小管曲部,最后汇入集合管(图 11-11)。

（二）集合管

集合管(collecting duct)全长 $20 \sim 38mm$,由弓形集合管、直集合管和乳头管构成。弓形集合管很短,一端连接远端小管曲部,另一端与直集合管相通。直集合管走行至肾乳头处改称乳头管;管径由细变粗,管壁上皮由单层立方渐变为高柱状(图 11-17)。集合管进一步重吸收水和交换离子,并受醛固酮和抗利尿激素的调节;还可受心房钠尿肽的作用,减少对水的重吸收。

成人两侧肾一昼夜可形成原尿约 180L,经过肾小管和集合管后,绝大部分水、营养物质和无机盐被重吸收,部分离子进行了交换,排出了某些代谢产物,最后形成的液体,称终尿。成人每天排出终尿 $1 \sim 2L$,仅占原尿的 1% 左右。

（三）球旁器

球旁器(juxtaglomerular apparatus)位于肾小体血管极,由球旁细胞、致密斑和球外系膜细胞组成(见图 14-3),也称球旁复合体。

1. **球旁细胞**(juxtaglomerular cell)　是近肾小体血管极处的入球微动脉管壁平滑肌细胞转变而成的上皮样细胞。细胞质内含丰富的分泌颗粒。其功能是分泌肾素。肾素能使血管紧张素原转化为血管紧张素。血管紧张素可使血管平滑肌收缩,还可刺激肾上腺皮质分泌醛固酮,促进远端小管和集合管吸收 Na^+ 和水,导致血容量增大,血压升高。

2. **致密斑**(macula densa)　为靠近肾小体侧的远端小管曲部上皮细胞增高、变窄而形成的细胞密集区(图 14-3,图 14-4)。致密斑是一种离子感受器,能感受远端小管内 Na^+ 浓度变化。

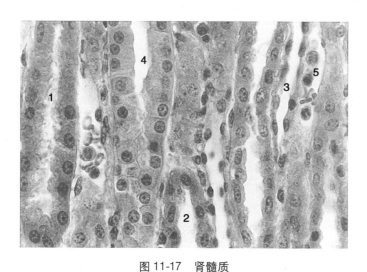

图 11-17　肾髓质

1. 近直小管　2. 远直小管　3. 细段　4. 直集合管

5. 毛细血管

当 Na^+ 浓度降低时,将信息传递给球旁细胞并促进其分泌肾素。

3. 球外系膜细胞(extraglomerular mesangial cell)　又称极垫细胞,位于致密斑、入球和出球微动脉组成的三角区内。形态结构与球内系膜细胞相似,与球旁细胞、球内系膜细胞之间有缝隙连接,它在球旁复合体功能活动中,起信息传递作用。

(四)肾间质

为肾内的结缔组织、血管和神经等。皮质内不明显,但髓质尤其是乳头处明显。髓质的成纤维细胞特化,称**间质细胞**(interstitial cell)。间质细胞胞质内除有较多的细胞器外,还有脂滴;能合成细胞外基质,产生前列腺素等。

肾小管周围的血管内皮细胞能产生**红细胞生成素**,刺激骨髓生成红细胞。肾病晚期,因此处的血管内皮细胞受损,合成红细胞生成素减少,常伴有贫血。

(五)肾的血液循环

肾动脉在近肾门处分支形成肾段动脉,继而分支形成叶间动脉,叶间动脉在肾柱内走行,分支呈弓状,走行于皮质与髓质交界处,称**弓形动脉**。弓形动脉分出若干**小叶间动脉**,呈放射状走行于皮质迷路内,其末端达被膜下形成**被膜毛细血管网**。小叶间动脉沿途分出许多入球微动脉,进入肾小体,形成血管球,继而汇合成出球微动脉。浅表肾单位的出球微动脉离开肾小体后,又分支形成**球后毛细血管网**,分布在肾小管周围。球后毛细血管网依次汇合成小叶间静脉、弓形静脉和叶间静脉,与相应动脉伴行,最后形成肾静脉出肾。髓旁肾单位的出球微动脉不仅形成球后毛细血管网,而且还发出若干直小动脉直行进入髓质,而后折返直行,称直小静脉,构成"U"形的直血管襻,与髓襻伴行(图 11-11B),直小静脉汇入小叶间静脉或弓形静脉(图 11-18)。

二、膀　胱

膀胱壁由黏膜、肌层和外膜构成。

1. 黏膜　由上皮和固有层组成。上皮为变移上皮,膀胱空虚时较厚,有 8～10 层细胞,表层盖细胞大,呈矩形;膀胱充盈时上皮变薄,仅有 3～4 层细胞,盖细胞也变扁。细胞近游离面的细胞质较为浓密,可防止膀胱内尿液的浸蚀。固有层含较多弹性纤维,除膀胱三角区外,其他部位近肌层的固有层部分含纤维少,结构疏松。

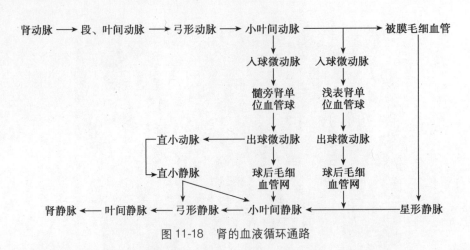

图 11-18　肾的血液循环通路

2. 肌层　厚,由内纵行、中环行和外纵行3层平滑肌组成,各层肌纤维相互交错,分界不清。中层环行肌在尿道内口处增厚为括约肌。

3. 外膜　除膀胱顶部为浆膜外,多为疏松结缔组织。

 小　　结

　　肾的实质包括肾单位和集合小管系。肾单位是肾的结构和功能单位,由肾小体和肾小管组成。肾小体是由血管球和肾小囊组成。血管球的有孔毛细血管、基膜以及肾小囊内层的足细胞的裂孔膜构成滤过膜。肾小管包括近端小管、细段和远端小管,它们和集合小管系共同组成泌尿小管,对原尿成分进行重吸收以及分泌等而形成终尿。肾小体血管极处由球旁细胞、致密斑和球外系膜细胞共同组成肾小球旁器。

（张　勇）

练 习 题

一、选择题

A1 型题

1. 关于肾单位的组成,正确的是
   A. 肾小体和泌尿小管
   B. 肾小体,近曲小管,远曲小管和髓襻
   C. 肾小体和髓襻
   D. 肾小体和近端小管
   E. 肾小体和远端小管

2. 远曲小管的特点正确的是
   A. 胞质染色较深,嗜酸性强
   B. 上皮细胞为立方形,染色浅
   C. 上皮细胞基部纵纹不清楚
   D. 有刷状缘
   E. 上皮细胞侧面有侧突

3. 下列结构不属于肾髓质的是
   A. 肾锥体
   B. 肾乳头
   C. 肾柱
   D. 乳头孔
   E. 集合管系

4. 膀胱的结构,错误的是
   A. 黏膜形成许多皱襞
   B. 膀胱三角处黏膜平滑

C. 变移上皮较厚   D. 黏膜上皮表层细胞较大

E. 固有层含较多的血管

二、思考题

1. 肾小体的结构与尿液形成有何关系？

2. 比较近曲小管与远曲小管结构及功能的异同。

第一个发现精子的人——列文虎克（Leeuwenhoek）

荷兰学者 Leeuwenhoek（1632—1723），显微镜学家、微生物学的开拓者。在对生物的显微观察方面做出了巨大贡献。他自幼喜爱磨透镜工作，磨制的透镜远远超过其同时代人。他制造的一架简单的透镜，放大倍率竟达270倍。他对于在放大透镜下所展示的显微世界非常有兴趣。1674年他开始观察细菌和原生动物，他认为他所观察到的那些能动的物体是小动物，还测算了它们的大小。1677年首次描述了昆虫、狗和人的精子，他认为能动的精子不是动物，而是精液的正常成分。他是第一个用放大透镜看到细菌和原生动物的人。尽管他缺少正规的科学训练，但他对肉眼看不到的微小世界的细致观察、精确描述和众多的惊人发现，对18世纪和19世纪初期细菌学和原生动物学研究的发展，起了奠基作用。由于 Leeuwenhoek 所报告的都是一些重大发现，英国皇家学会把他的信件全部由荷兰文译成了英文，并汇编成了论文集。他划时代的细致观察，使他举世闻名，英国女王、俄国的彼得大帝都曾访问过他。

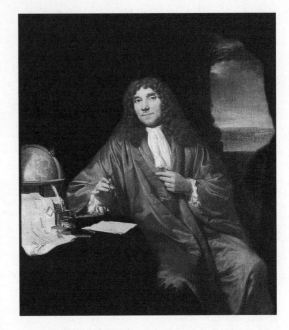

（窦肇华　辑）

12 第十二章

男性生殖系统

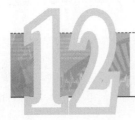 学习目标

1. 掌握：睾丸的位置与形态；输精管的分部；男尿道的分部、狭窄、扩大、弯曲及其临床意义。

2. 熟悉：前列腺的位置、形态与分叶。

3. 了解：外生殖器的组成。

男性生殖系统(male genital system)包括内生殖器和外生殖器。内生殖器由男性生殖腺(睾丸)、输精管道(附睾、输精管、射精管和男性尿道)及男性附属腺(精囊、前列腺和尿道球腺)组成。睾丸产生精子和分泌雄激素,精子先储存于附睾内,当射精时经输精管、射精管和尿道排出体外;附睾还有促使精子进一步成熟的作用。男性附属腺的分泌物连同精子构成精液,并有营养和增强精子活动的作用。外生殖器为阴茎和阴囊,前者是男性的交接器官,后者容纳睾丸和附睾(图 12-1)。

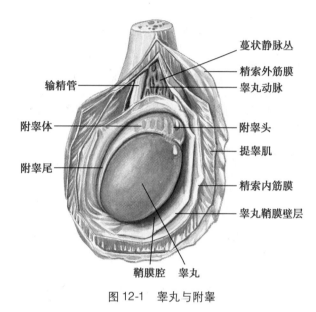

图 12-1　睾丸与附睾

第一节　男性生殖器

一、睾　丸

睾丸(testis)位于阴囊内,左、右各一,分上下两端、前后两缘与内外侧两面。上端被附睾头遮盖,下端游离;前缘游离,后缘有血管、神经和淋巴管出入;外侧面较隆凸,与阴囊壁相贴;内侧面较平坦,与阴囊中隔相邻(图 12-1)。睾丸表面覆以浆膜,即鞘膜脏层。新生儿的睾丸相对较大,性成熟期以前发育较慢,随着性成熟迅速生长,老年人的睾丸则随性功能的衰退而逐渐萎缩变小。

二、附　睾

附睾(epididymis)呈新月形,上宽下窄,紧贴睾丸的上端和后缘并略偏外侧。上部膨大为附睾头,逐渐向下移行为附睾体和附睾尾。附睾尾急转向内后上,移行为输精管(图 12-1)。

三、输精管和射精管

(一)输精管

输精管(ductus deferens)是附睾管的直接延续,管壁较厚,管腔细小,活体触摸时呈坚实的圆索状。输精管全长 40~50cm,直径约 3 mm,依行程分 4 部(图 11-1):①睾丸部,始于附睾尾,沿睾丸后缘、附睾内侧上行至睾丸上端;②精索部,介于睾丸上端与腹股沟管浅环之间,此段位于皮下,活体可触知,输精管结扎术常在此进行;③腹股沟管部,位于腹股沟管内,精索其他成分的后内方;④盆部,为腹股沟管深环至输精管末端的部分,该段沿盆侧壁弯向后内下,经输尿管前内侧转至膀胱底的后面,在此两侧输精管逐渐接近,并膨大为**输精管壶腹**,壶腹向下逐渐变细并与精囊的排泄管汇合(图12-2)。

（二）射精管

射精管(ejaculatory duct)由输精管末端与精囊的排泄管汇合而成,长约2cm,向前下斜穿前列腺,开口于尿道前列腺部(图12-2,图12-5)。

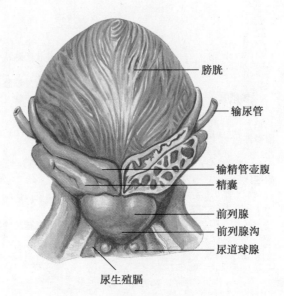

图 12-2 前列腺与精囊(后面观)

（三）精索

精索(spermatic cord)为一对柔软的圆索状结构,由腹股沟管深环穿经腹股沟管,出浅环后延至睾丸上端。精索内主要有输精管、睾丸动脉、蔓状静脉丛、血管、神经和淋巴管等。精索表面有3层被膜,从内向外为精索内筋膜、提睾肌和精索外筋膜(图12-1)。

四、附属腺

（一）精囊

精囊(seminal vesicle)又称**精囊腺**,呈长椭圆形,左、右各一,表面凹凸不平,位于膀胱底后方,输精管壶腹的外侧。精囊的分泌物参与精液的组成并为精子的运动提供能量。

（二）前列腺

前列腺(prostate)是不成对的实质性器官,呈前后稍扁的栗子形,底朝上,尖向下(图12-2),位于膀胱与尿生殖膈之间,前面为耻骨联合,后面为直肠壶腹(图12-5),尿道从中央纵行穿过,前列腺肥大时可压迫尿道导致排尿困难。前列腺后面平坦,正中有一纵行浅沟,称**前列腺沟**,活体经直肠指诊可扪及此沟(图12-2,图12-5)。前列腺分泌前列腺液,是精液的主要组成部分。

前列腺内部由腺的组织、肌组织和结缔组织组成,分5叶:前叶、中叶、后叶和左、右两侧叶。后叶是前列腺癌的好发部位(图12-3)。

（三）尿道球腺

尿道球腺(bulbourethral gland)是一对豌豆大的腺体,埋于会阴深横肌内,排泄管开口于尿道球部。分泌物参与精液的构成。

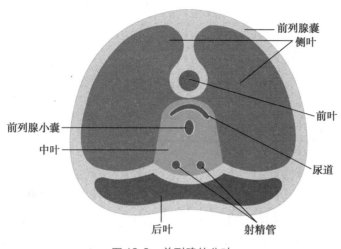

图 12-3　前列腺的分叶

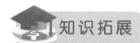知识拓展

前列腺肥大

　　老年人因激素平衡失调,前列腺结缔组织增生而引起前列腺肥大,常发生在中叶和两侧叶,此时前列腺沟变浅或消失,增生的前列腺压迫尿道,造成排尿困难甚至尿潴留。临床上经直肠指诊可触及前列腺的后面,以协助诊断前列腺肥大。

　　精液由输精管道及附属腺的分泌物和精子组成,呈乳白色,弱碱性,正常成年男性一次射精 2~5ml。

五、阴囊和阴茎

(一) 阴囊

　　阴囊(scrotum)是位于阴茎后下方的皮肤囊袋状结构,由皮肤和肉膜组成。皮肤薄而柔软,深面为肉膜,内含平滑肌纤维。肉膜在正中线处向深部发出阴囊中隔,将阴囊分为左、右两腔。

　　阴囊壁深面有包被睾丸、附睾和精索的被膜(图 12-1),由外向内为**精索外筋膜**、**提睾肌**、**精索内筋膜和睾丸鞘膜**。睾丸鞘膜分脏、壁两层,脏层包于睾丸及附睾表面,壁层贴于精索内筋膜内面,两层在睾丸后缘返折移行,围成**鞘膜腔**,内有少量浆液,起润滑作用。若液体增多则为鞘膜积液。

(二) 阴茎

　　阴茎(penis)由前向后分**阴茎头**、**阴茎体**和**阴茎根** 3 部。阴茎头与阴茎体移行处有一环状沟称**阴茎颈**(图 12-4)。阴茎内部主要由 2 条**阴茎海绵体**和 1 条**尿道海绵体**组成,外包筋膜和皮肤。阴茎海绵体位于阴茎的背侧,左、右各一;尿道海绵体位于阴茎的腹侧,尿道贯穿全长。尿道海绵体前端膨大为阴茎头,后端膨大为尿道球。阴茎的皮肤薄而富有伸展性,它在阴茎颈的前方形成双层游离的环形皱襞,称**阴茎包皮**。包皮内面与阴茎头之间的间隙称包皮腔。阴茎包皮与尿道外口在腹侧中线处连有一条矢状位的皮肤皱襞,称**包皮系带**(图 12-4)。

　　幼儿的包皮较长,包裹整个阴茎头,随着年龄增长,包皮逐渐向后退缩而显露阴茎头。成年

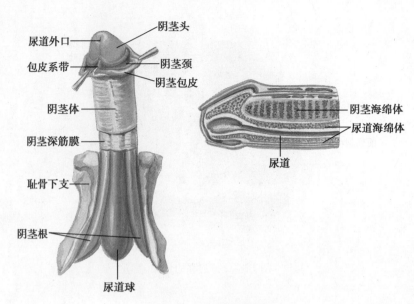

图 12-4　阴茎的构造

后若包皮仍包被阴茎头,称包皮过长;若包皮口过小不能暴露阴茎头时,称**包茎**。这两种情况均应行包皮环切术。环切时需保留包皮系带,以免影响阴茎正常勃起。

六、男性尿道

男性尿道(male urethra)起自膀胱的尿道内口,止于阴茎头的尿道外口,成人全长16～22cm,管径0.5～0.7cm,兼有排尿和排精功能,根据行程分为前列腺部、膜部和海绵体部(图12-5)。临床上将前列腺部和膜部合称**后尿道**,海绵体部称**前尿道**。

（一）前列腺部

为尿道穿经前列腺的部分,长约2.5cm,有射精管和前列腺排泄管的开口。

（二）膜部

为尿道穿过尿生殖膈的部分,长约1.5cm,周围有尿道膜部括约肌环绕,该肌为骨骼肌,有控制排尿的作用。膜部位置较固定,骨盆骨折时易损伤此部。

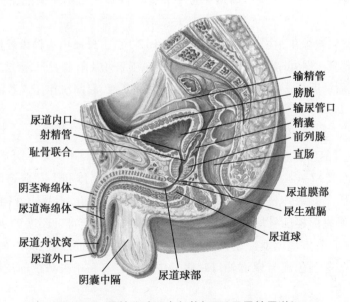

图 12-5　男性盆腔正中矢状切面(示男性尿道)

（三）海绵体部

为尿道穿经尿道海绵体的部分,长 12～17cm。此部的起始段位于尿道球内,称尿道球部,尿道球腺开口于此。阴茎头内的尿道扩大,称尿道舟状窝(图12-4,图12-5)。

男性尿道全程粗细不一,有 3 处狭窄、3 处扩大和 2 个弯曲。3 处狭窄分别是尿道内口、膜部和尿道外口,以尿道外口最窄;3 处膨大分别是前列腺部、尿道球部和尿道舟状窝,以前列腺部最宽;2 个弯曲是耻骨下弯和耻骨前弯。耻骨下弯位于耻骨联合后下方,凹向前上方,由尿道前列腺部、膜部和海绵体部的起始段围成,此弯曲固定不变;耻骨前弯位于耻骨联合前下方,凹向后下方,由于阴茎的自然下垂而成,将阴茎向上提起时,此弯曲即变直而消失(图12-5)。

 小　结

男性生殖系统由男性生殖腺(睾丸)、输精管道(附睾、输精管、射精管、男性尿道)、男性附属腺(精囊腺、前列腺、尿道球腺)和外生殖器(阴茎和阴囊)组成。睾丸位于阴囊内,能产生精子和分泌男性激素。附睾紧贴睾丸的上端和后缘,可暂时储存精子并促其成熟。输精管分睾丸部、精索部、腹股沟管部和盆部,末端与精囊的排泄管汇合形成射精管,开口于尿道前列腺部。精囊位于膀胱底后方,输精管壶腹的外侧。前列腺呈前后稍扁的栗子形,位于膀胱与尿生殖膈之间,尿道纵贯上下,由腺组织、肌组织和结缔组织组成,分 5 叶。尿道球腺是一对豌豆大的腺体,埋于会阴深横肌内。以上男性附属腺的分泌液均参与精液的组成。阴囊由皮肤和肉膜组成。阴茎分头、体、根 3 部分,主要由 2 条阴茎海绵体和 1 条尿道海绵体组成。男性尿道兼有排尿和排精功能,分前列腺部、膜部和海绵体部,有 3 处狭窄、3 处扩大和 2 个弯曲。

（王建中）

练 习 题

一、选择题

A1 型题

1. 男性生殖腺是
   A. 前列腺　　　　　B. 精囊腺　　　　　C. 睾丸
   D. 尿道球腺　　　　E. 附睾

2. 输精管结扎的部位是
   A. 盆部　　　　　　B. 精索部　　　　　C. 腹股沟部
   D. 睾丸部　　　　　E. 附睾尾部

3. 精子排出不经过的结构是
   A. 输精管　　　　　B. 射精管　　　　　C. 尿道前列腺部
   D. 尿道球腺　　　　E. 尿道膜部

4. 男性尿道描述错误的是
   A. 分前列腺部、膜部和海绵体部　　　　B. 膜部最短
   C. 膜部最狭窄　　　　　　　　　　　　D. 耻骨下弯固定不变
   E. 阴茎头内有尿道舟状窝

二、思考题

1. 简述精子的产生和排出途径。

2. 简述男性尿道的狭窄、扩大和弯曲及其临床意义。

第二节 睾丸与附睾的微细结构

学习目标

1. 掌握:生精小管与间质细胞结构和功能。
2. 了解:附睾的一般结构特点。

一、睾 丸

睾丸表面覆以浆膜,浆膜深部为一厚层致密结缔组织,称**白膜**(tunica albuginea)。白膜在睾丸后缘局部增厚,称**睾丸纵隔**(mediastinum testis)。纵隔的结缔组织伸入睾丸实质,将其分隔成约 250 个睾丸小叶,每个小叶内有 1~4 条细长弯曲的生精小管。生精小管在近睾丸纵隔处汇集为短而直的直精小管。直精小管进入睾丸纵隔相互吻合形成睾丸网(图 12-6)。生精小管之间的疏松结缔组织,称睾丸间质。

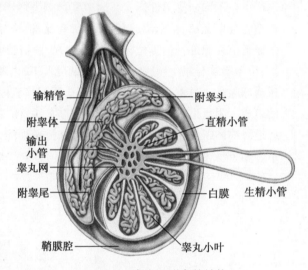

输精管 —— 附睾头
附睾体 —— 直精小管
输出小管
睾丸网
附睾尾 —— 白膜 生精小管
鞘膜腔 —— 睾丸小叶

图 12-6 睾丸和附睾的结构

(一) 生精小管

生精小管(seminiferous tubule)为高度弯曲的复层上皮性管道。成人的生精小管每条长 30~70cm,管壁由**生精上皮**(spermatogenic epithelium)构成(图 12-7)。成熟男性生精上皮由支持细胞和 5~8 层生精细胞组成。在青春期前,生精小管为实心结构,生精细胞仅为精原细胞。

1. **生精细胞与精子发生** 生精细胞(spermatogenic cell)为一系列细胞,根据其发育程度不同,分为精原细胞、初级精母细胞、次级精母细胞、精子细胞和精子。

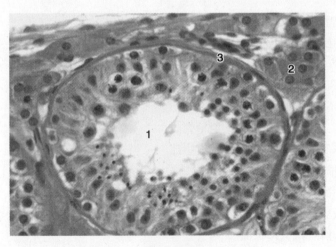

图 12-7 生精小管及睾丸间质
1. 生精小管 2. 睾丸间质细胞 3. 基膜

（1）**精原细胞**（spermatogonia）：来源于胚胎时期的原始生殖细胞，紧贴生精上皮基膜，呈圆形或椭圆形。精原细胞分 A 型和 B 型。A 型精原细胞是生精细胞的干细胞，B 型精原细胞经过 4～5 次有丝分裂后，分化为初级精母细胞。每个 B 型精原细胞分裂形成的各级生精细胞间有胞质桥相连通。

（2）**初级精母细胞**（primary spermatocyte）：位于精原细胞的近腔侧，体积较大，有数层，核大而圆，其核型为 46，XY。初级精母细胞经过 DNA 复制后，进行第 1 次减数分裂（又称成熟分裂），形成 2 个次级精母细胞。因第 1 次减数分裂的分裂前期历时较长（约 22 天），故在组织切片上容易见到。

（3）**次级精母细胞**（secondary spermatocyte）：位于初级精母细胞的近腔侧，体积较小。核圆形，染色较深，其核型为 23，X 或 23，Y。次级精母细胞不进行 DNA 复制，迅速进入第 2 次减数分裂，每个次级精母细胞生成 2 个精子细胞。因次级精母细胞存在时间短，在组织切片上不易见到。

（4）**精子细胞**（spermatid）：位于近管腔面，体积较小，数量多。核圆形，染色深，核型为 23，X 或 23，Y，为单倍体。精子细胞不再分裂，经历复杂的形态结构变化，由圆形逐渐转变为蝌蚪状的精子，此过程称**精子形成**（spermiogenesis）。

精子形成的主要变化是：①核高度浓缩、变长，形成精子头部的主要结构；②高尔基复合体形成**顶体**（acrosome）；③中心体迁移到顶体对侧，形成轴丝，成为精子尾部（或称鞭毛）的主要结构；④线粒体聚集，缠绕在轴丝近段周围，形成线粒体鞘；⑤多余的胞质汇聚于尾侧，形成残余胞质，最后脱落，被支持细胞吞噬。

（5）**精子**（spermatozoon）：精子形成后被释放入管腔。精子形似蝌蚪，分头和尾两部分。精子的头主要为高度浓缩的核，核的前 2/3 有顶体覆盖。顶体内含多种水解酶，在受精过程中，顶体释放顶体酶，溶解放射冠与透明带后，精子进入次级卵母细胞。精子的尾细长，称**鞭毛**（flagellum），是精子运动的主要装置（图 12-8）。

从精原细胞发育成为精子的过程，称**精子发生**（spermatogenesis）。整个生精过程历时约 64 天。精子细胞在变形为精子的过程中，常会出现形态和结构异常。若畸形精子超过 40%，可致不育。

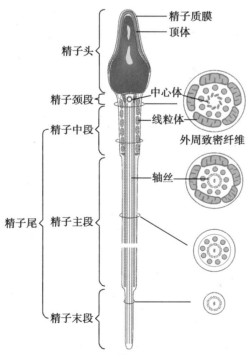

图 12-8　人精子结构模式图

2. 支持细胞（sustentacular cell）　细胞呈不规则高锥体形，从生精小管基底直至腔面。由于其各面镶嵌着各级生精细胞，故光镜下细胞轮廓不清。支持细胞核呈椭圆形、三角形或不规则形，染色浅，核仁明显（图 12-9）。支持细胞的主要功能有：支持、保护和营养各级生精细胞；吞噬和消化精子细胞变形脱落的残余胞质；分泌**雄激素结合蛋白**（androgen binding protein），保持生精小管内有较高的雄激素水平，促进精子发生等。

相邻支持细胞侧面近基底部突起的质膜形成紧密连接，将精原细胞与其他生精细胞隔开，在生精小管与血液之间形成**血-睾屏障**（blood-testis barrier）。血-睾屏障由间质中的毛细血管内皮及其基膜、结缔组织、生精上皮基膜和支持细胞间的紧密连接组成。其中紧密连接是血-睾屏障的主要结构。该屏障能避免精子与机体免疫活性物质

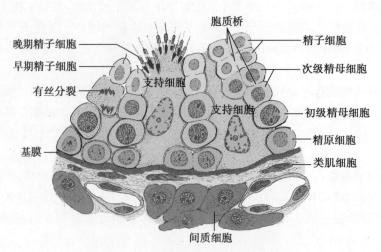

图 12-9 支持细胞与生精细胞关系模式图

接触,防止精子抗原物质逸出生精小管外而引发自身免疫反应。

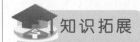 知识拓展

隐睾与男性不育

正常情况下,阴囊温度低于体温 2～3℃,这种温度差异乃是确保精子发生的重要条件之一。而双侧隐睾病人由于睾丸不在阴囊内,其与体温的温度差异也随之消失,而温度的升高可使睾丸上皮萎缩,从而阻碍精子发生,产生不育。单侧隐睾从婴儿出生后第 2 年起,对于对侧正常位置的睾丸也有损害,故不及时治疗,也可能影响生育。

（二）睾丸间质

睾丸间质(interstitial tissue of testis)位于生精小管之间,为富含血管和淋巴管的疏松结缔组织(图 12-2),含有成群分布的**睾丸间质细胞**(testicular interstitial cell)。光镜下细胞呈圆形或多边形,胞质嗜酸性强;电镜下有分泌类固醇激素细胞的结构特点。从青春期开始,睾丸间质细胞分泌**雄激素**(androgen),促进精子发生和男性生殖器官发育,维持男性第二性征和性功能。

（三）直精小管和睾丸网

在近睾丸纵隔处,生精小管变为短而细的直行管道,称**直精小管**(tubulus rectus)。直精小管管壁为单层立方或矮柱状上皮,无生精细胞。直精小管进入睾丸纵隔内分支吻合成网状的管道,称**睾丸网**(rete testis)。精子经直精小管和睾丸网出睾丸进入附睾管。

二、附　睾

附睾(epididymis)位于睾丸的后上方,分头、体和尾。头部主要由**输出小管**(efferent duct)组成,输出小管是与睾丸网连接的 8～12 条弯曲的小管。输出小管管壁上皮由高柱状纤毛细胞和低柱状细胞相间排列构成,管腔不规则;高柱状细胞游离面的纤毛摆动可促进精子向附睾管移动。体部和尾部由**附睾管**(epididymal duct)组成,附睾管由输出小管汇合成一条高度盘曲的管道,长 4～6m。附睾尾向上移行为输精管。附睾管管壁由假复层柱状上皮构成,管腔规整,上皮游离面有静纤毛(图 12-10)。附睾管的细胞有分泌功能,其分泌物有促进于精子的结构与功能的进一步成熟,故附睾的功能异常会影响精子的成熟,导致不育。

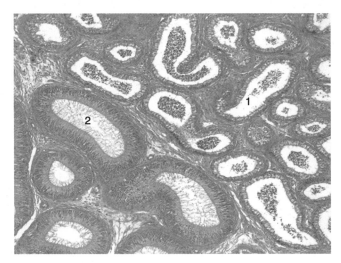

图 12-10　附睾的组织结构(吉林医药学院图)
1. 输出小管　2. 附睾管

小　结

　　睾丸的主要结构是生精小管,是男性生殖细胞发育成熟的部位。生精细胞包括精原细胞、初级精母细胞、次级精母细胞、精子细胞与精子。睾丸支持细胞对生精细胞起支持、营养与保护等作用,是血睾屏障的主要结构。睾丸间质细胞是生成雄激素的最主要细胞。附睾是精子进一步成熟的部位。

(张　勇)

练 习 题

一、选择题

A1 型题

1. 睾丸切片的生精小管上皮中,不易见到的细胞是

　　A. 精子　　　　　　　　　B. 精子细胞　　　　　　　　C. 次级精母细胞

　　D. 初级精母细胞　　　　　E. 精原细胞

2. 关于血睾屏障的叙述正确的是

　　A. 是支持细胞间的紧密连接构成

　　B. 是由生精小管的界膜,基膜和支持细胞的紧密连接构成

　　C. 防止细菌侵入生精小管影响精子发生

　　D. 血睾屏障影响生精小管的雄激素浓度,不利于精子发生

　　E. 是由血管内皮及基膜、结缔组织,生精上皮基膜和支持细胞间紧密连接构成

3. 下列不是睾丸间质细胞的特点的是

　　A. 粗面内质网丰富　　　B. 线粒体多,嵴呈管状　　　C. 分泌雄激素

　　D. 胞质嗜酸性　　　　　E. 无分泌颗粒

4. 下列不是支持细胞的结构特点的是

　　A. 呈不规则高锥体形　　　　　　　　　B. 侧面和腔面有很多凹陷

C. 胞质内含细胞器很少　　　　　　　　　　D. 光镜下细胞轮廓不清

E. 相邻细胞侧面形成紧密连接

二、思考题

1. 简述睾丸间质细胞的光镜、电镜结构特征及功能。

2. 简述精子在睾丸中的产生过程。

第 1 个发现卵泡的人
——格拉夫(Graaf)

在公元前 300 年,亚历山大的医生、解剖学家赫罗菲卢(Herophilos,约公元前 340—前 250)在解剖尸体时,已经首次发现了女性生殖腺,把它称为"女性睾丸"。Graaf(1641～1673)荷兰解剖学家,他最早是研究胰和胆囊,并以收集这些器官排入肠道的分泌液而著称。但使他更加闻名的是对生殖系统的研究。1668年他首先研究了睾丸的显微结构,1673 年又描述了卵巢的微细结构,并首先使用"卵巢"一词。他观察到鸟的卵巢同兔子卵巢的滤泡十分相似,认为滤泡就是真正的哺乳动物的卵,并特别描述了卵巢的细小结构,于当年发表了女性生殖系统的专著。他猜想,他已经看到了生命的开始,生命就是在单个卵细胞中形成的。该书被认为是生物学中重要的著作之一,书中描述了排卵的解剖、病理、实验方法以及囊状卵泡。为了表示对他的尊敬,后人将这个小结构命名为格拉夫卵泡。一个半世纪以后,他的猜想得到了证实。

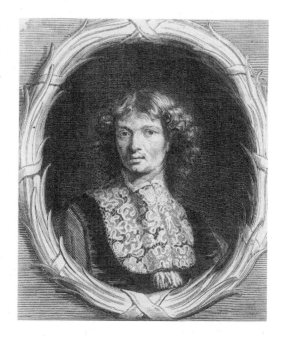

(窦肇华　辑)

第十三章

女性生殖系统

学习目标

1. 掌握:女性生殖系统的组成;输卵管的分部及意义;子宫的形态、位置及固定装置。
2. 熟悉:卵巢的位置、韧带名称;阴道的形态和位置。
3. 了解:女性外生殖器的形态;前庭大腺的位置;阴道前庭的概念。

女性生殖系统由内生殖器和外生殖器组成。内生殖器由生殖腺(卵巢)和生殖管道(输卵

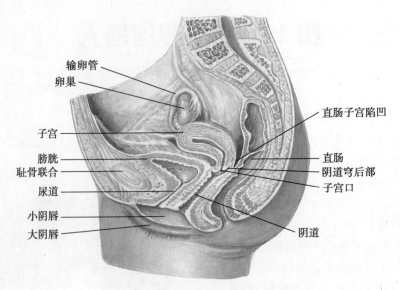

图 13-1 女性盆腔正中矢状切面

管、子宫和阴道)组成。外生殖器即女阴(图 13-1)。

第一节 女性生殖器

一、卵 巢

卵巢为女性生殖腺,成对,产生卵子和分泌雌激素。

1. **位置和形态** 卵巢(ovary)呈扁卵圆形(图 13-2),位于小骨盆腔内的卵巢窝处。分上、下两端,内、外侧两面和前、后两缘。卵巢上端借**卵巢悬韧带**与输卵管伞接触。卵巢悬韧带为腹膜包裹卵巢血管、神经形成的皱襞。下端借**卵巢固有韧带**连于子宫底。内侧面与小肠相邻,外侧面贴卵巢窝。前缘称系膜缘,借卵巢系膜与子宫阔韧带相连,前缘的中部为**卵巢门**,有血管、神经等出入。后缘游离。

2. **年龄变化** 卵巢的形态和大小随年龄的增长而变化。幼女的卵巢较小,表面光滑。性成熟期体积最大,此后经多次排卵,卵巢表面形成许多瘢痕。35～40 岁时,卵巢开始缩小,50 岁左右则随月经的停止而逐渐萎缩。

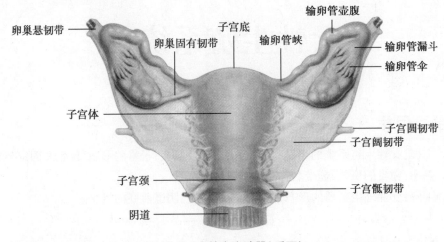

图 13-2 女性内生殖器(后面)

二、输　卵　管

输卵管（uterine tube）是一对输送卵的肌性管道，长 10～12cm，连于子宫底两侧，包裹在子宫阔韧带的上缘内（图 13-3）。其内侧端，借**输卵管子宫口**与子宫腔相通；外侧端借**输卵管腹腔口**开口于腹膜腔，故女性腹膜腔可经输卵管子宫口、子宫、阴道与外界相通。

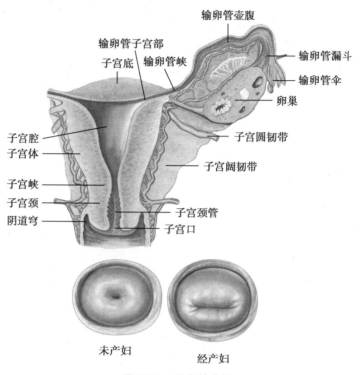

图 13-3　子宫的分部

输卵管由内侧向外侧分为 4 部：①输卵管子宫部：为输卵管穿过子宫壁的一段，管径最狭窄。②输卵管峡：紧接输卵管子宫部，细短而直，管壁较厚，管径较狭窄，为输卵管结扎术的常用部位。③输卵管壶腹：约占输卵管全长的 2/3，粗而弯曲，卵通常在此受精。④输卵管漏斗：为输卵管外侧端膨大的部分，呈漏斗状，其游离缘有许多细长的指状突起，称**输卵管伞**，盖在卵巢表面。输卵管伞有引导卵进入输卵管的作用，也是临床手术时识别输卵管的标志。

三、子　　宫

子宫（uterus）为一壁厚腔小的中空肌性器官，是胚胎发育及产生月经的场所。

1. **子宫的形态**　成年未孕的子宫呈前后略扁的倒置梨形，长 7～8cm，宽 4～5cm，厚约 2～3cm，分为子宫底、子宫体、子宫颈 3 部（图 13-3）：前上圆凸的部分，称**子宫底**，系位于两侧输卵管子宫口以上的部分；下端圆柱状的部分，称**子宫颈**，成人长 2.5～3cm，下端 1/3 伸入阴道内，称**子宫颈阴道部**；上端 2/3 位于阴道的上方，称**子宫颈阴道上部**。子宫颈为肿瘤和炎症的好发部位；子宫底与子宫颈之间的部分，称**子宫体**。子宫体与子宫颈阴道上部连接处较狭窄，称**子宫峡**，非妊娠期长约 1cm，妊娠末期显著增长可达 7～11cm，临床上常在此作剖宫取胎术。

子宫的内腔狭窄，分上、下两部（图 13-3）。上部由子宫底、体围成，称**子宫腔**。子宫腔呈三角形，底朝上，经两侧输卵管子宫口与输卵管相通；尖朝下与子宫颈管相通。下部位于子宫颈内，称**子宫颈管**。子宫颈管呈梭形，上接子宫腔，下经子宫口通阴道。未产妇的子宫口呈圆形，经产妇的子宫口则呈横裂状。

2. 子宫的位置　子宫位于盆腔的中央,在膀胱和直肠之间,两侧连有输卵管,下接阴道。临床常把输卵管和卵巢合称子宫附件。成年未孕女性的子宫底位于小骨盆上口平面以下,子宫颈位于坐骨棘平面以上。成年女性子宫的正常位置呈前倾前屈位(图13-1)。当人体直立,膀胱空虚时,子宫体伏于膀胱上面,几乎与地面平行。临床可经直肠检查子宫的大小和位置。

3. 子宫的固定装置　维持子宫正常位置的韧带有4对:

(1) 子宫阔韧带:为子宫两侧的双层腹膜皱襞,由子宫前、后面的腹膜向两侧延伸与骨盆侧壁的壁腹膜延续。上缘游离,内包输卵管。前层覆盖子宫圆韧带,后层包裹卵巢。两层间有子宫圆韧带、卵巢固有韧带、动脉、静脉、神经、淋巴和结缔组织。此韧带可限制子宫向两侧移动(图13-2)。

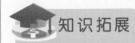

宫 外 孕

凡胚在子宫腔以外的任何部位着床者,称宫外孕。根据着床部位不同,有输卵管妊娠、卵巢妊娠、腹腔妊娠及宫颈妊娠等。宫外孕以输卵管妊娠最多见。

(2) 子宫圆韧带:呈稍扁的圆索状,位于子宫阔韧带内,由平滑肌和结缔组织构成。起于子宫角,穿过腹股沟管,止于阴阜和大阴唇的皮下,系维持子宫前倾的主要结构(图13-2)。

(3) 子宫主韧带:位于子宫阔韧带的下方,由致密结缔组织和平滑肌构成。此韧带将子宫颈向两侧连于骨盆的侧壁,下与盆膈上筋膜相续,是维持子宫正常位置,防止子宫脱垂的主要结构(图13-4)。

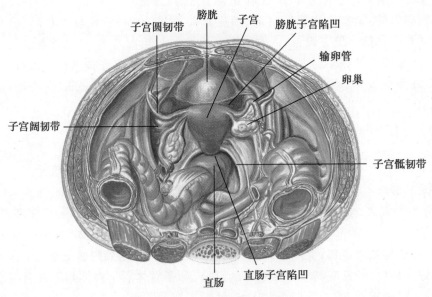

图 13-4　子宫的固定装置

(4) 子宫骶韧带:由结缔组织和平滑肌构成。起于子宫颈的后面,向后绕过直肠的两侧,止于骶骨的前面,表面覆盖腹膜形成直肠子宫襞。此韧带向后上方牵拉子宫颈,维持子宫的前屈状态(图13-4)。

除上述韧带外,盆膈、尿生殖膈、阴道的承托,对子宫的固定也起很大作用。如果这些结构薄弱或松弛,可出现不同程度的子宫脱垂,严重者子宫可脱至阴道外。

四、阴 道

阴道(vagina)为前后略扁、富有伸展性的肌性管道,连接子宫和外生殖器,是娩出胎儿、排出月经和导入精液的管道(图 13-1)。阴道分前、后壁和上、下端。前壁短,后壁长,平时前、后壁相贴使内腔狭窄。阴道上端较为宽阔,呈穹隆状包绕子宫颈阴道部,二者间的环状凹陷,称**阴道穹**。阴道穹分前、后部及两侧部,其中以阴道穹后部最深,与阴道后壁仅隔一层腹膜与直肠子宫陷凹相邻。因此,当直肠子宫陷凹有积液时,可经阴道穹后部穿刺或引流,以协助临床诊断和治疗。阴道下端,以阴道口开口于阴道前庭。处女的阴道口周围有环形黏膜皱襞,称**处女膜**。处女膜破裂后,阴道口周围留有处女膜痕。阴道有较大的伸展性,分娩时能高度扩张。阴道下部穿过尿生殖膈,其内有尿道阴道括约肌和肛提肌,对阴道均有括约作用。

五、前 庭 大 腺

前庭大腺(greater vestibular gland)又称 Bartholin 腺,相当于男性尿道球腺,形如豌豆,位于前庭球两侧部的后方,阴道口的两侧。导管开口于阴道口与小阴唇之间的沟内,其分泌物有润滑阴道口的作用。

六、女 阴

女性外生殖器即**女阴**(female pudendum),包括阴阜、大阴唇、小阴唇、阴道前庭、阴蒂、前庭球等(图 13-5)。

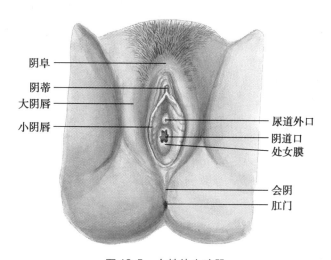

图 13-5 女性外生殖器

1. **阴阜**(mons pubis) 为耻骨联合前面的皮肤隆起,其深面富含脂肪组织,性成熟后长有阴毛。

2. **大阴唇**(greater lip of pudendum) 位于阴阜的后下方,为一对纵行隆起的皮肤皱襞,富有色素和生有阴毛。其前端和后端左、右相互连合,分别称唇前连合和唇后连合。

3. **小阴唇**(lesser lip of pudendum) 位于大阴唇内侧的一对皮肤皱襞,较薄,表面光滑无阴毛。小阴唇的前端形成阴蒂包皮和阴蒂系带,后端相互连合形成阴唇系带。

4. **阴道前庭**(vaginal vestibule) 是两侧小阴唇之间的裂隙。其前部有尿道外口,后部有阴道口,阴道口两侧有前庭大腺导管的开口。

5. 阴蒂(clitoris)　位于尿道外口的前上方,由两条阴蒂海绵体构成,相当于男性的阴茎海绵体。阴蒂含有丰富的感觉神经末梢,感觉敏锐。

6. 前庭球(bulb of vestibule)　位于大阴唇的深面,相当于男性的尿道海绵体。前庭球呈蹄形铁样环绕阴道前庭,其中间部细小,位于阴蒂与尿道外口之间;外侧部较大,分别位于阴道口的两侧。

 小　结

　　女性生殖系统包括内生殖器和外生殖器。内生殖器由生殖腺(卵巢)、输卵管道(输卵管、子宫、阴道)和附属腺(前庭大腺)组成。卵巢可产生卵子和分泌雌激素,位于卵巢窝内,分上、下两端、内、外侧两面和前、后两缘。固定卵巢的韧带有卵巢悬韧带和卵巢固有韧带。输卵管是一对输送卵子的肌性管道,由内侧向外侧分为4部:输卵管子宫部、输卵管峡、输卵管壶腹、输卵管漏斗。子宫为一壁厚腔小的中空肌性器官,是胚胎发育及产生月经的场所,分为子宫底、子宫体、子宫颈3部。正常子宫位于盆腔中央,膀胱与直肠间,成年女性子宫的正常位置呈前倾前屈位。固定子宫的韧带有子宫阔韧带、子宫圆韧带、子宫主韧带和子宫骶韧带。外生殖器即女阴,包括阴阜、大阴唇、小阴唇、阴道前庭、阴蒂和前庭球。

（乔海兵）

练 习 题

一、选择题

　A1 型题

　　1. 输卵管结扎的部位是

　　　　A. 输卵管子宫部　　　　B. 输卵管壶腹部　　　　C. 输卵管峡

　　　　D. 输卵管漏斗部　　　　E. 输卵管根部

　　2. 防止子宫脱垂的韧带是

　　　　A. 子宫圆韧带　　　　　B. 子宫阔韧带　　　　　C. 骶子宫韧带

　　　　D. 子宫主韧带　　　　　E. 耻骨子宫韧带

　　3. 卵巢描述错误的是

　　　　A. 卵巢为腹膜内位器官　B. 绝经后逐渐变小　　　C. 外侧面与盆壁相贴

　　　　D. 前缘游离　　　　　　E. 为女性生殖腺

　　4. 子宫描述错误的是

　　　　A. 位于盆腔内　　　　　　　　　　B. 分子宫底、体和颈3部分

　　　　C. 为腹膜内位器官　　　　　　　　D. 子宫腔下通子宫颈管

　　　　E. 子宫峡为剖宫产取胎儿的部位

二、思考题

　　1. 输卵管由内侧向外侧分为哪几部分? 各部有何意义?

　　2. 简述子宫的形态、位置及固定子宫的结构。

第二节　卵巢与子宫的微细结构

学习目标

1. 掌握:各级卵泡的结构特点;黄体的生成、结构与功能;子宫内膜的周期性变化。
2. 熟悉:子宫内膜各期的结构特点及与卵巢功能的关系。
3. 了解:输卵管的结构特点。

一、卵　　巢

卵巢表面为单层扁平或立方上皮;上皮深部为薄层致密结缔组织,称**白膜**。卵巢实质分周围的皮质和中央的髓质,二者无明显界限。皮质厚,含不同发育阶段的卵泡、黄体和白体等。髓质范围较小,内含较多血管和淋巴管(图 13-6)。

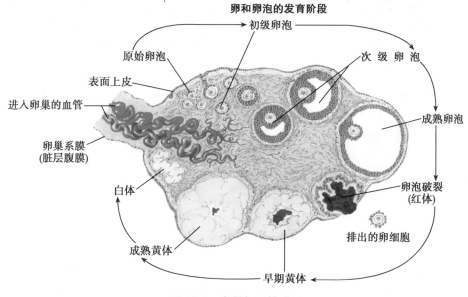

图 13-6　卵巢切面模式图

（一）卵泡的发育与成熟

卵泡(follicle)是由中央的 1 个**卵母细胞**(primary oocyte)和其周围的**卵泡细胞**(follicular cell)组成的球泡状结构。卵泡发育始于胚胎时期,第 5 个月,双侧卵巢有近 700 万个原始卵泡,出生时为 100 万～200 万个,青春期时约 4 万个。从青春期开始,在垂体分泌的促性腺激素作用下,卵泡开始分批进入发育与成熟的连续生长过程,其结构也发生一系列变化。

1. **原始卵泡**(primordial follicle)　位于皮质浅层,体积小,数量多。卵泡中央为初级卵母细胞,周围是单层扁平的卵泡细胞(图 13-7)。初级卵母细胞体积大,胞质嗜酸性;核大而圆,染色浅。卵泡细胞较小,染色较深,与周围结缔组织间有基膜。卵泡细胞有支持和营养卵母细胞的作用。初级卵母细胞在胚胎时期由卵原细胞分化而来,继而进入第 1 次减数分裂前期,直到排卵前才完成第 1 次减数分裂。

2. **生长卵泡**(growing follicle)　青春期开始后,部分原始卵泡生长发育,称生长卵泡。生长卵泡包括初级卵泡和次级卵泡两个阶段。

（1）**初级卵泡**（primary follicle）：初级卵母细胞体积逐渐增大，胞质中出现丰富的细胞器。卵泡细胞增生，由扁平形变为立方形或柱状，单层变为复层（图13-7）。初级卵母细胞与卵泡细胞之间出现一嗜酸性带状结构，称**透明带**（zona pellucida）。随初级卵泡逐渐增大，其周围的结缔组织逐渐分化形成**卵泡膜**（theca folliculi）。

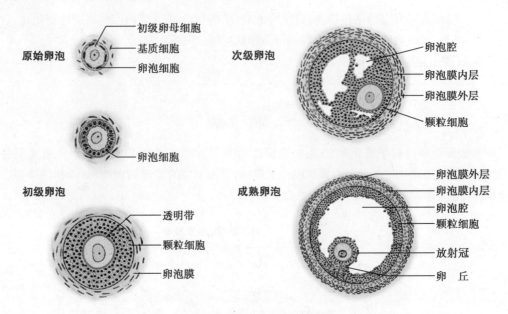

图13-7　卵泡的不同发育阶段

（2）**次级卵泡**（secondary follicle）：初级卵泡后期，卵泡细胞间开始出现一些大小不等的腔隙，称**卵泡腔**（follicular cavity），此时改称次级卵泡；多个小腔隙逐渐融合成一个大腔。卵泡腔内充满**卵泡液**（follicular fluid）。随着卵泡液的增多，初级卵母细胞、透明带及周围的卵泡细胞被推到卵泡腔一侧，形成突入卵泡腔内的隆起，称**卵丘**（cumulus oophorus）。紧靠透明带的一层高柱状卵泡细胞呈放射状排列，称**放射冠**（corona radiata）。卵泡腔周围的卵泡细胞形成卵泡壁，称**颗粒层**（stratum granulosum），卵泡细胞改称**颗粒细胞**（granulosa cell）。卵泡膜分化为内、外2层（图13-2）。内层毛细血管丰富，基质细胞分化为**膜细胞**（theca cell），有分泌类固醇激素细胞的超微结构特点；外层主要为胶原纤维和少量平滑肌。膜细胞合成雄激素，雄激素透过基膜，在颗粒细胞内转化为雌激素，故雌激素由两种细胞联合产生。雌激素少量进入卵泡液，大部分进入血液循环，作用于子宫等靶器官。

3. 成熟卵泡（mature follicle）　是次级卵泡发育的最后阶段。由于卵泡液的急剧增多，卵泡腔变大，使卵泡体积显著增大，其直径可达2cm，并凸出卵巢表面，颗粒层变薄（图13-1）。排卵前36～48小时，初级卵母细胞恢复并完成第1次减数分裂，形成1个大的**次级卵母细胞**和1个小的**第1极体**（first polar body）。次级卵母细胞直接进入第2次减数分裂，并停滞在分裂中期。

在每个月经周期中，有数十个原始卵泡同时生长发育，但通常只有1个卵泡发育成熟并排卵，其他卵泡在不同发育阶段发生退化，形成**闭锁卵泡**（atretic follicle）。

（二）排卵

成熟卵泡破裂，次级卵母细胞及其周围的透明带和放射冠从卵巢表面排出的过程，称**排卵**（ovulation）（图13-8）。通常，生育期的妇女每28天左右排卵一次，排卵时间约在每个月经周期的第14天。一般每次排卵1个，双侧卵巢交替排卵。女性一生排出约400个卵。卵排出后，若在24小时内未受精，次级卵母细胞即退化消失。

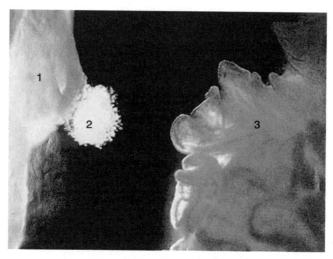

图 13-8　卵巢排卵（腹腔内摄影）
1. 卵巢　2. 卵母细胞和放射冠　3. 输卵管漏斗

（三）黄体

排卵后，颗粒层和卵泡膜向卵泡腔内塌陷，在黄体生成素的作用下，逐渐发育成一个体积大而富含血管的内分泌细胞团，新鲜时呈黄色，称**黄体**（corpus luteum）（图 13-1）。黄体主要由颗粒细胞分化来的**颗粒黄体细胞**（granulosa lutein cell）和由膜细胞分化来的**膜黄体细胞**（theca lutein cell）构成。颗粒黄体细胞体积较大，数量较多，染色较浅，常位于黄体中央。膜黄体细胞体积较小，数量较少，染色较深，常位于黄体周边（图 13-9）。两种细胞都有分泌类固醇激素细胞的超微结构特征。颗粒黄体细胞分泌孕激素，膜黄体细胞与颗粒黄体细胞协同作用分泌雌激素。

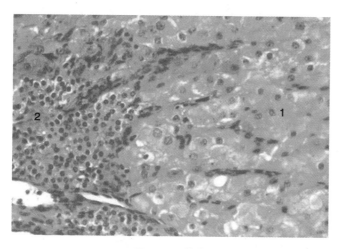

图 13-9　黄体
1. 颗粒黄体细胞　2. 膜黄体细胞

若未受精，黄体维持 12～14 天后退化，称**月经黄体**（corpus lutein of menstruation）。若受精并妊娠，在胎盘分泌的绒毛膜促性腺激素的刺激下，黄体继续发育，直径可达 4～5cm，称**妊娠黄体**（corpus luteum of pregnancy）。妊娠黄体除分泌孕激素和雌激素外，还分泌松弛素。这些激素可使子宫内膜增生，子宫平滑肌松弛，以维持妊娠。妊娠 4～6 个月时，由胎盘取代黄体。无论何种黄体，最终均退化，被结缔组织取代成为**白体**（corpus albicans）（图 13-1）。

二、输　卵　管

输卵管管壁由内向外依次为黏膜、肌层和浆膜(图 13-10)。

　　黏膜由单层柱状上皮和固有层构成。黏膜向管腔突出,形成许多纵行有分支的皱襞。皱襞于壶腹最发达,高而多分支。上皮由分泌细胞和纤毛细胞组成。分泌细胞的分泌物组成输卵管液,对卵起到营养和辅助运行的作用。纤毛细胞的纤毛向子宫方向摆动,利于卵向子宫方向运行。输卵管上皮随月经周期而出现周期性变化。固有层为薄层结缔组织,含丰富的毛细血管和散在平滑肌纤维。肌层由内环行和外纵行的两层平滑肌构成,峡最厚,壶腹较薄。

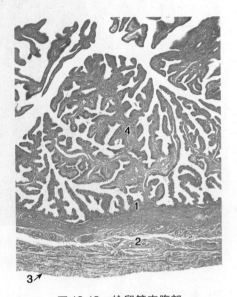

图 13-10　输卵管壶腹部
1. 黏膜层　2. 肌层　3. 浆膜　4. 皱襞

三、子　　宫

子宫壁由外向内分为外膜、肌层和内膜(在子宫颈部称黏膜)(图 13-11)。

（一）子宫底部和体部的结构

1. 外膜(perimetrium)　为浆膜,即腹膜脏层。

2. 肌层(myometrium)　厚,由交错行走的平滑肌束构成。妊娠时,平滑肌纤维受卵巢激素的作用,增生肥大并分裂增殖,使肌层显著增厚。分娩后,肌纤维迅速恢复正常大小,部分

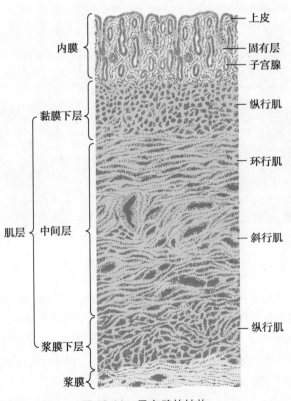

图 13-11　子宫壁的结构

肌纤维凋亡。

3. **内膜**(endometrium) 由上皮和固有层组成。上皮为单层柱状上皮,由分泌细胞和纤毛细胞组成。固有层较厚,由疏松结缔组织构成,内含子宫腺(由上皮陷入固有层形成)、血管和大量低分化的基质细胞。根据结构和功能不同,子宫内膜分为功能层和基底层。**功能层**(functional layer)位于内膜的浅层,约占内膜厚度的4/5;接受螺旋动脉血液供应;随月经周期发生周期性剥脱;妊娠时,胚泡植入此层并在其中生长。**基底层**(basal layer)位于功能层的深部;接受基底动脉血液供应;不随月经周期剥脱,在月经期后由其增生修复功能层(图13-12)。

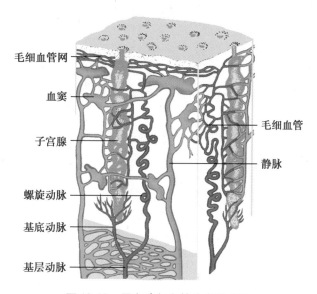

图 13-12 子宫腺与血管分布模式图

毛细血管网
血窦
子宫腺
螺旋动脉
基底动脉
基层动脉
毛细血管
静脉

(二) 子宫内膜的周期性变化

自青春期始,在卵巢分泌的雌激素和孕激素作用下,子宫底部和体部的内膜功能层发生周期性变化,即每28天左右发生一次内膜的剥脱、出血、增生和修复过程,称**月经周期**(menstrual cycle)。月经周期指从月经来潮第1天起至下次月经来潮的前1天止。

1. **增生期**(proliferation phase) 月经周期的第5~14天,即从月经结束至排卵。此期卵巢内有若干卵泡开始向成熟卵泡发育,又称**卵泡期**(follicular phase)。在卵泡分泌的雌激素作用下,残存的基底层增生修复功能层。此期子宫内膜主要的结构变化为:子宫内膜逐步增厚,子宫腺增多,螺旋动脉不断伸长、弯曲(图13-13A)。此期末,卵泡成熟并排卵,子宫内膜随之进入分泌期。

2. **分泌期**(secretory phase) 月经周期的第15~28天,即从排卵到下一次月经前。此期卵巢已形成黄体,又称**黄体期**(luteal phase)。在黄体分泌的雌激素和孕激素作用下,子宫内膜进一步增厚。此期子宫内膜主要的结构变化为子宫腺进一步增多、增长并极度弯曲,腺腔膨胀,腺细胞分泌功能旺盛;螺旋动脉进一步伸长、迂曲(图13-13B);固有层内组织液增多,基质细胞分化成**前蜕膜细胞**(predecidual cell)。排出的卵若未受精,则黄体退化,血中雌激素和孕激素浓度明显下降,内膜功能层剥脱,进入月经期。

3. **月经期**(menstrual phase) 月经周期的第1~4天,即从月经开始到出血停止。由于黄体退化,其分泌的雌、孕激素骤减,子宫内膜功能层的螺旋动脉持续收缩,导致子宫内膜功能层发生缺血坏死(图13-13C)。继而,螺旋动脉扩张,毛细血管破裂,血液涌入内膜功能层,内膜功能层崩解,最后血液与坏死脱落的内膜组织一起经阴道排出,称**月经**(menstruation)。月经期内,子宫内膜有创面,容易引起感染,应保持经期卫生。

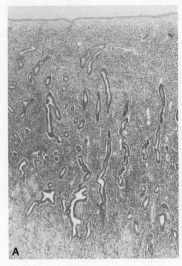 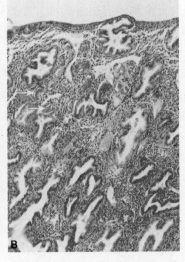 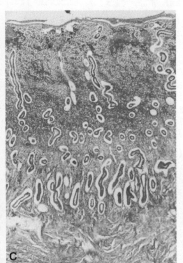

图 13-13 子宫内膜
A. 增生期;B. 分泌期;C. 月经早期

(三)子宫颈

子宫颈壁由外向内分为外膜、肌层和黏膜。外膜为结缔组织构成的纤维膜,肌层由数层平滑肌组成,子宫颈管的黏膜较厚,黏膜中无螺旋动脉,也无周期性剥脱现象。黏膜由上皮和固有层组成。上皮为单层柱状上皮,分泌黏液,其分泌活动受卵巢激素的影响。在宫颈外口处,单层柱状上皮移行为复层扁平上皮,分界清晰,是宫颈癌的好发部位。

 小 结

卵巢的主要结构是卵泡,包括原始卵泡、初级卵泡、次级卵泡和成熟卵泡。排卵后形成黄体,退化后形成白体。卵巢有重要的内分泌功能。子宫内膜分为月经期、增生期与分泌期,其周期性变化与卵巢周期变化密切相关。

(张勇 李质馨)

练 习 题

一、选择题

A1 型题

1. 初级卵泡中的卵母细胞是
　　A. 卵原细胞　　　　　　B. 初级卵母细胞　　　　　C. 次级卵母细胞
　　D. 卵细胞　　　　　　　E. 门细胞

2. 最需注意避孕的时期为月经周期中
　　A. 增生期　　　　　　　B. 分泌期　　　　　　　　C. 第 8 ~ 13 天
　　D. 第 12 ~ 13 天　　　　E. 月经期

3. 卵巢的功能不包括
　　A. 产生卵细胞　　　　　B. 分泌雌激素　　　　　　C. 分泌雄激素
　　D. 分泌孕激素　　　　　E. 分泌催产素

4. 下列不是黄体的特点的是
    A. 有膜黄体细胞和颗粒黄体细胞   B. 主要在黄体生成素作用下形成
    C. 可分月经黄体和妊娠黄体   D. 退化后形成白体
    E. 退化后形成间质腺

二、思考题

1. 简述卵泡的生长发育过程。
2. 简述子宫内膜的周期性变化及其内分泌调节。

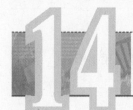

腹　膜

学习目标

1. 掌握:腹膜腔的概念;腹膜与腹盆腔器官的关系;腹膜形成的陷凹。
2. 熟悉:大、小网膜的结构;网膜囊的结构;阑尾系膜的结构特点。
3. 了解:肠系膜、乙状结肠系膜的结构;腹膜形成的韧带。

　　腹膜(peritoneum)是位于腹、盆壁内面和腹、盆腔器官表面的一层薄而光滑的浆膜,由间皮和少量结缔组织构成,面积最大,配布最复杂。其中被覆于腹、盆壁内面的,称**壁腹膜**,被覆于腹、盆腔器官表面的,称**脏腹膜**。脏腹膜和壁腹膜相互延续、移行,共同围成不规则潜在的腔隙,称**腹膜腔**,腔内有少量浆液(图 14-1)。男性腹膜腔是封闭的,女性腹膜腔可经输卵管、子宫和阴道与体外间接相通。

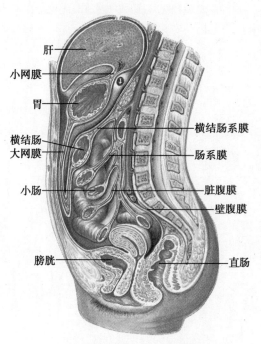

图 14-1　腹膜腔正中矢状切面模式图

　　腹膜有分泌、吸收、保护、支持、修复等多种功能。正常腹膜分泌少量淡黄色清亮的浆液,润滑和减少器官间的摩擦。腹膜的吸收能力以上部最强,下部较弱,因此临床上对腹膜炎或腹部手术后的病人多采取半卧位,使炎性渗出液积于下腹部,以减少和延缓腹膜对毒素的吸收。腹膜有很强的修复和再生能力,腹腔液体中由大量的巨噬细胞和纤维素,纤维素可促使伤口愈合。但如果手术粗暴,可造成肠粘连。腹膜形成的韧带、系膜等结构对器官有支持和固定作用。

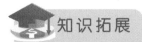

肠　粘　连

　　腹膜有很强的再生和修复能力,分泌的浆液中含有纤维素,可促进炎症的局限和伤口的愈合。炎症、手术粗暴或在空气暴露时间过长,导致腹膜损伤而造成肠襻纤维性粘连,多产生部分肠梗阻的症状。

一、腹膜与器官的关系

　　根据腹、盆腔器官被腹膜覆盖的范围不同,可将腹、盆腔器官分为3类(图 14-2)。

　　1. **腹膜内位器官**　器官表面均由腹膜覆盖。如胃、空、回肠,阑尾、横结肠、乙状结肠和输卵管等。这类器官活动度大。

　　2. **腹膜间位器官**　器官表面大部分被腹膜覆盖。如肝、升结肠、降结肠、肝、胆囊、子宫和充盈的膀胱等。这类器官活动度较小。

　　3. **腹膜外位器官**　器官一面被腹膜覆盖。如肾、输尿管、胰、十二指肠降部和下部以及空虚的膀胱等。其位置固定,几乎不能活动。

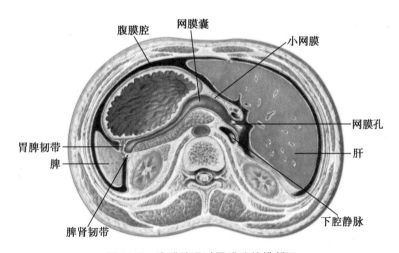

图 14-2　腹膜腔通过网膜孔的横断面

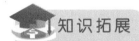

膀　胱　穿　刺

　　膀胱空虚时全部位于盆腔内,为腹膜外位器官;充盈时膀胱尖部可与腹前壁直接相贴,为腹膜间位器官,故尿潴留时行膀胱穿刺术沿耻骨联合上缘进针可不经过腹膜腔。

二、腹膜形成的主要结构

　　脏腹膜、壁腹膜相互移行,或腹膜在器官之间移行的过程中,形成了网膜、系膜、韧带和陷凹等结构,对器官起连接和固定作用。

　　(一) 网膜

　　网膜包括小网膜和大网膜,由双层腹膜构成(图 14-3)。

　　1. **小网膜**　是肝门至胃小弯和十二指肠上部之间的双层腹膜结构。其中左侧连于肝门和

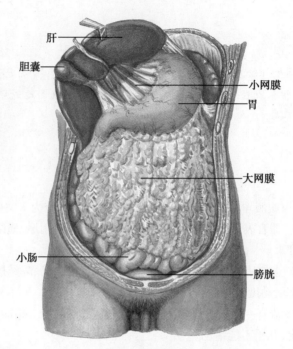

图 14-3 网膜

胃小弯之间的,称**肝胃韧带**,内有胃左、右血管,淋巴结和神经。连于肝门和十二指肠上部之间的部分,称**肝十二指肠韧带**,内有肝固有动脉、肝门静脉和胆总管通过。小网膜游离缘的后方为网膜孔,经此孔可通向网膜囊。

2. **大网膜** 呈围裙状悬垂于横结肠、小肠前面,是连于胃大弯与横结肠之间的 4 层腹膜结构。大网膜内有丰富的血管、脂肪等,其中含有许多巨噬细胞,有重要的防御功能。大网膜下垂部常可移动位置,当腹膜腔内有炎症时,可向病变处移动,包裹、粘连病灶,限制病变扩散。手术时,可根据大网膜的移动情况,探查病变部位。小儿的大网膜较短,当下腹炎症或阑尾炎穿孔时,病灶难以被大网膜包裹,常造成弥漫性腹膜炎。

3. **网膜囊** 是位于小网膜和胃后方的扁窄间隙,又称小腹膜腔(图 14-4)。网膜囊较深,胃后壁穿孔时,胃内容物常聚集于囊内,给早期诊断造成困难。

(二)系膜

主要是指脏壁腹膜相互移行,将肠管连于腹后壁的双层腹膜结构。两层腹膜间有血管、神

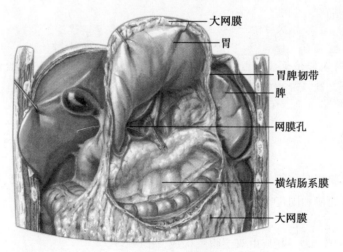

图 14-4 网膜囊

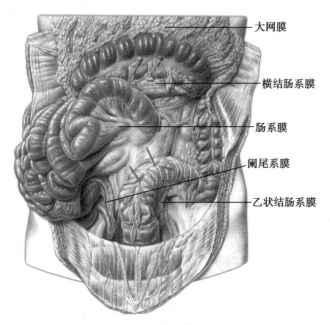

图 14-5　系膜

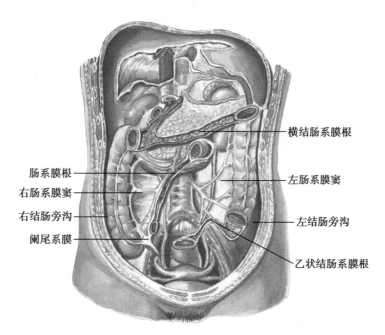

图 14-6　腹后壁腹膜的配布

经、淋巴管和淋巴结等(图 14-5,图 14-6)。

1. **肠系膜**　是指把空、回肠固定于腹后壁的双层腹膜结构。其附着处称肠系膜根,长约 15cm,起自第 2 腰椎体左侧,斜向右下方,止于右骶髂关节前方。肠系膜长而宽阔,故空、回肠的活动性大。

2. **横结肠系膜**　是连于横结肠和腹后壁之间的双层腹膜结构。

3. **乙状结肠系膜**　是将乙状结肠连于左下腹的双层腹膜结构。该系膜较长,故乙状结肠活动度较大,易发生肠扭转。

4. **阑尾系膜**　是阑尾与回肠末端之间的三角形双层腹膜皱襞,其游离缘内有阑尾动、静脉。故阑尾切除术应从系膜游离缘进行血管结扎。

（三）韧带

韧带是连于腹、盆壁与器官之间，或连于相邻器官之间的腹膜结构，对器官有固定作用。

1. 肝的韧带 肝下方有肝胃韧带和肝十二指肠韧带，肝上方有镰状韧带、冠状韧带和三角韧带。镰状韧带呈矢状位，是腹膜自腹前壁上部移行至膈与肝的膈面之间的双层腹膜结构，其下缘内含有肝圆韧带；冠状韧带是膈与肝之间，呈冠状位的双层腹膜结构，分前、后两层，两层之间为肝裸区。在冠状韧带左、右两端，前后两层黏合增厚，形成左右三角韧带。

2. 脾的韧带 主要有胃脾韧带、脾肾韧带和膈脾韧带。胃脾韧带连于胃底和脾门之间；脾肾韧带连于脾门和左肾之间；膈脾韧带连于脾和膈之间。

（四）隐窝和陷凹

1. 肝肾隐窝 位于肝右叶下方与右肾之间，仰卧时为腹膜腔最低处，是液体易于积聚的部位。

2. 腹膜陷凹 男性在膀胱与直肠之间有直肠膀胱陷凹，凹底距肛门约 7.5cm。女性在膀胱与子宫之间有**膀胱子宫陷凹**（vesicouterine pouch）；直肠与子宫之间有**直肠子宫陷凹**（rectouterine pouch），较深，与阴道穹后部间仅隔以薄的阴道壁，凹底距肛门约 3.5cm。站立或半卧位时，男性直肠膀胱陷凹和女性直肠子宫陷凹是腹膜腔最低部位，故积液多存在于这些陷凹内，临床可经直肠或阴道穹后部穿刺进行诊断和治疗。

 小　　结

腹膜分壁腹膜和脏腹膜，具有分泌、吸收、保护、支持、修复等多种功能。脏、壁腹膜相互移行形成的潜在性腔隙称腹膜腔。根据腹膜与器官的包被关系，可将腹、盆腔器官分为腹膜内位器官、腹膜间位器官和腹膜内位器官。腹膜在腹壁与器官之间或器官之间相互移行可形成韧带、系膜和网膜等。

（牟兆新　隋月林）

练 习 题

一、选择题

A1 型题

1. 半卧位时女性腹膜腔最低处是
   A. 直肠膀胱陷凹　　　　　B. 直肠子宫陷凹　　　　　C. 膀胱子宫陷凹
   D. 网膜囊　　　　　　　　E. 盆腔最底部

2. 最大的腹膜皱襞是
   A. 肠系膜　　　　　　　　B. 镰状韧带　　　　　　　C. 大网膜
   D. 横结肠系膜　　　　　　E. 阑尾系膜

3. 关于腹膜外位器官的描述，错误的是
   A. 只有一面被覆腹膜　　　B. 贴于腹后壁　　　　　　C. 位置较固定
   D. 都是实质性器官　　　　E. 肾是腹膜外位器官

4. 关于腹膜形成的韧带错误的是
   A. 镰状韧带　　　　　　　B. 冠状韧带　　　　　　　C. 胃脾韧带

D. 腹股沟韧带　　　　　　　E. 脾肾韧带

二、问答题

　1. 大网膜位于何处？是如何构成的？有何临床意义？

　2. 腹膜在男、女性盆腔内形成哪些陷凹？有何临床意义？

第十五章

心血管系统

    心血管系统由心、动脉、毛细血管和静脉组成,是一封闭的管道系统,血液在其中循环流动。其主要功能是将消化管吸收的营养物质、肺交换的氧以及激素等运送到全身器官的组织和细胞,同时将组织和细胞的代谢产物及 CO_2 运送到肾、肺和皮肤,排出体外,以保证机体的新陈代谢。

第一节 概　述

一、心血管系统的组成

    心血管系统由心、动脉、毛细血管和静脉组成。

    1. **心(heart)**　主要由心肌构成,是连接动、静脉的枢纽和心血管系统的"动力泵"。心的内部被心间隔分为互不相通的左、右两半,每半又分为心房和心室,故心有 4 个腔:左心房、左心室、右心房和右心室。同侧心房和心室借房室口相通,房室口处有瓣膜附着,防止血液逆流。静脉连于心房,动脉连于心室。

    2. **动脉(artery)**　是将血液由心室运送至全身各部位的管道,自左、右心室发出,走行中不断分支,最后移行为毛细血管网。

    3. **毛细血管(capillary)**　是连接动、静脉末梢间的管道,彼此吻合成网,分布在人体除软骨、角膜、晶状体、毛发、釉质和被覆上皮以外的全身各部位。毛细血管数量多、管壁薄、通透性大,管内血流缓慢,是血液与组织液进行物质交换的场所。

    4. **静脉(vein)**　是引导血液返回心的血管。由组织内毛细血管汇合成小静脉,在向心回流过程中不断接受属支,最后注入心房。

    血液离开心经动脉、毛细血管、静脉又回到心的过程,称**血液循环**。血液由左心室搏出,经主动脉及其各级分支到达全身毛细血管,再经各级静脉汇成上、下腔静脉(心本身的静脉汇入冠状窦)返回右心房,此过程称**体循环**(systemic circulation)或**大循环**(greater circle)。血液由右心室搏出,经肺动脉干及其各级分支到达肺泡壁的毛细血管,再经左、右肺静脉回流至左心房,此过程称**肺循环**(pulmonary circulation)或**小循环**(lesser circle)(图 15-1,见文末彩色插页)。

二、血管吻合及其功能意义

人体的血管除经动脉-毛细血管-静脉相通连外,动脉与动脉之间、静脉与静脉之间甚至动脉与静脉之间,可借吻合支或交通支彼此连接,形成**血管吻合**(vascular anastomosis)(图 15-2)。

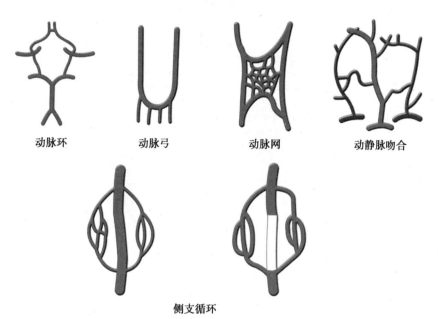

| 动脉环 | 动脉弓 | 动脉网 | 动静脉吻合 |

侧支循环

图 15-2　血管吻合和侧支循环示意图

1. **动脉间吻合**　在人体经常活动或易受压的部位,多条动脉分支间常互相吻合成动脉网,有缩短循环时间和调节局部血流量的作用。

2. **静脉间吻合**　静脉吻合远比动脉丰富,除有和动脉相似的吻合形式外,常在器官周围或器官壁内形成丰富的静脉丛,以保证在器官壁局部受压时血流通畅。

3. **动静脉吻合**　在体内的许多部位,小动脉和小静脉间借吻合支直接相连,形成小动静脉间吻合,有缩短循环途径、调节局部血流量和体温的作用。

4. **侧支吻合**　发自主干不同高度的侧副管彼此吻合,称**侧支吻合**(collateral anastomosis)。通过侧支建立的循环途径,称**侧支循环**(collateral circulation)或侧副循环。侧支循环的建立,对于保证器官在病理状态下的血液供应十分重要。

三、血管的变异

由于发育中某些因素的影响,使血管的起始、分支、汇合及管径大小、数目等常出现一定程度的变化,称**血管变异**。血管的形态、数量、分支类型常因人而异,不尽相同。

第二节　心

一、位置、外形和毗邻

心位于胸腔的中纵隔内,形似倒置的、前后稍扁的圆锥体,外裹心包。约 2/3 位于人体正中线的左侧,1/3 位于正中线的右侧(图 15-3)。前方紧贴胸骨体和第 2~6 肋软骨;后方平对第5~8 胸椎;两侧与纵隔胸膜和肺相邻。上方连于出、入心的大血管;下方邻膈。心底部被出、入心的大血管根部及心包返折缘所固定,心室靠心尖的部分活动度较大。

心分为 1 尖、1 底、2 个面和 3 个缘,表面有 4 条沟(图 15-4,图 15-5)。

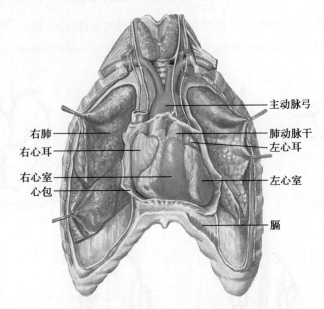

图 15-3　心的位置和外形

主动脉弓
右肺
右心耳
肺动脉干
左心耳
右心室
左心室
心包
膈

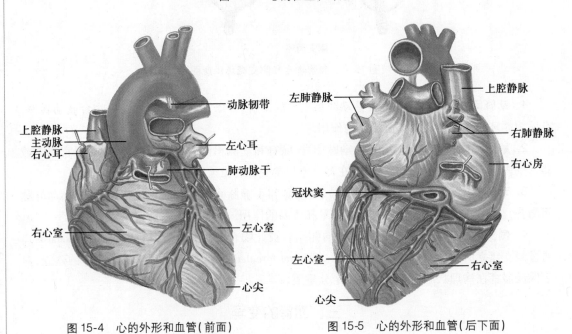

图 15-4　心的外形和血管(前面)

上腔静脉
主动脉
右心耳
动脉韧带
左心耳
肺动脉干
右心室
左心室
心尖

图 15-5　心的外形和血管(后下面)

左肺静脉
上腔静脉
右肺静脉
右心房
冠状窦
左心室
右心室
心尖

心尖(cardiac apex)由左心室构成,朝向左前下方,贴近左胸前壁。在左侧第 5 肋间隙锁骨中线内侧 1~2cm 处,可扪及心尖搏动。

心底(cardiac base)朝向右后上方,大部分由左心房、小部分由右心房构成。上、下腔静脉分别从上、下方注入右心房,左、右肺静脉分别从两侧注入左心房。心底后面隔心包后壁与食管、迷走神经和胸主动脉等相邻。

胸肋面(前面)朝向前上方,大部分由右心房和右心室构成,小部分由左心耳和左心室构成。该面大部分被胸膜和肺遮盖;小部分隔心包与胸骨体下部和左侧第 4~6 肋软骨相邻。膈面大部分由左心室,小部分由右心室构成。

下缘(锐缘)由右心室和心尖构成。左缘(钝缘)大部分由左心室构成,小部分由左心耳构成(图15-5)。右缘由右心房构成,向上延续为上腔静脉右缘。

心表面有4条沟,是4个心腔的表面分界标志。**冠状沟**(coronary sulcus)又称**房室沟**,是心房与心室在心表面的分界标志,位于心底部。**前室间沟**(anterior interventricular groove)和**后室间沟**(posterior interventricular groove)是左、右心室在心表面的分界标志,分别在心室的胸肋面和膈面,均从冠状沟走向心尖,交汇于心尖的右侧并稍凹陷,此处称**心尖切迹**(cardiac apical incisure)。在心底部,右心房与右肺上、下肺静脉交界处的浅沟,称**房间沟**(interatrial groove),是左、右心房在心底的分界标志。在心的膈面,房间沟、后室间沟与冠状沟的交会处,称**房室交点**(crux),是左、右心房和左、右心室在心后面的邻接处。

二、心　腔

心腔包括心房与心室。心房以房间隔分隔为右心房与左心房;心室以室间隔分隔为右心室与左心室。

(一)右心房

右心房(right atrium)位于心的右上部,壁薄,腔大(图15-6),分为前、后2部。前部由原始心房衍变而来,称**固有心房**;后部称**腔静脉窦**。两部之间以纵行于右心房表面的**界沟**(sulcus terminalis)为界。与界沟相对应的心内面有一纵行的肌隆起,称**界嵴**(crista terminalis)。

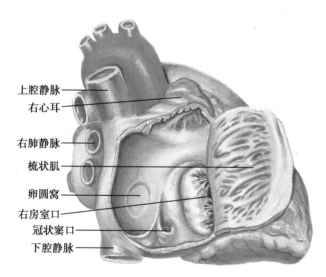

上腔静脉
右心耳
右肺静脉
梳状肌
卵圆窝
右房室口
冠状窦口
下腔静脉

图15-6　右心房

1. **固有心房**　构成右心房的前部,其向前上方呈锥体形突出的盲囊,称**右心耳**(right auricle)。固有心房内面有许多大致平行排列的肌束,称**梳状肌**(pectinate muscles)。

2. **腔静脉窦**　位于右心房的后部,内壁光滑,无肌性隆起。上、下方分别有**上腔静脉口**(orifice of superior vena cava)和**下腔静脉口**(orifice of inferior vena cava)。下腔静脉口的前方有**冠状窦口**(orifice of coronary sinus)。

右心房的前下部为右房室口,右心房的血液由此流入右心室。房间隔右侧面中部有一卵圆形的凹陷,名**卵圆窝**(fossa ovalis),为胚胎时期卵圆孔闭合后的遗迹,是房间隔缺损的好发部位(图15-6)。

(二)右心室

右心室(right ventricle)直接位于胸骨左缘第4、5肋软骨的后方、右心房的前下方,壁厚3～4mm,**室上嵴**(supraventricular crest)可将右心室分为流入道(窦部)和流出道(漏斗部)两部分(图15-7)。

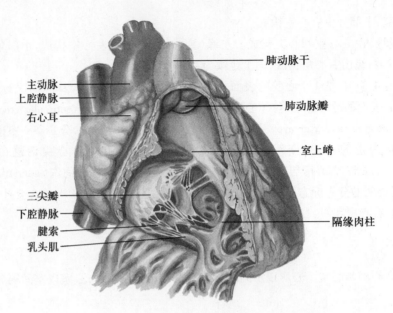

图 15-7　右心室

1. **流入道**　室壁有多条纵横交错的肌性隆起，称**肉柱**（trabeculae carneae）。突入室腔的锥状肌隆起，称**乳头肌**（papillary muscles），分前、后、隔侧 3 群。右心室内有一起自室间隔，连至右室前壁的肌束，称**隔缘肉柱**（septomarginal trabecula），又称**节制索**（moderator band），可防止心室过度扩张。

流入道的入口为**右房室口**（right atrioventricular orifice），呈卵圆形，口的周缘有 3 个呈三角形的帆状瓣膜，称**三尖瓣**（tricuspid valve）。三尖瓣环、三尖瓣、腱索和乳头肌合称**三尖瓣复合体**（tricuspid complex），其作用是防止血液逆流。

2. **流出道**　又称**动脉圆锥**（conus arteriosus）或漏斗部，位于右心室前上部，室壁光滑，呈锥体状，上端为**肺动脉口**（orifice of pulmonary trunk），口周缘有 3 个彼此相连的**肺动脉瓣**（pulmonary valve）。当心室收缩时，血液冲开肺动脉瓣，流入肺动脉干；心室舒张时，肺动脉窦被返流的血液充盈，3 个瓣膜彼此相互靠拢，使肺动脉口封闭，阻止血液逆流回右心室。

（三）左心房

左心房（left atrium）位于右心房的左后方，构成心底的大部，是 4 个心腔中最靠后方的一个（图 15-8）。前方有升主动脉和肺动脉干，后方直接与食管相贴邻。临床上通过食管 X 线钡餐造影，可间接判断左心房是否有病理性扩大。左心房分为前部的左心耳和后部的左心房窦。左心

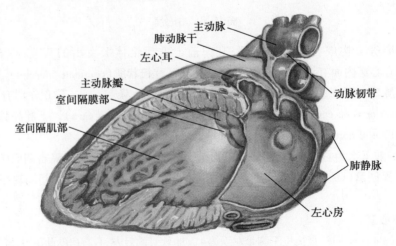

图 15-8　左心房和左心室

耳腔面结构与右心耳相似。左心房窦又称固有心房,后壁两侧各有 1 对肺静脉开口,前下部借**左房室口**(left atrioventricular orifice)通左心室。

(四)　左心室

左心室(left ventricle)位于右心室的左后方,呈圆锥形,锥底被左房室口和主动脉口占据。左室壁为右室壁厚度的 3 倍。左心室以二尖瓣前尖为界,分为左后方的流入道和右前方的流出道 2 部分(图 15-9)。

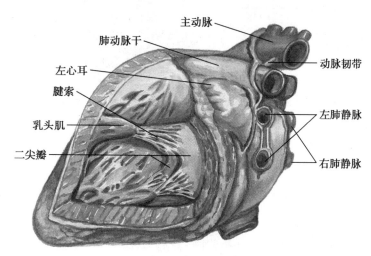

图 15-9　左心室

1.　**流入道**　又称**左心室窦部**,位于二尖瓣前尖左后方,入口为左房室口。口周缘有左房室口纤维环,其上附有 2 个呈三角形的帆状瓣膜,称**二尖瓣**(mitral valve)。二尖瓣环、二尖瓣、腱索和乳头肌合称**二尖瓣复合体**(mitral complex),防止血液逆流。

2.　**流出道**　又称**主动脉前庭**(aortic vestibule),位于左心室的前内侧部,室壁光滑,流出道的上界为**主动脉口**(aortic orifice),位于左房室口的右前方。口周围有 3 个半环形的**主动脉瓣**(aortic valve),分别排列在主动脉口的左、右及后方。与每个瓣膜相对应的主动脉壁向外膨出,形成**主动脉窦**(aortic sinus),分为左、右及后 3 个,其中主动脉左、右窦分别有左、右冠状动脉的开口(图 15-10)。

三、心 的 构 造

(一)　心纤维性支架

在心房肌与心室肌之间,房室口、肺动脉口和主动脉口的周围,由致密结缔组织构成坚实的纤维性支架,称**心纤维性支架**(图 15-10,图 15-11)。包括 2 个纤维三角,4 个瓣环(肺动脉瓣环、主动脉瓣环、二尖瓣环和三尖瓣环)及圆锥韧带、室间隔膜部和瓣膜间隔等。心纤维性支架质地坚韧而富有弹性,起支撑作用,是心肌纤维和心瓣膜的附着处。心纤维性支架随着年龄的增长可发生不同程度的钙化,甚至骨化。

(二)　心壁

心壁主要由心内膜、心肌膜和心外膜构成(图 15-12)。心肌膜构成心壁的主体,包括心房肌和心室肌 2 部分。心房肌和心室肌彼此间不直接相连,各自分别附着于心纤维性支架,故心房和心室可分别收缩。

(三)　心间隔

心间隔把心分隔为容纳动脉血的左半心和容纳静脉血的右半心(图 15-13)。

1.　**房间隔**(interatrial septum)　位于左、右心房之间(图 15-6),向前方倾斜,由 2 层心内膜

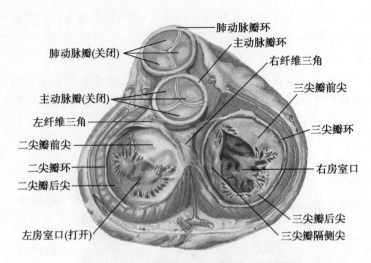

图 15-10 心的瓣膜和纤维环(心室舒张期)

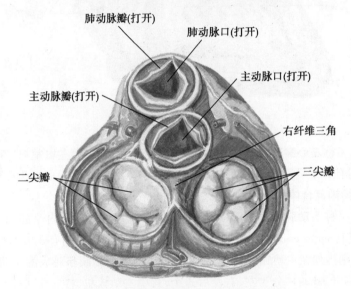

图 15-11 心的瓣膜和纤维环(心室收缩期)

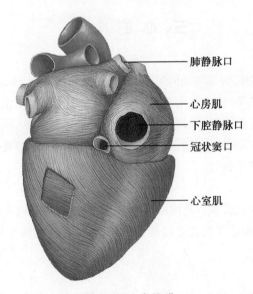

图 15-12 心肌膜

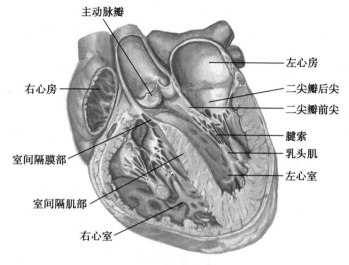

主动脉瓣

右心房

室间隔膜部

室间隔肌部

右心室

左心房

二尖瓣后尖

二尖瓣前尖

腱索

乳头肌

左心室

图 15-13　室间隔

和其间的结缔组织及少量的心房肌纤维共同构成。

2. 室间隔（interventricular septum）　位于左、右心室之间，其上部倾斜，中部明显凸向右心室。室间隔分为肌部和膜部。膜部为胚胎时期室间孔闭合后的遗迹，是室间隔缺损的好发部位。

四、心 传 导 系

心传导系由特殊心肌纤维构成，有自律性和传导性，能产生和传导冲动，控制心的节律性活动，包括窦房结、结间束、房室结、房室束、左右束支和 Purkinje 纤维网（图 15-14，见文末彩色插页）。**窦房结**（sinuatrial node）是心的正常起搏点，由它发出的冲动经结间束、房室结、房室束、左右束支和 Purkinje 纤维网到达心室肌，完成一个心动周期。

五、血 　 管

心由左、右冠状动脉供血。静脉血主要经心的静脉回流，最终汇入**冠状窦**（coronary sinus），小部分直接流入右心房，极少部分流入左心房和左、右心室。

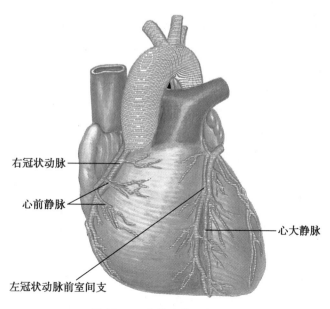

右冠状动脉

心前静脉

左冠状动脉前室间支

心大静脉

图 15-15　心的血管（前面观）

215

（一）心的动脉

1. 左冠状动脉（left coronary artery）　起于主动脉左窦（图 15-15），主干粗短，在肺动脉干和左心耳之间左行，随即分为 2 支。

（1）**前室间支**（anterior interventricular branch）：也称前降支，可视为左冠状动脉主干的延续，沿前室间沟走行，绕过心尖切迹，与后室间支吻合。前室间支向左侧、右侧和深部发出 3 组分支，分布于左心室前壁、右心室前壁的一部分和室间隔前上 2/3 部。

（2）**旋支**（circumflex branch）：自左冠状动脉主干发出后，走行于左侧冠状沟内，绕心左缘至左心室膈面，多数在心左缘与后室间沟之间的中点附近分支而终止。旋支主要分布于左心房、左心室的侧壁和后壁（图 15-15，图 15-16）。

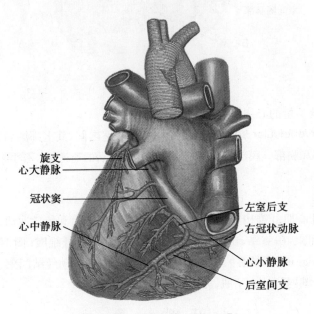

图 15-16　心的血管（后下面观）

2. 右冠状动脉（right coronary artery）　起于主动脉右窦，于右心耳与肺动脉干之间沿冠状沟右行，绕心右缘进入膈面的冠状沟内（图 15-15，图 15-16），至房室交点附近，分为 2 支。

（1）**后室间支**（posterior interventricular branch）：较粗，为主干的延续，亦向左、右侧和深面发出分支，分布于后室间沟两侧的心室壁和室间隔的后下 1/3。

（2）**左室后支**（posterior branch of left ventricle）：向左行，分支分布于左心室后壁（膈面）。

（二）心的静脉

心的静脉血可经 3 条途径回流。

1. 心最小静脉（smallest cardiac veins）　是位于心壁内的小静脉，自心壁肌层的毛细血管网开始，直接开口于心房或心室腔。

2. 心前静脉（anterior cardiac vein）　1～4 支，起于右心室前壁，向上越过冠状沟直接注入右心房。

3. 冠状窦　位于心膈面，左心房与左心室之间的冠状沟内（图 15-16），其右端以冠状窦口开口于右心房，开口处常有一个半月形瓣膜。冠状窦的主要属支有：**心大静脉**（great cardiac vein）、**心中静脉**（middle cardiac vein）和**心小静脉**（small cardiac vein）（图 15-15，图 15-16）。

六、心　包

心包（pericardium）为包裹在心和大血管根部的纤维浆膜囊，分外层的纤维心包和内层的浆膜心包 2 层，起固定、屏障和润滑作用（图 15-17）。**纤维心包**（fibrous pericardium）为坚韧的结缔

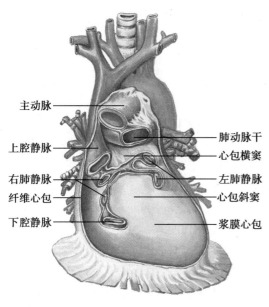

图 15-17　心包

组织囊,上方与大血管外膜相续,下方与膈中心腱愈着。**浆膜心包**(serous pericardium)为贴附于心表面、大血管根部表面及纤维心包内面的浆膜。浆膜心包紧贴于心和大血管根部的,称脏层(心表面的浆膜即心外膜);贴附于纤维心包内表面的,称壁层。脏、壁两层于大血管根部相互转折移行,两层之间形成的腔隙,称**心包腔**(pericardial cavity),内含少量心包液,起润滑作用。

　　浆膜心包脏、壁两层返折处的间隙,称**心包窦**(pericardial sinus),包括心包横窦、心包斜窦和心包前下窦。**心包横窦**(transverse sinus of pericardium)位于升主动脉和肺动脉干的后方、上腔静脉和左心房的前方;**心包斜窦**(oblique sinus of pericardium)位于左心房后壁与心包后壁之间(图 15-17);**心包前下窦**位于心包腔前下部,即心包胸肋部与膈部转折处。人体直立时,心包前下窦位置最低。临床上,经左剑肋角行心包穿刺,可较安全地进入此窦。

七、体表投影

　　心的体表投影可分心外形和瓣膜位置的体表投影(图 15-18)。

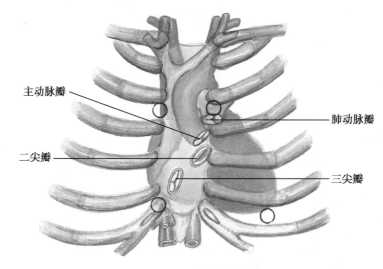

图 15-18　心的体表投影

（一）心外形体表投影

　　心外形体表投影个体差异很大,也可因体位而有变化,通常采用 4 个点间的连线法来确定。①左上点,位于左侧第 2 肋间隙,距胸骨侧缘约 12mm 处;②右上点,位于右侧第 3 肋软骨上缘,距胸骨侧缘约 10mm 处;③右下点,位于右侧第 7 胸肋关节处;④左下点,位于左侧第 5 肋间隙,距前正中线 70～90mm。左、右上点连线为心的上界,左、右下点连线为心的下界,右上点与右下点之间微向右凸的弧线为心的右界,左上点与左下点之间微向左凸的弧线为心的左界。

　　（二）心瓣膜的体表投影

　　1. 肺动脉瓣（肺动脉口）　在左侧第 3 胸肋关节的稍上方,部分位于胸骨之后。

2. **主动脉瓣(主动脉口)**　在胸骨左缘第3肋间隙,部分位于胸骨之后。

3. **二尖瓣(左房室口)**　在左侧第4胸肋关节处及胸骨左半的后方。

4. **三尖瓣(右房室口)**　在第4肋间隙胸骨正中线的后方。

（王效杰）

第三节　动　脉

动脉(artery)是输送血液离心的血管。由左心室发出的主动脉及其各级分支运送动脉血,由右心室发出的肺动脉干及其分支则输送静脉血。动脉分支离开主干进入器官前称**器官外动脉**,进入器官内的分支称**器官内动脉**。动脉的命名多与它们营养的器官(如肾动脉)、所在的位置(如肋间后动脉)、方位(如冠状动脉)和所伴行骨的名称(如肱动脉)一致。

器官外动脉分布的基本规律:①动脉的配布有左、右对称性;②形成人体各个部位的动脉干;③躯干部的动脉有脏支和壁支之分;④常有静脉和神经伴行;⑤多走行于身体的屈侧、深部和安全部位;⑥常以最短的距离到达所分布的器官;⑦动脉分布形式与器官的形态有关;⑧动脉的管径与所分布器官的功能相关。

一、肺循环的动脉

肺动脉干(pulmonary trunk)位于心包内,系一粗短的动脉干,于升主动脉根部的前方起于右心室,走向左后上方,至主动脉弓下方,分为左、右肺动脉。**左肺动脉**(left pulmonary artery)较短,走行于左主支气管前面,呈弓形从上方跨过左主支气管入左肺。**右肺动脉**(right pulmonary artery)较长,经升主动脉和上腔静脉的后方向右横行,经右肺门入右肺。在肺动脉干分叉处的稍左侧,有一结缔组织索连于主动脉弓下缘,称**动脉韧带**(arterial ligament),是胚胎时期动脉导管闭锁后的遗迹(图15-4)。

知识链接

动脉导管未闭(patent ductus arteriosus,PDA)

动脉导管未闭是动脉导管在出生后没有闭合,呈持续开放的病理状态。在胎儿时期,动脉导管的作用是将大部分右心室内的静脉血导入主动脉送往胎盘进行氧合。出生后,动脉导管未闭可作为一个独立病变单独存在,也可与其他心血管畸形并存,是临床上常见的先天性心脏病之一。

二、体循环的动脉

主动脉(aorta)是体循环的动脉主干,由左心室发出,依次分为升主动脉、主动脉弓和降主动脉3部分。**升主动脉**(ascending aorta)自左心室起始,向右前上方斜行,至右侧第2胸肋关节高度移行为主动脉弓。升主动脉发出左、右冠状动脉。**主动脉弓**(aortic arch)位于胸骨柄后方,呈弓形弯向左后方,至第4胸椎体下缘向下移行为降主动脉。主动脉弓凸侧自右向左依次发出头臂干、左颈总动脉和左锁骨下动脉。**头臂干**(brachiocephalic trunk)短而粗,发出后向右上方斜行,至右胸锁关节后方分为右颈总动脉和右锁骨下动脉。主动脉弓壁内有压力感受器,可感受血压变化,反射性地调节血压。在主动脉弓下方靠近动脉韧带处有2~3个粟粒状小体,称**主动脉小球**(aortic glomera),为化学感受器,可感受动脉中氧分压、二氧化碳分压和氢离子浓度的变化。**降主动脉**(descending aorta)沿脊柱左前方下行,在第12胸椎水平穿膈的主动脉裂孔进入腹腔,至第4腰椎体下缘处分为左、右髂总动脉。以膈的主动脉裂孔为界降主动脉分为胸主动脉和腹主动脉2部分。

（一）颈总动脉

颈总动脉（common carotid artery）是头颈部的动脉主干,右侧起自头臂干,左侧直接起自主动脉弓。两侧颈总动脉均经过胸锁关节后方,沿食管、气管和喉的外侧上行,至甲状软骨上缘水平,分为颈内动脉和颈外动脉。颈总动脉上段位置表浅,在活体上可触及其搏动。当头面部大出血时,可在胸锁乳突肌的前缘,平环状软骨高度,向后内将该动脉压向第6颈椎横突上进行急救止血。

颈动脉窦（carotid sinus）为颈总动脉末端和颈内动脉起始处的膨大部分,为压力感受器。血压增高时,窦壁扩张,刺激压力感受器,反射性引起心跳减慢、外周血管扩张使血压下降。

颈动脉小球（carotid glomus）为一扁椭圆形小体,借结缔组织连于颈内、外动脉分叉处的后方,为化学感受器。

1. 颈外动脉（external carotid artery）　自颈总动脉分出,位于颈内动脉的前内侧,后经其前方转向外侧,上行穿腮腺至下颌颈处分为颞浅动脉和上颌动脉两条终支（图15-19）。

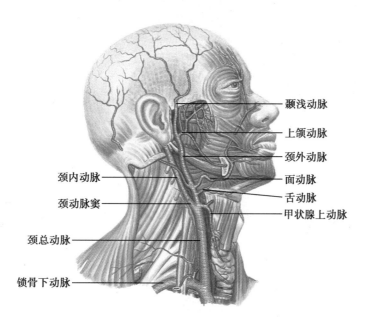

图15-19　颈外动脉及其分支

（1）**甲状腺上动脉**（superior thyroid artery）：向前下方行于颈总动脉与喉之间,到达甲状腺侧叶上端,分支分布于甲状腺上部和喉。

（2）**舌动脉**（lingual artery）：舌骨大角高度起自颈外动脉,行向前内入舌。

（3）**面动脉**（facial artery）：于下颌角高度起始于颈外动脉,经下颌下腺深面,在咬肌止点前缘绕下颌体至面部,该处位置表浅,为临床上压迫止血的部位。该动脉经口角、鼻翼外侧行至睑裂内侧,更名为**内眦动脉**。面动脉分支分布于面部、腭扁桃体和下颌下腺等处。

（4）**颞浅动脉**（superficial temporal artery）：在耳屏前方约1cm处上行,越颧弓根部至颞部皮下,分支分布于腮腺及额、顶、颞部软组织。在活体上,于耳屏前上方、颧弓根部可摸到颞浅动脉搏动,当头前外侧部出血时,可在此压迫止血。

（5）**上颌动脉**（maxillary artery）：在下颌颈的深部走向前内,入翼腭窝,分支分布于硬脑膜、牙、鼻腔、腭、咀嚼肌、外耳道和鼓室等处。其中分布到硬脑膜的一支,称**脑膜中动脉**。该动脉紧贴颅骨内面行走,分为前、后2支,分布于颅骨和硬脑膜。前支行于翼点内面,此处骨折易伤及此动脉,引起硬膜外血肿。

2. 颈内动脉(internal carotid artery)　自颈总动脉发出后上行经颈动脉管入颅,分支分布于脑和视器(详见中枢神经系统)。

(二)锁骨下动脉

锁骨下动脉(subclavian artery)右侧起自头臂干,左侧直接起自主动脉弓,两侧均从胸锁关节的后方斜向外上,于第1肋外侧缘移行为腋动脉(图15-20)。锁骨下动脉的主要分支有椎动脉、胸廓内动脉和甲状颈干。

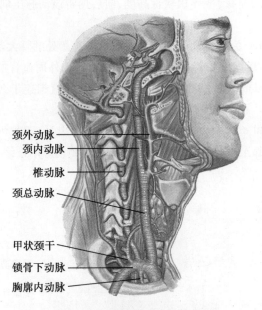

图 15-20　锁骨下动脉及其分支

1. 腋动脉(axillary artery)　为锁骨下动脉的直接延续,主要分支有胸肩峰动脉、胸外侧动脉、肩胛下动脉、旋肱后动脉和旋肱前动脉(图15-21)。

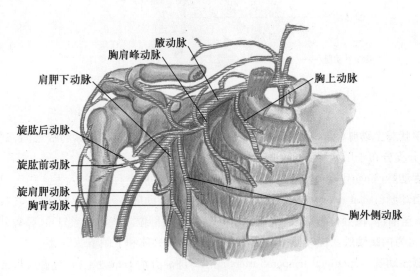

图 15-21　腋动脉及其分支

2. 肱动脉(brachial artery)　为腋动脉的延续,沿喙肱肌和肱二头肌内侧沟下行至肘窝,平桡骨颈高度分为桡动脉和尺动脉。肱动脉的主要分支为**肱深动脉**(deep brachial artery),伴桡神经下行于桡神经沟,分支分布于肱三头肌和肱骨,并参与肘关节动脉网的组成(图15-22)。

3. 桡动脉(radial artery)　行于前臂前面外侧,上段走行于肱桡肌和旋前圆肌之间,下段于

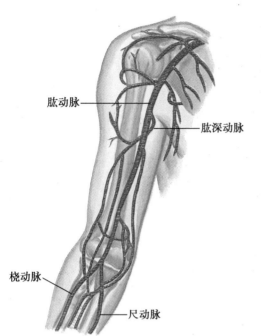

图 15-22　肱动脉及其分支

肱桡肌腱和桡侧腕屈肌腱之间下行,于腕关节前方绕桡骨茎突至手背面,穿第 1 掌骨间隙达手掌前面的深部,末端与尺动脉的掌深支吻合,形成掌深弓。前臂远端、桡侧腕屈肌腱外侧的一段位置表浅,是临床上触摸脉搏的部位。主要分支是掌浅支和拇主要动脉。

4. 尺动脉（ulnar artery）　自肱动脉分出后,斜向下内侧,在指浅屈肌和尺侧腕屈肌之间下降,经屈肌支持带的浅面、豌豆骨的桡侧入手掌,分出掌深支后,其末端与桡动脉的掌浅支吻合成掌浅弓。尺动脉的主要分支有骨间总动脉和掌深支。

5. 掌浅弓和掌深弓

（1）**掌浅弓**（superficial palmar arch）：由尺动脉末端和桡动脉的掌浅支吻合而成,位于掌腱膜和指浅屈肌腱及其腱鞘之间（图 15-23）。弓的远端平对掌骨的中部。掌浅弓的分支主要有小指尺掌侧动脉和 3 条指掌侧总动脉,后者

至掌指关节附近又各自分为 2 条指掌侧固有动脉,分别沿第 2～5 指的相对缘走行,小指尺掌侧动脉走行于小指掌面的尺侧缘。

（2）**掌深弓**（deep palmar arch）：由桡动脉末端和尺动脉的掌深支吻合而成,位于指屈肌腱及其腱鞘的深面（图 15-24）。掌深弓的远端位于掌浅弓的近侧,约平腕掌关节处。掌深弓发出 3 条掌心动脉,沿骨间掌侧肌的表面前行,至第 2～4 掌指关节处与指掌侧总动脉吻合。

（三）**胸主动脉**

胸主动脉（thoracic aorta）于第 4 胸椎体下缘高度延续自主动脉弓,至第 12 胸椎水平穿膈的主动脉裂孔,入腹腔移行为腹主动脉（图 15-25）。胸主动脉分支有壁支和脏支 2 种,营养胸壁和胸腔部分器官。

1. 壁支　主要有肋间后动脉和膈上动脉等。

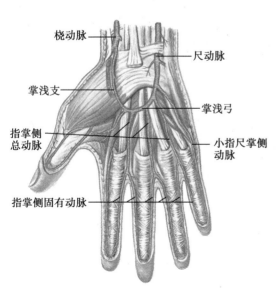

图 15-23　右手掌面动脉（浅层）

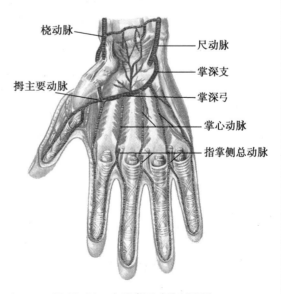

图 15-24　右手掌面动脉（深层）

221

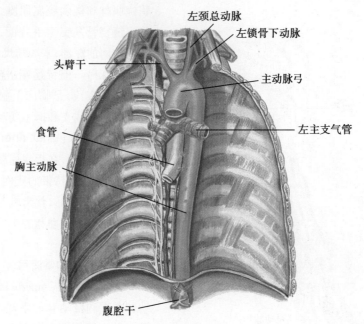

图 15-25 胸主动脉及其分支

（1）**肋间后动脉**（posterior intercostal artery）：共 9 对，走行于第 3～11 肋间隙内，沿肋沟走行，分支分布于胸壁、腹壁上部、背部和脊髓等处。位于 12 肋下方的动脉为**肋下动脉**。

（2）**膈上动脉**：1 对，分布于膈上面的后部。

2. 脏支 细小，主要有支气管支、心包支和食管支，分布于气管、支气管、心包和食管等。

（四）腹主动脉

腹主动脉（abdominal aorta）于主动脉裂孔处移行自胸主动脉，沿腰椎左前方下降，至第 4 腰椎体下缘高度分为左、右髂总动脉（图 15-26）。腹主动脉分支也有壁支和脏支之分。

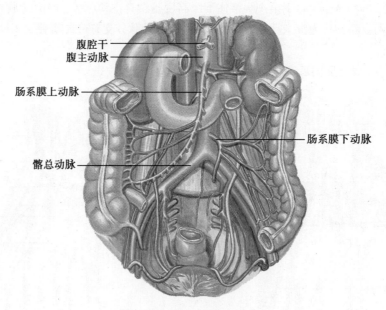

图 15-26 腹主动脉及其分支

1. 壁支 主要有膈下动脉、腰动脉和骶正中动脉，分布于腹后壁、膈下面、脊髓、肾上腺和盆腔后壁等处。

2. 脏支 分为成对的脏支和不成对的脏支 2 种。

（1）成对的脏支：①**肾上腺中动脉**（middle suprarenal artery），分布于肾上腺。②**肾动脉**（renal artery），平第1、2腰椎间盘高度起自腹主动脉侧壁，横行向外达肾门，分2～3支入肾。③**睾丸动脉**（testicular artery），参与精索的构成。在女性为**卵巢动脉**（ovarian artery），进入子宫阔韧带两层间，分支分布于卵巢和输卵管的远侧部，并与子宫动脉的分支吻合。

（2）不成对的脏支：①**腹腔干**（celiac trunk），在主动脉裂孔稍下方发自腹主动脉前壁，随即分为**胃左动脉**、**脾动脉**和**肝总动脉**3支（图15-27）。②**肠系膜上动脉**（superior mesenteric artery），平第1腰椎高度起自腹主动脉前壁，先后经过胰头、体交界处的后方及十二指肠水平部的前方入肠系膜根，走向右髂窝。沿途分支分布于胰头下部及十二指肠至横结肠左曲段消化管（图

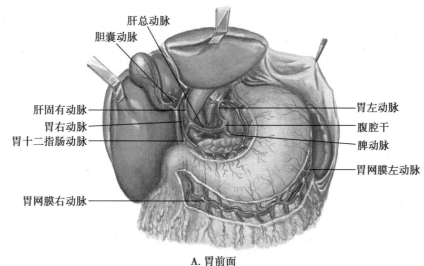

A. 胃前面

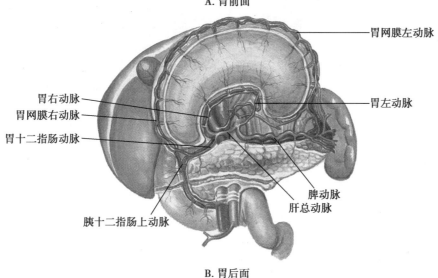

B. 胃后面

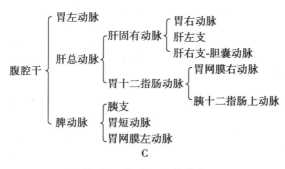

C

图 15-27　腹腔干及其分支

15-28）。③**肠系膜下动脉**（inferior mesenteric artery），平第 3 腰椎高度起自腹主动脉前壁，行向左下方，分支分布于结肠左曲至直肠上部消化管（图 15-29）。

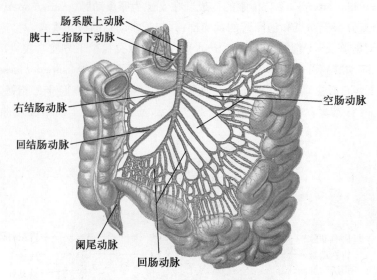

图 15-28 肠系膜上动脉及其分支

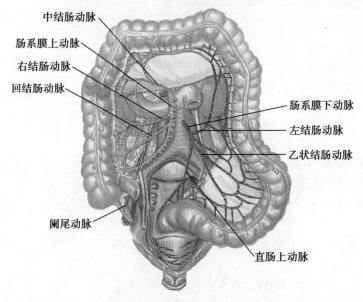

图 15-29 肠系膜上、下动脉及其分支

（五）髂总动脉

髂总动脉（common iliac artery）第 4 腰椎体高度，腹主动脉末端分出左右髂总动脉，沿腰大肌内侧下行，至骶髂关节前方分为髂内动脉和髂外动脉。

1. **髂内动脉**（internal iliac artery） 盆部动脉的主干，沿盆腔侧壁下行，分壁支和脏支（图15-30）。

（1）壁支：主要分支有闭孔动脉、髂腰动脉、骶外侧动脉、臀上、下动脉，分布于髋关节、臀肌、大腿肌内侧群等处。

（2）脏支：主要分支有脐动脉、膀胱下动脉、直肠下动脉、子宫动脉和阴部内动脉，分布于膀胱、直肠、子宫、阴道及会阴部等处。

2. **髂外动脉**（external iliac artery） 沿腰大肌内侧缘下降，经腹股沟韧带的深面，移行为股

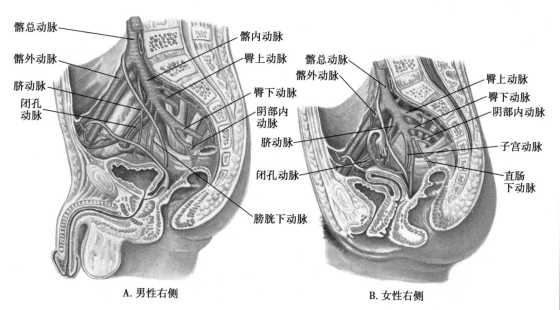

髂总动脉
髂外动脉
脐动脉
闭孔动脉

髂内动脉
臀上动脉
臀下动脉
阴部内动脉
膀胱下动脉

A. 男性右侧

髂总动脉
髂外动脉
脐动脉
闭孔动脉

臀上动脉
臀下动脉
阴部内动脉
子宫动脉
直肠下动脉

B. 女性右侧

图 15-30 盆腔的动脉（正中矢状面）

动脉。其分支主要有腹壁下动脉和旋髂深动脉。

（1）**股动脉**（femoral artery）：下肢动脉的主干，是髂外动脉的直接延续，经股三角入收肌管，出收肌腱裂孔至腘窝，移行为腘动脉。在腹股沟韧带中点的稍下方，股动脉位置表浅，可触及其搏动。股动脉的主要分支为**股深动脉**（deep femoral artery），在腹股沟韧带下方 3～4cm 处发自股动脉，行向后内下方，发出旋股内侧动脉、旋股外侧动脉和 3～4 条穿动脉（图 15-31）。此外，股动脉还发出腹壁浅动脉、旋髂浅动脉和阴部外动脉，分布于腹前壁下部、髂前上棘附近及外阴的浅筋膜和皮肤。

（2）**腘动脉**（popliteal artery）：自收肌腱裂孔处由股动脉移行而来，经腘窝深部下行至腘肌下缘，分为胫前动脉和胫后动脉。其分支分布于膝关节及其附近诸肌（图 15-32）。

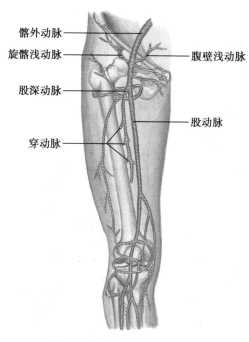

髂外动脉
旋髂浅动脉
股深动脉
穿动脉

腹壁浅动脉
股动脉

图 15-31 股动脉及其分支

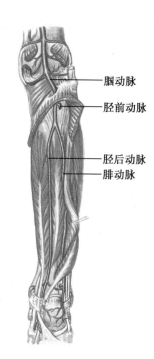

腘动脉
胫前动脉
胫后动脉
腓动脉

图 15-32 小腿的动脉（后面观）

225

（3）**胫前动脉**（anterior tibial artery）：自腘动脉分出后，穿小腿骨间膜并于该膜前方、小腿前群肌之间下行，至踝关节前方，于伸肌下支持带下缘移行为足背动脉（图15-33）。

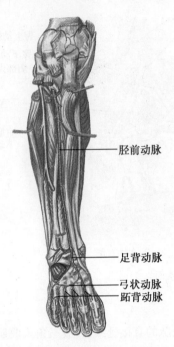

图 15-33　小腿的动脉（前面观）

（4）**足背动脉**（dorsal pedal artery）：为胫前动脉的直接延续，于第1跖骨间隙近侧分为第1跖背动脉和足底深支2条终支。足背动脉位置浅表，在姆长伸肌腱的外侧，内、外踝前方连线的中点可触及其搏动。足背动脉的分支有：①**弓状动脉**，发出3条跖背动脉，向前行又各分为2支细小的趾背动脉，分布于第2~5趾的相对缘。②足底深支，穿第1跖骨间隙至足底，与足底外侧动脉吻合成**足底深弓**（deep plantar arch），由弓的凸侧发出4条趾足底总动脉，向前至跖趾关节附近又各分为2支趾足底固有动脉，分支分布于第1~5趾的相对缘。③第1跖背动脉，沿第1跖骨间隙前行，分支到姆趾背面两侧缘和第2趾背内侧缘的皮肤。

（5）**胫后动脉**（posterior tibial artery）：腘动脉的终末分支之一，在小腿后面浅、深层肌之间下行（图15-32），经内踝后方至足底，分为足底内侧动脉和足底外侧动脉2条终支。胫后动脉的分支如下：①**腓动脉**（peroneal artery），起自胫后动脉的上方，沿腓骨内侧下行，沿途分布于胫、腓骨及其附近诸肌、外踝和跟骨外侧面，并参与外踝网的构成。②足底内侧动脉，沿足底内侧前行，分布于足底内侧皮肤。③足底外侧动脉，在足底斜行至第5跖骨底处，转向内侧至第1跖骨间隙，与足背动脉的足底深支吻合成足底深弓。

第四节　静　脉

　　静脉（vein）是运送血液回心的管道，始于毛细血管，止于心房。与动脉相比，静脉数量多，管腔大，管径粗，管壁薄而弹性小。在血管结构和配布方面特点如下：①**静脉瓣**（venous valve），由内膜折叠而成，成对排列，呈半月状小袋，袋口朝向心，保证血液向心流动，防止逆流（图15-34）。静脉瓣主要存在于人体受重力影响较大的部位（如四肢，尤其是下肢），其他部位则较少或发育不全。②体循环的静脉一般都分为浅、深2组。浅静脉位于皮下浅筋膜之中，又称**皮下静脉**，位置表浅，便于临床静脉注射、输液或采血。浅静脉最终汇入深静脉。深静脉位于深筋膜深面或体腔内，多与同名动脉伴行，收纳范围与其伴行动脉的分布区基本一致。③静脉吻合丰富。浅静脉之间、深静脉之间和浅、深静脉之间均有广泛的吻合。手、足等部位的浅静脉常吻合成静脉网，器官周围的深静脉常形成静脉丛。④某些部位形成特殊的静脉，如**板障静脉**（diploic vein）位于颅骨板障内，与颅内、外静脉相交通，数目较多，壁薄无瓣膜。**硬脑膜窦**（sinuses of dura mater）行于2层硬脑膜之间，窦壁无平滑肌，无瓣膜，窦腔常处于开放状态，利于颅内血液回流，但外伤时出血难止。

　　按照血液的循环途径，全身的静脉可以分为肺循环的静

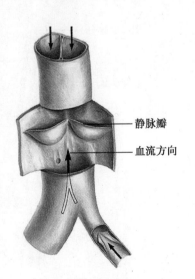

图 15-34　静脉瓣

脉和体循环的静脉。

一、肺循环的静脉

肺静脉(pulmonary vein)每侧 2 条,分别为左肺上、下静脉和右肺上、下静脉,由肺内各级静脉血管在肺门处汇合而成。左肺上静脉收集左肺上叶的血液,左肺下静脉收集左肺下叶的血液,右肺上静脉收集右肺上、中叶的血液,右肺下静脉收集右肺下叶的血液。四条肺静脉向内穿过心包,注入左心房。

二、体循环的静脉

体循环的静脉可分为上腔静脉系、下腔静脉系和心静脉系(见心的静脉)。下腔静脉系中腹腔内不成对器官(肝除外)的静脉血管汇合形成肝门静脉,构成肝门静脉系。

（一） 上腔静脉系

上腔静脉系由上腔静脉及其属支构成,收集头、颈、上肢和胸部(肺、心除外)等上半身的静脉血。

1. 头颈部的静脉

（1）**颈内静脉**(internal jugular vein):自颅底颈静脉孔处续于乙状窦,在颈动脉鞘内下行,在胸锁关节后方与锁骨下静脉汇合成头臂静脉。收集颅骨、脑、面浅部和颈部大部分区域的静脉血(图 15-35)。颈内静脉属支较多,可分为颅内属支和颅外属支。

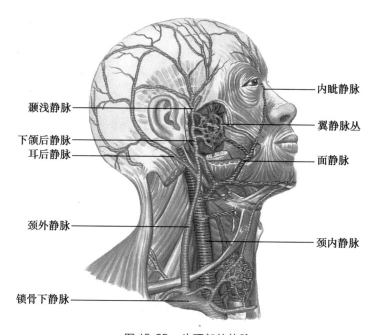

图 15-35　头颈部的静脉

1）颅内属支:包括来自脑、脑膜、颅骨、视器和前庭蜗器等处的静脉,这些静脉最后经乙状窦注入颈内静脉。

2）颅外属支:①**面静脉**(facial vein),起自内眦静脉,在面动脉后方与其伴行,汇入颈内静脉。面静脉通过眼上、下静脉与颅脑的海绵窦相交通,无静脉瓣;面部感染时,处理不当可引起颅内感染。②**下颌后静脉**(retromandibular vein),由颞浅静脉和上颌静脉在腮腺内汇合而成,至腮腺下端处分为前、后 2 支,前支汇入面静脉,后支与耳后静脉及枕静脉汇合形成颈外静脉。③其他属支还有舌静脉、咽静脉和甲状腺上、中静脉等。

（2）**颈外静脉**(external jugular vein):由下颌后静脉后支、耳后静脉和枕静脉汇合而成。主要收纳头皮、面部以及部分深层组织的静脉血。颈外静脉位置表浅,临床儿科可在此做静脉穿刺。

（3）**锁骨下静脉**（subclavian vein）：自第1肋外侧缘续于腋静脉,经前斜角肌前方,至胸锁关节后方与颈内静脉汇合成头臂静脉,汇合处形成的夹角,称**静脉角**（venous angle）,是淋巴导管注入静脉的部位。

2. **上肢的静脉** 分浅、深2组。浅静脉位于皮下浅筋膜内,深静脉位于肌之间并与动脉伴行。两组静脉间有广泛的交通,两组静脉都有静脉瓣,深静脉内更多。

（1）上肢的浅静脉：包括头静脉、贵要静脉、肘正中静脉和其他小的浅静脉及其属支（图15-36）。①**头静脉**（cephalic vein）,起自手背静脉网桡侧,转行至前臂前面,收纳来自手、前臂桡侧的浅静脉血。②**贵要静脉**（basilic vein）,起自手背静脉网尺侧,在前臂后内侧面上行,至肘部远侧转向前面,并通过肘正中静脉与头静脉相连,收纳来自手和前臂尺侧的浅静脉血。③**肘正中静脉**（median cubital vein）,斜行于肘前部皮下,连接头静脉和贵要静脉,并借交通支与深静脉相连,是临床输血、采血和药物注射的常用部位。

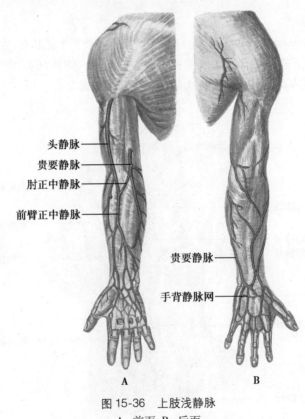

图 15-36 上肢浅静脉
A. 前面；B. 后面

（2）上肢的深静脉：与同名动脉伴行,多为2条。**腋静脉**（axillary vein）由两条肱静脉在大圆肌下缘汇合而成,收纳上肢所有浅、深静脉血。

3. **胸部的静脉** 主要有头臂静脉、上腔静脉、奇静脉及其属支。

（1）**头臂静脉**（brachiocephalic vein）：由颈内静脉和锁骨下静脉在胸锁关节后方汇合而成。头臂静脉还接纳椎静脉、胸廓内静脉、甲状腺下静脉及肋间最上静脉等。

（2）**上腔静脉**（superior vena cava）：在右侧第1胸肋结合处后方由左、右头臂静脉汇合而成,垂直下降至右侧第3胸肋关节下缘注入右心房,入心前尚接纳奇静脉（图15-37）。

（3）**奇静脉**（azygos vein）：起自右腰升静脉,在食管后方和胸主动脉右侧上行至第4胸椎高度,弓形向前跨过右肺根的上方,注入上腔静脉。收集右侧肋间后静脉、食管静脉、支气管静脉

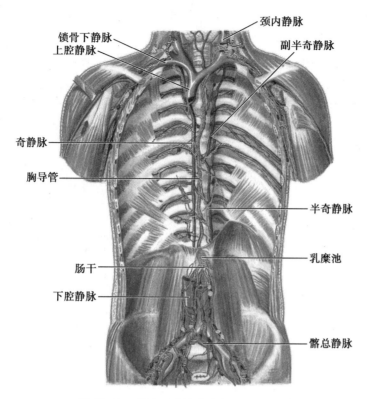

颈内静脉
锁骨下静脉
上腔静脉
副半奇静脉
奇静脉
胸导管
半奇静脉
乳糜池
肠干
下腔静脉
髂总静脉

图 15-37　体腔后壁的静脉和淋巴回流图

及半奇静脉和副半奇静脉的静脉血液。因此奇静脉是沟通上、下腔静脉的重要通道之一。

（4）**半奇静脉**（hemiazygos vein）：起自左腰升静脉，沿脊柱左前方上行至第 8 胸椎水平，经胸主动脉、食管和胸导管的后方横跨脊柱前方注入奇静脉，收集左侧下位肋间后静脉、副半奇静脉和食管静脉的血液。

（5）**副半奇静脉**（accessory hemiazygos vein）：位于胸椎体左侧半上部，下行注入半奇静脉，或向右横过脊柱前方直接注入奇静脉。收集左侧上部肋间后静脉血液。

（6）脊柱的静脉：在脊柱周围和椎管内形成椎内静脉丛和椎外静脉丛。该组静脉缺乏瓣膜，吻合广泛。①椎内静脉丛，位于硬脊膜和椎骨骨膜之间的硬膜外隙内，接受由椎骨、脊膜和脊髓回流的静脉血液。②椎外静脉丛，位于脊柱的周围，彼此吻合广泛，在颈段此静脉丛更为发达，收纳椎体和脊柱附近肌的静脉血。椎静脉丛也是沟通上、下腔静脉的重要通道之一，在静脉回流中起重要调节作用。当盆部、腹部、胸部发生感染、肿瘤或寄生虫时，偶尔可不经肺循环而直接经椎静脉丛入颅或其他远位器官。

（二）下腔静脉系

下腔静脉系由下腔静脉及其属支组成，主要收纳腹、盆部及下肢的静脉血液。

1. 下肢的静脉　与上肢静脉相似，也可分为浅、深 2 组。

（1）下肢的浅静脉：主要有小隐静脉和大隐静脉。①**小隐静脉**（small saphenous vein），起自足背静脉弓外侧端，经外踝后方，沿小腿后面中线上行，穿深筋膜注入腘静脉。主要收纳足外侧面和小腿后面浅层的静脉血。②**大隐静脉**（great saphenous vein），是人体最长的静脉，起自足背静脉弓内侧端，经内踝前方，沿小腿内侧上行，经过膝关节后内侧，在大腿内侧面继续上行，于耻骨结节外下方 3~4cm 处穿**隐静脉裂孔**注入股静脉（图 15-38）。沿途收纳小腿和大腿内侧浅层的静脉血；在穿过隐静脉裂孔前，还收纳股外侧浅静脉、股内侧浅静脉、阴部外静脉、腹壁浅静脉和旋髂浅静脉等 5 条属支。大隐静脉经内踝前方处位置表浅且恒定，是静脉切开和输液的常用部位。

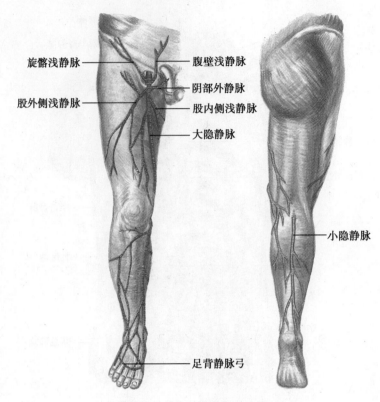

旋髂浅静脉——　　　　　　　——腹壁浅静脉
　　　　　　　　　　　　　　　——阴部外静脉
股外侧浅静脉——　　　　　　　——股内侧浅静脉
　　　　　　　　　　　　　　　——大隐静脉

　　　　　　　　　　　　　　　——小隐静脉

——足背静脉弓

图 15-38　大、小隐静脉及其属支

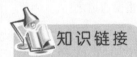知识链接

下肢静脉曲张

　　下肢静脉曲张是血管外科的常见病,其中大隐静脉曲张占 90% 以上,主要表现为下肢浅静脉的迂曲扩张,严重者如"蚯蚓状"外观,发病机制是呈瘤样扩张,使下肢浅静脉与深静脉汇合处的瓣膜失去"单向阀门"的作用,下肢血液回流障碍,静脉血液倒流,致大隐静脉迂曲、扩张。大隐静脉高位结扎手术要同时结扎大隐静脉的 5 条属支。

　　(2) 下肢的深静脉:小腿和足的深静脉均为 2 条且与同名动脉伴行,上行至腘窝处汇合成腘静脉,穿收肌腱裂孔移行为**股静脉**(femoral vein);股静脉与股动脉并行至腹股沟韧带后方续为髂外静脉。接受下肢所有浅、深静脉血。

　　2. 盆部的静脉　由髂总静脉及其在盆部的属支组成。

　　(1) **髂内静脉**(internal iliac vein):盆腔器官的静脉在器官壁内或表面形成丰富的静脉丛,如直肠静脉丛、膀胱静脉丛,此外,女性还有阴道静脉丛和子宫静脉丛。静脉丛保证了盆腔器官在扩张或者受压时的血液回流。盆腔的静脉与同名动脉伴行,于坐骨大孔前方汇集形成髂内静脉,收纳同名动脉分布区的静脉血。

　　(2) **髂外静脉**(external iliac vein):是股静脉的直接延续,起自腹股沟韧带后方,沿骨盆上口上行至骶髂关节前下方,与髂内静脉汇合,形成髂总静脉。其主干和属支均与同名动脉伴行。主要属支有腹壁下静脉、旋髂深静脉等。

　　(3) **髂总静脉**(common iliac vein):由髂内、外静脉于骶髂关节前方汇合而成,两侧的髂总静脉斜行向上,在第 5 腰椎的右侧以锐角汇合形成下腔静脉。

3. 腹部的静脉 主要由下腔静脉及其属支和肝门静脉系组成。

（1）**下腔静脉**（inferior vena cava）：是人体最粗大的静脉（图 15-37），于第 5 腰椎的右前方，由左、右髂总静脉汇合而成，沿脊柱前方和腹主动脉的右侧上升，经肝的腔静脉沟，穿过膈的腔静脉孔上行，开口于右心房。其属支可分为壁支和脏支 2 组。

1）壁支：主要有膈下静脉和腰静脉等。腰静脉共 4 对，直接注入下腔静脉。各腰静脉间纵行相连成腰升静脉，左、右腰升静脉向上分别注入半奇静脉和奇静脉，向下注入髂总静脉。

2）脏支：①**睾丸静脉**（testicular vein），起自睾丸和附睾，形成蔓状静脉丛，缠绕睾丸动脉，右侧者以锐角注入下腔静脉，左侧者以直角注入左肾静脉，故临床精索静脉曲张多发生于左侧。在女性该静脉称**卵巢静脉**（ovarian vein），起自卵巢，其回流与男性相同。②**肾静脉**（renal vein），位于肾动脉前方，几成直角开口于下腔静脉，由于下腔静脉偏向脊柱右侧，故左肾静脉长度几乎是右肾静脉的 3 倍。左肾静脉收纳左睾丸（卵巢）静脉和左肾上腺静脉。③**肾上腺静脉**（suprarenal vein），左侧者注入左肾静脉，右侧者注入下腔静脉。④**肝静脉**（hepatic vein），肝血窦内的血液汇入肝小叶的中央静脉，各个肝小叶的中央静脉汇合成小叶下静脉，小叶下静脉再汇合成肝左静脉、肝中静脉及肝右静脉，3 条肝静脉于腔静脉沟上部汇入下腔静脉。

（2）**肝门静脉系**（hepatic portal system）：是下腔静脉系的一部分，由肝门静脉及其属支组成（图 15-39，见文末彩色插页）。主要收纳除肝以外的所有不成对的腹腔器官的静脉血。

肝门静脉（hepatic portal vein）起自肠壁等处的毛细血管，终于肝血窦，无静脉瓣。肝门静脉约长 8cm，通常由肠系膜上静脉和脾静脉在下腔静脉前方、胰颈后方汇合而成。

1）肝门静脉的主要属支：①**肠系膜上静脉**（superior mesenteric vein），与同名动脉伴行，位于其右侧，收纳同名动脉以及胃十二指肠动脉分布区回流的静脉血。②**脾静脉**（splenic vein），较粗大，由来自脾的 5~6 个属支组成，经胰后方右行，与肠系膜上静脉以直角汇合成肝门静脉。脾静脉接受同名动脉分布区回流的静脉血，还收纳胃后静脉和肠系膜下静脉等。③**肠系膜下静脉**（inferior mesenteric vein），起于来自直肠静脉丛的直肠上静脉，在同名动脉左侧上行，注入脾静脉，引流直肠、乙状结肠和降结肠的静脉血。直肠上静脉通过直肠静脉丛与直肠下静脉和肛静脉吻合。④**胃左静脉**（left gastric vein），与胃左动脉伴行，引流胃前、后壁的血液。⑤**胃右静脉**（right gastric vein），与胃右动脉伴行，在胃小弯近幽门处向右注入肝门静脉。胃右静脉与胃左静脉吻合，还收纳幽门前静脉，后者是胃与十二指肠的分界标志。⑥**胆囊静脉**（cystic vein），收纳胆囊壁的静脉血，注入肝门静脉或其右支。⑦**附脐静脉**（paraumbilical vein），起自腹前壁的脐周静脉网，沿肝圆韧带走行，注入肝门静脉。

2）肝门静脉与上、下腔静脉间的吻合（图 15-40）：肝门静脉与上、下腔静脉间存在丰富的吻合。正常情况下这些吻合支均细小，血流量少，均按正常方向分别回流至各自所属的静脉系。当肝门静脉循环发生障碍时（如肝硬化致肝门脉高压），其血液可通过吻合支，经上、下腔静脉回流入心。此时吻合部位的静脉增粗，充血而迂曲。曲张静脉一旦破裂可引起大出血。主要吻合途径有：①肝门静脉→胃左静脉→**食管静脉丛**→食管静脉→奇静脉→上腔静脉。当肝门静脉高压时，致食管静脉丛曲张，可破裂而呕血。②肝门静脉→直肠上静脉→**直肠静脉丛**→直肠下静脉（至髂内静脉）和肛静脉（至阴部内静脉）→下腔静脉。当肝门静脉高压时，曲张的直肠静脉丛破裂，会导致便血。③肝门静脉→附脐静脉→**脐周静脉网**，向上→胸腹壁静脉→腋静脉或锁骨下静脉→上腔静脉；也可经深层的腹壁上静脉→胸廓内静脉→头臂静脉→上腔静脉。向下→腹壁浅静脉→股静脉→髂外静脉→下腔静脉；也可经深层的腹壁下静脉→髂外静脉→下腔静脉。当肝门静脉高压时脐周静脉网的小静脉曲张，呈现自脐周向周围放射状分布的特征，这一体征称"海蛇头"。

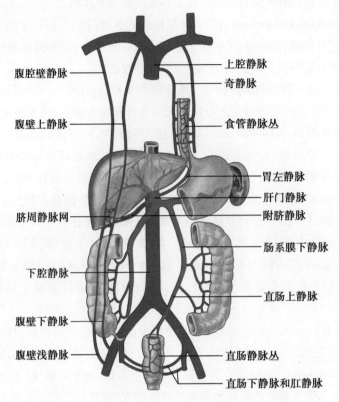

图 15-40　肝门静脉和上、下腔静脉系间吻合模式图

 小　　结

　　心血管系统包括心和血管两部分,血管由动脉、静脉和毛细血管组成。心借助房间隔与室间隔分为左半心和右半心,左、右半心又分别以左、右房室口分为左心房、左心室、右心房、右心室 4 个腔。房室口和动脉起始处均有保证血液单向流动的瓣膜,通过心肌的收缩与舒张及瓣膜的开放与关闭保障血液的单向流动,使心在血液循环过程中起着"泵"的作用。动脉是运送血液离心的血管,毛细血管是连接动脉与静脉之间、血液与组织液进行物质交换的场所,静脉是运送血液回心的血管。血液在心和血管之间循环往复流动形成"血液循环",根据血液循环路径的不同又分为体循环和肺循环,通过体循环将动脉血运送到全身,为组织器官提供代谢所必需的氧气和营养物质,并带走代谢产生的废物。通过肺循环将静脉血运送至肺泡周围,通过气体交换,补充血液中的氧气并排出二氧化碳。

（陈　禹）

练 习 题

一、选择题

A1 型题

1. 关于心脏表面标志正确的说法是
　　A. 冠状沟分隔左、右心房　　　　　　B. 界沟分隔心房、心室
　　C. 室间沟深部为室间隔　　　　　　　D. 心尖左侧有心尖切迹
　　E. 冠状沟位于人体的冠状面上

2. 主动脉弓的分支有
    A. 右颈总动脉　　　　　　　B. 右锁骨下动脉　　　　　　C. 冠状动脉
    D. 椎动脉　　　　　　　　　E. 头臂干
3. 以下何结构不参与三尖瓣复合体的构成
    A. 三尖瓣环　　　　　　　　B. 三尖瓣　　　　　　　　　C. 腱索
    D. 乳头肌　　　　　　　　　E. 肉柱
4. 对于直肠和肛管的静脉描述,错误的是
    A. 直肠上静脉汇入肠系膜下静脉　　　　B. 直肠下静脉汇入髂内静脉
    C. 肛静脉汇入阴部内静脉　　　　　　　D. 参与直肠静脉丛的组成
    E. 参与膀胱丛的组成

二、思考题

阑尾炎时口服药物,试述药物如何到达阑尾发挥作用。

第五节　心血管的微细结构

 学习目标

1. 掌握:心、动脉和毛细血管的结构特点;毛细血管的分类。
2. 熟悉:静脉的一般结构。
3. 了解:心传导系的组成及特殊心肌纤维。

心血管系统的器官均为中空性器官,除毛细血管外,其管壁结构均可分为内膜、中膜和外膜,但各器官的管壁结构各异,以适应其功能的需要。

一、心　　壁

心壁从内向外依次由心内膜、心肌膜和心外膜组成(图15-41)。

1. 心内膜(endocardium)　是一层光滑的薄膜,与血管内膜相续。心内膜由内皮、内皮下层与心内膜下层组成。内皮为单层扁平上皮,表面光滑,利于血液流动。**内皮下层**(subendothelial layer)为细密结缔组织,含有少量平滑肌纤维。**心内膜下层**(subendocardial layer),为疏松结缔组织,靠近心肌膜,其中含小血管和神经。心室的心内膜下层有普肯耶纤维,是心传导系统的分支(图15-42)。

2. 心肌膜(myocardium)　为心壁最厚的一层,由心肌纤维组成,其间有丰富的毛细血管。心肌纤维集合成束,呈螺旋状环绕,分为内纵行、中环行和外斜行。心室肌层较心房肌层厚,左心室肌层最厚。心房肌和心室肌不相连续,均附着于致密结缔组织构成的纤维环(又称心骨骼)上。

心室和心房的肌纤维结构和功能基本相同。心房肌纤维除具有收缩功能外,部分肌质内还有一种分泌颗粒,称**心房特殊颗粒**(specific atrial granule),可分泌**心钠素**,其具有排钠、利尿、扩张血管和降低血压等作用。

3. 心外膜(epicardium)　为浆膜,属心包膜脏层。表面为间皮,间皮深面为疏松结缔组织,含血管、神经、淋巴管及脂肪细胞等。心包的脏、壁两层之间为心包腔,内有少量液体,可减少摩擦,有利于心搏动。如有炎症时两层粘连,心搏动受限制。

4. 心瓣膜(cardiac valve)　位于房室口和动脉口处,为心内膜向腔内凸起形成的薄片状的结构。心瓣膜表面为内皮,内部为致密结缔组织,与纤维环相连。其功能是阻止心房和心室舒缩时血液倒流(图15-43)。

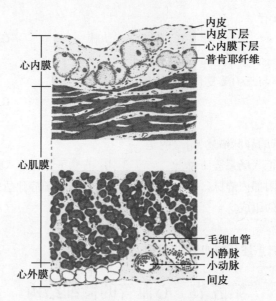

图 15-41　心壁结构仿真图

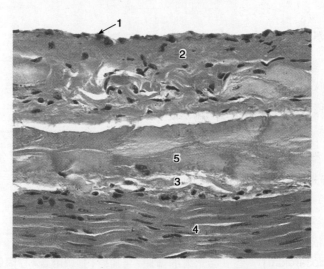

图 15-42　心内膜和心肌膜光镜像(窦肇华图)
1. 内皮　2. 内皮下层　3. 心内膜下层　4. 心肌纤维　5. 普肯耶纤维

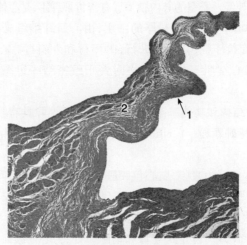

图 15-43　房室瓣光镜像(窦肇华图)
1. 内皮　2. 内皮下层

5. 心传导系 心壁内有特殊心肌纤维组成的心传导系统,包括窦房结、房室结、房室束及其分支。能产生节律性兴奋,并传导到心各部,使心房和心室肌纤维按一定节律收缩。组成心传导系统的细胞有 3 种。

（1）**起搏细胞**（pacemaker cell）:简称 P 细胞,位于窦房结和房室结的中心,是心肌兴奋的起搏点。

（2）**移行细胞**（transitional cell）:位于窦房结和房室结周边及房室束,细胞结构介于起搏细胞与心肌纤维之间。主要功能是传导冲动。

（3）**普肯耶纤维**（Purkinje fiber）:又称束细胞。组成房室束及其分支,与心肌纤维相连。胞体短而粗,胞质着色浅。细胞间有缝隙连接。其功能是将冲动快速传导至各部心肌,产生同步收缩（图 15-42）。

二、血　管

（一）**动脉**

动脉管壁均分为内膜、中膜和外膜,各层结构随动脉分支而变化,以中膜变化最显著。

1. 大动脉（large artery） 包括主动脉、肺动脉、无名动脉、颈总动脉、锁骨下动脉和髂总动脉等,管壁很厚,含大量弹性膜和弹性纤维,又称**弹性动脉**（elastic artery）（图 15-44）。大动脉为心脏的辅助泵,使心脏节律性搏动而间断性泵出的血液在血管中连续流动。

（1）**内膜**（tunica intima）:由内皮和内皮下层组成。内皮细胞中有 **W-P 小体**（Weibel-Palade body）。W-P 小体贮存 **vWF**（von willebrand factor）凝血因子,参与止血和凝血。内皮下层为疏松结缔组织,内含胶原纤维和少量平滑肌纤维。内皮下层之外,有多层弹性膜与中膜的弹性膜延续。

（2）**中膜**（tunica media）:厚,由 40～70 层弹性膜组成（图 15-45）,弹性膜间由弹性纤维相连,其间夹有少量平滑肌纤维、胶原纤维和基质。中膜的弹性纤维使扩张的血管回缩,胶原纤维有维持张力和支持的功能。病理情况下,中膜的平滑肌纤维可移入内膜,增生并形成结缔组织,使内膜增厚,是动脉粥样硬化的病理基础。

（3）**外膜**（tunica adventitia）:由疏松结缔组织构成,较薄,内有营养血管,分布到中膜和外膜。

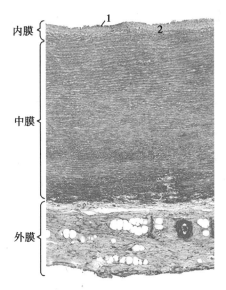

图 15-44　大动脉光镜像（大连医科大学图）
　　　　1. 内皮　2. 内皮下层

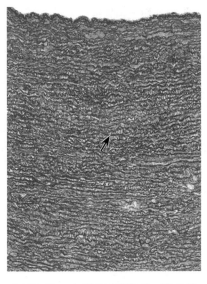

图 15-45　大动脉示弹性膜　弹性染色（窦肇华图）

2. 中动脉(medium sized artery) 除大动脉外,凡解剖学上命名的动脉大多属中动脉,因中膜平滑肌丰富,又称**肌性动脉**(muscular artery)(图 15-46)。

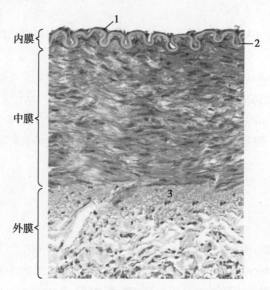

图 15-46 中动脉光镜像(大连医科大学图)
1. 内皮 2. 内弹性膜 3. 外弹性膜

(1)内膜:由内皮、内皮下层和内弹性膜组成。内皮下层为薄层疏松结缔组织。内膜与中膜交界处有 1~2 层**内弹性膜**(internal elastic membrane),为内膜和中膜的分界。

(2)中膜:较厚,由 10~40 层环形平滑肌构成,肌纤维间夹有弹性纤维和胶原纤维,由平滑肌纤维产生。

(3)外膜:厚度与中膜接近,由疏松结缔组织构成,含小的营养血管和神经纤维束,神经纤维伸入中膜平滑肌,可调节血管的舒缩。

3. 小动脉(small artery) 指管径在 0.3~1mm 的动脉,属肌性动脉。结构与中动脉相似,但各层均变薄。较小的小动脉没有内外弹性膜,中膜仅数层平滑肌纤维(图 15-47)。

4. 微动脉(arteriole) 指管径在 0.3mm 以下的动脉。无内、外弹性膜,中膜有 1~2 层平滑肌纤维,外膜较薄(图 15-47)。小动脉和微动脉通过平滑肌纤维的舒缩,调节局部组织的血流量和血压,又称外周阻力血管。

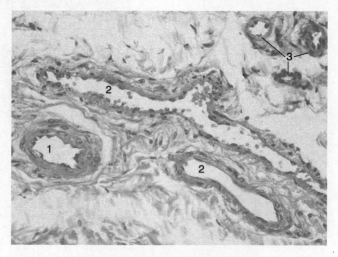

图 15-47 小血管光镜像(窦肇华图)
1. 小动脉 2. 小静脉 3. 微动脉

知识拓展

小动脉和微动脉与血压的关系

正常血压的维持相当程度上取决于血管的外周阻力。外周阻力是影响血压的重要因素之一。外周阻力的变化主要取决于小动脉和微动脉管壁平滑肌纤维的舒缩程度。外周阻力血管在神经体液因子的调节下进行舒缩,改变管径的大小。血管口径变小,心射血时流向外周的血量减少,心舒期留在大动脉的血量增多,舒张压就会升高,收缩压也相应升高。

(二) 静脉

静脉也分大、中、小及微静脉。与伴行的动脉相比,静脉的管腔大、壁薄、弹性小,在切片上,管腔常呈不规则塌陷。管壁也分内膜、中膜和外膜,但三层的界限不清。管壁平滑肌和弹性组织少,结缔组织较多;无内弹性膜或不明显;中膜不发达;外膜则较厚,尤其大静脉,外膜中有较多的纵行平滑肌束(图 15-48),无外弹性膜。管径在 2mm 以上静脉常有瓣膜,称静脉瓣,由内膜突入管腔,折叠而成,表面为内皮,内含弹性纤维的结缔组织,可防止血液倒流。

(三) 毛细血管

毛细血管(capillary)直径一般为 6~8μm,是管径最细、分布最广的血管,管壁最薄、通透性大,管内血流缓慢,是血液与组织液进行物质交换的场所。人体毛细血管的总面积巨大,估计体重 60kg 的人可达 700m²。

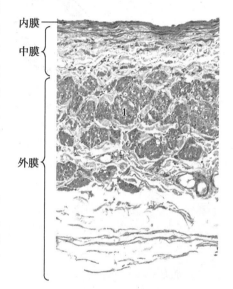

图 15-48 大静脉光镜像(大连医科大学图)
1. 外膜纵行平滑肌束

1. 毛细血管结构 管壁由 1~3 个内皮细胞围成(图 15-49)。内皮和基膜间有散在的**周细胞**(pericyte),当组织受损伤后,可分化成平滑肌纤维,参与血管的重建。内皮细胞能分泌多种生物活性物质,参与血管功能的调节。

2. 毛细血管的分类 电镜下,根据内皮细胞和基膜等的结构特点,毛细血管可分 3 类(图 15-50)。

(1) **连续毛细血管**(continuous capillary):内皮细胞相互连续,细胞间由紧密连接封闭,基膜

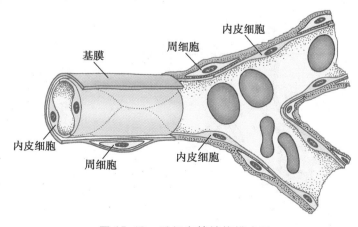

图 15-49 毛细血管结构模式图

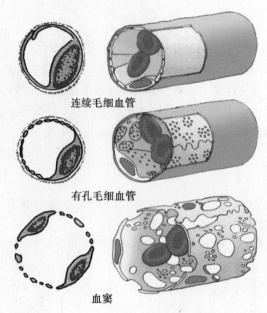

连续毛细血管

有孔毛细血管

血窦

图 15-50　毛细血管类型模式图

完整。胞质含大量质膜小泡,是血液和组织之间进行物质交换的主要形式。连续毛细血管主要分布于结缔组织、肌组织、胸腺、肺和中枢神经系统等处,参与各种屏障性结构的构成。

（2）**有孔毛细血管**（fenestrated capillary）:内皮细胞不含核处极薄,有较多内皮窗孔,贯穿胞质,孔可由隔膜封闭。内皮细胞间有紧密连接,基膜完整。内皮窗孔有利于血管内外中、小分子的物质交换。有孔毛细血管主要分布于胃肠黏膜、某些内分泌腺和肾血管球等处。

（3）**血窦**（sinusoid）:也称窦状毛细血管,管腔大而不规则,内皮薄、有孔,细胞间隙较大,无紧密连接,基膜不完整或缺如。血窦通透性大,利于大分子物质甚至血细胞出入血管。血窦主要分布于肝、脾、骨髓和某些内分泌腺中。

（四）微循环

指微动脉和微静脉间的血液循环,其基本功能是实现血液与组织间的物质交换。典型的微循环由 6 部分组成（图 15-51）。

1. **微动脉**　管壁的平滑肌受神经体液因素的影响而舒缩,与小动脉一起调控微循环血流量,是微循环血流控制的"总闸门"。

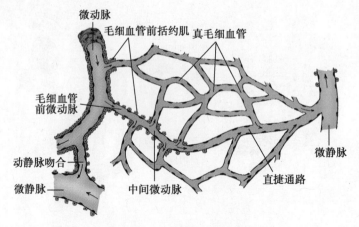

微动脉
毛细血管前括约肌　真毛细血管
毛细血管前微动脉
动静脉吻合
微静脉
中间微动脉
微静脉
直捷通路

图 15-51　微循环模式图

2. **毛细血管前微动脉和中间微动脉**　微动脉的直接分支,称毛细血管前微动脉(precapillary arteriole)。后者继而分支为**中间微动脉**(meta arteriole),管壁有一层不连续平滑肌纤维,收缩时调节整个毛细血管网的血流量。

3. **真毛细血管**(true capillary)　中间微动脉分支形成的毛细血管网,即通常所说的毛细血管,是物质交换的主要部位。其入口处有平滑肌包绕,称**毛细血管前括约肌**(precapillary sphincter),控制进入真毛细血管的血量,是微循环内的"分闸门"。

4. **直捷通路**(thoroughfare channel)　中间微动脉的延续,直接与微静脉相通,是距离最短的毛细血管。结构同真毛细血管。通常微循环的血流大部分由微动脉经中间微动脉和直捷通路快速进入微静脉,仅小部分血液流经真毛细血管。当组织功能活跃时,毛细血管前括约肌开放,大部分血液流经真毛细血管网,进行充分的物质交换。

5. **动静脉吻合**(arteriovenous anastomosis)　是微动脉和微静脉之间的直接连接,人体内各器官几乎均有该结构,但以皮肤、肺、脾、唇和鼻等组织中为多。特别是手指、足趾和耳廓等处较多,在体温调节中发挥作用,也是调节局部组织血流量的重要结构。

6. **微静脉**(venule)　内皮较薄,较大的微静脉管壁上有平滑肌,属于毛细血管后阻力血管,是微循环血流控制的"后闸门"。

小　结

心壁从内向外依次由心内膜、心肌膜和心外膜组成。心内膜由内皮、内皮下层和心内膜下层组成。心室的心内膜下层有普肯耶纤维,是心传导系统的分支。心肌膜为心壁最厚的一层,由心肌纤维组成,心肌纤维集合成束。心外膜为浆膜,属浆膜心包脏层。表面为间皮。心瓣膜位于房室口和动脉口处,为心内膜向腔内凸起形成的薄片状的结构。组成心传导系统的细胞有起搏细胞、移行细胞和普肯耶纤维3种。动脉包括大动脉、中动脉、小动脉和微动脉,管壁均可分为内膜、中膜和外膜3层。内膜由内皮、内皮下层和内弹性膜组成。动脉中膜变化最显著。中膜由40～70层弹性膜组成的是大动脉,属弹性动脉;中膜由10～40层环形平滑肌构成是中动脉,属肌性动脉;小动脉指管径在0.3～1mm,中膜仅数层平滑肌属肌性动脉;微动脉指管径在0.3mm以下的动脉,无内、外弹性膜,中膜有1～2层平滑肌。毛细血管是管径最细、分布最广的血管,管壁最薄、通透性大,是血液与组织液进行物质交换的场所。毛细血管可分3类:①连续毛细血管;②有孔毛细血管;③血窦。

(玛衣拉·阿不拉克)

练 习 题

一、选择题

A1 型题

1. 大动脉中膜的特征性结构是

　　A. 弹性膜　　　　　　　B. 弹性软骨　　　　　　　C. 平滑肌纤维

　　D. 胶原纤维　　　　　　E. 基质

2. 有孔毛细血管的"孔"位于

　　A. 内皮细胞的连接中　　　　　　　　B. 内皮细胞胞质不含核的部分

　　C. 基膜上　　　　　　　　　　　　　D. 内皮细胞核

E. 细胞质丰富部位

3. 下列最不属于毛细血管的特点的是

   A. 管壁极薄   B. 网的疏密程度各处一致   C. 是分布最广的血管

   D. 分支连通成网   E. 管径最细

4. 血窦不存在于

   A. 骨髓   B. 脑   C. 肝

   D. 脾   E. 某些内分泌腺

二、思考题

1. 毛细血管分为几类？毛细血管有哪些特点有利于进行物质交换？
2. 联系结构比较大动脉、中动脉和微动脉的功能。

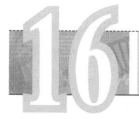

第十六章

淋 巴 系 统

 学习目标

1. 掌握:淋巴系统的组成;淋巴管道的组成;胸导管的起始、走行、终止和收纳范围;局部淋巴结的概念。

2. 熟悉:淋巴结的形态位置;全身各重要局部淋巴结群的名称和位置。腋淋巴结的名称、位置及回流;腹股沟浅、深淋巴结的名称、位置及回流;乳房的淋巴回流;全身各淋巴干的组成和注入。

3. 了解:头部淋巴结的名称和回流;颈外侧浅、深淋巴结的名称和回流;胸腔器官的淋巴结的名称和回流;腹腔壁和腹腔器官的淋巴结的名称和回流;盆腔壁和盆腔器官的淋巴结的名称和回流。

淋巴系统(lymphatic system)是心血管的组成之一,由淋巴管道、淋巴器官和淋巴组织组成(图16-1)。淋巴管道内流动着无色透明的液体,称**淋巴**(lymph)。血液经动脉运行到毛细血管动脉端时,含有某些成分的液体从毛细血管渗出,进入组织间隙,形成组织液。组织液与细胞进

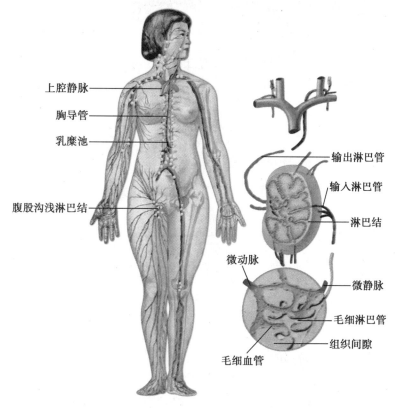

图 16-1　全身浅、深淋巴管和淋巴结示意图

行物质交换后,大部分在毛细血管静脉端被重吸收入小静脉;小部分进入毛细淋巴管成为淋巴。淋巴(液)经各级淋巴管向心流动,途中经过若干淋巴结,最后归入静脉。故淋巴系统可看作是静脉的辅助部分。淋巴系统是人体重要的防御装置。

一、淋巴系统的结构和分配特点

(一) 淋巴组织

淋巴组织是以淋巴细胞为主的网状结缔组织,广泛分布于消化管和呼吸道的黏膜内,称上皮下淋巴组织,起着防御屏障的作用。

(二) 淋巴管道

淋巴管道包括毛细淋巴管、淋巴管、淋巴干和淋巴导管。

1. **毛细淋巴管**(lymphatic capillary)　以膨大的盲端起始于组织间隙,管壁由单层内皮细胞构成。毛细淋巴管彼此交织成网。除中枢神经系统、软骨、骨髓、釉质、角膜、晶状体、玻璃体、上皮和内耳等器官组织没有毛细淋巴管分布外,其余各部均有分布。毛细淋巴管常与毛细血管伴行。毛细淋巴管的腔大而不规则,壁薄、结构简单且通透性大。故大分子物质如细菌、病毒、癌细胞等易进入毛细淋巴管。

2. **淋巴管**(lymphatic vessel)　由毛细淋巴管汇合而成。其结构与静脉相似,但管壁薄,管径较细,有丰富的瓣膜。全身淋巴管均分为浅、深两组,二者间有广泛的交通。在向心行程中,要通过 1 个或多个淋巴结,回流速度较慢。

3. **淋巴干**(lymphatic trunks)　全身各部的淋巴管经过相应的淋巴结群后,汇合成较大的淋巴干,全身共有 9 条淋巴干(图 16-2)。

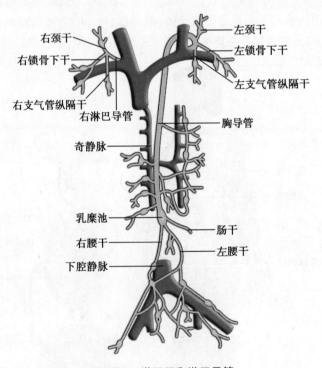

右颈干　左颈干
右锁骨下干　左锁骨下干
左支气管纵隔干
右支气管纵隔干
右淋巴导管　胸导管
奇静脉
乳糜池　肠干
右腰干　左腰干
下腔静脉

图 16-2　淋巴干和淋巴导管

(1) 左、右颈干:收集头颈部的淋巴。

(2) 左、右锁骨下干:收集上肢和部分胸壁的淋巴。

(3) 左、右支气管纵隔干:收集胸腔器官和部分胸腹壁的淋巴。

(4) 左、右腰干:收集下肢、盆部和腹腔内成对器官及部分腹壁的淋巴。

（5）肠干：收集腹腔内不成对器官的淋巴。

4. 淋巴导管（lymphatic duct）　全身共有 2 条。由 9 条淋巴干分别汇合而成，即胸导管和右淋巴导管。

（1）**胸导管**（thoracic duct）：是全身最粗大的淋巴管道，长 30～40cm。起始于第 1 腰椎体前方呈囊状膨大的**乳糜池**（cisterna chili），经膈主动脉裂孔入胸腔，沿脊柱右前方上行于食管的后方，至第 5 胸椎高度附近转向左侧上行，出胸廓上口达左颈根部，注入左静脉角。注入静脉之前还接纳左颈干、左锁骨下干和左支气管纵隔干。胸导管通过上述 6 条淋巴干，收受腹、盆腔全部器官（肝的膈面除外）和下肢淋巴管，胸前壁左半、胸后壁的全部淋巴，左肺、心的左半以及头、颈部左半和左上肢淋巴管的淋巴回流，占全身 3/4 区域。在临床上因丝虫病而阻塞胸导管可导致其远端的毛细淋巴管破裂而产生乳糜尿。

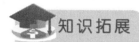

丝 虫 病

　　当蚊叮人吸血时，蚊体内的感染期丝虫的幼虫钻入人体。一般认为幼虫迅速侵入附近的淋巴管，并移行至大淋巴管及淋巴结寄生，发育为成虫。马来丝虫主要寄生在上、下肢的浅表淋巴系统，尤以下肢为多；班氏丝虫除寄生在浅表淋巴系统外，多寄生于深部淋巴系统中，如下肢、阴囊、精索、肾盂等部位。当丝虫的卵、幼虫或成虫阻塞胸导管则可导致其远端的毛细淋巴管破裂而产生乳糜尿甚或象皮样肿。

（2）**右淋巴导管**（right lymphatic duct）：主要由右颈干、右锁骨下干和右支气管纵隔干等汇合而成，长 1～1.5cm，多数注入右静脉角、右锁骨下静脉或右颈内静脉。右淋巴导管主要收纳头颈右半、右上肢、右半胸的淋巴回流。

（三）淋巴器官

包括淋巴结、扁桃体、脾和胸腺等。

淋巴结（lymph node）是淋巴管向心行程中的必经器官，通常为灰红色而质软的卵圆形小体。一侧隆凸，另一侧凹陷，称**淋巴结门**，该处有血管神经出入。在隆凸缘相连的淋巴管，称输入淋巴管，与凹面相连的淋巴管，称输出淋巴管。在向心流动过程中经过数群淋巴结过滤后，输出淋巴管越来越少，最后汇合成**淋巴干**。淋巴结常聚集成群，有浅、深群之分，多沿血管周围分布，位于身体屈侧或隐蔽处、安全且活动度较大的部位。其主要功能是过滤淋巴液、生成淋巴细胞和浆细胞，参与机体的免疫应答。

人体某器官或某部位的淋巴常回流至某个特定部位的淋巴结（群），该部位的淋巴结群，称该器官或该部位的**局部淋巴结**（regional lymph node）。当身体某器官或某部位发生病变时，细菌、病毒或癌细胞可沿淋巴管到达相应的局部淋巴结，这些淋巴结则可阻截和清除异物，对机体起重要的保护作用。此时淋巴结内的淋巴细胞增殖，功能增强，体积增大。如果该局部淋巴结不能阻截或消灭病原体时，则病变可继续沿淋巴管的引流方向蔓延至下一群淋巴结。因此，淋巴结是人体免疫的第二道防线。

二、淋巴回流的因素

淋巴回流速度缓慢。在人体静息状态下，每小时约有 120ml 淋巴返回血液，运动时淋巴流速可增加 3～14 倍。淋巴回流的主要因素在于：①新的淋巴不断产生，推动毛细淋巴管内的淋巴不断前进，毛细淋巴管的排空，又对新的淋巴生成产生促进作用；②较大淋巴管壁内的平滑肌收缩促进了淋巴的回流；③淋巴管周围动脉的搏动促进了淋巴的回流；④淋巴最后注入静脉角而汇入上腔静脉时,胸腔负压也有利于淋巴回流;⑤淋巴管附近的肌收缩和器官的运动也可促进淋巴的回流;⑥淋巴管内众多的瓣膜能保证淋巴定向流动。

三、淋巴管的侧支循环

淋巴管之间存在大量的侧副支,形成丰富的淋巴侧支通路。当某种原因致使淋巴通路中断或受阻,淋巴管迅速增生,建立新的侧支循环,形成新的淋巴回流通路。相反,淋巴的侧支循环也可成为病变扩散或癌细胞转移的途径。

四、全身各部的淋巴管和淋巴结

（一）头颈部的淋巴管和淋巴结

1. 头部的淋巴结　头部的淋巴结多位于头颈交界线上,由后向前依次为枕淋巴结、乳突淋巴结、腮腺淋巴结、下颌下淋巴结和颏下淋巴结等。收纳头面部浅层的淋巴,直接或间接汇入颈外侧深淋巴结(图 16-3)。

（1）**枕淋巴结**（occipital lymph nodes）:位于枕部皮下,斜方肌起点的表面。收纳枕、顶部的淋巴。

（2）**乳突淋巴结**（mastoid lymph nodes）:位于耳后、胸锁乳突肌上端表面,亦称耳后淋巴结。收纳颅顶及耳廓后面的浅淋巴管。

（3）**腮腺淋巴结**（parotid lymph nodes）:分浅、深两组,分别位于腮腺表面和腮腺实质内。收纳额、颞区、耳廓和外耳道、颊部及腮腺等处的淋巴管。

（4）**下颌下淋巴结**（submandibular lymph nodes）:位于下颌下腺附近,收纳面部、鼻部和口腔的淋巴管。

（5）**颏下淋巴结**（submental lymph nodes）:位于颏下部。收纳颏部、下唇内侧和舌尖部的淋巴管。

2. 颈部的淋巴结　颈部的淋巴结分为颈前淋巴结和颈外侧淋巴结。

（1）**颈前淋巴结**（anterior cervical lymph nodes）:又分为浅、深 2 群。位于舌骨下方及喉、甲状腺、气管等器官的前方。收纳上述器官的淋巴管,其输出管注入颈外侧深淋巴结。

（2）**颈外侧淋巴结**（lateral cervical lymph nodes）:包括沿颈外静脉排列的颈外侧浅淋巴结和沿颈内静脉排列的颈外侧深淋巴结(图 16-3)。①**颈外侧浅淋巴结**（superficial lateral cervical lymph node）位于胸锁乳突肌表面及其后缘,沿颈外静脉排列,主要收纳颈部浅层的淋巴管,并汇集乳突淋巴结、枕淋巴结及部分下颌下淋巴结的输出管,其输出管注入颈外侧深淋巴结。②**颈外侧深淋巴结**（deep lateral cervical lymph node）,数目多达 10～15 个,沿颈内静脉周围排列,上始自颅底,下至颈根部,少数淋巴结位于副神经周围。在颈根部的淋巴结常沿锁骨下动脉及臂丛排列。颈外侧深淋巴结直接或通过头颈部浅淋巴结收纳头颈部、胸壁上部、乳房上部和舌、咽、腭扁桃体、喉、气管、甲状腺等器官的淋巴管,其输出管汇合成颈干。左侧者注入胸导管,右侧者注入右淋巴导管。其汇入处常缺乏瓣膜。

颈外侧深淋巴结中较重要的淋巴结有:①咽后淋巴结,位于鼻咽部后方,收纳鼻、鼻旁窦、鼻咽部等处的淋巴。鼻咽癌时首先转移至此群。②颈内静脉二腹肌淋巴结,又称**角淋巴结**,位于二腹肌后腹与颈内静脉交角处,收纳舌后及腭扁桃体的淋巴管。③颈内静脉肩胛舌骨肌淋巴结,位于肩胛舌骨肌中间腱与颈内静脉交角处附近,收纳颏下和舌尖部的淋巴管。舌癌时,首先转移至此群。④**锁骨上淋巴结**（supraclavicular lymph nodes）,位于锁骨下动脉和臂丛附近。食管癌和胃癌后期,癌细胞可沿胸导管或颈干逆流至左锁骨上淋巴结。

（二）上肢的淋巴管和淋巴结

上肢的浅淋巴管较多,伴浅静脉行于皮下组织中。深淋巴管与深血管伴行。浅、深淋巴管

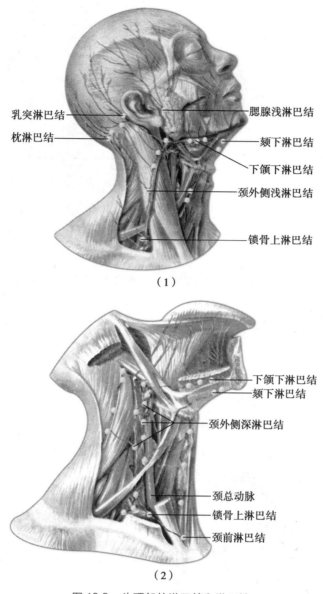

（1）

（2）

图 16-3 头颈部的淋巴管和淋巴结

都直接或间接注入腋淋巴结。

1. **肘淋巴结**（cubital lymph nodes） 位于肘窝和肱骨内上髁附近,1~2个,又称**滑车上淋巴结**,收纳伴随贵要静脉和尺血管上行的手和前臂尺侧半浅、深部的淋巴管,其输出管伴肱静脉注入腋淋巴结。

2. **腋淋巴结**（axillary lymph nodes） 位于腋窝内腋血管及其分支周围,共有15~20个,依其位置可分为5群:①外侧淋巴结,位于腋血管远侧段的周围,收纳上肢大部分淋巴管及肘淋巴结的输出管;②胸肌淋巴结,位于胸小肌下缘,胸外侧血管周围,收纳胸、腹外侧壁及乳房外侧、中央部的淋巴回流;③肩胛下淋巴结,位于腋窝后壁肩胛下血管周围,收纳项背部及肩胛区的淋巴管;④中央淋巴结,位于腋窝底部的脂肪组织中,肋间臂神经周围,该群接受上述3群淋巴结的淋巴输出管;⑤尖淋巴结,位于腋尖,沿腋血管近段排列,收纳中央淋巴结的输出管和乳房上部的淋巴管,尖淋巴结的输出管大部分汇成锁骨下干,少数注入锁骨上淋巴结(图16-4)。腋淋巴结收纳上肢、乳房、胸壁和腹壁上部等处的淋巴管,其输出管汇成锁骨下干,右侧者注入右淋巴导管,左侧者注入胸导管。

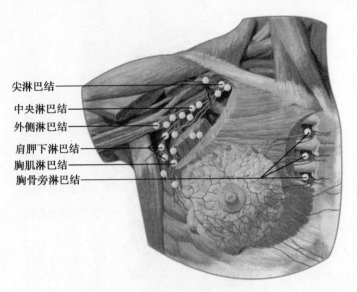

图 16-4　乳房的淋巴引流和腋淋巴结

（三）胸部的淋巴管和淋巴结

胸部的淋巴管和淋巴结分为胸壁的淋巴结和胸腔器官的淋巴结两部分。

1. 胸壁的淋巴管和淋巴结　包括：①胸骨旁淋巴结（图 16-5），沿胸廓内血管排列，收纳脐以上的腹前壁、乳房内侧部、膈和肝以上的淋巴管；②肋间淋巴结，位于胸后壁肋间隙内，沿肋间血管排列；③膈上淋巴结，位于膈上面，可分为前、中、后群，收纳膈、心包、胸膜和肝上面的淋巴管。这些淋巴结和淋巴管的输出管分别注入纵隔前、后淋巴结或参与支气管纵隔干而汇入胸导管。

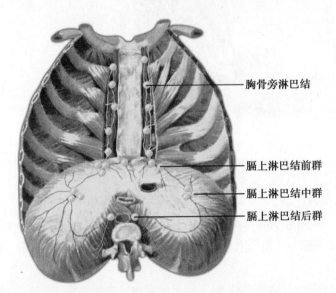

图 16-5　胸骨旁淋巴结和膈上淋巴结

2. 胸腔器官的淋巴管和淋巴结

（1）**纵隔前淋巴结**（anterior mediastinal lymph nodes）：位于胸腔大血管和心包的前方，收纳胸腺、心包、心、膈和肝上面的淋巴管，其输出管汇入支气管纵隔干。

（2）**纵隔后淋巴结**（posterior mediastinal lymph nodes）：位于食管和胸主动脉周围，收纳食管、胸主动脉的淋巴管和部分支气管肺淋巴结及膈上淋巴结的输出管，其输出管多直接注入胸导管。

（3）**气管、支气管和肺的淋巴结**：可分为：①肺门淋巴结（又称支气管肺淋巴结），沿支气管和肺动脉分支排列，收纳肺的淋巴管，输出管注入气管权周围的气管支气管淋巴结；②气管支气管淋巴结,输出管注入位于气管周围的气管旁淋巴结;③气管旁淋巴结(图16-6)。其输出管分别合成左、右支气管纵隔干,右侧者注入右淋巴导管,左侧者注入胸导管。

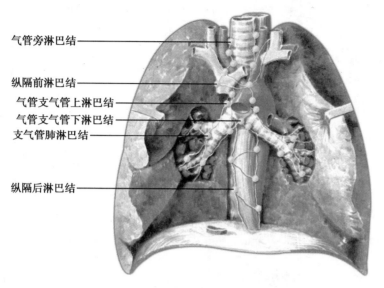

气管旁淋巴结

纵隔前淋巴结
气管支气管上淋巴结
气管支气管下淋巴结
支气管肺淋巴结

纵隔后淋巴结

图16-6 胸腔器官的淋巴结

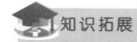知识拓展

乳房的淋巴回流

①乳房外侧部和中央部的淋巴注入胸肌淋巴结。②上部的淋巴注入尖淋巴结和锁骨上淋巴结。③内侧部的淋巴注入胸骨旁淋巴结。④乳房内侧部的浅淋巴管与对侧乳房浅淋巴管相交通。⑤内下部的淋巴管通过腹壁和膈下淋巴管与肝的淋巴管交通。

(四)腹部的淋巴管和淋巴结

1. 腹壁的淋巴管和淋巴结 腹前壁浅淋巴管在脐以上者注入腋淋巴结,脐以下的注入腹股沟浅淋巴结。腹后壁的深淋巴管注入腰淋巴结。**腰淋巴结**(lumbar lymph nodes)数目众多,位于腹主动脉和下腔静脉周围,收纳腹后壁、腹腔成对器官以及髂总淋巴结的淋巴回流,其输出管形成左、右腰干而注入乳糜池。

2. 腹腔不成对器官的淋巴管和淋巴结 ①沿腹腔干及其分支排列的淋巴结,包括胃左、右淋巴结,排列在胃左、右血管的周围;胃网膜左、右淋巴结,排列在胃网膜左、右血管的周围;幽门淋巴结位于幽门附近;肝淋巴结排列在肝固有动脉和胆总管周围;胰淋巴结和脾淋巴结,沿脾动脉排列。这些淋巴结的输出管最后都汇入到**腹腔淋巴结**(celiac lymph nodes),其输出管参与组成肠干(图16-7)。②沿肠系膜上动脉及其分支排列的淋巴结,主要由肠系膜淋巴结、回结肠淋巴结、右结肠淋巴结和中结肠淋巴结。它们分别沿同名动脉排列,收纳相应区域的淋巴管,最后注入**肠系膜上淋巴结**(superior mesenteric lymph nodes),该群淋巴结位于肠系膜上动脉根部周围,其输出管参与组成肠干(图16-8)。③沿肠系膜下动脉及其分支排列的淋巴结,主要有左结肠淋巴结、乙状结肠淋巴结和直肠上淋巴结(图16-9),均位于同名动脉的周围,收纳相应区域的淋巴管,再注入**肠系膜下淋巴结**(inferior mesenteric lymph nodes),肠系膜下淋巴结位于肠系膜下动脉周围,其输出管参与组成肠干。

肠干多为1条,由腹腔淋巴结、肠系膜上、下淋巴结等的输出管汇合而成,注入乳糜池(图16-7)。

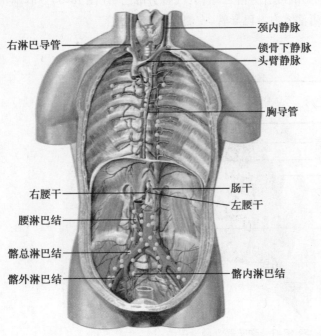

颈内静脉

右淋巴导管

锁骨下静脉

头臂静脉

胸导管

右腰干

肠干

左腰干

腰淋巴结

髂总淋巴结

髂外淋巴结

髂内淋巴结

图 16-7　胸导管及腹、盆部淋巴结

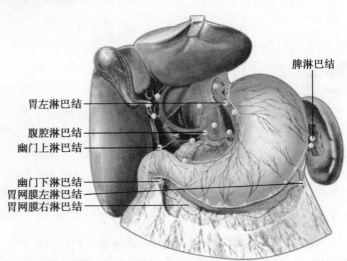

脾淋巴结

胃左淋巴结

腹腔淋巴结

幽门上淋巴结

幽门下淋巴结

胃网膜左淋巴结

胃网膜右淋巴结

图 16-8　沿腹腔干及其分支排列的淋巴结

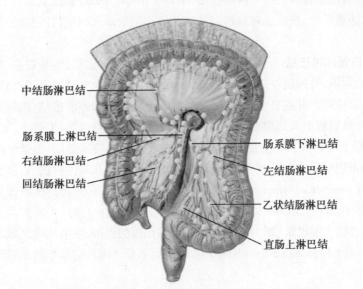

中结肠淋巴结

肠系膜上淋巴结

肠系膜下淋巴结

右结肠淋巴结

左结肠淋巴结

回结肠淋巴结

乙状结肠淋巴结

直肠上淋巴结

图 16-9　大肠的淋巴管和淋巴结

（五）盆部的淋巴管和淋巴结

1. **髂外淋巴结**（external iliac lymph nodes） 位于髂外血管周围，收纳腹股沟浅、深淋巴结的输出管，腹前壁下部的深淋巴管以及膀胱、前列腺或子宫颈、阴道上端的部分淋巴回流。

2. **髂内淋巴结**（internal iliac lymph nodes） 位于髂内动脉及其分支周围，收纳大部分盆壁、盆腔器官、会阴、大腿后面及臀部的深淋巴管。

3. **骶淋巴结** 位于骶正中线附近，收纳骨盆后壁及直肠、前列腺等处的部分淋巴管。

以上 3 组淋巴结的输出管均注入**髂总淋巴结**（common iliac lymph nodes），该淋巴结位于髂总血管周围，收纳下肢、盆壁和盆腔器官的淋巴，其淋巴输出管注入腰淋巴结。

（六）下肢的淋巴管和淋巴结

下肢的淋巴结可分为两群，即位于腘窝内的腘淋巴结和位于腹股沟韧带下方、排列在股血管近段周围的腹股沟浅、深淋巴结（图 16-1）。

1. **腘淋巴结**（popliteal lymph nodes） 位于腘窝内，根据其排列的位置可分为浅、深 2 组，分别称腘浅淋巴结和腘深淋巴结。收纳足外侧缘和小腿后外侧部的浅淋巴结；足和小腿的深淋巴管，然后注入腹股沟深淋巴结。

2. **腹股沟淋巴结**（inguinal lymph nodes） 位于腹股沟韧带下方，大腿根部的前面，以阔筋膜为界，分为浅、深 2 群，即腹股沟浅淋巴结和腹股沟深淋巴结。

（1）**腹股沟浅淋巴结**（superficial inguinal lymph node）：位于腹股沟韧带下方和大隐静脉末段周围，接受腹前壁下部、臀部、会阴和外生殖器的淋巴以及除足外侧缘及小腿后外侧部以外的整个下肢的浅淋巴管。其输出管注入腹股沟深淋巴结或直接注入髂外淋巴结。

（2）**腹股沟深淋巴结**（deep inguinal lymph node）：位于大腿阔筋膜的深面，沿股动、静脉根部周围排列。收纳腹股沟浅淋巴结的输出管及下肢的深淋巴管，其输出管注入髂外淋巴结。

 小 结

淋巴系统是静脉系统的补充系统，来自组织间隙的大分子物质如细菌、病毒、癌细胞、蛋白质颗粒等都可进入毛细淋巴管而成为淋巴液，淋巴液通过毛细淋巴管、各级淋巴管道、淋巴结、淋巴干、淋巴导管最后注入静脉。癌症的传播除了直接浸润外，主要传播途径就是通过淋巴系统转移，通过局部淋巴结、淋巴管、淋巴干、淋巴导管入血而转移至全身。

（萧洪文）

练 习 题

一、选择题

A1 型题

1. 下列结构没有毛细淋巴管的是

    A. 牙   B. 骨髓   C. 肾

    D. 睾丸   E. 中枢神经系统

2. 食管癌可以转移到的淋巴结是

    A. 肺门淋巴结   B. 气管旁淋巴结   C. 右锁骨上淋巴结

    D. 左锁骨上淋巴结   E. 颈浅淋巴结

3. 下列淋巴的回流错误的是
   A. 外阴淋巴可回流至腹股沟浅淋巴结
   B. 下腹壁浅淋巴可回流至腹股沟浅淋巴结
   C. 右侧乳房下部的淋巴可回流至肝
   D. 左、右两侧乳房的浅淋巴管可以交通
   E. 左、右两侧乳房的深淋巴管也可以交通
4. 腰淋巴结的收纳范围错误的是
   A. 收纳腹后壁的淋巴回流
   B. 收纳髂总淋巴结的淋巴回流
   C. 收纳腹腔成对器官的淋巴回流
   D. 收纳腹腔不成对器官的淋巴回流
   E. 收纳下肢的淋巴回流

二、思考题

1. 机体内哪些组织、器官没有毛细淋巴管的配布？
2. 鼻咽癌的癌细胞首先会转移到哪群局部淋巴结？
3. 乳癌根治术必须要彻底清除哪些淋巴结？

第十七章

体被系统——皮肤和乳腺

 学习目标

1. 掌握:皮肤的组成,表皮的组织结构。
2. 熟悉:真皮的结构、非角质形成细胞的特点。
3. 了解:皮肤的附属器,皮下组织、乳腺的结构特点。

体被系统(integumental system)包括皮肤和乳腺。鉴于二者共同来源于外胚层和中胚层,乳腺又是变异的汗腺,故将皮肤和乳腺合成一章进行叙述。

第一节 皮 肤

皮肤(skin)是人体最大的器官,约占成人体重的 16%,总面积 1.2~2.0m²。皮肤由表皮和真皮组成,通过皮下组织与深部组织相连。皮肤内还有毛、皮脂腺、汗腺和指(趾)甲等附属器。皮肤有屏障、保护、排泄、感觉、吸收、调节体温和参与免疫应答等功能。

一、皮肤的微细结构

(一)表皮

表皮(epidermis)由角化的复层扁平上皮构成。组成表皮的主要细胞是**角质形成细胞**与**非角质形成细胞**。后者数量少,散在分布于角质形成细胞间。厚表皮的结构典型,从基底到表面依次分为5层(图 17-1,图 17-2)。

1. 表皮的分层和角质形成细胞

(1) **基底层**(stratum basale):位于表皮最深层,附着于基膜,为一层矮柱状或立方形细胞,称**基底细胞**。HE 染色胞质呈强嗜碱性。胞质内含丰富的游离核糖体和角蛋白丝。角蛋白丝有很强的张力,又称**张力丝**。基底细胞有活跃的分裂能力,是表皮内的干细胞。

(2) **棘层**(stratum spinosum):位于基底层上方,由 4~10 层多边形的**棘细胞**组成。细胞表面伸出许多细而短的棘状突起。细胞间有大量桥粒。胞质弱嗜碱性,其内有丰富的游离核糖体、成束分布的角蛋白丝以及卵圆形的板层颗粒。板层颗粒是由高尔基复合体生成的一种分泌颗粒,其内容物主要为糖脂和固醇。

(3) **颗粒层**(stratum granulosum):位于棘层的上方,由 3~5 层扁梭形细胞组成。该层细胞的胞核和细胞器渐趋退化。胞质内出现许多透明角质颗粒。

(4) **透明层**(stratum lucidum):位于颗粒层的上方,由数层扁平细胞构成。细胞界限不清,核及细胞器均消失。HE 染色细胞呈均质透明状,嗜酸性。胞质内充满角蛋白丝,该层只在厚皮中明显。

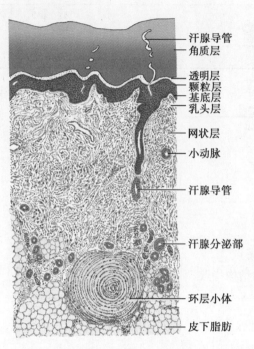

图 17-1　手指皮肤模式图

组织免受辐射损害。

（5）**角质层**（stratum corneum）：位于表皮最浅层，由多层扁平的角质细胞构成。角质细胞为干硬的死细胞，无细胞核，无细胞器。角蛋白丝浸埋在均质状物质中，共同形成**角蛋白**（keratin），充满于胞质。HE 染色细胞呈均质状，嗜酸性，轮廓不清。浅层角质细胞间的桥粒消失，细胞连接松散，脱落后形成皮屑。

在薄表皮，棘层、颗粒层及角质层均较薄，无透明层。

2. 非角质形成细胞

（1）**黑素细胞**（melanocyte）：胞体散在于基底细胞之间，有多个较长的突起伸入基底细胞和棘细胞间（见图 17-2）。胞质内含特征性的**黑素体**（melanosome），含酪氨酸酶，能将酪氨酸转化成黑色素后，形成黑素颗粒。皮肤的颜色主要取决于黑素颗粒的大小、数量、分布和所含黑素的多少。黑素可吸收紫外线，保护深部

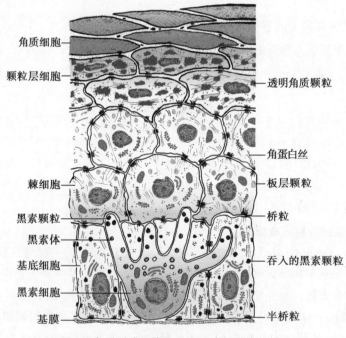

图 17-2　角质形成细胞和黑素细胞超微结构模式图

（2）**朗格汉斯细胞**（langerhans cell）：位于表皮的棘细胞之间。细胞有多个突起（图 17-3），在 HE 染色的标本上不易辨认。朗格汉斯细胞是一种抗原呈递细胞，能识别、结合和处理侵入皮肤的抗原，该细胞迁移到淋巴结内后，将抗原呈递给 T 细胞，引起免疫应答。

（3）**梅克尔细胞**（Merkel cell）：常分布于基底层，在 HE 染色标本中不易辨认。细胞基底部胞质含许多致密核心的小泡，基底面与感觉神经末梢形成类似突触的结构。该细胞指尖数量较多，可能为感受触觉刺激的感觉上皮细胞。

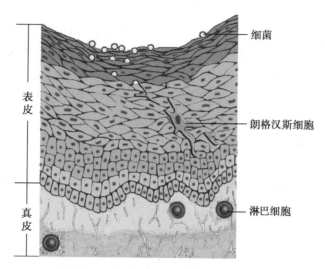

图 17-3 表皮内的朗格汉斯细胞模式图

（二）真皮

　　真皮（dermis）位于表皮深部，由致密结缔组织构成，分为乳头层和网织层，二者间无明显界限（图 17-1）。

　　1. 乳头层　紧邻表皮并向基底部突起，形成大量乳头状结构，称**真皮乳头**（dermal papilla），扩大了表皮与真皮的连接面，有利于两者牢固连接及表皮从真皮的血管获得营养。部分乳头内含游离神经末梢和触觉小体，称**神经乳头**；有些乳头含丰富的毛细血管，称**血管乳头**。

　　2. 网织层　位于乳头层的深部，较厚，粗大的胶原纤维密集成束，弹性纤维夹杂其间，使皮肤有很好的韧性和弹性。网织层内有较大的血管、淋巴管、神经以及汗腺、皮脂腺和毛囊，可见环层小体。

（三）皮肤的附属器

　　皮肤内有由表皮衍生的毛、皮脂腺、汗腺和指（趾）甲等，称**皮肤附属器**（图 17-4）。

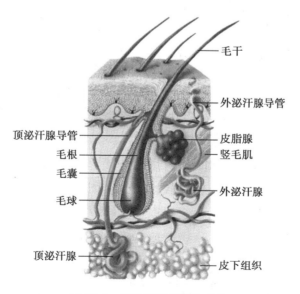

图 17-4 皮肤及附属器模式图

　　1. 毛（hair）　人体皮肤除手掌和足底等处外，均有毛分布。毛由毛干、毛根和毛球组成。露在皮肤外的部分，称**毛干**；埋在皮肤内的部分，称**毛根**；包在毛根外面的上皮及结缔组织形成

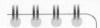

的鞘,称**毛囊**。毛根和毛囊末端膨大,称**毛球**,是毛的生长点。毛球基底凹陷,结缔组织随神经和毛细血管突入其内,形成**毛乳头**,对毛的生长起诱导和营养作用。毛和毛囊与皮肤表面呈钝角的一侧,有一束斜行平滑肌,称**立毛肌**(arrector pili muscle),其受交感神经支配,收缩时使毛竖立,可帮助皮脂腺排出分泌物。毛有一定的生长周期,定期脱落和更新。

2. **皮脂腺**(sebaceous gland) 多位于毛囊和立毛肌间,由1个或几个腺泡与1个短导管构成。其分泌物称皮脂,有润滑皮肤、保护毛和抑菌等作用。皮脂腺的分泌受性激素的调节,青春期分泌旺盛。

3. **汗腺**(sweat gland) 分外泌汗腺和顶泌汗腺。

(1) **外泌汗腺**:又称小汗腺,分布广泛。分泌部位于真皮深部或皮下组织内,腺细胞呈立方形或锥体形;导管开口于皮肤表面的汗孔。分泌的汗液有湿润表皮、调节体温及排出部分代谢产物等作用,并参与水和电解质平衡的调节。

(2) **顶泌汗腺**:又称大汗腺,主要分布于腋窝、乳晕、肛门及会阴等处。分泌部由一层立方形或矮柱状细胞围成,管腔大;导管开口于毛囊上段。分泌物为黏稠的乳状液,含蛋白质、碳水化合物和脂类。分泌物被细菌分解后产生特殊的气味,俗称狐臭。

4. **甲单位**(nail unit) 由甲体、甲床、甲襞等组成。**甲体**是由多层角化细胞构成的角质板,包括埋在皮肤下的甲根和外露的甲体。甲体深面的皮肤,称**甲床**。甲根附着处的甲床上皮,称**甲母质**。该处的上皮基底层细胞分裂活跃,是甲的生长区。甲体周围的皮肤,称**甲襞**。甲体与甲襞间的浅沟,称**甲沟**。甲对指(趾)末端起保护作用。

二、皮下组织

皮下组织(hypodermis)即解剖学中的浅筋膜,由疏松结缔组织及脂肪组织构成,将皮肤和深部组织连在一起,使皮肤有一定的可动性。皮下组织的厚度因个人年龄、性别以及健康状况而有较大差别。一般以腹部、臀部最厚,可达3cm以上;眼睑、阴茎和阴囊等部位皮下组织最薄,不含脂肪组织。除脂肪外,皮下组织也含有丰富的血管、淋巴管与神经。皮下组织可保温、缓冲机械压力。

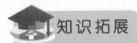

知识拓展

皮内注射与皮下注射

皮内注射是将药液注入皮肤的表皮与真皮之间,注射部位在前臂掌侧面下1/3段或三角肌下缘。主要目的有:①预防过敏而进行的药物试验,如青霉素皮试;②手术局部麻醉前的准备工作;③疫苗接种,如卡介苗接种。

皮下注射是将药液注入皮下组织,注射部位三角肌下缘、股外侧或腹部。主要目的:①需要迅速达到药效或药物不能口服时使用,如胰岛素;②手术局部麻醉;③疫苗接种,如麻疹疫苗接种等。

第二节 乳 腺

乳腺(mammary gland)是皮肤中最大的腺体。女性乳腺是女性第二性征之一,为新生儿提供营养。妊娠期和哺乳期的乳腺有泌乳活动,称**活动期乳腺**;无分泌活动的乳腺,称**静止期乳腺**。男性乳腺则为静止性器官。

一、女性乳腺

（一）乳腺的大体结构

成年未哺乳女性的乳房呈半球形,位于胸大肌和胸筋膜表面,上至第2~3肋,下至第6~7肋,内侧至胸骨旁线,外侧可达腋中线。乳房中央有**乳头**（papillae）,呈圆锥形或扁平状,乳头顶端有输乳管开口。乳头基部有盘状的乳晕,呈粉红色至深褐色不等。女性青春期后,乳腺开始生长发育,妊娠期和哺乳期乳腺明显增大,分泌乳汁;绝经后,乳腺萎缩退化,逐渐被结缔组织取代,但仍保留少量导管（图17-5）。

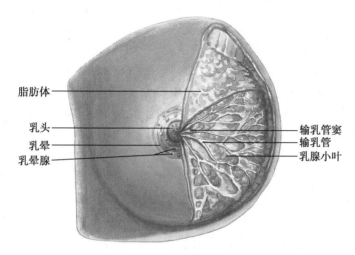

脂肪体
乳头
乳晕
乳晕腺
输乳管窦
输乳管
乳腺小叶

图 17-5 女性乳房

（二）乳腺的微细结构

乳腺被结缔组织分隔成15~20个腺叶,每叶又被分隔成若干**乳腺小叶**,小叶间结缔组织中有大量的脂肪细胞。乳腺小叶的腺泡由单层立方或柱状上皮组成,导管包括小叶内导管、小叶间导管和总导管。总导管又称**输乳管**,开口于乳头。

1. **静止期乳腺** 指性成熟未孕女性的乳腺。腺体和导管均不发达,腺泡小而少,脂肪组织和结缔组织丰富（图17-6A）。排卵后,腺泡和导管轻度增生,乳腺略增大。

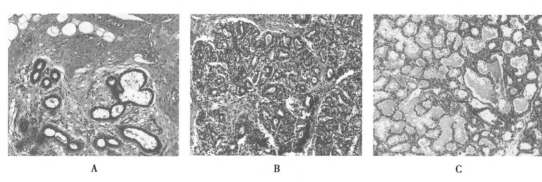

A   B   C

图 17-6 乳腺光镜像（哈尔滨医科大学图）
A. 静止期;B. 活动期早期;C. 活动期晚期

2. **活动期乳腺** 妊娠期乳腺在雌激素和孕激素的作用下,腺泡和小导管迅速增生,腺泡增大,脂肪组织和结缔组织减少（图17-6B）。妊娠后期,在催乳激素作用下,腺泡开始分泌。分泌物中含脂滴、乳蛋白、乳糖和抗体等,称初乳。授乳期乳腺中的结缔组织更少,腺体更发达,腺泡腔增大（图17-6C）。断乳后,腺组织逐渐萎缩,结缔组织和脂肪组织增多,转入静止期。

二、男性乳腺

男性乳腺终生保持幼稚状态,由一些小导管以及少量结缔组织和脂肪组织构成,无小叶或腺泡,导管多为实心细胞索。青春期时,乳腺可有暂时性轻微增生,乳晕发育良好,乳头相对较小。青春期后,男性乳腺的腺体和间质若发生共同增生,可引起乳腺单侧或双侧肥大,多因雌激素和雄激素平衡失调所致。

 小　　　结

皮肤由表皮和真皮组成。皮肤有毛、皮脂腺、汗腺和指(趾)甲等附属器。表皮为角化的复层扁平上皮,由角质形成细胞和非角质形成细胞组成。表皮的角质形成细胞由深至浅分为基底层、棘层、颗粒层、透明层和角质层5层。基底细胞有活跃的分裂能力。角质层细胞无核、无细胞器,胞质充满均质状嗜酸性的角蛋白。黑素细胞的功能是生成黑素,黑素能吸收紫外线;朗格汉斯细胞是一种抗原呈递细胞,能识别、结合和处理侵入皮肤的抗原;梅克尔细胞分布于基底层,可能为感受触觉刺激的感觉上皮细胞。真皮位于表皮深层,由致密结缔组织组成,分为乳头层和网织层。毛由毛干、毛根和毛球组成。包在毛根外面的上皮及结缔组织形成的鞘,称毛囊。毛球是毛的生长点。毛乳头对毛的生长起诱导和营养作用。甲单位由甲体、甲床、甲襞等组成。甲根附着处的甲床上皮称甲母质,是甲的生长区。汗腺分外泌汗腺和顶泌汗腺。乳腺是皮肤中最大的腺体。妊娠期和哺乳期的乳腺有泌乳活动,称活动期乳腺;无分泌活动的乳腺,称静止期乳腺。男性乳腺则为静止性器官。

（刘爱生）

练 习 题

一、选择题

A1 型题

1. 表皮中的干细胞是
   A. 朗格汉斯细胞　　　　　　B. 棘细胞　　　　　　　C. 基底细胞
   D. 梅克尔细胞　　　　　　　E. 黑素细胞

2. 毛的生长点是
   A. 毛干　　　　　　　　　　B. 毛球　　　　　　　　C. 毛乳头
   D. 毛根　　　　　　　　　　E. 毛囊

3. 关于朗格汉斯细胞的描述,错误的是
   A. 分布于棘层　　　　　　　B. 胞质含板层颗粒　　　C. 能捕获抗原
   D. 是抗原递呈细胞　　　　　E. 具有树状突起

4. 对黑素细胞的描述,错误的是
   A. 光镜下呈黑色　　　　　　　　　　B. 黑素由黑素细胞产生
   C. 黑素由酪氨酸转化而成　　　　　　D. 黑素有吸收紫外线保护机体的作用
   E. 可被输送到邻近的基底细胞和棘细胞内

二、思考题

1. 简述表皮的组织结构。
2. 联系皮肤的组织结构,试述皮内注射和皮下注射的区别。

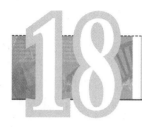

第十八章

免 疫 系 统

学习目标

1. 掌握:胸腺、淋巴结和脾的主要结构和功能。
2. 熟悉:弥散淋巴组织和淋巴小结的结构;单核-吞噬细胞系统的概念、组成和功能。
3. 了解:免疫细胞的分类和特点。

免疫系统(immune system)是机体保护自身的防御性系统,主要由淋巴器官、淋巴组织和免疫细胞组成。免疫细胞包括淋巴细胞、抗原呈递细胞、浆细胞、粒细胞和肥大细胞等。免疫系统的功能为:①识别和清除侵入机体内的病原微生物、异体细胞和异体大分子物质;②识别和清除体内表面抗原发生变化的细胞(肿瘤细胞和病毒感染的细胞)、体内衰老死亡的细胞,维持机体内环境的稳定。

第一节　主要的免疫细胞

一、淋 巴 细 胞

淋巴细胞是构成免疫系统的主要细胞群体,是执行免疫功能的主要成员。在体内分布广泛,种类繁多、功能各异。根据发生来源、表面标志、形态结构和功能等方面的不同,将淋巴细胞分为3类。

1. **胸腺依赖淋巴细胞**(thymus dependent lymphocyte)　简称 T 细胞,由胸腺的淋巴干细胞增殖、分化而成。是淋巴细胞中数量最多、功能最复杂的一类,占血液中淋巴细胞总数的60% ~ 75%,是细胞免疫应答的主要细胞。

2. **骨髓依赖淋巴细胞**(bone marrow dependent lymphocyte)　简称 B 细胞,由骨髓的淋巴干细胞增殖、分化而成。占血液中淋巴细胞总数的10% ~ 15%。B 细胞受抗原刺激后增殖分化成浆细胞,分泌抗体,参与体液免疫应答。

3. **自然杀伤淋巴细胞**(nature killer cell)　简称 NK 细胞,约占血液中淋巴细胞总数的10%,不需要抗原呈递细胞的中介即可活化,能直接杀伤靶细胞,是非特异性免疫的重要组成部分。

二、单核-吞噬细胞系统

单核细胞和由其分化而来的有吞噬功能的细胞,统称**单核-吞噬细胞系统**(mononuclear phagocytic system,MPS)。该系统包括结缔组织的巨噬细胞、骨组织的破骨细胞、神经组织的小胶质细胞、肝巨噬细胞(库普弗细胞)、肺巨噬细胞(尘细胞)等。单核吞噬细胞系统在机体内分布广,细胞数量多,功能多样。

三、抗原呈递细胞

抗原呈递细胞（antigen presenting cell，APC）指能捕捉、加工和处理抗原，并将抗原呈递给抗原特异性淋巴细胞的一类免疫细胞。包括巨噬细胞、交错突细胞、滤泡树突细胞、朗格汉斯细胞和微皱褶细胞等，是免疫应答起始阶段的重要辅佐细胞。APC有专职和非专职2种。专职抗原呈递细胞主要有树突细胞、巨噬细胞和B细胞。

知识拓展

自身免疫性疾病

自身免疫性疾病（autoimmune disease，AD）是一组病因未明的慢性炎症性疾病。体内T、B细胞过度活化，自身抗体大量产生，多系统多器官广泛损害。AD发病机制尚未完全清楚，在遗传和环境因素影响下，固有免疫和适应性免疫功能紊乱参与其发病。自身免疫耐受机制被破坏是导致其发病的最基本因素。

第二节　淋巴组织

淋巴组织（lymphoid tissue）是以网状组织为支架的特殊组织，网眼中除含有大量的淋巴细胞外，还有浆细胞和巨噬细胞。一般将淋巴组织分为弥散淋巴组织和淋巴小结。

一、弥散淋巴组织

弥散淋巴组织（diffuse lymphoid tissue）分布广泛，淋巴细胞呈弥散性分布，与周围组织无明显分界。其内以T细胞为主，是T细胞分裂、分化的部位；也含少量B细胞和浆细胞。该类组织内常见**毛细血管后微静脉**，又称**高内皮微静脉**，是淋巴细胞从血液进入淋巴组织的重要通道。

周围淋巴器官和淋巴组织内的淋巴细胞经淋巴管进入血流，循环于全身，又可通过毛细血管后微静脉，再回到淋巴器官或淋巴组织内；使淋巴细胞从一个淋巴器官到另一个淋巴器官，从一处淋巴组织至另一处淋巴组织，这种现象称**淋巴细胞再循环**（recirculation of lymphocyte）（图18-1）。再

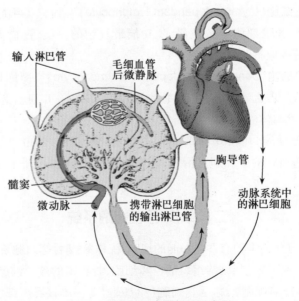

图 18-1　淋巴细胞再循环示意图

循环增加了淋巴细胞识别抗原的机会,将分散在全身各处的淋巴细胞成为一个相互关联的统一体,使机体免疫系统成为有机整体。

二、淋巴小结

淋巴小结(lymphoid nodule)是由 B 细胞密集而成的淋巴组织,边界清楚,呈圆形或椭圆形小体。小结中央染色浅,称**生发中心**(germinal center);周围为较密集的小淋巴细胞。淋巴小结在抗原刺激下增大、增多,是体液免疫应答的重要标志。

第三节　淋巴器官

淋巴器官以淋巴组织为主要成分,依其结构和功能的不同,分为**中枢淋巴器官**和**周围淋巴器官**。中枢淋巴器官包括胸腺和骨髓,是淋巴干细胞分化发育成初始 T 细胞和 B 细胞的场所。中枢淋巴器官发生较早,不断向周围淋巴器官输送淋巴细胞,并决定周围淋巴器官的发育程度。周围淋巴器官包括淋巴结、脾和扁桃体等,接受中枢淋巴器官输入的淋巴细胞。周围淋巴器官发生较晚,其发育程度依赖于中枢淋巴器官,是进行免疫应答的主要场所。

一、胸　　腺

(一) 形态和位置

胸腺(thymus)分为不对称的左、右叶,借结缔组织相连。胸腺大部分位于胸腔上纵隔前份,小部分向下伸入前纵隔,其上端有时可突入颈根,达甲状腺下缘(图 18-2)。胸腺的结构与功能状态随年龄增长出现明显改变。在胚胎后期至幼儿期胸腺生长快,相对重量最大,青春期后开始萎缩,老年期逐渐由脂肪组织代替。

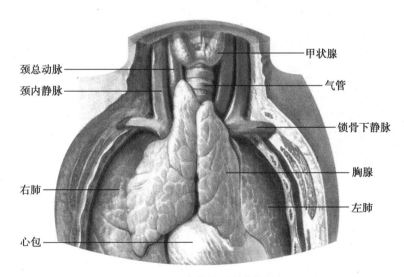

图 18-2　胸腺的形态和位置

(二) 微细结构

胸腺表面覆有薄层结缔组织构成的被膜,被膜的结缔组织伸入实质形成小叶间隔,随同神经、血管构成了胸腺间质。小叶间隔把实质分隔成许多不完全分离的小叶;小叶周边为皮质,深部为髓质,相邻小叶的髓质彼此相连(图 18-3)。

1. 皮质　皮质以胸腺上皮细胞为支架,间隙内含有大量密集的淋巴细胞和少量巨噬细胞等。

(1) **胸腺上皮细胞**:皮质内有**被膜下上皮细胞**和**星形上皮细胞**(图 18-4)。前者的胞质内

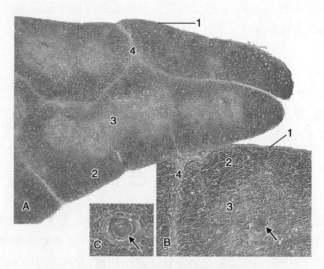

图 18-3　胸腺光镜像（李质馨图）

A. 40×；B. 100×；C. 400×

1. 被膜　2. 皮质　3. 髓质　4. 小叶间隔　↑胸腺小体

含有吞入的胸腺细胞，能分泌**胸腺素**和**胸腺生成素**，为胸腺细胞发育所必需。后者即**上皮性网状细胞**（epithelial reticular cell），细胞有多个分支状突起，相邻细胞的胞突以桥粒相连成网，不分泌激素，有诱导胸腺细胞发育和分化的作用。

（2）**胸腺细胞**（thymocyte）：即胸腺内分化发育中的 T 细胞。主要分布在胸腺皮质内，占胸腺皮质细胞总数的 85%～90%。从皮质浅层到深层，淋巴干细胞逐渐分化为 T 细胞（见图 18-4）。

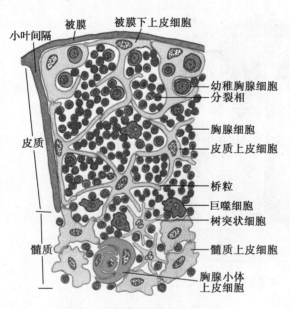

图 18-4　胸腺内细胞分布模式图

2. **髓质**　有大量的胸腺上皮细胞、成熟的胸腺细胞、交错突细胞和巨噬细胞（见图 18-4）。胸腺上皮细胞多而分布密集，淋巴细胞较少而分布稀疏，故髓质染色较皮质浅淡。胸腺上皮细胞有**髓质上皮细胞**和**胸腺小体上皮细胞**。前者是分泌胸腺素的主要细胞。后者参与构成胸腺小体。**胸腺小体**（thymic corpuscle）呈圆形或卵圆形，大小不等，是胸腺结构的重要特征（见图 18-3），其功能尚不清楚，但缺乏胸腺小体的胸腺不能培育出胸腺细胞。

3. **血-胸腺屏障**（blood-thymus barrier）　是胸腺皮质部阻挡血液中的大分子物质进入胸腺的结构，其构成为：①连续毛细血管内皮及内皮间的紧密连接；②完整的内皮基膜；③毛细血管周隙，其中含有巨噬细胞；④上皮基膜；⑤一层连续的上皮细胞（图 18-5）。

（三）功能

胸腺是形成初始 T 细胞的重要器官。初始 T 细胞经血流输送至周围淋巴器官和淋巴组织进一步分化成熟。胸腺对于新生儿和婴幼儿淋巴组织的正常发育至关重要，该时期切除胸腺会

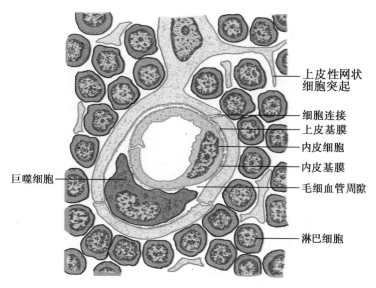

图 18-5　血-胸腺屏障模式图

导致周围淋巴器官的发育不全、退化,以致不能行使有效的免疫应答。至青春期,主要淋巴组织均已完全发育,此时切除胸腺对免疫功能的影响较小。

二、淋 巴 结

淋巴结(lymph node)为主要的周围淋巴器官,哺乳动物比较发达、完整,人体约有 450 个淋巴结。其位于淋巴回流的通路上,常成群分布于肺门、腹股沟及腋下等处。在其凸面有数条**输入淋巴管**通入;在门部有 1 ~ 2 条**输出淋巴管**穿出,血管、神经也由此进出(图 18-6)。

(一)微细结构

淋巴结的表面为薄层致密结缔组织构成的被膜,被膜内有输入淋巴管。被膜结缔组织伸入实质形成小梁,并互相连接成网,构成淋巴结实质的支架;淋巴结实质分为周边部染色较深的皮质和中央部染色较浅的髓质(图 18-7)。

1. **皮质** 皮质位于被膜下方,薄厚及结构组成变化很大,一般可以区分为浅层皮质、副皮质区及皮质淋巴窦(见图 18-7)。

(1) **浅层皮质**(superfacial cortex):是紧贴被膜下窦的薄层淋巴组织,主要结构为淋巴小结,为皮质的 B 细胞区。淋巴小结内可见生发中心。

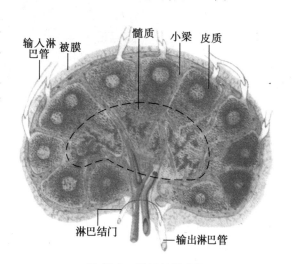

图 18-6　淋巴结模式图

(2) **副皮质区**(paracortex zone):位于皮质的深层,为较大片的弥散淋巴组织,主要由 T 细胞聚集而成,内有交错突细胞、巨噬细胞及毛细血管后微静脉等。新生动物切除胸腺后,此区即不发育,故称胸腺依赖区。

(3) **皮质淋巴窦**(cortical sinus):包括被膜下窦和小梁周窦。窦壁由内皮构成,窦腔内有星状的内皮细胞,巨噬细胞可附于内皮细胞表面(图 18-8)。淋巴在窦内缓慢流动,有利于巨噬细胞清除异物。

2. **髓质** 髓质位于淋巴结深部,由**髓索**(medullary cord)和**髓窦**(medullary sinus)组成(图

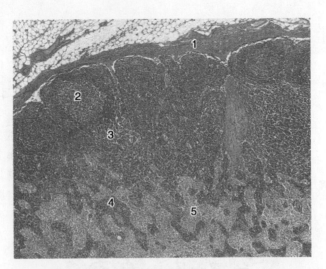

图 18-7 淋巴结光镜像（李质馨图）
1. 被膜 2. 淋巴小结 3. 副皮质区 4. 髓索 5. 髓窦

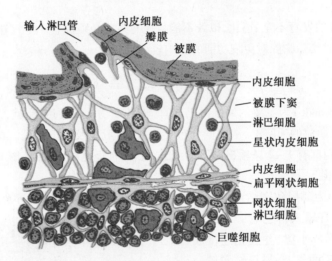

图 18-8 被膜下窦模式图

18-7）。髓索由密集的淋巴组织构成，互相连接成网，主要含有浆细胞、B 细胞和巨噬细胞。髓窦与皮质淋巴窦结构相同，但较宽大，腔内巨噬细胞较多，故有较强的滤过作用。

3. 淋巴结内的淋巴通路 淋巴经输入淋巴管进入被膜下窦和小梁周窦，部分渗入皮质淋巴组织，然后渗入髓窦，也有部分经小梁周窦进入髓窦，最后经输出淋巴管离开淋巴结。输出淋巴管流出的淋巴内含有较多的抗体和淋巴细胞。

（二）功能

1. 滤过淋巴 病原体侵入皮下或黏膜后，通过毛细淋巴管进入淋巴循环，流入淋巴结。当淋巴缓慢地流经淋巴窦时，巨噬细胞可清除其中的异物。

2. 参与免疫应答 病菌等抗原物质进入淋巴结后，巨噬细胞和交错突细胞可捕获与处理抗原，然后将抗原信息传递给 T、B 细胞，引起免疫应答。淋巴结中的 T 细胞和 B 细胞受抗原刺激后母细胞化，再大量分裂增殖，最后分化成效应性 T 细胞和浆细胞，分别参与细胞免疫应答与体液免疫应答。

三、脾

脾为人体最大的周围淋巴器官。脾的形状差异较大，在很大程度上决定于与之相邻的结构。脾的大小和重量因不同年龄、不同个体的状态而异。成年人脾通常约长 12cm、宽 7cm、厚

3 ~ 4cm;平均重量 150g,老年人其尺寸和重量都趋于减少。

（一）形态和位置

脾(spleen)位于左季肋部,恰与第 9 ~ 11 肋相对,其长轴与第 10 肋一致,正常时在肋弓下不能触及。活体脾为暗红色,略呈椭圆形,质软而脆,故左季肋部受暴力打击时易导致脾破裂。在脾的附近常可见**副脾**。

脾为腹膜内位器官,可分为膈、脏 2 面,前、后 2 端和上、下 2 缘。膈面平滑隆凸,朝向外上,与膈相贴;脏面凹陷,近中央处为脾门,是神经、血管出入之处。脏面前上方与胃底相贴,后下方与左肾和左肾上腺相毗邻。上缘较锐,前部有 2 ~ 3 个切迹,称**脾切迹**,在脾肿大时是触诊脾的标志(图 18-9)。

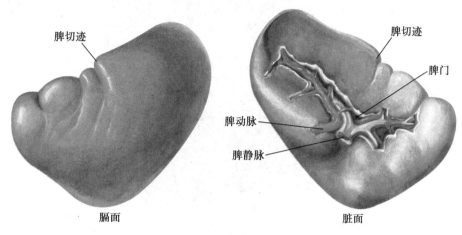

图 18-9　脾的形态

（二）微细结构

脾的表面覆有较厚的被膜,被膜结缔组织伸入脾内形成许多有分支的小梁,它们互相连接成网,构成脾的支架。被膜表面大部覆有间皮;被膜和小梁内含有较多的平滑肌。脾实质分为白髓、边缘区和红髓(图 18-10)。

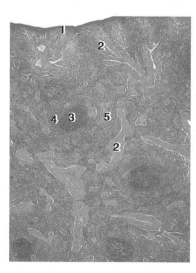

图 18-10　脾光镜像(李质馨图)
1. 被膜　2. 小梁　3. 白髓　4. 边
缘区　5. 红髓

1. **白髓(white pulp)**　在新鲜脾切面上呈分散的灰白色小点状,为密集的淋巴组织,由动脉周围淋巴鞘和脾小体构成(图 18-10)。

(1) **动脉周围淋巴鞘**(periarterial lymphatic sheath):为弥散淋巴组织,分布在中央动脉周围,主要含大量 T 细胞。此区相当于淋巴结内的副皮质区,是胸腺依赖区,但无毛细血管后微静脉。当发生细胞免疫应答时,动脉周围淋巴鞘内的 T 细胞分裂增殖,鞘增厚。

(2) **脾小体**(splenic corpuscle):即脾内的淋巴小结,位于动脉周围淋巴鞘和边缘区之间。结构与淋巴结的淋巴小结相同,主要由大量 B 细胞构成。健康人脾内淋巴小结很少,当发生体液免疫应答时,淋巴小结大量增多,抗原被清除后又逐渐减少。

2. **边缘区(marginal zone)**　位于白髓和红髓交界处,该区的淋巴细胞密度介于白、红髓之间(图 18-10)。此区含有 T 细胞、B 细胞及较多的巨噬细胞,是血液以及淋巴细胞进入淋巴组织的重要通道。边缘区是脾捕获抗原,识别抗原和诱发免疫应答的重要部位。

3. **红髓(red pulp)**　位于白髓和边缘区周围、被膜下方及小梁周围,约占脾实质的 2/

3。红髓由脾索及脾血窦组成(图18-10)。

(1) **脾索**(splenic cord):是富含血细胞的条索状组织,其基本成分为淋巴组织。脾索宽窄不等,互相连接,与血窦相间排列(图18-11)。脾索内含有较多B细胞、浆细胞和巨噬细胞,是脾滤血的主要场所。

(2) **脾血窦**(splenic sinus):简称脾窦,位于脾索之间,互连成网,窦腔大,不规则。窦壁内皮细胞呈长杆状,沿血窦长轴排列;内皮细胞外有网状纤维环绕,细胞间有$0.2 \sim 0.5 \mu m$的间隙,形成栅栏状缝隙结构。内皮细胞基膜不完整,血窦外侧有较多的巨噬细胞,其突起可通过内皮间隙伸向窦腔(图18-11)。

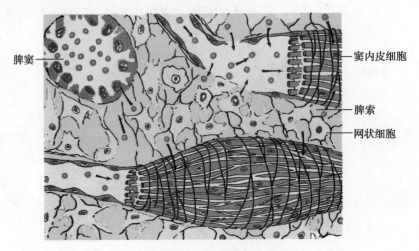

图18-11 脾红髓模式图

(三) 脾的血液循环

脾动脉从脾门进入脾后分支进入小梁,称**小梁动脉**。小梁动脉分支离开小梁进入动脉周围淋巴鞘内,称**中央动脉**。中央动脉发出一些小分支形成毛细血管供应白髓。中央动脉主干再穿出白髓进入脾索时,形成一些直行的微动脉,形似笔毛,称**笔毛微动脉**;笔毛微动脉末端大部分开口于脾索,小部分直接开口于脾血窦。流入脾索的血液通过窦壁进入脾血窦内。脾血窦汇入小梁内的**小梁静脉**,最后在门部汇成脾静脉出脾(图18-12)。

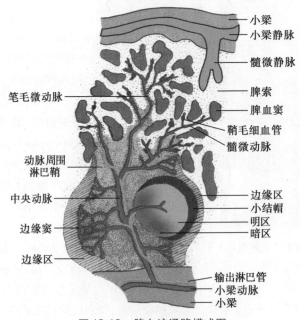

图18-12 脾血流通路模式图

（四）功能

1. **滤血** 滤血的主要部位是脾索和边缘区,此处含有大量的巨噬细胞,可吞噬清除血液中的异物、病菌和衰老、死亡的血细胞。当脾功能亢进时,滤血过度,可引起红细胞或血小板的减少。

2. **造血** 在胚胎早期,脾能产生各种血细胞。自骨髓开始造血后,脾变成淋巴器官,仅能产生淋巴细胞和浆细胞,但仍保持有产生多种血细胞的功能。当机体严重缺血或某些病理状态下,脾可以恢复造血功能。

3. **免疫应答** 脾内的淋巴组织中 T 细胞约占 40% ,B 细胞约占 55% ,还有 NK 细胞等,它们都参与机体的免疫应答。脾是体内产生抗体最多的器官。

小 结

　　免疫系统主要由淋巴器官、淋巴组织和免疫细胞构成。免疫细胞包括淋巴细胞、巨噬细胞、抗原呈递细胞等。淋巴组织分为弥散淋巴组织和淋巴小结。淋巴器官分为中枢淋巴器官和周围淋巴器官。前者包括胸腺和骨髓,是淋巴干细胞分化发育成 T 或 B 细胞的场所;后者包括淋巴结、脾和扁桃体等,接受中枢淋巴器官输入的淋巴细胞,是进行免疫应答的主要场所。胸腺实质被间质分隔为许多小叶;小叶周边为皮质,深部为髓质。胸腺皮质部有血-胸腺屏障。淋巴结实质分周边的皮质和中央的髓质;皮质分为浅层皮质、副皮质区和皮质淋巴窦;髓质由髓索及髓窦组成。脾实质分白髓、边缘区和红髓;白髓由动脉周围淋巴鞘和淋巴小结构成;边缘区位于白髓和红髓交界处;红髓由脾索及脾血窦组成。

（徐冶 李质馨）

练 习 题

一、选择题

A1 型题

1. 下列细胞是抗原呈递细胞的是

 A. 中性粒细胞   B. 朗格汉斯细胞   C. 浆细胞

 D. 网状细胞   E. 嗜酸性粒细胞

2. 组成脾白髓的结构有

 A. 脾索和淋巴小结   B. 脾索和脾血窦

 C. 血窦和边缘窦   D. 脾血窦和动脉周围淋巴鞘

 E. 动脉周围淋巴鞘和淋巴小结

3. 胸腺的特点,不包括

 A. 能产生胸腺激素   B. 退化的胸腺细胞聚集成团,形成胸腺小体

 C. 皮质内有连续毛细血管   D. 生成的 T 细胞进入血流

 E. 约有 95% 胸腺细胞被淘汰

4. 关于淋巴结副皮质区的结构特征,错误的是

 A. 为大片弥散的淋巴组织   B. 主要由 B 细胞聚集而成

C. 含有毛细血管后微静脉　　　　　D. 是细胞免疫应答部位

E. 新生动物切除胸腺后，此区便不发育

二、思考题

1. 简述血-胸腺屏障的结构和功能。

2. 简述脾的微细结构和功能。

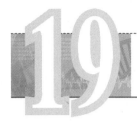

第十九章

内分泌系统

 学习目标

1. 掌握:垂体、甲状腺、甲状旁腺和肾上腺的位置和毗邻关系;腺垂体、甲状腺和肾上腺的内分泌细胞和分泌的主要激素。

2. 熟悉:含氮激素细胞和类固醇激素细胞的结构特点;神经垂体的功能;甲状旁腺分泌的激素。

3. 了解:内分泌系统的组成;下丘脑与垂体的关系。

内分泌系统(endocrine system)由内分泌腺和分布于其他器官内的内分泌细胞组成。内分泌腺包括垂体、甲状腺、甲状旁腺、肾上腺和松果体等。内分泌腺的结构特点是:腺细胞排列成索状、团块状或围成滤泡,腺细胞间有丰富的毛细血管,无排送分泌物的导管。

内分泌细胞的分泌物,称**激素**(hormone),大多数激素通过血液循环作用于特定细胞或器官,以体液的形式进行调节。少数激素可直接作用于邻细胞,称**旁分泌**(paracrine)。能够接受激素刺激的器官或细胞,称该激素的**靶器官**(target organ)或**靶细胞**(target cell)。

内分泌细胞按其分泌激素的化学性质不同,分为:①含氮激素分泌细胞,其超微结构有蛋白质分泌细胞的结构特点,即细胞质内有丰富的粗面内质网、高尔基复合体及膜包的分泌颗粒等(图 19-1);②类固醇激素分泌细胞,细胞超微结构特点与合成类固醇激素的功能密切相关,有丰富的滑面内质网、管状嵴的线粒体和较多的脂滴(图 19-2)。

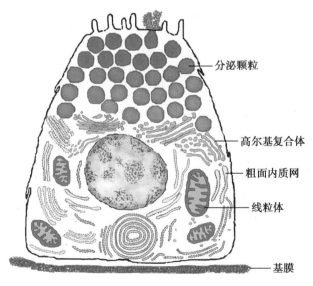

图 19-1　蛋白质分泌细胞超微结构模式图

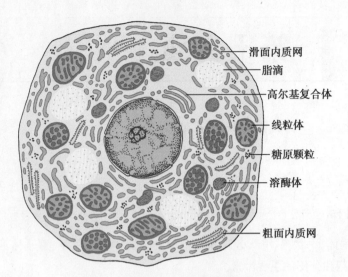

图 19-2 类固醇分泌细胞超微结构模式图

滑面内质网
脂滴
高尔基复合体
线粒体
糖原颗粒
溶酶体
粗面内质网

第一节 垂 体

垂体(hypophysis)位于颅中窝蝶骨体的垂体窝内,呈椭圆形,灰红色,重 0.6~0.7g。分腺垂体和神经垂体(图 19-3)。

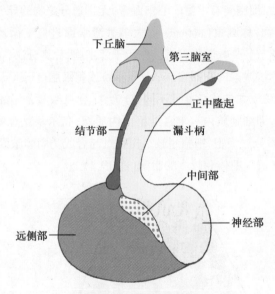

下丘脑
第三脑室
正中隆起
结节部
漏斗柄
中间部
神经部
远侧部

图 19-3 垂体结构模式图

一、腺 垂 体

腺垂体(adenohypophysis)包括远侧部、结节部和中间部。

(一)远侧部

远侧部(pars distalis)又称**垂体前叶**,此部最大,腺细胞排列成团索状,少数围成小滤泡,细胞间有少量结缔组织和丰富的血窦。在 HE 染色标本中,根据腺细胞对染料的亲和性不同,分为嗜色细胞和嫌色细胞;嗜色细胞又分嗜酸性细胞和嗜碱性细胞(图 19-4A)。各种腺细胞均有含氮激素细胞的结构特点;各种腺细胞以其所分泌的激素而命名。

1. **嗜酸性细胞** 数量较多,约占腺垂体细胞总数的 40%。细胞呈圆形或椭圆形,胞质内充

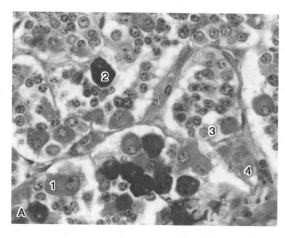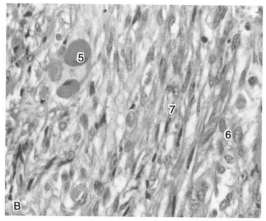

图 19-4　垂体远侧部(A)及神经部(B)光镜像(郝立宏图)
1. 嗜酸性细胞　2. 嗜碱性细胞　3. 嫌色细胞　4. 血窦　5. 赫令体　6. 垂体细胞　7. 神经纤维

满粗大的嗜酸性颗粒。嗜酸性细胞分为 2 种:

（1）**生长激素细胞**(somatotroph):数量较多,分泌**生长激素**(growth hormone,GH),促进机体的生长和代谢,特别是刺激骺软骨生长,促进骨骼增长。如分泌过盛,在幼年引起巨人症,在成人发生肢端肥大症;如儿童时期生长激素分泌不足可致垂体侏儒症。

（2）**催乳激素细胞**(mammotroph):分泌**催乳激素**(prolactin,PRL),能促进乳腺发育和乳汁分泌。

2. **嗜碱性细胞**　约占腺垂体细胞总数的 10%。细胞呈椭圆形或多边形,胞质内含有嗜碱性颗粒。嗜碱性细胞分为 3 种。

（1）**促甲状腺激素细胞**(thyrotroph):数量少,分泌**促甲状腺激素**(thyroid stimulating hormone,TSH),促进甲状腺滤泡上皮细胞的增生及甲状腺激素的合成和释放。

（2）**促肾上腺皮质激素细胞**(corticotroph):分泌**促肾上腺皮质激素**(adrenocorticotropic hormone,ACTH),促进肾上腺皮质束状带细胞分泌糖皮质激素。

（3）**促性腺激素细胞**(gonadotroph):分泌**卵泡刺激素**(follicle stimulating hormone,FSH)和**黄体生成素**(luteinizing hormone,LH)。卵泡刺激素在女性促进卵泡发育;在男性则刺激生精小管支持细胞合成雄激素结合蛋白,促进精子的发生。黄体生成素在女性可促进卵巢排卵和黄体形成,在男性则刺激睾丸间质细胞分泌雄激素。

3. **嫌色细胞**(chromophobe cell):数量多,约占腺垂体细胞总数的 50%,体积小,胞质少,着色浅,细胞轮廓不清。电镜下有些嫌色细胞含有少量分泌颗粒。因此,嫌色细胞可能是脱颗粒的嗜色细胞,或处于嗜色细胞形成的初级阶段。

（二）结节部

结节部(pars tuberalis)呈薄层套状包围着神经垂体的漏斗(图 19-3)。结节部有丰富的纵行毛细血管。腺细胞主要为嫌色细胞,也含有少量嗜酸性细胞和嗜碱性细胞。

（三）中间部

中间部(pars intermedia)为位于远侧部与神经部间的狭窄部分,与神经垂体的神经部合称**垂体后叶**。中间部可见由较小细胞围成的大小不等的滤泡,滤泡腔内含有胶质,滤泡周围有一些散在的嫌色细胞和嗜碱性细胞。

二、神 经 垂 体

神经垂体(neurohypophysis)由神经部和漏斗(包括正中隆起和漏斗柄)组成,漏斗与下丘脑相连。神经部主要由无髓神经纤维、神经胶质细胞和毛细血管组成(图 19-4B)。

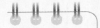

神经垂体与下丘脑在结构和功能上有直接联系。下丘脑视上核和室旁核等处的大型神经内分泌细胞形成的分泌颗粒沿轴突运输至神经部。在轴突沿途或终末,分泌颗粒常聚集成团,呈串珠状膨大,形成大小不等的嗜酸性团块,称**赫令体**(Herring body)。视上核的神经内分泌细胞主要合成**抗利尿素**(antidiuretic hormone,ADH),又称**加压素**(vassopressin,VP),可促进肾远端小管和集合管对水的重吸收,使尿量减少;当超过一定含量时,可使小血管平滑肌收缩,血压升高。室旁核的神经内分泌细胞主要合成**催产素**(oxytocin,OT),可引起妊娠子宫平滑肌收缩,并促进乳腺分泌。轴突内的分泌颗粒以胞吐方式释放,激素进入神经部的窦状毛细血管,经血液循环作用于靶器官(图19-5)。

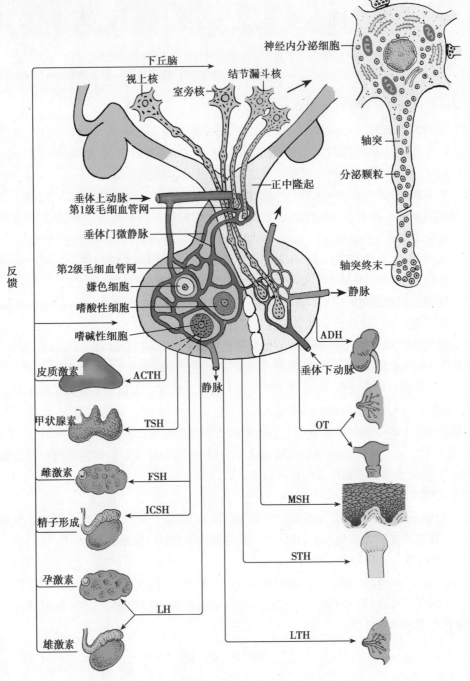

图 19-5　垂体血管分布及其与下丘脑的关系模式图

无髓神经纤维间的神经胶质细胞,称**垂体细胞**(pituicyte),对神经纤维有支持、营养作用,对激素的释放可能有调节作用。

三、腺垂体的血管及与下丘脑的关系

垂体上动脉从结节部进入神经垂体的漏斗,在该部位形成襻状的窦样毛细血管网,称第1级毛细血管网。该网进入结节部汇集形成数条**垂体门微静脉**(hypophyseal portal venule),下行至远侧部形成第2级毛细血管网。垂体门微静脉及两端的毛细血管网共同构成了**垂体门脉系统**(hypophyseal portal system)。远侧部的毛细血管最后汇集成垂体静脉(见图19-5)。

下丘脑的弓状核等有许多神经内分泌细胞,能产生多种肽类激素,其中对腺细胞分泌起促进作用的激素,称**释放激素**;反之,称**释放抑制激素**。含有激素的分泌颗粒沿神经内分泌细胞的轴突运输到漏斗处,将激素释放入该处的第1级毛细血管网,再经垂体门微静脉到远侧部的第2级毛细血管网,其中的各种激素分别调节相应腺细胞的分泌活动。

第二节 甲 状 腺

甲状腺(thyroid gland)是人体内最大的内分泌腺。

一、甲状腺的大体结构

甲状腺位于喉下部、气管上部的两侧和前面,略呈"H"形,由左、右两个侧叶和中间的甲状腺峡组成。甲状腺侧叶呈锥体形,贴于喉和气管上段的侧面,上端达甲状软骨中部,下端达第6气管软骨环。甲状腺峡连接两侧叶,位于2～4气管软骨的前面。约有2/3的人自甲状腺峡向上伸出一长短不等的锥状叶(图19-6)。

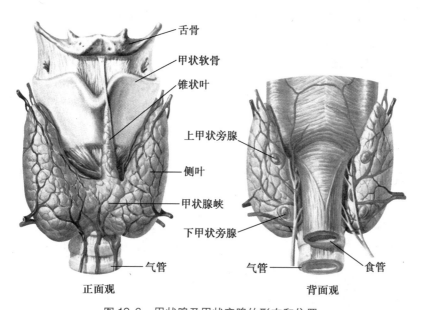

图 19-6 甲状腺及甲状旁腺的形态和位置

成人甲状腺平均重20～40g,柔软,血液供应丰富,呈棕红色。外面有薄层结缔组织形成甲状腺被囊,囊外包有颈深筋膜(气管前层)形成的腺鞘,又称假被囊,将甲状腺固定在喉和气管壁上,吞咽时甲状腺可随喉上、下移动。甲状腺过度肿大时,可压迫喉和气管而引起呼吸和吞咽困难。

二、甲状腺的微细结构

甲状腺被囊的结缔组织深入腺实质内,将实质分成许多大小不等的小叶,每个小叶内有20～40个甲状腺滤泡和许多滤泡旁细胞(图19-7)。

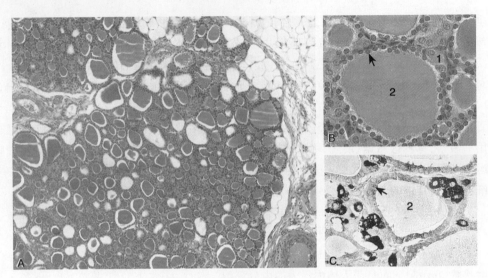

图19-7 甲状腺光镜像(郝立宏图)
A、B. HE 染色;C. 镀银染色;↑滤泡上皮细胞 1. 滤泡旁细胞 2. 胶质

(一) 滤泡

滤泡(follicle)由单层排列的**滤泡上皮细胞**(follicular epithelial cell)围成,腔内充满透明的**胶质**(colloid)。滤泡大小不等,呈圆形、椭圆形或不规则形。滤泡上皮细胞的形态和滤泡腔内胶质的量与其功能状态密切相关。甲状腺功能旺盛时,细胞增高呈低柱状,滤泡腔内胶质减少。功能低下时,滤泡上皮细胞呈扁平状,腔内胶质增加。胶质是滤泡上皮的分泌物,是一种糖蛋白,碘化后,称碘化的甲状腺球蛋白,在切片上呈均质状,嗜酸性。

电镜下,滤泡上皮细胞游离面有少量微绒毛和质膜凹陷,侧面有紧密连接,基底部有少量质膜内褶。胞质内有散在的线粒体、发达的粗面内质网及溶酶体。近游离面的胞质内有高尔基复合体、中等电子密度的分泌颗粒和含有胶质的膜包吞饮泡,即胶质小泡(图19-8)。

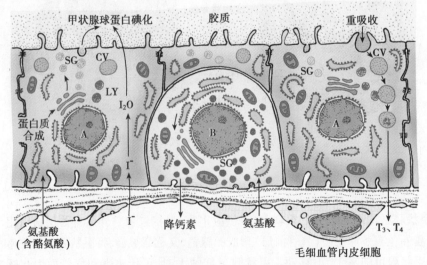

图19-8 滤泡上皮细胞(A)和滤泡旁细胞(B)超微结构和激素合成与分泌模式图
SG. 分泌颗粒 CV. 胶质小泡 LY. 溶酶体

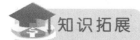

甲减与甲亢

　　在胎儿和婴幼儿时期,甲状腺功能低下时,身材矮小,脑发育障碍,形成呆小症;在成人则引起新陈代谢率降低、毛发稀少、精神呆滞、发生黏液性水肿等。甲状腺功能亢进时(简称甲亢),新陈代谢率增高,神经和血管兴奋增强,主要临床表现为多食、消瘦、畏热、多汗、心悸、激动等高代谢症候群,以及不同程度的甲状腺肿大和眼突、手颤、血管杂音等。

　　滤泡上皮细胞能合成和分泌甲状腺激素,促进机体新陈代谢,提高神经兴奋性,促进生长发育。

(二) 滤泡旁细胞

　　滤泡旁细胞(parafollicular cell)又称**亮细胞**(clear cell),位于滤泡间和滤泡上皮细胞间。细胞体积较大,在 HE 染色切片上,胞质稍淡,银染可见基底部胞质内有嗜银颗粒(图 19-7C)。滤泡旁细胞分泌**降钙素**(calcitonin),使血钙浓度降低。

第三节　甲状旁腺

一、甲状旁腺的大体结构

　　甲状旁腺(parathyroid gland)呈扁椭圆形,棕黄色,大如黄豆,每个重 30 ~ 50mg,位于甲状腺侧叶背面的甲状腺被囊之外,上、下各 1 对(图 19-6)。少数人的甲状旁腺埋在甲状腺内。

二、甲状旁腺的微细结构

　　甲状旁腺表面包有薄层结缔组织被膜。腺细胞呈团索状排列,间质中有丰富的有孔毛细血管网,腺细胞分为主细胞和嗜酸性细胞(图 19-9)。

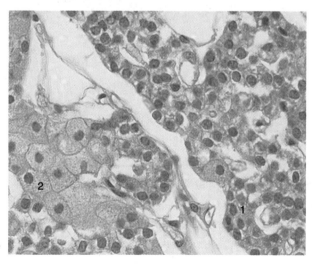

图 19-9　甲状旁腺光镜像(郝立宏图)
1. 主细胞　2. 嗜酸性细胞

　　主细胞(chief cell)是腺实质的主要细胞。体积较小,胞质着色浅,有含氮激素细胞的超微结构特点。主细胞分泌**甲状旁腺素**(parathyroid hormone),使血钙浓度升高。机体在甲状旁腺素和降钙素协同作用下,维持血钙的稳定。

嗜酸性细胞(oxyphil cell)体积稍大于主细胞,可单个和成群存在。体积较大,胞质内充满嗜酸性颗粒,即电镜下的线粒体,其他细胞器不发达。嗜酸性细胞随年龄而增多,此细胞的功能还不明确。

第四节　肾　上　腺

一、肾上腺的大体结构

肾上腺(suprarenal gland)为成对器官,位于腹膜后间隙内,脊柱的两侧,肾的上方。

肾上腺呈灰黄色,平均每个重约7g,其大小和重量随年龄和功能状态不同而变化。左肾上腺呈半月形,右肾上腺呈三角形或椭圆形,左侧比右侧略大(图19-10)。肾上腺和肾一起包被在肾筋膜内,但有独立的纤维囊和脂肪囊,故不会随肾下垂而下降。

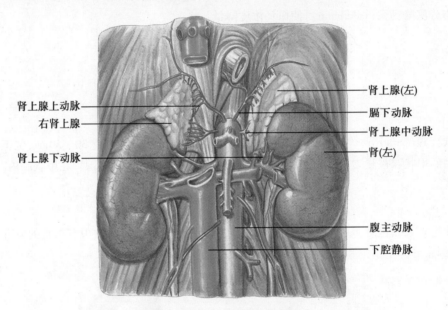

图 19-10　肾上腺的位置、形态

二、肾上腺的微细结构

肾上腺表面包有结缔组织被膜,少量结缔组织伴随神经和血管深入实质内。肾上腺实质由周围的皮质和中央的髓质构成。皮质来自中胚层,髓质来自外胚层。

(一)皮质

皮质(adrenal cortex)占肾上腺体积的80%~90%,位于肾上腺外围。皮质的细胞均为类固醇激素细胞,腺细胞之间均有丰富的血窦和少量结缔组织。根据细胞的形状、排列和功能的不同,由外向内分为球状带、束状带和网状带(图19-11)。

1. **球状带**(zone glomerulosa)　位于被膜下方,较薄。细胞较小,呈团状排列。球状带细胞分泌**盐皮质激素**(mineralocorticoid),其主要成分为醛固酮,能促进肾远端小管和集合管重吸收 Na$^+$和排出 K$^+$。

2. **束状带**(zone fasiculata)　位于球状带的深层,此层最厚。束状带细胞较大,呈多边形,其内充满较大的脂滴,由于脂滴在制片过程中被溶解,故 HE 染色较浅而呈泡沫状。腺细胞排列成单行或双行细胞索,由深部向浅部呈放射状排列。束状带细胞分泌**糖皮质激素**

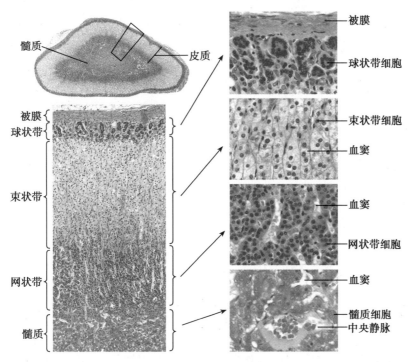

图 19-11　肾上腺光镜像（郝立宏图）

（glucocorticoid），主要为**皮质醇**（cortisol）和**皮质酮**（corticosterone）。其主要作用是促使蛋白质及脂肪分解并转变成糖，还有抑制免疫应答和抗炎作用。

3. **网状带**（zone reticularis）　位于皮质的最深层。细胞排列成索，并互相连接成网。网状带细胞主要分泌雄激素、少量雌激素和糖皮质激素。

（二）髓质

髓质（adrenal medulla）位于肾上腺中央，占总体积的 10%～20%，主要由排列成索状或团状的髓质细胞构成。髓质细胞较大，呈多边形。如用铬盐处理标本，胞质内可见黄褐色的嗜铬颗粒，故髓质细胞又称**嗜铬细胞**（chromaffin cell）。细胞间有丰富的血窦、少量的交感神经节细胞和结缔组织，髓质中央有中央静脉（图 19-11）。

髓质细胞分为肾上腺素细胞和去甲肾上腺素细胞，均为含氮激素细胞。前者数量多，约占 80%，分泌**肾上腺素**（adrenaline）；后者数量较少，分泌**去甲肾上腺素**（noradrenaline）。肾上腺素能使心率加快，心和骨骼肌的血管扩张；去甲肾上腺素可使血压增高，心、脑和骨骼肌内的血流加速。

第五节　弥散神经内分泌系统

机体内除上述内分泌腺外，其他器官内还存在大量散在的内分泌细胞。这些细胞分泌多种激素和激素样物质，在调节机体生理活动中起重要的作用。这些细胞都有通过摄取胺前体并在细胞内脱羧后合成和分泌胺的特点，统称**摄取胺前体脱羧细胞**（amine precursor uptake and decarboxylation，简称 APUD 细胞）。

APUD 细胞不仅产生胺，还产生肽。神经系统内的许多神经元也合成和分泌与 APUD 细胞相同的胺和（或）肽类物质。因此，这些有分泌功能的神经元和 APUD 细胞统称**弥散神经内分泌系统**（diffuse neuroendocrine system，DNES）。DNES 细胞有 50 余种，分中枢和周围两大部分。中枢部分包括下丘脑-垂体轴的细胞（如视上核、室旁核、弓状核及腺垂体远侧部和中间部的内分泌细胞)和松果体细胞。周围部分包括分布在胃、肠、胰、呼吸道、泌尿生殖管道内的内分泌细胞,以及甲状腺的滤泡旁细胞、甲状旁腺细胞、肾上腺髓质细胞和部分心肌与平滑肌纤维等。

小 结

内分泌系统由内分泌腺和分布于其他器官内的内分泌细胞组成,腺细胞的分泌物,称激素。内分泌腺包括垂体、甲状腺、甲状旁腺、肾上腺和松果体等。内分泌腺的结构特点是腺细胞排列成索状、团块状或围成滤泡,腺细胞间有丰富的毛细血管,无导管。

垂体由腺垂体和神经垂体2部分组成。腺垂体包括远侧部、结节部和中间部。远侧部包括3种细胞:嗜酸性细胞、嗜碱性细胞和嫌色细胞。嗜酸性细胞分泌生长激素和催乳激素;嗜碱性细胞分泌卵泡刺激素、黄体生成素、促甲状腺激素和促肾上腺皮质激素。嫌色细胞可能是脱颗粒的嗜色细胞,或处于嗜色细胞形成的初级阶段。神经垂体由神经部和漏斗(包括正中隆起和漏斗柄)组成,神经部主要由无髓神经纤维、神经胶质细胞和毛细血管组成。神经垂体无合成激素的能力,只贮存、释放下丘脑视上核和室旁核神经元分泌的抗利尿激素和催产素。甲状腺实质由大量甲状腺滤泡和滤泡旁细胞组成。滤泡上皮细胞能合成和分泌甲状腺激素,促进机体新陈代谢,提高神经兴奋性,促进生长发育。滤泡旁细胞位于滤泡间和滤泡上皮细胞间,分泌降钙素。肾上腺为成对器官,实质由周围的皮质和中央的髓质构成。皮质由浅入深分为球状带、束状带和网状带。球状带细胞分泌盐皮质激素,束状带细胞分泌糖皮质激素,网状带细胞主要分泌雄激素及少量的雌激素和糖皮质激素。髓质细胞又称嗜铬细胞;髓质细胞分泌肾上腺素和去甲肾上腺素。

(刘爱生)

练习题

一、选择题

A1 型题

1. 腺垂体嗜碱性细胞可分泌
   A. 催乳激素、促甲状腺激素和生长激素
   B. 促甲状腺激素、促肾上腺皮质激素和促性腺激素
   C. 促甲状腺激素、生长激素
   D. 催产素、催乳激素和促肾上腺皮质激素
   E. 促性腺激素、促甲状腺激素

2. 巨人症是由于幼年下列哪种细胞分泌的激素过多所致
   A. 生长激素细胞　　　　B. 促甲状腺激素细胞　　　　C. 垂体细胞
   D. 嫌色细胞　　　　　　E. 促肾上腺皮质激素细胞

3. 不属于内分泌器官的是
   A. 垂体　　　　　　　　B. 胰腺　　　　　　　　　　C. 肾上腺
   D. 甲状旁腺　　　　　　E. 松果体

4. 以下关于内分泌腺特点的描述中,不正确的是
   A. 腺细胞排列成索、网、团状或围成滤泡

B. 腺细胞间有丰富的毛细血管网　　　　C. 毛细血管多为连续性毛细血管

　　D. 无导管　　　　　　　　　　　　　　E. 分泌物激素直接释放入血

二、思考题

　　1. 试述甲状腺的位置及微细结构。

　　2. 简述肾上腺的位置和微细结构。

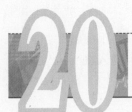

第二十章

视　　器

学习目标

1. 掌握：眼球的构成；眼球壁的层次、各层形态结构及功能；眼球内容物的组成、各部的形态特点及功能；房水产生及循环途径；结膜的分部及形态特点。

2. 熟悉：泪器的组成、位置及泪液的排出途径；眼球外肌的名称及作用。

3. 了解：眼睑的层次；眼动脉的来源、行程；眼的神经支配。

视器即眼，是视觉活动的重要器官，由眼球和眼副器两部分构成。

第一节　眼　　球

眼球（eyeball）是视器的主要部分，近似球形（图20-1），位于眶的前部。前面有眼睑保护，后面借视神经与间脑相连，周围附有眼副器。眼球前面角膜的正中点，称**前极**；后面巩膜正中点，称**后极**。两极间的连线，称**眼轴**。光线通过瞳孔到视网膜中央凹的连线，称**视轴**；眼轴与视轴呈锐角交叉。眼球由眼球壁及其内容物构成。

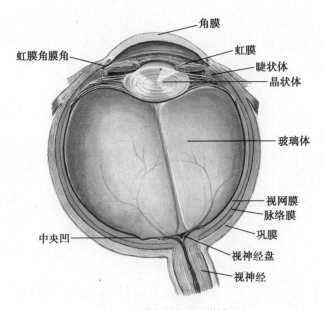

图 20-1　眼球水平切面（模式图）

一、眼　球　壁

眼球壁自外向内由3层膜构成：纤维膜、血管膜和视网膜。

（一）纤维膜

厚而坚韧，起保护眼球内容物和维持眼球形态的作用。分为角膜、巩膜两部分。

1. **角膜**（cornea） 占纤维膜的前 1/6，无色透明，前面微凸，有屈光作用。角膜有丰富的感觉神经末梢，故感觉敏锐。

2. **巩膜**（sclera） 占纤维膜的后 5/6，主要由致密结缔组织构成，白色不透明。前接角膜，后续视神经鞘。在巩膜与角膜移行处的深部有一环行血管，称**巩膜静脉窦**（sinus venosus sclerae），是房水回归静脉的途径。

（二）血管膜

此层含丰富的血管、神经和色素细胞，呈棕黑色，有营养眼内组织及遮光作用。自前向后分为虹膜、睫状体和脉络膜 3 部分。

1. **虹膜**（iris） 位于血管膜的最前部，呈冠状位的圆盘状薄膜，其颜色有种族和个体差异。中央有一圆孔，称**瞳孔**。虹膜有 2 种平滑肌纤维：环行，围绕瞳孔周围的，称**瞳孔括约肌**；呈放射状排列的，称**瞳孔开大肌**，调节瞳孔的缩小和开大（图 20-1 ~ 图 20-3）。

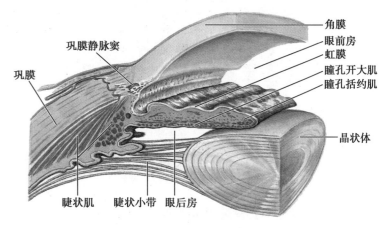

图 20-2 眼球前半局部放大

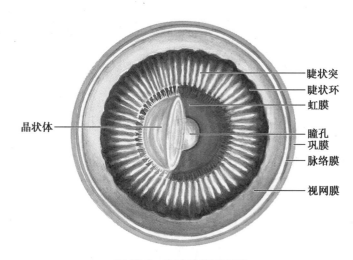

图 20-3 眼球前部后面观

2. **睫状体**（ciliary body） 是血管膜中部环形增厚部分，位于角膜和巩膜移行处内面。其后部较平坦，为**睫状环**；前部突出呈放射状排列的皱襞，称**睫状突**；睫状突发出睫状小带连于晶状体。睫状体内有睫状肌，该肌牵动睫状小带，调节晶状体的曲度（图 20-2，图 20-3）。房水由睫状体产生。

3. 脉络膜（choroid）　是血管膜的后 2/3 部，富有血管和色素细胞的薄膜。外面与巩膜疏松相连，内面紧贴视网膜。前续于睫状体，后部有视神经穿过（图 20-1）。

（三）视网膜（retina）

眼球壁最内层，紧贴于血管膜内面。分为 3 部分：虹膜部、睫状体部和脉络膜部。虹膜部和睫状体部，无感光作用，称**视网膜盲部**。脉络膜部又称**视网膜视部**贴于脉络膜内面，有感光作用。

视网膜视部，视神经起始处有圆形白色隆起，称**视神经盘**（optic disc）。视神经盘的中央有视神经和视网膜中央动、静脉穿过，此处无感光细胞，称**生理性盲点**。在视神经盘的颞侧稍偏下方约 3.5mm 处，有一黄色的小区，称**黄斑**（macula lutea），其中央凹陷称**中央凹**（fovea centralis），是感光最敏锐处（图 20-4）。

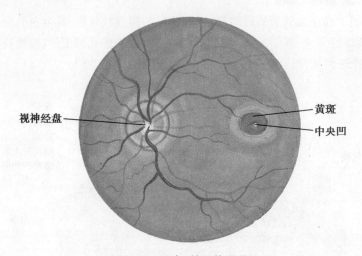

视神经盘　　　　　　黄斑
　　　　　　　　　　中央凹

图 20-4　眼底（检眼镜所见）

视网膜分内外两层：外层为**色素上皮层**，内层为**神经层**（图 20-5）。

1. 色素上皮层　由含有色素颗粒的单层上皮细胞组成，具有屏障作用，可防止强光对视细胞的损伤。

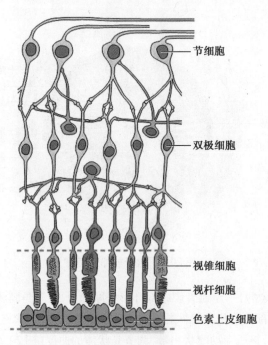

节细胞

双极细胞

视锥细胞
视杆细胞
色素上皮细胞

图 20-5　视网膜结构示意图

2. 神经层 由外向内依次可分为:视细胞层、双极细胞层和节细胞层。

视细胞层由视细胞构成。视细胞是感光细胞,分为视杆细胞和视锥细胞。

(1) **视杆细胞**(rod cell):对弱光敏感,是夜视觉或暗视觉细胞,无颜色感觉,视物的精确性差。

(2) **视锥细胞**(cone cell):有感受强光和辨色的功能,视物精确性高,是昼视性细胞。

3. 双极细胞(bipolar cell) 即双极神经元,在视网膜内起联络神经元的功能。

4. 节细胞(ganglion cell) 属多极神经元,轴突向视神经盘处集中,穿过脉络膜和巩膜后构成视神经。

当视细胞层感受光刺激后,将光刺激转变为神经冲动,传导到双极细胞层,再传到节细胞层,通过节细胞的轴突纤维组成的视神经,最后传到大脑枕叶视觉中枢产生视觉。

二、眼球内容物

眼球内容物包括房水、晶状体和玻璃体。它们都无血管、无色透明,有屈光作用,与角膜合称眼的屈光系统,使进入眼球的光线到达视网膜映出清晰物像。

1. 眼房与房水

(1) **眼房**:角膜与晶状体间的腔隙,称眼房,以虹膜为界分为前房和后房,二者借瞳孔相通。在前房内,虹膜与角膜交界处构成虹膜角膜角,又称前房角(见图 20-1,图 20-2),房水经此回流入巩膜静脉窦。

(2) **房水**(aqueous humor):是充满眼房内的无色透明液体。由睫状体产生,从眼后房经瞳孔到眼前房,然后通过虹膜角膜角入巩膜静脉窦汇入静脉。房水除有折光作用外,还有营养角膜和晶状体并维持眼内压的作用。若房水回流受阻,可引起眼内压升高,视网膜受压而导致视力减退甚至失明,临床上称青光眼。

2. 晶状体(lens) 位于虹膜和玻璃体之间的双凸透镜状透明体(图 20-1),富有弹性,无血管和神经分布。

晶状体表面包有薄而透明的晶状体囊;晶状体由排列均匀整齐的晶状体纤维组成,其周围部较软,称**晶状体皮质**;中央部较硬,称**晶状体核**。晶状体周缘借睫状小带与睫状突相连(图 20-1 ~ 图 20-3)。

晶状体的曲度可随睫状肌舒缩而改变。当看近物时,睫状肌收缩,睫状体向前向内移动,睫状小带松弛,晶状体因自身的弹性而变厚,折光能力加大;当视远处物体时,睫状肌舒张,睫状小带紧张,使晶状体变扁,折光力减低;如此调节,能使看到的物体恰好在视网膜上形成清晰的物像。晶状体可因病变或创伤而变混浊,称白内障。

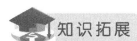
知识拓展

老视眼(俗称:老花眼)

晶状体借众多睫状小带系于睫状体上,它借助睫状肌收缩与舒张而改变自身厚度。晶状体通过其曲度变化,调整屈光能力,以使物像聚焦于视网膜上,使远近物体均能看清楚,即称眼的调节。由此可见调节功能的完成,主要靠睫状肌和晶状体的弹性。老视眼是怎样形成的?随着年龄增长,老年人的晶状体核逐渐变大、变硬、弹性逐渐减退,睫状肌呈现逐渐萎缩,因此调节力逐渐减退、近视力随之降低,视近疲劳,此时必须借助凸透镜(花镜)提高近视力,即老视眼(老花眼)。

3. 玻璃体(vitreous body) 为充满于晶状体与视网膜间的胶状物(图 20-1)。玻璃体除有屈光作用外,还有维持眼球形状和支撑视网膜的作用。玻璃体混浊时,可影响视力。

第二节 眼 副 器

眼副器包括眼睑、结膜、泪器、眼球外肌和眶内结缔组织等结构(图 20-6)。对眼球起保护、支持和运动的作用。

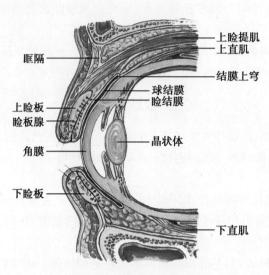

图 20-6 眼眶(矢状切面)

眶隔　上睑提肌　上直肌　结膜上穹　球结膜　睑结膜　上睑板　睑板腺　晶状体　角膜　下睑板　下直肌

一、眼 睑

眼睑(eyelids)遮盖于眼球前方,分为上睑、下睑,有保护眼球的作用。二者间的裂隙,称**睑裂**。其内侧角呈钝圆形,称**内眦**;外侧角较锐,称**外眦**。眼睑的游离缘,称睑缘。眼睑的前缘生有睫毛。睫毛根部的皮脂腺,称睫毛腺(又称 Zeis 腺)。若腺导管阻塞,发炎肿胀称睑腺炎(麦粒肿)。眼睑的后缘有睑板腺的开口。近上、下睑缘的内侧端各有一小突起,其顶部有一小孔,称**泪点**,是泪小管的入口。

眼睑从外向内可分为 5 层:即皮肤、皮下组织、肌层、睑板和睑结膜(图 20-6)。眼睑的皮肤细薄,皮下组织疏松,缺乏脂肪组织。肌层为眼轮匝肌和上睑提肌。前者收缩可闭合睑裂,后者收缩可提起上睑。此外还有少量平滑肌(Müller 肌),分别称上、下睑板肌,受交感神经支配,收缩时可协助开大睑裂。睑板呈半月形,由致密结缔组织构成,质硬如软骨,是眼睑的支架。睑结膜紧贴于睑板内面。睑板内有许多睑板腺。其导管开口于眼睑的后缘,分泌脂性液体,有润滑睑缘和防止泪液外溢的作用。该腺导管受阻,形成睑板腺囊肿(霰粒肿)。

二、结 膜

结膜(conjunctiva)是一层透明薄膜,富有血管和神经末梢,贴覆于眼睑内面和眼球前面。按其部位为睑结膜、球结膜和结膜穹;球结膜与上、下睑结膜相互移行,其返折处分别称结膜上、下穹(图 20-6)。当睑裂闭合时,结膜即围成一腔隙,称结膜囊。结膜炎和沙眼是结膜常见疾病。

三、泪 器

泪器由泪腺和泪道构成(图 20-7)。

(一) 泪腺(lacrimal gland)

位于眼眶上壁前外侧的泪腺窝内,约有 10~20 个排泄小管开口于结膜上穹外侧部。泪腺

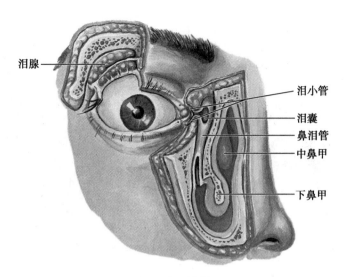

图 20-7　泪器

不断分泌泪液,借眨眼活动泪液涂布于眼球表面,有润滑和清洁角膜的作用,并冲洗结膜囊,对眼球起保护作用。

（二）泪道(lacrimal passage)

包括泪点、泪小管、泪囊和鼻泪管。

1. 泪小管　上、下各一,分别起于上、下泪点,最初垂直于睑缘上下升降,然后水平向内侧汇合后开口于泪囊。

2. 泪囊　位于眼眶内侧壁前下部的泪囊窝内,上端为盲端,下端移行为鼻泪管。

3. 鼻泪管　上段为骨性鼻泪管,内衬黏膜;下段位于鼻腔外侧壁鼻黏膜深面,开口于下鼻道的外侧壁前部。

四、眼 球 外 肌

眼球外肌是指运动眼球和运动眼睑的肌(图 20-8,图 20-9)。

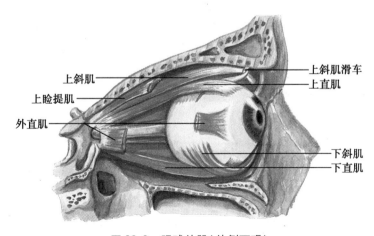

图 20-8　眼球外肌(外侧面观)

运动眼球的肌有 4 条直肌和 2 条斜肌,即**上直肌**、**下直肌**、**内直肌**、**外直肌**,**上斜肌**和**下斜肌**。4 条直肌均起于总腱环(位于视神经管内),分别止于眼球前部巩膜的上、下、内侧和外侧面。上斜肌也起于总腱环,以细腱穿眶内侧壁前上方的滑车,然后转向后外,止于眼球后部后外侧面。

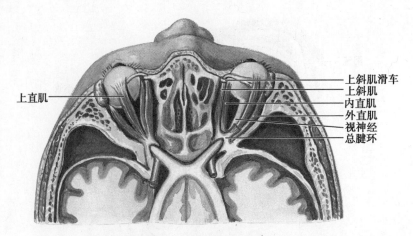

上直肌

上斜肌滑车
上斜肌
内直肌
外直肌
视神经
总腱环

图 20-9　眼球外肌(上面观)

下斜肌起于眶下壁前内侧,经眼球下方止于眼球后外侧面。眼球的正常活动,由上述 6 条肌相互协作完成。

运动眼睑的肌为提上睑肌,作用为提上睑、开大睑裂。

五、眶脂体与眶筋膜

(一) 眶脂体

为充填于眼球周围与眶骨膜之间的脂肪组织块。前部较少,眼球后方较多。其功能是支持固定眶内各软组织,对眼球及眼副器具有弹性垫样保护作用,使眼球运动自如。

(二) 眶筋膜

包括以下 3 部分:①眶骨膜;②眼球筋膜鞘:介于眼球与眶脂体间的薄而致密的纤维膜(又称 Tenon 囊)。该膜与眼球之间的间隙,称巩膜外隙,眼球可在该隙内灵活转动。临床上进行眼部手术,可将麻醉剂注入该隙实施麻醉。③眼肌筋膜鞘:它绕眶内各肌的致密结缔组织。

第三节　眼的血管和神经

一、眼 的 动 脉

眼动脉是眼球血供的主要动脉。在颅腔内,眼动脉自颈内动脉发出后,与视神经伴行经视神经管入眶,分支供应眼球、眼球外肌、泪腺和眼睑等。其中最重要的分支为视网膜中央动脉。该动脉在眼球后方穿入视神经内,行至视神经盘处穿出并分为 4 支。即视网膜鼻侧上、下小动脉和颞侧上、下小动脉,分布至视网膜各部,营养视网膜内层(图 20-4)。临床用检眼镜可直接观察此动脉,以助诊断动脉硬化和某些颅内疾病(图 20-10)。

二、眼 的 静 脉

眼球的静脉主要有视网膜中央静脉和眼球壁其他部分的**涡静脉**。前者注入眼上静脉,后者注入眼上、下静脉。眼上、下静脉向后注入海绵窦,前方与内眦静脉相吻合,因无静脉瓣,故面部感染可经此侵入颅内(图 20-10)。

三、眼 的 神 经

眼的神经包括:视神经传导视觉;支配眼球外肌运动的动眼神经、滑车神经和展神经;管理眶内全部组织的一般感觉神经即眼神经;支配睫状肌和瞳孔括约肌的动眼神经副交感神经纤

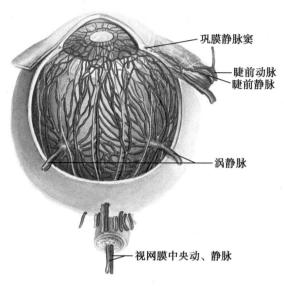

图 20-10 眼球的血管

维;支配瞳孔开大肌和 Müller 肌的交感神经(来源于颈交感干);支配泪腺分泌的面神经的副交感神经纤维。

 小 结

　　视器由眼球和眼副器组成;眼球主要由眼球壁和眼球内容物构成。眼球壁自外向内依次为纤维膜、血管膜和视网膜。纤维膜由角膜和巩膜构成;血管膜包括虹膜、睫状体和脉络膜;视网膜分视网膜盲部和视部。视网膜视部的后部有视神经盘、黄斑及中央凹。眼球内容物主要有房水、晶状体和玻璃体。房水由睫状体产生,有营养角膜、晶状体的作用,并可折光维持正常眼内压。角膜、房水、晶状体和玻璃体合成眼的屈光系统。虹膜内的平滑肌控制瞳孔大小而调节进入眼球内光线的量;睫状肌的舒缩调节晶状体的屈光度,使得光线经折射后在视网膜上所成物像清晰。眼副器主要包括眼睑、结膜、泪器和眼球外肌,起支持、保护和运动眼球的作用。

（徐旭东）

练 习 题

一、选择题

A1 型题

　1. 角膜的特点为

　　　A. 血供丰富　　　　　　B. 白色不透明　　　　　　C. 感觉敏锐

　　　D. 占纤维膜的前 1/3　　E. 无屈光作用

　2. 眼球血管膜的结构包括

　　　A. 睫状体　　　　　　　B. 巩膜　　　　　　　　　C. 视网膜

　　　D. 角膜　　　　　　　　E. 晶状体

A2 型题

　3. 某老年患者对医生诉说,每当转动眼球时,即感到眼前有飞絮飘浮,有时像蚊蝇飞动一

样,停止转动眼球即消失。依所学知识考虑出现此状况的原因可能是

    A. 角膜混浊   B. 晶状体白内障   C. 脉络膜病变

    D. 玻璃体病变   E. 视网膜剥脱征

  4. 某患者右眼内斜视。可能是哪条眼球外肌瘫痪所致

    A. 上直肌   B. 下直肌   C. 外直肌

    D. 下斜肌   E. 上斜肌

二、思考题

  1. 简述眼球壁包括哪几层,各层有哪些结构。

  2. 眼的屈光系统都包括哪些结构?

  3. 眼球外肌有哪些? 各起何作用?

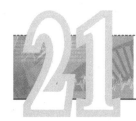

第二十一章

前 庭 蜗 器

学习目标

1. 掌握:外耳道的形态;鼓膜的位置、形态、分部;中耳的组成,鼓室的壁及其主要结构;内耳的组成和特点;骨迷路各部的形态;膜迷路各部的形态。

2. 熟悉:咽鼓管的形态与功能;听小骨及其连结、乳突窦和乳突小房的位置;声波空气和骨传导途径。

3. 了解:外耳的形态;运动听小骨肌的名称、位置和作用;内耳的血管、淋巴和神经。

前庭蜗器(vestibulocochlear organ)又称位听器或耳,包括位觉器和听觉器(蜗器)两部分,两者功能虽不同,但结构上难以分割。前庭蜗器包括外耳、中耳、内耳 3 部分(图 21-1)。其中外耳、中耳是收集和传导声波的装置,内耳是位觉、听觉感受器所在部位。

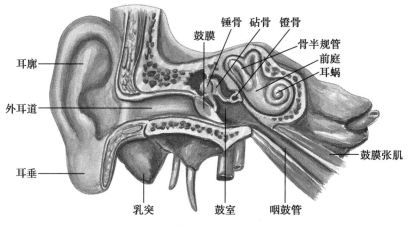

耳廓　　　　　　　　　　　　　鼓膜　锤骨 砧骨 镫骨　　骨半规管　前庭　耳蜗

外耳道

耳垂　　　　　　　　　　　　　　　　　　　　　　　　鼓膜张肌

乳突　　　　鼓室　　咽鼓管

图 21-1 前庭蜗器结构模式图

第一节 外 耳

外耳包括耳廓、外耳道和鼓膜 3 部分。

一、耳 廓

耳廓位于头部两侧,大部分以弹性软骨为支架,外覆皮肤。皮下组织薄,血管神经丰富。耳廓下方无软骨的部分,称耳垂(图 21-1)。耳廓有收集声波和判断声波来源方向的作用。

二、外 耳 道

外耳道是自外耳门至鼓膜间的弯曲管道(图 21-1),长约 2.5cm。分为外 1/3 的软骨部

（以软骨为基础）和内 2/3 的骨部（以骨为基础）。外侧 1/3 方向朝向内后上，内侧 2/3 朝向内前下。软骨部有移动性，检查鼓膜时须将耳廓拉向后上方，使外耳道变直，方能看到鼓膜。

外耳道的皮下组织较少，皮肤与软骨膜或骨膜相贴甚紧，故外耳道发生疖肿时，疼痛剧烈。外耳道软骨部的皮肤内有**耵聍腺**（ceruminous gland），分泌耵聍。

三、鼓　膜

鼓膜（tympanic membrane）为分隔外耳道与中耳鼓室的半透明薄膜（图 21-1，图 21-2），凹面向前下外倾斜，中心部称**鼓膜脐**（umbo of tympanic membrane），其内面为锤骨柄末端附着处。鼓膜分为上 1/4 的松弛部和下 3/4 的紧张部。在活体观察鼓膜时，可见到位于鼓膜脐前下部有一三角形的反光区，称**光锥**（cone of light），外来光线经鼓膜的凹面集中反射而成。当鼓膜异常时，此光锥可变形或消失。

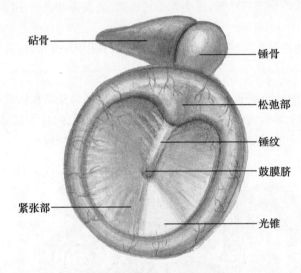

图 21-2　鼓膜（右侧外面观）

第二节　中　耳

中耳主要位于颞骨岩部内，包括鼓室、咽鼓管、乳突窦和乳突小房，各部内均衬覆黏膜且相互延续，病变可相互蔓延（图 21-1，图 21-3，图 21-4）。

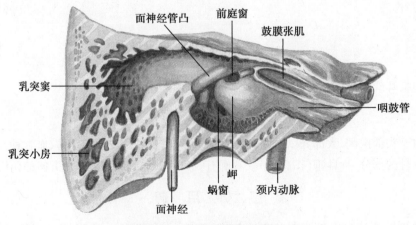

图 21-3　鼓室内侧壁（右侧）

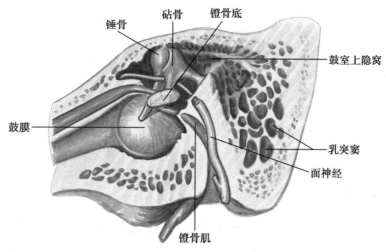

图 21-4　鼓室外侧壁（右侧）

一、鼓　室

鼓室（tympanic cavity）是颞骨岩部内的一不规则含气小腔，位于鼓膜与内耳之间。前经咽鼓管通鼻咽部，后借乳突窦通乳突小房（图21-3，图21-4）。鼓室内有3块听小骨并有听小骨肌附着。

（一）鼓室的壁

鼓室的形态结构不规则，分为6个壁：

1. **上壁（盖壁）**　即鼓室盖，分隔鼓室与颅中窝的薄层骨板。

2. **下壁（颈静脉壁）**　为一薄层骨板，分隔鼓室与颈静脉起始部。

3. **前壁（颈动脉壁）**　即颈动脉管的后壁，此壁上方有**咽鼓管**的开口。

4. **后壁（乳突壁）**　上部有乳突窦的开口，由此通乳突小房。开口下方有锥隆起，内藏镫骨肌。

5. **外侧壁（鼓膜壁）**　此壁主要由鼓膜构成，鼓膜上方是由颞骨骨质围成的鼓室上隐窝。

6. **内侧壁（迷路壁）**　即内耳外侧壁。此壁的中部隆起，称岬（promontory）。岬的后上方有一卵圆形孔，称**前庭窗**（fenestra vestibule），由镫骨底封闭。岬的后下方有一圆形开口，称**蜗窗**（fenestra cochleae），由第二鼓膜封闭。前庭窗后上方有**面神经管凸**，内有面神经通过。面神经管壁薄，中耳炎或中耳手术时易损伤面神经。

（二）听小骨

听小骨（auditory ossicles）由外向内依次排列为**锤骨**、**砧骨**和**镫骨**（图21-5）。锤骨柄与鼓膜

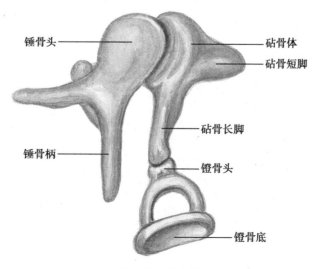

图 21-5　听小骨

相连,镫骨底封闭前庭窗,砧骨分别与锤骨和镫骨相连。3块听小骨相互连结成听小骨链,犹如一"曲折的杠杆",将鼓膜振动传至内耳。

（三）运动听小骨的肌

1. **鼓膜张肌**　收缩可牵拉锤骨柄而使鼓膜紧张。

2. **镫骨肌**　收缩时牵拉镫骨而减小镫骨底对内耳的压力。

二、咽鼓管

咽鼓管（auditory tube）是沟通鼻咽与鼓室的管道。内面衬覆黏膜并与咽部黏膜和鼓室黏膜相延续。近鼓室端为骨部,近鼻咽端为软骨部。平时该管咽部的开口处于闭合状态,当吞咽、哈欠或喷嚏时开放,以保持鼓膜内外侧压力均衡。

三、乳突小房和乳突窦

乳突小房（mastoid cells）是颞骨乳突内的许多彼此相通连的含气小腔。**乳突窦**（mastoid antrum）是一个介于乳突小房和鼓室间的腔（图21-3）。

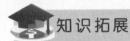

知识拓展

中耳虽小,但各部通连,黏膜互联,周围毗邻结构复杂,故一旦感染,必然互相影响。小儿咽鼓管管腔较大,短而平直,故咽部感染易沿此管侵及鼓室致中耳炎。特别是婴幼儿,由于鼓室上壁的岩鳞缝尚未闭合,中耳炎症极有可能并发颅内感染。

第三节　内　耳

内耳位于颞骨岩部内,是介于鼓室与内耳道底间一系列结构复杂的弯曲管道,故又称**迷路**（labyrinth）,是位觉、听觉感受器的所在部位。内耳包括**骨迷路**和**膜迷路**。骨迷路是骨性隧道,膜迷路是位于骨迷路内的膜性管道。骨迷路与膜迷路间的间隙内充满外淋巴,膜迷路内含有内淋巴,内、外淋巴互不交通。

一、骨　迷　路

骨迷路（bony labyrinth）由后外向前内依次为**骨半规管**、**前庭**和**耳蜗**3部分（图21-6）,它们相互连通,沿颞骨岩部长轴排列。

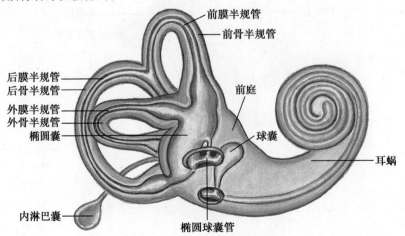

图 21-6　骨迷路及膜迷路（右侧）

（一）前庭

前庭（vestibule）位于骨迷路中部,为一不规则的腔隙。其外侧壁上部有前庭窗开口;内侧壁为内耳道之底,有神经和血管穿行;前部有一大孔通耳蜗;后部有 5 个小孔通 3 个骨半规管（图21-6,图21-7）。

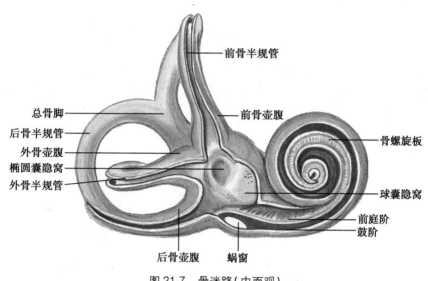

图 21-7　骨迷路（内面观）

（二）骨半规管

骨半规管（bony semicircular canals）由 3 个相互垂直的"C"形小管组成,分别称前骨半规管、后骨半规管和外骨半规管。每个骨半规管有 2 个脚,其中一个脚膨大称**壶腹脚**,另一个脚不膨大,称单骨脚。前、后骨半规管的单骨脚合并为一个总骨脚,故 3 个骨半规管有 5 个孔开口于前庭。

（三）耳蜗

耳蜗（cochlea）形似蜗牛壳,蜗底朝向后内侧,正对内耳道底（图21-8）。耳蜗由骨性**蜗螺旋管**（cochlear spiral canal）环绕**蜗轴**两圈半构成。蜗轴骨质疏松,有血管、神经穿行其间。从蜗轴向蜗螺旋管内突出一薄板,称骨螺旋板,后者与膜迷路的蜗管相连,将蜗螺旋管完全分隔为近蜗顶侧的管腔,称**前庭阶**（scala vestibule）,近蜗底侧者称**鼓阶**（scala tympani）。鼓阶通蜗窗,被第二鼓膜封闭,与鼓室相隔。前庭阶和鼓阶在蜗顶处借**蜗孔**彼此相通。蜗孔在蜗顶处,骨螺旋板和膜螺旋板与蜗轴围成,是前庭阶和鼓阶的唯一通道。

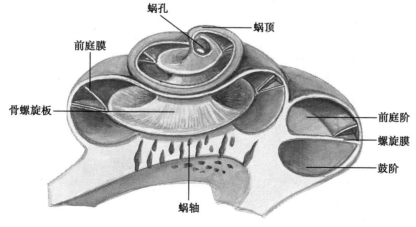

图 21-8　耳蜗模式图

二、膜迷路

膜迷路(membranous labyrinth)是套在骨迷路内的密闭的膜性管或囊,由椭圆囊和球囊、膜半规管和蜗管构成(图21-6,图21-9),它们相互连通,含有内淋巴。

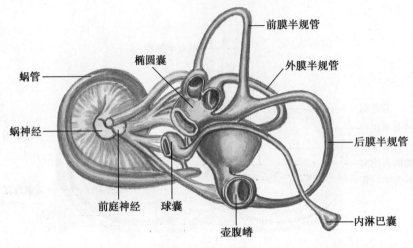

图21-9 膜迷路

(一)椭圆囊和球囊

椭圆囊(utricle)和球囊(saccule)位于前庭内。二者间借椭圆球囊管相通;球囊下端有连合管与蜗管相连;椭圆囊后壁借5个开口与膜半规管相通。在椭圆囊和球囊壁的内面,分别附有椭圆囊斑(macula utriculi)和球囊斑(macula sacculi),二者合称位觉斑,是位觉感受器,可以感受头部的静止位置觉和直线变速运动的刺激。

(二)膜半规管

膜半规管(semicircular ducts)位于骨半规管内(图21-6,图21-9),在骨壶腹内相应的膜部膨大成膜壶腹,其壁上黏膜增厚呈嵴状突起,称壶腹嵴(crista ampullaris),是感受头部变速旋转运动刺激的感受器。

(三)蜗管

蜗管(cochlear duct)位于耳蜗蜗螺旋管内(图21-6,图21-8,图21-9)。以盲端起自前庭,并与球囊相连通;至蜗顶,呈盲端而终。膜蜗管横断面呈三角形(图21-10)。上壁为前庭膜;外侧

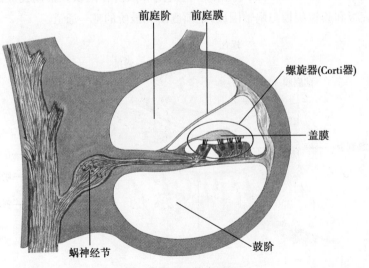

图21-10 蜗管与螺旋器

壁为增厚的骨膜及被覆的黏膜上皮;下壁由骨螺旋板缘及膜螺旋板构成。膜螺旋板又称基底膜。基底膜上有听觉感受器——**螺旋器**(spiral organ)(**Corti 器**)。

声波传导:声波传至内耳的途径有二:

1. 空气传导 声波经外耳道引起鼓膜振动,再经听小骨链和前庭窗进入内耳。此传导途径,称空气传导。空气传导是正常情况下听觉产生的主要途径。

2. 骨传导 声波直接引起颅骨的振动,继而引起颞骨内的内淋巴振动,这一方式,称骨传导。临床上可通过检查患者空气传导和骨传导受损的情况,判断听觉异常产生的部位和原因。

 ## 小 结

前庭蜗器包括位觉器和听器;结构上由外耳、中耳和内耳组成;外耳包括耳廓、外耳道和鼓膜;中耳包括鼓室、咽鼓管、乳突窦和乳突小房等。鼓室有 6 个壁,与颅腔的脑、颈内动、静脉和咽等关系密切。内耳含有位觉感受器和听觉感受器,主要由骨迷路和膜迷路组成。骨迷路由耳蜗、前庭和骨半规管组成,内含外淋巴和膜迷路;膜迷路套在骨迷路内,包括蜗管、椭圆囊、球囊和膜半规管,腔内含内淋巴。膜半规管内的壶腹嵴能感受头部旋转变速运动的刺激;椭圆囊和球囊壁上有椭圆囊斑和球囊斑,能感受直线变速运动的刺激。蜗管基底膜上有螺旋器(Corti 器),是听觉感受器。声波由耳廓、外耳道、鼓室、听小骨链传导至内耳,引起内耳淋巴振动刺激螺旋器产生神经冲动,由蜗神经传导。

(徐旭东)

练 习 题

一、选择题

A1 型题

1. 下列不属于鼓室内侧壁上的结构的是

   A. 前庭窗   B. 蜗窗   C. 岬

   D. 乳突窦   E. 面神经管凸

2. 鼓室与颈内动脉相邻的壁是

   A. 上壁   B. 鼓膜壁   C. 下壁

   D. 后壁   E. 前壁

A2 型题

3. 某患者慢性右耳中耳炎 3 年,近来疼痛,外耳道流脓加重,并且出现右侧面部表情肌瘫,根据所学知识考虑,下列最易造成面神经损伤的是

   A. 鼓室后壁   B. 鼓室外侧壁   C. 鼓室内侧壁

   D. 鼓室下壁   E. 鼓室上壁

4. 某患者,常年工作在机器轰鸣的环境中,近来感觉听力有所下降,并时常伴有耳鸣。请考虑,声波的感受器是下列结构中的

   A. 球囊斑   B. 椭圆囊斑   C. 壶腹嵴

   D. 螺旋器   E. 膜蜗管

二、思考题

1. 简述外耳道的构成和特点。

2. 简述鼓室的各壁及其结构。

3. 简述内耳的主要结构。

第二十二章

神经系统总论

 学习目标

1. 掌握:神经系统的区分;神经系统的常用术语。
2. 熟悉:神经系统的活动方式。
3. 了解:神经系统的功能。

神经系统(nervous system)由中枢部和周围部构成,是机体内起主导作用的调节系统,调控人体其他系统的活动,维持人体内、外环境的平衡。

第一节 神经系统的区分

神经系统(图 22-1)按其所在位置、形态和功能,分为**中枢神经系统**(central nervous system, CNS)和**周围神经系统**(peripheral nervous system, PNS)。前者包括脑和脊髓,分别位于颅腔和椎管内;后者包括脑神经和脊神经。**脑神经**(cranial nerves)与脑相连,共 12 对;**脊神经**(spinal nerves)与脊髓相连,共 31 对。根据周围神经系统分布部位不同,又可将其分为躯体神经和内脏神经。**躯体神经**(somatic nerves)分布于体表、骨、关节和骨骼肌;**内脏神经**(visceral nerves)则分布于内脏、心血管和腺体。根据其功能又分为**感觉神经**和**运动神经**。感觉神经将神经冲动从感受器传向中枢,又称**传入神经**;运动神经是将神经冲动从中枢传向周围的效应器,又称**传出神经**。内脏运动神经支配心肌、平滑肌与腺体,因其不受人的主观意志控制,故又称**自主神经系统**(autonomic nervous system)或植物神经,可依其形态和功能不同,又分为**交感神经**(sympathetic nerve)和**副交感神经**(parasympathetic nerve)。

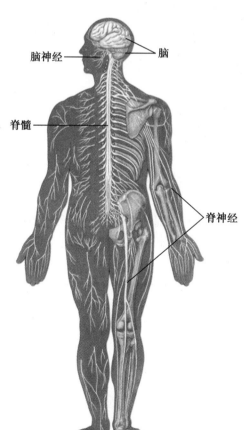

图 22-1 神经系统概观

第二节 神经系统的活动方式

神经系统的基本活动方式是反射。神经系统对内、外环境的刺激做出适宜反应的过程，称**反射**（reflex）；反射活动的形态学基础是**反射弧**（reflex arc）。反射弧包括 5 个环节：感受器→传入（感觉）神经→中枢→传出（运动）神经→效应器（图 22-2）。如果反射弧任一部分损伤，反射即出现障碍。临床上常用检查反射的方法来诊断神经系统的某些疾病。

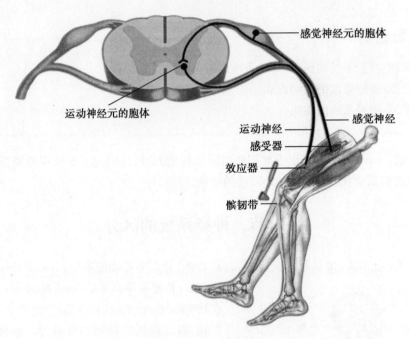

图 22-2 反射弧示意图

第三节 神经系统的常用术语

在神经系统中，不同部位的神经元胞体和突起有不同的集聚方式，因而有不同的术语名称。在 CNS 内，神经元胞体和树突集聚处在新鲜标本上呈灰色，称**灰质**（gray matter）；在大、小脑表面形成的灰质层，称**皮质**（cortex）；神经纤维集聚处因神经纤维包有髓鞘而色泽白亮，称**白质**（white matter）；位于大、小脑深部的白质，称**髓质**（medulla）。形态与功能相似的神经元胞体集聚成一团，在 CNS 内称**神经核**（nucleus）；在 PNS 内称**神经节**（ganglion）。在 CNS 内，起止、行程与功能相同的神经纤维聚集成束，称**纤维束**（fasciculus）；在 PNS 内，若干神经纤维聚集成粗细不等的神经束，数个神经束被结缔组织包裹，称**神经**（nerve）。在 CNS 内，若神经纤维交织成网状，网眼内含有分散的神经元胞体或较小核团，称**网状结构**（reticular formation）。

小　　结

　　神经系统分中枢神经系统和周围神经系统两部分,前者包括脑和脊髓;后者包括脑神经、脊神经和内脏神经。主要功能是调控人体各系统的活动。神经系统的基本活动方式是反射。执行反射活动的形态学基础是反射弧。神经系统的常用术语包括灰质和白质、神经核和神经节、纤维束和神经以及网状结构。

（吴建清）

第二十三章

中枢神经系统

 学习目标

1. 掌握:脊髓的位置、外形及脊髓节段与椎骨的对应关系;脑的分部及各部的主要外部结构;脑神经核的名称、位置和功能;内侧丘系;脊髓丘系、锥体束的起始、行程和功能;间脑的位置和分布;背侧丘脑的分部和腹后核的纤维联系;小脑的位置和分部,小脑扁桃体的临床意义;大脑半球的外形和分叶;大脑皮质的功能定位;基底核、侧脑室、内囊的位置及立体概念。

2. 熟悉:脊髓灰、白质的配布形式及各部名称;三叉丘系;脑干内非脑神经核;下丘脑和后丘脑的主要结构。

3. 了解:脊髓小脑束、红核脊髓束、前庭脊髓束和脊髓固有束的位置和功能;脊髓灰质细胞构筑分层概念;脊髓的功能;外侧丘系的位置和功能;小脑的功能。

第一节 脊 髓

一、脊髓的位置和外形

脊髓(spinal cord)位于椎管内,上端于枕骨大孔处与延髓相接,下端在成人约平第 1 腰椎体下缘(新生儿可达第 3 腰椎下缘平面),全长 42~45cm。

脊髓呈前后略扁的圆柱状,全长粗细不等,有两处膨大。**颈膨大**(cervical enlargement)位于第 4 颈节至第 1 胸节;**腰骶膨大**(lumbosacral enlargement)位于第 2 腰节至第 3 骶节。膨大的形成分别与支配上肢和下肢的神经元数量较多有关。腰骶膨大以下逐渐变细,呈圆锥状,称**脊髓圆锥**(conus medullaris)。脊髓圆锥向下延伸形成**终丝**(filum terminale),是无神经组织的结构,终止于尾骨背面(图 23-1)。

脊髓表面有 6 条纵行的沟或裂。前面正中的深沟,称**前正中裂**(anterior median fissure);后面正中的浅沟,称**后正中沟**(posterior median sulcus)。前正中裂两侧有2 条**前外侧沟**,后正中沟两侧有 2 条**后外侧沟**。前外侧沟依次穿出 31 对脊神经前根,后外侧沟依次穿入 31 对脊神经后根。每条脊神经后根上有一膨大,称**脊神经节**(spinal ganglion),内含假单极神经元胞体。脊神经前、后根在椎间孔处合并成 1 条脊神经,从相应的椎间孔穿出(图 23-2)。因椎管长于脊髓,脊神经根距相应椎间孔的距离自上而下逐渐增大,使脊神经根在椎管内自上而

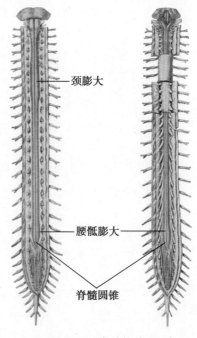

颈膨大

腰骶膨大

脊髓圆锥

图 23-1 脊髓的外形

下渐进倾斜,至腰骶部时,神经根近乎垂直下行。在脊髓圆锥下方,腰、骶、尾神经根围绕终丝,形成**马尾**(cauda equina)。成人第 1 腰椎体以下已无脊髓而只有马尾,故临床上常选择第 3、4 或第 4、5 腰椎棘突之间进行脊髓蛛网膜下隙穿刺抽取脑脊液或麻醉,以免损伤脊髓(图 23-3)。

　　脊髓在外形上无明显的节段性,通常把每一对脊神经前、后根的根丝附着范围,称一个**脊髓节段**。脊髓共分 31 个节段,即 8 个颈节、12 个胸节、5 个腰节、5 个骶节和 1 个尾节(图 23-4)。从胚胎第 4 个月开始,人体脊柱的生长速度快于脊髓,致使成人脊髓与脊柱的长度不相等,脊髓节段逐渐高于相应的椎骨。了解脊髓节段与椎骨的对应关系,对确定脊髓病变的部位和临床治疗有重要的实用价值。成人这种对应关系的大致推算方法见表 23-1。

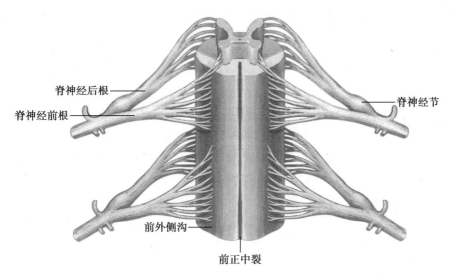

图 23-2　脊髓结构示意图

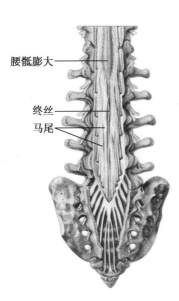

图 23-3　脊髓圆锥与马尾

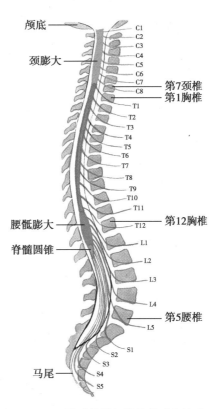

图 23-4　脊髓节段与椎骨的对应关系

表 23-1　脊髓节段与椎骨的对应关系

脊髓节段	对应椎骨	推算举例
上颈髓 $C_1 \sim C_4$	与同序数椎骨同高	如第 3 颈髓节对第 3 颈椎体
下颈髓 $C_5 \sim C_8$	较同序数椎骨高 1 个椎体	如第 5 颈髓节对第 4 颈椎体
上胸髓 $T_1 \sim T_4$	较同序数椎骨高 1 个椎体	如第 3 胸髓节对第 2 胸椎体
中胸髓 $T_5 \sim T_8$	较同序数椎骨高 2 个椎体	如第 6 胸髓节对第 4 胸椎体
下胸髓 $T_9 \sim T_{12}$	较同序数椎骨高 3 个椎体	如第 11 胸髓节对第 8 胸椎体
腰髓 $L_1 \sim T_5$	平对第 10 ~ 12 胸椎体	
骶、尾髓 $S_1 \sim S_5$、Co	平对第 1 腰椎体	

二、脊髓的内部结构

在脊髓横切面中央有**中央管**（central canal），纵贯脊髓全长，内含脑脊液。中央管周围是"H"形的**灰质**，灰质的外周是白质（图 23-5，图 23-6）。灰质前部突起，称**前角**，后部的突起，称**后角**；前角和后角之间的区域，称**中间带**；在胸髓和上 3 节腰髓（$T_1 \sim L_3$）的前、后角之间，还有向外侧突出的**侧角**。中央管前、后的灰质分别称**灰质前连合**和**灰质后连合**；因灰质前、后连合位于中央管周围，又称**中央灰质**。每侧白质以前、后外侧沟分为 3 部分：前正中裂与前外侧沟之间的白质，称**前索**；前、后外侧沟之间的，称**外侧索**；后外侧沟与后正中沟之间的，称**后索**。在灰质前连合的前方有纤维横越，称**白质前连合**；在后角基底部外侧，灰、白质交织处有**网状结构**。

脊髓灰质从后向前分为 10 个板层，分别用罗马数字Ⅰ～Ⅹ命名。

（一）灰质

脊髓全部灰质连续成柱状。

1. 前角（anterior horn）　也称**前柱**，主要由运动神经元组成。前角运动神经元分为内、外两群：内侧群支配躯干肌，外侧群支配四肢肌。前角运动神经元分大、小两型：大型细胞为 α 运动神经元，支配骨骼肌的运动；小型细胞为 γ 运动神经元，与调节肌张力有关。

2. 后角（posterior horn）　也称**后柱**，主要由中间神经元组成，接受后根的传入纤维。后角的神经元主要分 4 群核团：①**缘层**，是后角尖的边缘区，由较大型的神经元组成；②**胶状质**，在缘层前方，由小型神经元组成，贯穿脊髓全长，主要完成脊髓节段间的联系；③**后角固有核**，位于胶

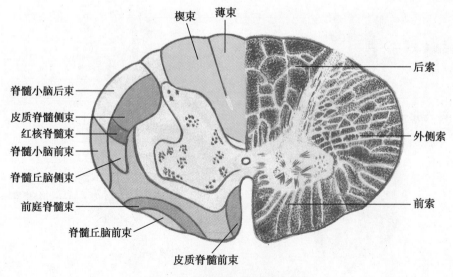

图 23-5　脊髓颈段横切面模式图

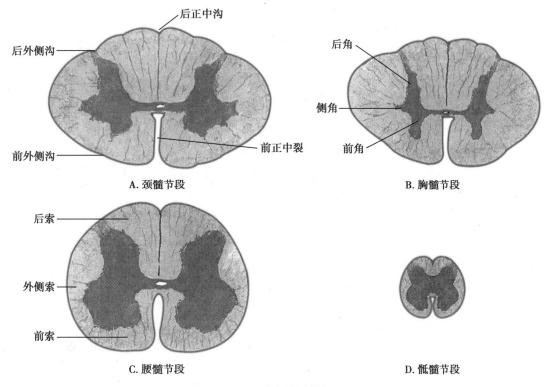

图 23-6　各部脊髓横切面

状质前方，由大、中型神经元组成，发出的纤维上行到背侧丘脑；④**胸核**，又称**背核**，位于后角基部内侧，仅见于颈 8 到腰 2 节段，发出的纤维组成同侧的脊髓小脑后束。

3. **侧角**（lateral horn）　又称**侧柱**，由中、小型神经元组成，仅见于胸 1 至腰 3 脊髓节段，是交感神经的低级中枢。在脊髓骶 2～4 节段的侧角位置，由小型神经元组成核团，称**骶副交感核**，是副交感神经的低级中枢。

（二）白质

脊髓白质位于灰质周围，主要由上、下纵行传导的纤维束组成。在白质中，向上传递神经冲动的传导束，称**上行（感觉）纤维束**；向下传递神经冲动的传导束，称**下行（运动）纤维束**。联系脊髓各节段的短距离纤维束，称**固有束**，完成节段内和节段间的反射活动。

1. **上行纤维（传导）束**

（1）**薄束**（fasciculus gracilis）和**楔束**（fasciculus cuneatus）：位于后索，由脊神经节内的中枢突组成。薄束位于内侧，由第 5 胸节以下来的纤维组成；楔束位于外侧，由第 4 胸节以上来的纤维组成，向上分别止于延髓内的薄束核和楔束核。它们向大脑传导本体感觉和精细触觉信息。

（2）**脊髓小脑前、后束**：位于外侧索周边的前部和后部，分别经小脑上脚、下脚入小脑，向小脑传导来自躯干下部和下肢的非意识性本体感觉冲动。

（3）**脊髓丘脑束**（spinothalamic tract）：起自后角缘层和后角固有核，纤维大部分斜经白质前连合交叉到对侧上 1～2 个节段，在外侧索前半和前索内上行，终止于背侧丘脑。交叉至对侧外侧索上行的纤维束，称**脊髓丘脑侧束**，主要传导痛觉和温度觉；交叉到对侧前索内上行的纤维束，称**脊髓丘脑前束**，主要传导粗略触觉和压觉。

2. **下行纤维（传导）束**　起于脑的不同部位，直接或间接止于脊髓前角或侧角。管理骨骼肌的运动传导束分为**锥体系**（皮质脊髓束等）和**锥体外系**（红核脊髓束和前庭脊髓束等）。

（1）**皮质脊髓束**（corticospinal tract）：是脊髓内最大的下行传导束，主要起自大脑皮质运动中枢，在延髓锥体交叉后，大部分纤维下行于脊髓外侧索后部，称**皮质脊髓侧束**，止于该侧脊髓前角运动神经元，支配四肢肌；没有交叉的小部分纤维下行至同侧前索的前正中裂两侧，称**皮质**

脊髓前束,其纤维大部分逐节经白质前连合交叉后,止于对侧前角运动神经元;还有一些纤维不交叉而止于同侧前角运动神经元,支配躯干肌。皮质脊髓束的功能是控制骨骼肌的随意运动。

（2）**红核脊髓束**(rubrospinal tract):位于皮质脊髓侧束的腹侧,功能与兴奋屈肌的运动神经元有关。

（3）**前庭脊髓束**(vestibulospinal tract):位于前索内,功能与兴奋同侧伸肌的运动神经元和抑制屈肌的运动神经元有关,调节身体平衡。

三、脊髓的功能

1. 传导功能　是脑与脊髓、周围神经系统联系的重要通路。来自躯干、四肢各种感受器的传入信息,经脊神经后根进入脊髓,经上行纤维束将信息传至大脑皮质;同时,又通过下行纤维束接受高级中枢的调控。

2. 反射功能　脊髓灰质内有多种反射中枢,如腱反射、屈肌反射、牵张反射、排尿和排便反射中枢等。正常情况下,脊髓的反射活动始终受脑的控制。

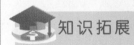

脊髓休克

脊髓完全横断致损伤平面以下全部感觉和随意运动丧失,损伤早期(数日至1周)各种脊髓反射均消失,处于无反应状态,称**脊髓休克**。此时躯体运动和内脏反射活动消失,骨骼肌张力下降,外周血管扩张,血压下降,直肠和膀胱内粪尿潴留等。脊髓休克是暂时现象,各种脊髓反射活动可逐渐恢复。

（吴建清　王振富）

第二节　脑

脑(brain or encephalon)位于颅腔内,由端脑、间脑、小脑及脑干4部分组成(图23-7,图23-8)。中国人脑的重量,成年男性平均为1375g,女性平均为1305g。

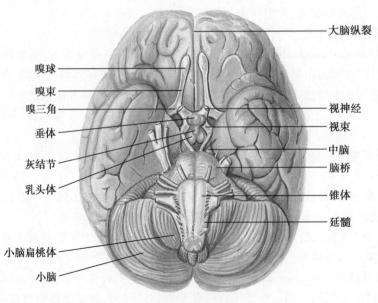

図23-7　脑的底面

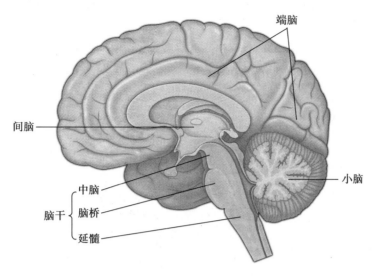

图 23-8　脑的正中矢状切面

一、脑　干

脑干(brain stem)自下而上由延髓、脑桥和中脑 3 部分组成。延髓在枕骨大孔处下接脊髓，中脑向上与间脑衔接，脑干的背面与小脑相连。

（一）脑干外形

1. 腹侧面　延髓(medulla oblongata)呈倒置的锥体形（图 23-9）。上方借**延髓脑桥沟**与脑桥分界。其腹侧面上有与脊髓相连续的前正中裂和前外侧沟。在前正中裂的两侧各有一纵行的隆起，称**锥体**。锥体下方有**锥体交叉**。锥体外侧有一卵圆形隆起，称**橄榄**。锥体与橄榄间前外侧沟内有舌下神经根附着。在橄榄后方，自上而下依次有舌咽神经根、迷走神经根和副神经根附着。

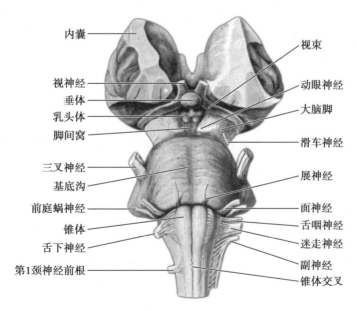

图 23-9　脑干腹侧面

脑桥(pons)腹侧面膨隆，称脑桥基底部，正中的纵行浅沟，称**基底沟**(basilar sulcus)。基底部向两侧变窄移行为**小脑中脚**，又称**脑桥臂**，在移行处有三叉神经根附着。在延髓脑桥沟中，自内侧向外侧依次有展神经根、面神经根和前庭蜗神经根附着。

中脑（midbrain）与间脑相接。两侧粗大的柱状结构,称**大脑脚**。两脚间的凹陷为**脚间窝**,窝底有动眼神经根附着。

2. **背侧面**　延髓背侧面的上部参与构成菱形窝,下部形似脊髓（图23-10）。在后正中沟外侧依次有**薄束结节**（gracile tubercle）和**楔束结节**（cuneate tubercle）,其深面分别有薄束核和楔束核。楔束结节外上方的隆起为**小脑下脚**。

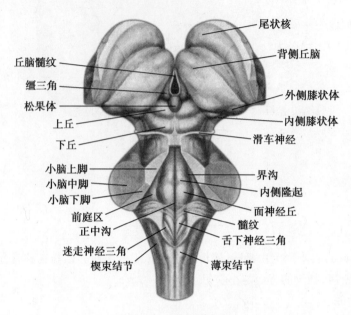

图23-10　脑干背侧面

脑桥背侧面参与构成菱形窝,两侧是**小脑上脚**和小脑中脚。两侧小脑上脚间的薄层白质,称**上髓帆**。

菱形窝（rhomboid fossa）又称第四脑室底,呈菱形,由脑桥和延髓上半部背侧面形成,窝中部有横行的髓纹,为脑桥和延髓背面的分界。窝的正中有纵行的正中沟,正中沟两侧的纵行隆起,称**内侧隆起**,其外侧有纵行的界沟。界沟外侧为三角形的**前庭区**,深面有前庭神经核。前庭区的外侧角有一对**听结节**,内含蜗神经核。紧靠髓纹上方内侧有一圆形的**面神经丘**,其深面有展神经核。髓纹以下内侧隆起上有2个三角区:**迷走神经三角**位于下外侧,内含迷走神经背核;**舌下神经三角**位于上内侧,内含舌下神经核。

中脑背侧面有2对圆形隆起,上方的1对称**上丘**（superior colliculus）,为视觉反射中枢;下方的1对称**下丘**（inferior colliculus）,为听觉反射中枢。在下丘的下方有滑车神经根附着。在中脑内部有一贯穿中脑全长的纵行管道,称**中脑水管**。

3. **第四脑室**（fourth ventricle）　是位于延髓、脑桥和小脑间的室腔。菱形窝为其底;小脑上脚和上髓帆组成顶的前部,下髓帆和第四脑室脉络组织构成其后部。第四脑室向上经中脑水管通第三脑室,向下续为延髓下部和脊髓的中央管;第四脑室有2个外侧孔和1个正中孔,与蛛网膜下隙相通（图23-11）。

（二）脑干内部结构

脑干由灰质、白质及网状结构组成。由于延髓中央管在背侧敞开形成菱形窝,使灰质由腹、背方向排列改为内、外侧方向排列;大量神经纤维的贯穿及左、右交叉,使灰质柱断裂形成神经核。脑干的神经核有3种:①**脑神经核**,直接与脑神经相连;②**中继核**,与许多纤维束中继有关;③**网状核**,位于网状结构内。后两类合称**非脑神经核**。脑干的白质由经过脑干的上、下行纤维束和出入小脑的纤维组成。

1. **灰质**　主要由脑神经核与非脑神经核组成。

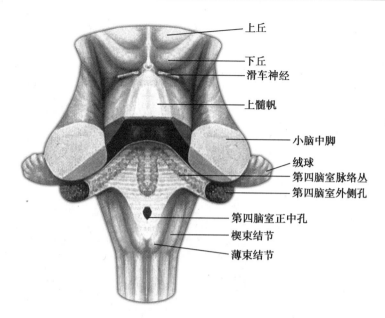

图 23-11　第四脑室脉络组织

（1）脑神经核：与第Ⅲ～Ⅻ对脑神经相关联，按其功能分为躯体运动核、内脏运动核、内脏感觉核和躯体感觉核 4 类（图 23-12）。

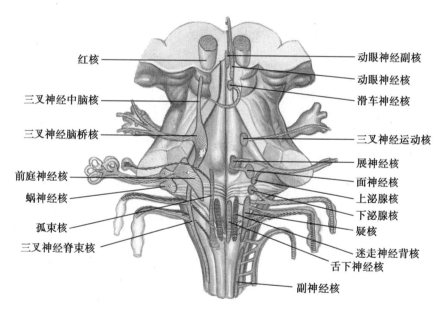

图 23-12　脑神经核在脑干背侧面的投影

1）躯体运动核：共 8 对，管理骨骼肌的运动。**动眼神经核、滑车神经核和展神经核**，支配眼球外肌；**舌下神经核支配舌肌**；**三叉神经运动核**支配咀嚼肌；**面神经核**支配面肌；**疑核**支配咽喉肌；**副神经核**支配胸锁乳突肌和斜方肌。

2）内脏运动核：共 4 对，管理心肌、平滑肌和腺体的活动。**动眼神经副核**管理瞳孔括约肌和睫状肌；**上泌涎核**管理舌下腺、下颌下腺和泪腺分泌；**下泌涎核**管理腮腺分泌；**迷走神经背核**管理颈部、胸腔和腹腔大部分器官活动。

3）内脏感觉核：仅 1 对，即**孤束核**，位于界沟外侧，接受味觉及一般内脏感觉。

4）躯体感觉核：共 5 对，位于内脏感觉核的腹外侧，接受头面部的躯体感觉。**三叉神经中脑核**接受咀嚼肌、面肌和眼球外肌的本体感觉；**三叉神经脑桥核**接受头面部触、压觉；**三叉神经脊束核**接受头面部痛、温觉；**蜗神经核**接受听觉；**前庭神经核**接受平衡觉。

（2）非脑神经核：

1）**薄束核**（gracile nucleus）和**楔束核**（cuneate nucleus）：分别位于薄束结节和楔束结节的深面，接受躯干、四肢的本体感觉和精细触觉（图23-13）。

2）**红核**（red nucleus）：发出红核脊髓束，管理对侧半脊髓前角运动细胞（图23-14）。

3）**黑质**（substantia nigra）：含黑色素和多巴胺等递质。临床上因黑质病变，多巴胺减少，可引起震颤麻痹（图23-14）。

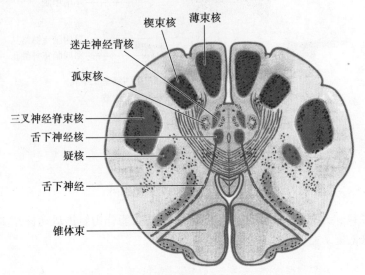

图 23-13　经延髓内侧丘系交叉横切面

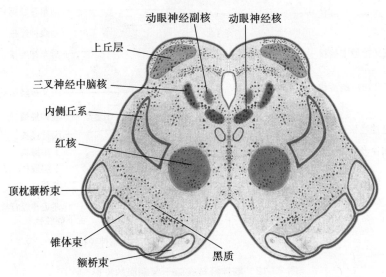

图 23-14　经中脑上丘横切面

2. 白质　主要由传导感觉信息的上行纤维束组成和传导运动信息的下行纤维束构成。

（1）上行传导束：主要有4个丘系。

1）**内侧丘系**（medial lemniscus）：由薄束核及楔束核发出的传入纤维，呈弓状绕过中央管腹侧，左、右交叉，称**内侧丘系交叉**；交叉后在中线两侧转折上行，组成内侧丘系，传导对侧躯干及四肢的本体感觉和精细触觉。

2）**脊髓丘系**（spinal lemniscus）：在脑干上行于内侧丘系的背外侧，终于背侧丘脑的腹后外侧核，传导对侧躯干及四肢的痛温、触压觉。

3）**三叉丘系**（trigeminal lemniscus）：由三叉神经脑桥核和三叉神经脊束核发出的纤维交叉至对侧组成三叉丘系，行于内侧丘系的背外侧，终于背侧丘脑的腹后内侧核，传导对侧头面部的痛温、触压觉。

　　4）**外侧丘系**（lateral lemniscus）：由蜗神经核发出的纤维构成，主要终止于内侧膝状体，传导双侧听觉信息。

　　（2）下行传导束：主要有锥体束。

　　锥体束（pyramidal tract）包括皮质核束和皮质脊髓束，均由大脑皮质中管理骨骼肌随意运动的大型锥体细胞发出的下行纤维构成，经内囊、中脑的大脑脚底中 3/5 部、脑桥基底部下行。**皮质核束**（corticonuclear tract）陆续终止于脑干 8 对躯体运动核。**皮质脊髓束**（corticospinal tract）在延髓形成锥体，其中约 3/4 的纤维经锥体交叉后在脊髓外侧索下行，称**皮质脊髓侧束**；其余约 1/4 的纤维不交叉，在脊髓前索下行，称**皮质脊髓前束**。

　　3. **脑干网状结构**　在脑干内，由部分神经纤维交织成网状，其间散在有大小不等的细胞团块，称**脑干网状结构**，是 CNS 的整合中心，对维持大脑皮质的清醒和警觉、调节躯体运动、内脏活动及参与睡眠发生和抑制等有重要作用。

二、小　　脑

　　小脑（cerebellum）位于颅后窝，在延髓和脑桥后方，借上、中、下 3 对小脑脚分别与中脑、脑桥和延髓相连。小脑与脑干间的腔隙即第四脑室。

　　（一）小脑外形

　　小脑中间狭窄的部分，称**小脑蚓**（vermis）；两侧膨隆的部分，称**小脑半球**（cerebellar hemisphere）。小脑上面平坦，下面膨隆，其近枕骨大孔处的膨出部分，称**小脑扁桃体**（tonsil of cerebellum）（图 23-15，图 23-16）。

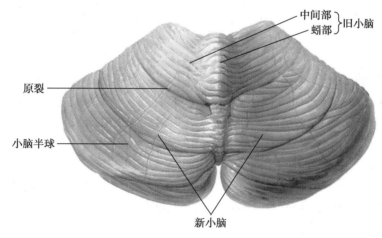

图 23-15　小脑外形（上面）

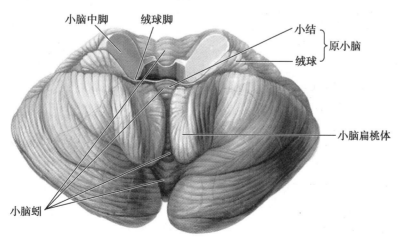

图 23-16　小脑外形（下面）

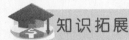知识拓展

小脑扁桃体疝

　　小脑扁桃体邻近延髓和枕骨大孔的两侧,当颅内压增高时,小脑扁桃体有可能受挤而嵌入枕骨大孔,造成小脑扁桃体疝(枕骨大孔疝),压迫延髓,危及生命。

(二)小脑内部结构

　　小脑表面的灰质称**小脑皮质**,深面的白质称**小脑髓质**。小脑髓质中埋有灰质核团,称**小脑核**(cerebellar nuclei)(图23-17)。

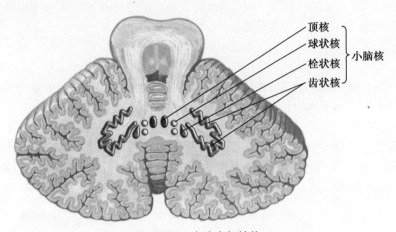

图23-17　小脑内部结构

(三)小脑的功能

1. 维持身体平衡和协调眼球运动　损伤时,患者平衡失调,站立不稳,眼球震颤。

2. 调节肌张力,协调肌群运动　损伤时,患者表现为肌张力降低,共济失调,意向性震颤。

三、间　脑

　　间脑(diencephalon)位于两侧大脑半球与中脑之间。背面和两侧被大脑半球掩盖,腹侧部外露于脑底。间脑分为背侧丘脑、后丘脑、上丘脑、下丘脑和底丘脑5部分。间脑内呈矢状位的窄隙称**第三脑室**(图23-18)。

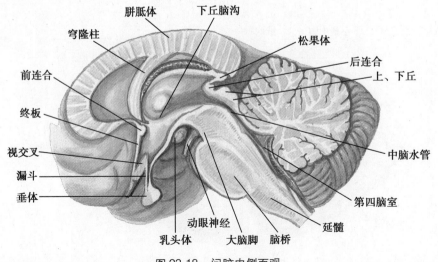

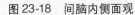

图23-18　间脑内侧面观

（一）背侧丘脑

背侧丘脑（dorsal thalamus）又称**丘脑**（thalamus），为 1 对卵圆形的灰质团块，借丘脑间黏合相连（图 23-19），其背面游离，外侧面紧邻内囊，内侧面参与构成第三脑室的侧壁。在丘脑腹侧后部有**腹后内侧核**和**腹后外侧核**，三叉丘系终止于前者，内侧丘系和脊髓丘系终止于后者。两核发出纤维，组成丘脑中央辐射。

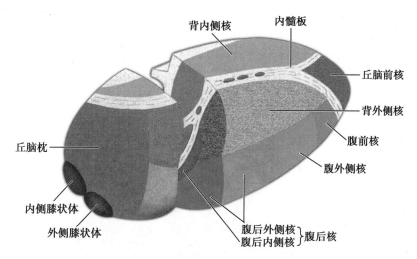

图 23-19　右侧背侧丘脑核团的立体示意图

（二）后丘脑

后丘脑（metathalamus）包括内侧膝状体和外侧膝状体，位于背侧丘脑的后下方（图 23-10）。外侧丘系终止于**内侧膝状体**，发出的纤维形成听辐射，传导听觉。视束终止于**外侧膝状体**，发出的纤维形成视辐射，传导视觉。

（三）下丘脑

下丘脑（hypothalamus）位于背侧丘脑下方，上方借下丘脑沟与背侧丘脑分界。下丘脑构成第三脑室底壁和侧壁的下半。此部前方为**视交叉**，向后延续为视束。视交叉后方为**灰结节**，灰结节向下形成**漏斗**与**垂体**相连。灰结节的后方有一对圆形隆起，称**乳头体**。

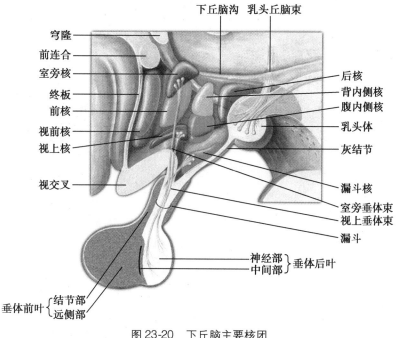

图 23-20　下丘脑主要核团

1. **下丘脑的主要核团** 视上核分泌抗利尿激素;**室旁核分泌催产素**(图23-20)。

2. **下丘脑的功能** 下丘脑是内脏活动的皮质下中枢,调节摄食行为、体温和昼夜节律等。

四、端 脑

端脑(telencephalon)由左、右大脑半球借**胼胝体**相连而成。两侧半球之间的裂隙,称**大脑纵裂**,大脑半球与小脑之间的间隙,称**大脑横裂**。

(一) 大脑半球的外形和分叶

大脑半球表面凹凸不平,布满深浅不一的沟,称**大脑沟**。沟与沟间的隆起,称**大脑回**。每侧大脑半球分为上外侧面、内侧面和下面,借3条大脑沟将其分为5叶:额叶、顶叶、颞叶、枕叶和岛叶(图23-21,图23-22)。

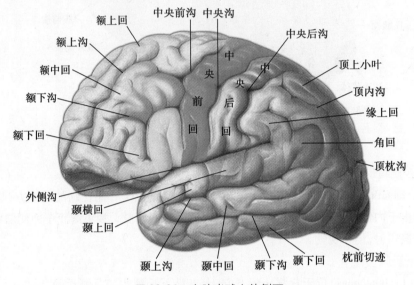

图 23-21 大脑半球上外侧面

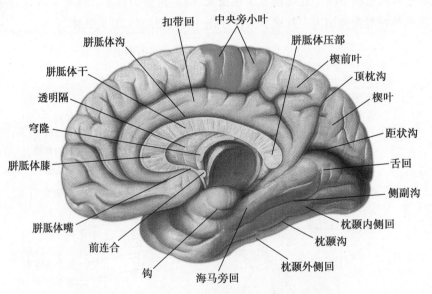

图 23-22 大脑半球内侧面

中央沟起自半球上缘中点稍后方,在上外侧面斜向前下,其前方为**额叶**,后方为**顶叶**。**顶枕沟**位于半球内侧面后部,自前下向后上并稍转向上外侧面,为顶叶和**枕叶**的分界。**外侧沟**起自半球下面,行向后上方,至上外侧面,外侧沟的下方为**颞叶**,外侧沟的深部藏有岛叶(图23-23)。

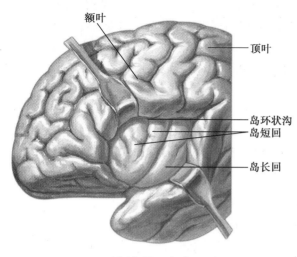

图 23-23　岛叶

1. 上外侧面　主要有额叶、顶叶、颞叶、枕叶和岛叶等(图 23-22)。

（1）额叶：在中央沟的前方有与之平行的中央前沟,两沟之间为**中央前回**(precentral gyrus)。在中央前沟的前方,有 2 条近水平方向的**额上沟**和**额下沟**,将额叶区分为**额上回**、**额中回**和**额下回**。

（2）顶叶：在中央沟的后方,有与之平行的中央后沟,两沟之间为**中央后回**(postcentral gyrus),后方有水平方向的顶内沟,将中央后沟后方的顶叶分为**顶上小叶**和**顶下小叶**。顶下小叶又分为包绕外侧沟末端的缘上回和围

绕在颞上沟末端的**角回**。

（3）颞叶：在外侧沟下方,有与之平行的颞上沟和颞下沟,将颞叶区分**颞上回**、**颞中回**和**颞下回**。由颞上回翻入外侧沟内的大脑皮质区,有 2~3 个短而横行的脑回,称**颞横回**。

（4）枕叶：系上外侧面的沟回,多不恒定。

（5）岛叶：表面有几个长短不等的大脑回。

2. 内侧面　大脑半球内侧面中部,有前后方向略呈弓形的纤维束断面,称**胼胝体**(图 23-22)。围绕在胼胝体背面的环行沟,称胼胝体沟,其上方有与之平行的扣带沟,两沟之间的脑回,称**扣带回**。中央前、后回自上外侧面延续进入内侧面的部分,称**中央旁小叶**。

3. 下面　大脑半球下面的前部即额叶的下面,有许多短小多变的眶沟及其间的眶回。在眶回内侧有纵行的**嗅束**,其前端膨大为**嗅球**,与嗅神经相连;嗅束向后扩大为**嗅三角**。枕、颞叶下面自外侧向内侧,有与大脑半球下缘平行的枕颞沟和侧副沟,两沟之间的部分为枕颞内侧回,枕颞沟的外侧为枕颞外侧回,侧副沟的内侧为**海马旁回**,其前端弯曲,称**钩**(图 23-22)。海马旁回的上内侧为海马沟,海马沟上方,有呈锯齿状的窄条皮质,称**齿状回**。在齿状回外侧、侧脑室下角底壁上有一弓状隆起,称**海马**。海马和齿状回构成**海马结构**(图 23-24)。

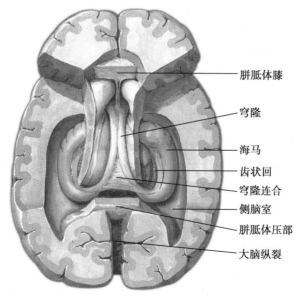

图 23-24　海马结构

311

在大脑半球内侧面,可见位于胼胝体周围和侧脑室下角底壁的圆弧形结构:隔区(胼胝体下回和终板旁回)、扣带回、海马旁回、海马和齿状回等共同组成**边缘叶**。边缘叶与皮质下结构(杏仁体、隔核、上丘脑、背侧丘脑前核群和中脑被盖),统称**边缘系统**。在种系发生上,边缘系统属于脑的古老部分,不仅与嗅觉及其联合反射有关,还与躯体运动、内脏活动、情绪、行为、生殖和记忆密切相关。

(二) 大脑半球的内部结构

大脑表面的灰质,称**大脑皮质**(cerebral cortex),深面的白质称大脑髓质,髓质内包埋有灰质团块,称**基底核**(basal nucleus),大脑半球内的腔隙,称**侧脑室**(lateral ventricle)(图23-25)。

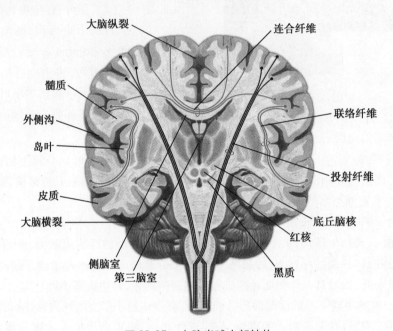

图23-25　大脑半球内部结构

1. 大脑皮质功能定位　在大脑皮质内,功能相似的神经元胞体聚集在一定区域内,执行重要功能(图23-26)。

(1) **第Ⅰ躯体运动区**(first somatic motor area):位于中央前回和中央旁小叶的前部,主要管理骨骼肌运动。

(2) **第Ⅰ躯体感觉区**(first somatic sensory area):位于中央后回和中央旁小叶后部,接受丘脑腹后核传来的对侧半身的躯体感觉。

(3) **视区**(visual area):位于距状沟上、下方的枕叶皮质。

(4) **听区**(auditory area):位于颞横回。

(5) **语言中枢:**①**书写中枢,**位于额中回后部,此区受损,虽然手的运动功能仍然保存,但写字、绘图等精细动作不能完成,称失写症。②**运动性语言中枢**(说话中枢)位于额下回后部,此区受损,病人能发音,却不能说出有意义的语言,称运动性失语症。③**听觉性语言中枢**(听话中枢),位于颞上回后部,此区受损,病人能听到别人讲话,但不能理解讲话人的意思,自己讲的话也同样不能理解,答非所问,称感觉性失语症。④**视觉性语言中枢**(阅读中枢),位于角回,此区受损,虽无视觉障碍,但不能理解文字符号的意义,称失读症。

在长期的进化和发育过程中,大脑皮质的结构和功能得到了高度分化。两侧大脑半球在结构和功能上都有不对称性。左侧大脑半球与语言、意识、数学、逻辑分析等密切相关,右侧大脑半球则主要接受非语言信息、音乐、图形与时空概念。左、右大脑半球各有优势,相互补充、相互制约、相互代偿,以完成各种高级神经活动。

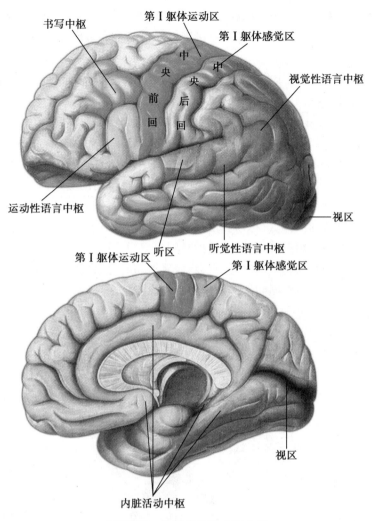

图 23-26　大脑皮质的主要中枢

2. **基底核**(basal nucleus)　是埋藏在大脑白质中的灰质团块,位置靠近脑底,包括尾状核、豆状核、屏状核和杏仁体(图 23-27)。

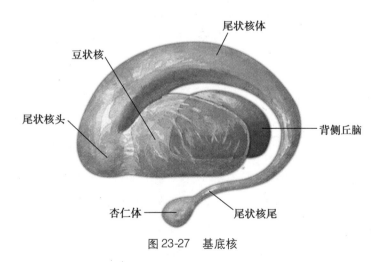

图 23-27　基底核

(1) **尾状核**:围绕豆状核及背侧丘脑,与侧脑室相邻,分为头、体、尾 3 部,尾部末端连接杏仁体。

(2) **豆状核**:位于岛叶深面,借内囊与尾状核和背侧丘脑分开。豆状核被两个白质板分成 3 部,内侧的两部合称**苍白球**;外侧部最大,称**壳**。

尾状核与豆状核合称**纹状体**(corpus striatum)。在种系发生上,苍白球较古老,称**旧纹状体**;尾状核和壳发生较晚,称**新纹状体**。纹状体是锥体外系的重要组成部分,在调节躯体运动中起重要作用。

(3)**杏仁体**:位于侧脑室下角前端的上方、海马旁回钩的深面,属于边缘系统的一部分。其功能与内脏及内分泌活动的调节、情绪活动和学习记忆等有关。

3. **大脑髓质** 主要由神经纤维构成,可分为联络纤维、连合纤维和投射纤维3种(图23-26)。联络纤维为联系同侧半球各部分皮质的纤维;连合纤维为连接两侧大脑半球皮质的纤维,包括胼胝体、前连合和穹隆连合;投射纤维为连接大脑皮质和皮质下中枢的上、下行纤维,参与内囊组成。

内囊(internal capsule)是位于背侧丘脑、尾状核和豆状核间的宽厚白质板。在大脑水平切面上左、右略呈"><"状(图23-28,图23-29),其中位于尾状核与豆状核间的部分,称**内囊前肢**;位于背侧丘脑与豆状核间的部分,称**内囊后肢**;前、后肢间的结合部,称**内囊膝**。内囊前肢的投射纤维有额桥束和丘脑前辐射;内囊膝的投射纤维为皮质核束;内囊后肢的投射纤维有皮质脊髓束、丘脑中央辐射、视辐射和听辐射等。一侧内囊损伤时,患者可出现对侧肢体偏瘫、对侧偏身感觉障碍和双眼对侧半视野同向性偏盲,即"**三偏综合征**"。

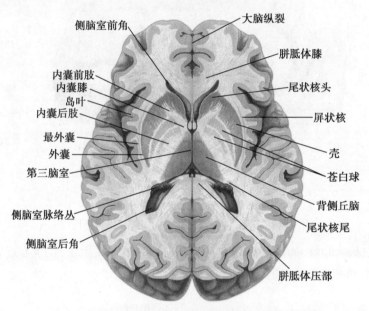

图23-28 大脑半球水平切面(示内囊)

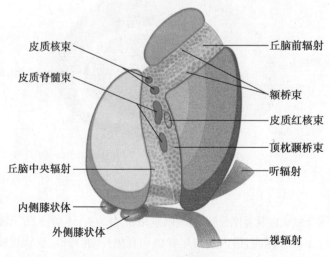

图23-29 内囊模式图

4. **侧脑室**(lateral ventricle)　　是位于大脑半球内、左右对称的腔隙,分为 4 部分:①中央部,位于顶叶内,是一个狭窄的水平裂隙;②前角,伸向额叶;③后角,伸向枕叶;④下角,最长,伸向颞叶内。左、右侧脑室分别经左、右室间孔与第三脑室相通。侧脑室内有脉络丛,是产生脑脊液的主要部位(图 23-30)。

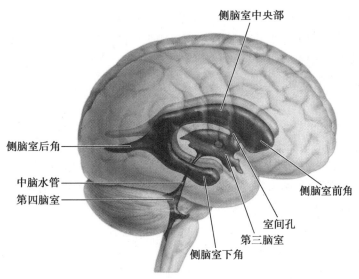

图 23-30　脑室投影图

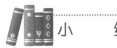

小　　结

　　中枢神经系统包括脑和脊髓。脊髓位于椎管内,呈扁圆柱状,有两个膨大,分为 31 个节段。在其横断面上,灰质包括前角、侧角和后角。前角由运动神经元组成,$T_1 \sim L_3$ 的侧角是交感神经低级中枢,$S_2 \sim S_4$ 相应位置有副交感神经低级中枢,后角主要由感觉神经元组成。白质分前索、外侧索和后索,分别有上行和下行纤维束等走行。脑位于颅腔内,分端脑、间脑、中脑、脑桥、小脑及延髓 6 部。脑干(中脑、脑桥、延髓)与后 10 对脑神经相连,灰质主要包括脑神经核和非脑神经核,白质主要由内侧丘系、外侧丘系、三叉丘系、脊髓丘系和锥体束组成。小脑位于颅后窝,是重要的躯体运动调节中枢。间脑位于端脑和脑干之间,可分背侧丘脑、上丘脑、下丘脑、后丘脑、底丘脑 5 部分。背侧丘脑外侧核群中的腹后核最为重要,是感觉传导的重要中枢。下丘脑是重要的神经内分泌活动中枢。后丘脑包括内侧膝状体、外侧膝状体。端脑分为左右半球,以胼胝体相连,每侧有 3 沟 5 叶。半球上的主要沟回是大脑皮质分区和功能定位的基础。端脑内部结构包括大脑皮层、髓质、基底核和侧脑室。内囊是髓质中最重要的结构。

（吴建清　王玉孝）

练 习 题

一、选择题

　A1 型题

　　1. 锥体交叉

　　　A. 位于延髓背侧下端

B. 交叉后纤维全部行于脊髓外侧索

C. 为皮质核束的纤维交叉

D. 交叉后的纤维下行支配对侧躯体运动核团

E. 交叉后的纤维管理同侧四肢肌随意运动

2. 第 I 躯体运动区位于

A. 中央前回　　　　　　　　　　B. 中央后回

C. 中央前回和中央旁小叶前部　　D. 中央后回和中央旁小叶后部

E. 中央前回和中央旁小叶后部

3. 下列神经根没有连在脑干腹侧面的是

A. 面神经　　　　　　　B. 舌下神经　　　　　　　　C. 展神经

D. 滑车神经　　　　　　E. 动眼神经

4. 下列关于端脑的描述中,错误的是

A. 主要指两侧大脑半球　　　　　B. 端脑就是大脑半球加间脑

C. 大脑表面的灰质称大脑皮质　　D. 在大脑髓质深部包埋有基底核

E. 大脑半球内的空腔为侧脑室

二、思考题

1. 脑干内 4 个丘系的名称、位置及功能。

2. 高血压病人一侧内囊出血后,可出现哪些症状,为什么?

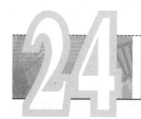

第二十四章

周围神经系统

 学习目标

1. 掌握：脊神经各神经丛的主要分支及分布；胸神经前支在胸腹壁皮肤的节段性分布；12 对脑神经的名称、性质、连脑部位和进出颅腔部位；交感与副交感神经的分部、主要区别、神经节及节后纤维的分布。

2. 熟悉：脊神经的组成、纤维成分和分支；各脑神经的行径、主要分支和分布；牵涉性痛的概念。

3. 了解：重要脊神经、脑神经损伤后的主要临床表现；内脏感觉神经的特点。

周围神经系统是指脑和脊髓以外的神经成分，包括神经、神经节、神经丛、神经末梢等。其中与脑相连的部分，称**脑神经**，共 12 对，主要分布于头面部；与脊髓相连的，称**脊神经**，共 31 对，主要分布于躯干和四肢。如按照分布的对象不同，分为躯体神经（分布于体表、骨、关节和骨骼肌）和内脏神经（分布于内脏、心血管和腺体）。

第一节 脊 神 经

脊神经（spinal nerves）借前根和后根连于脊髓，共 31 对，包括颈神经 8 对、胸神经 12 对、腰神经 5 对、骶神经 5 对和尾神经 1 对。

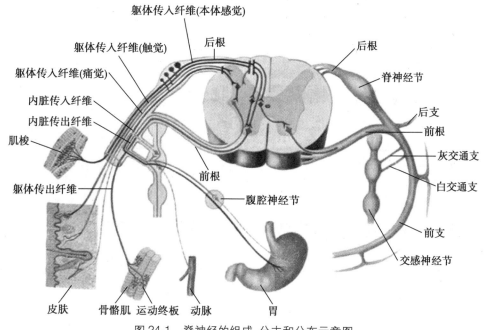

图 24-1 脊神经的组成、分支和分布示意图

脊神经含有4种纤维成分:①**躯体运动纤维**,支配骨骼肌运动;②**躯体感觉纤维**,传导皮肤的浅感觉和肌、腱、关节的深感觉;③**内脏运动纤维**,支配平滑肌和心肌的运动,控制腺体的分泌;④**内脏感觉纤维**,传导内脏、心血管和腺体等结构的感觉(图24-1)。

脊神经干很短,出椎间孔后立即分为4支:即**脊膜支、交通支、后支和前支**。人类除胸神经前支保持原有的节段性走行和分布外,其余各部前支分别交织成4个神经丛,即**颈丛、臂丛、腰丛和骶丛**,再由各丛发出分支,分布于躯干前外侧、四肢的肌与皮肤。

一、颈 丛

(一)颈丛的组成和位置

颈丛(cervical plexus)由第1~4颈神经前支组成,位于胸锁乳突肌上部的深面。

(二)颈丛的分支

颈丛**皮支**集中于胸锁乳突肌后缘中点附近浅出,呈辐射状分布于枕部、耳廓、颈部、肩部等处的皮肤(图24-2)。**肌支**主要为膈神经,为混合性神经,运动纤维支配膈的运动,感觉纤维分布于心包、胸膜和膈下的部分腹膜等。

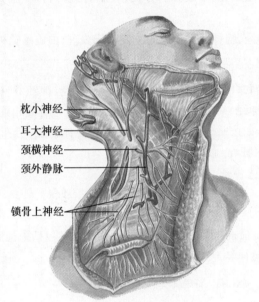

枕小神经
耳大神经
颈横神经
颈外静脉
锁骨上神经

图24-2 颈丛皮支的分布

二、臂 丛

(一)臂丛的组成和位置

臂丛(brachial plexus)由第5~8颈神经前支和第1胸神经前支的大部分组成,经斜角肌间隙入腋窝(图24-3)。臂丛的5个神经根经反复分支、组合,最后围绕腋动脉中段形成**内侧束、外侧束和后束**,由束再发出分支。

(二)臂丛的分支

1. **胸长神经和胸背神经** 分别分布于前锯肌和背阔肌(图24-3,4)。

2. **腋神经** 发自后束,伴旋肱后血管向后外穿四边孔,绕肱骨外科颈至三角肌深面,肌支分布于三角肌和小圆肌,皮支分布于肩部皮肤等(图24-4)。

3. **肌皮神经** 发自外侧束,斜穿喙肱肌后,分支支配臂肌前群。终支延续为**前臂外侧皮神经**,分布于前臂外侧部皮肤(图24-4)。

4. **正中神经**(median nerve) 由来自内、外侧束的两根合成,伴肱动脉沿肱二头肌内侧沟下行至肘窝,继而于前臂正中下行,经腕管至手掌。正中神经在臂部无分支;在前臂发肌支,支

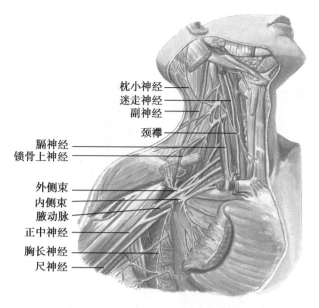

枕小神经
迷走神经
副神经
颈襻
膈神经
锁骨上神经
外侧束
内侧束
腋动脉
正中神经
胸长神经
尺神经

图 24-3　颈丛、臂丛的组成模式图

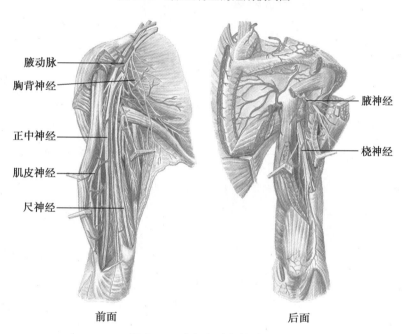

腋动脉
胸背神经
正中神经
肌皮神经
尺神经

腋神经
桡神经

前面　　　　　　　　　　后面

图 24-4　肩部和臂部的神经

配前臂肌前群大部分;在手部主要支配鱼际(拇收肌除外)、手掌面桡侧大部分皮肤及桡侧 3 个半指的皮肤(图 24-4 ~ 图 24-6)。

　　5. **尺神经(ulnar nerve)**　发自内侧束,沿肱二头肌内侧沟下行,经肱骨尺神经沟转至前臂前内侧,与尺动脉伴行至手掌。尺神经在臂部无分支;在前臂支配尺侧腕屈肌和指深屈肌尺侧半;在手部支配大部分手肌、手掌尺侧小部分及尺侧 1 个半指皮肤、手背尺侧半及尺侧 2 个半指的皮肤(图 24-4 ~ 图 24-6)。

　　6. **桡神经(radial nerve)**　发自后束,行于腋动脉后方,伴肱深动脉沿桡神经沟旋向下外,在此发出肌支,支配肱三头肌和肱桡肌等(图 24-4 ~ 图 24-6),至肱骨外上髁前方分为浅支和深支。浅支分布于手背桡侧半及桡侧 2 个半指的皮肤;深支支配前臂肌后群。

　　正中神经、尺神经、桡神经损伤时,除相应的肌群瘫痪外,还可出现不同的病理手形(图 24-7)。

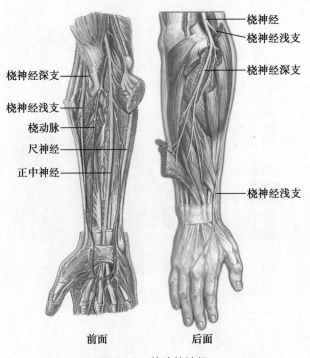

前面　　　　　后面

图 24-5　前臂的神经

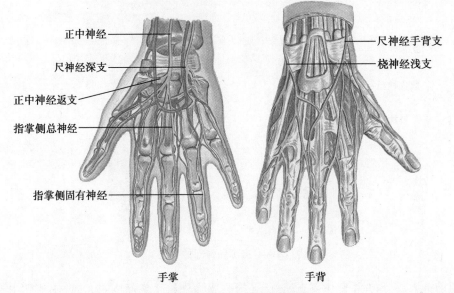

手掌　　　　　手背

图 24-6　手掌与手背的神经分布

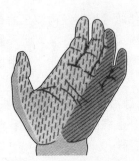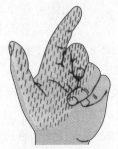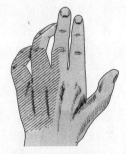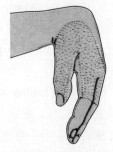

猿手(正中神经损伤)　　枪手(正中神经损伤)　　爪形手(尺神经损伤)　　垂腕征(桡神经损伤)

图 24-7　正中神经、尺神经、桡神经损伤时的病理手形

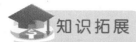

正中神经、尺神经和桡神经损伤及其临床表现

正中神经损伤易发生于前臂（通称旋前肌综合征）和腕部（称腕管综合征），可致前臂不能旋前、屈腕和屈指力减弱、皮支分布区感觉障碍等，手掌平坦，称"猿手"。尺神经易受损伤的部位在尺神经沟和豌豆骨桡侧，可导致屈腕力减弱、拇指不能内收、掌指关节过伸和骨间肌萎缩等，出现"爪形手"，手掌、手背内侧缘皮肤感觉障碍。肱骨干骨折易损伤桡神经，主要为前臂伸肌群瘫痪，表现为抬起前臂时呈"垂腕"状，不能伸腕和伸指，"虎口"区皮肤感觉障碍。桡骨颈骨折时可损伤桡神经深支，主要表现为伸腕力弱、不能伸指等（图24-7）。

三、胸神经前支

胸神经前支共12对。第1~11对称**肋间神经**，位于相应的肋间隙中；第12对称**肋下神经**，位于第12肋下方。肌支支配肋间肌和腹肌前外侧群，皮支分布于胸、腹膜壁层和胸、腹壁的皮肤（图24-8）。

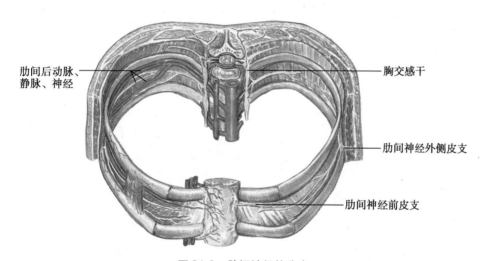

图24-8　肋间神经的分布

胸神经前支在胸、腹壁皮肤有明显的节段性分布，自上而下按顺序依次排列：如T_2分布区相当于胸骨角平面，T_4相当于乳头平面，T_6相当于剑胸结合平面，T_8相当于肋弓平面，T_{10}相当于脐平面，T_{12}相当于脐与耻骨联合连线中点平面。临床常以节段性分布区的感觉障碍，推断脊髓损伤平面或麻醉平面。

四、腰　丛

（一）腰丛的组成和位置

腰丛（lumbar plexus）由第12胸神经前支的一部分、第1~3腰神经前支和第4腰神经前支的一部分组成，位于腰大肌深面、腰椎横突前方（图24-9）。第4腰神经前支余部和第5腰神经前支合成**腰骶干**，加入骶丛。

（二）腰丛的分支

1. 髂腹下神经和髂腹股沟神经　主要分布于腹股沟区的肌和皮肤，后者还分布于阴囊（或大阴唇）皮肤（图24-9）。

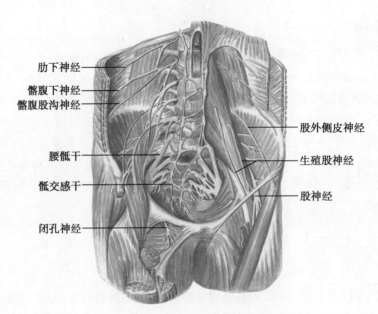

肋下神经
髂腹下神经
髂腹股沟神经
腰骶干
骶交感干
闭孔神经

股外侧皮神经
生殖股神经
股神经

图24-9 腰丛、骶丛的组成和分支(前面)

2. 股外侧皮神经 分布于大腿前外侧部的皮肤(图24-10)。

3. 股神经(femoral nerve) 是腰丛最大的分支,经腹股沟韧带深面、股动脉外侧进入股三角,随即分为数支(图24-9,图24-10)。肌支支配大腿肌前群;皮支有数支,分布于大腿及膝关节前面的皮肤。最长皮支称隐神经,分布于小腿内侧面及足内侧缘皮肤。

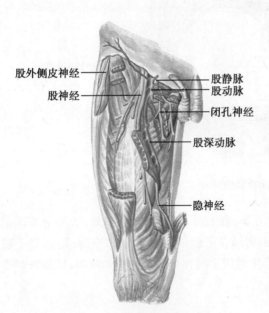

股外侧皮神经
股神经

股静脉
股动脉
闭孔神经

股深动脉

隐神经

图24-10 大腿前内面的神经

4. 闭孔神经(obturator nerve) 伴闭孔血管穿闭膜管达大腿内侧部,分前、后2支分布于大腿肌内侧群、髋关节和大腿内侧面皮肤(图24-9,图24-10)。

5. 生殖股神经 分为生殖支和股支,生殖支经腹股沟管分布于阴囊、提睾肌或大阴唇;股支分布于股三角皮肤(图24-9)。

五、骶 丛

（一）骶丛的组成及位置

骶丛(sacral plexus)由腰骶干、全部骶神经和尾神经前支组成,为全身最大的脊神经丛。位于盆腔内、骶骨和梨状肌前面(图24-9)。

（二）骶丛的分支

1. 臀上神经和臀下神经 分别经梨状肌上、下孔出盆腔,前者支配臀中肌和臀小肌,后者支配臀大肌(图24-11)。

2. 股后皮神经 出梨状肌下孔,分布于臀区、股后区和腘窝处皮肤。

3. 阴部神经 伴阴部内血管出梨状肌下孔,再绕坐骨棘经坐骨小孔入坐骨肛门窝,分布于会阴部的肌和皮肤。

4. 坐骨神经(sciatic nerve) 是全身最粗大、最长的神经。经梨状肌下孔出盆腔达臀大肌深面,经坐骨结节与股骨大转子之间至股后区,一般在腘窝上方分为胫神经和腓总神经。坐骨神经发肌支支配大腿肌后群(图24-11)。

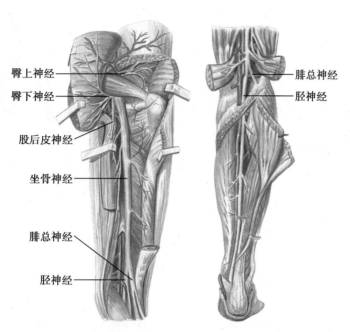

臀上神经

臀下神经

股后皮神经

坐骨神经

腓总神经

胫神经

腓总神经

胫神经

图 24-11 下肢后面的神经

（1）**胫神经**（tibial nerve）：为坐骨神经本干的直接延续，在小腿三头肌深面伴胫后动脉下降，经内踝后方入足底，分为**足底内侧神经**和**足底外侧神经**。肌支支配小腿肌后群和足底肌，皮支支配小腿后部、足底和足背外侧缘的皮肤（图 24-11，图 24-13）。

（2）**腓总神经**（common peroneal nerve）：自坐骨神经分出后，沿股二头肌内侧走向外下，绕腓骨颈向前，穿腓骨长肌分为腓浅神经和腓深神经（图 24-12）。①**腓浅神经**，肌支支配腓骨长、短肌，皮支分布于小腿外侧、足背及趾背皮肤；②**腓深神经**，伴胫前动脉至足背，分布于小腿肌前群和足背肌等（图 24-13）。

胫神经和腓总神经损伤后，除其所支配的肌瘫痪外，还可出现病理性足形（图 24-14）。

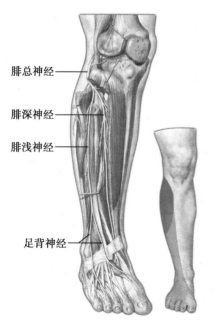

腓总神经

腓深神经

腓浅神经

足背神经

图 24-12 小腿前外侧面的神经

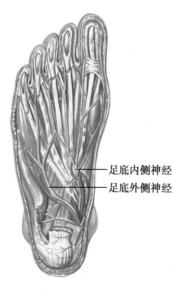

足底内侧神经

足底外侧神经

图 24-13 足底的神经

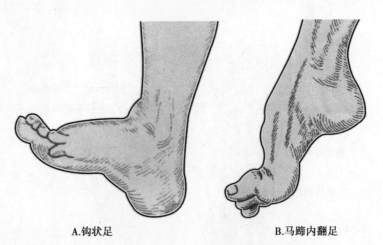

A.钩状足　　　　　　　　　B.马蹄内翻足

图 24-14　胫神经和腓总神经损伤后的病理性足形

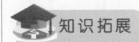知识拓展

胫神经和腓总神经损伤时的临床表现

　　胫神经损伤后主要表现为小腿肌后群无力,足不能跖屈、不能以足尖站立、内翻力弱、足底皮肤感觉障碍明显。由于小腿肌前、外侧群过度牵拉,使足呈背屈、外翻位,出现"钩状足"畸形。腓总神经在腓骨颈处位置表浅,易受损伤。主要表现为足不能背屈、趾不能伸、足下垂且内翻,呈"马蹄"内翻足畸形。行走时"跨阈步态",小腿外侧、足背感觉障碍明显(图 24-14)。

(薛良华　王家增)

第二节　脑　神　经

　　脑神经(cranial nerve)共 12 对,通常按其与脑相连的顺序用罗马数字表示(图 24-15,图 24-16,表 24-1)。

表 24-1　脑神经的名称、性质、连脑部位和进出颅腔部位

顺序及名称	性质	连脑部位	进出颅腔部位
Ⅰ 嗅神经	感觉性	端脑	筛孔
Ⅱ 视神经	感觉性	间脑	视神经管
Ⅲ 动眼神经	运动性	中脑	眶上裂
Ⅳ 滑车神经	运动性	中脑	眶上裂
Ⅴ 三叉神经	混合性	脑桥	第 1 支(眼神经):眶上裂
			第 2 支(上颌神经):圆孔
			第 3 支(下颌神经):卵圆孔
Ⅵ 展神经	运动性	脑桥	眶上裂
Ⅶ 面神经	混合性	脑桥	内耳门→茎乳孔
Ⅷ 前庭蜗神经	感觉性	脑桥	内耳门
Ⅸ 舌咽神经	混合性	延髓	颈静脉孔
Ⅹ 迷走神经	混合性	延髓	颈静脉孔
Ⅺ 副神经	运动性	延髓	颈静脉孔
Ⅻ 舌下神经	运动性	延髓	舌下神经管

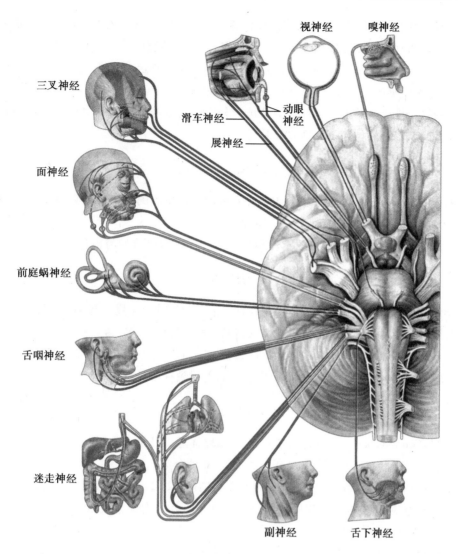

图 24-15　脑神经概观

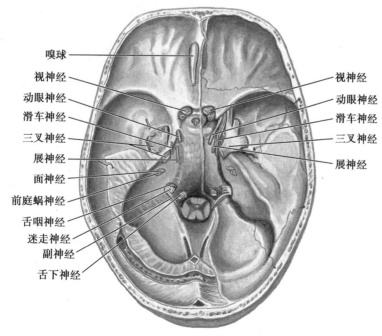

图 24-16　脑神经进出颅腔部位(颅底内面观)

脑神经的纤维成分有4种：①**躯体感觉纤维**，来自皮肤、肌、腱、大部分口腔、鼻腔黏膜以及视器和前庭蜗器；②**内脏感觉纤维**，来自头、颈、胸、腹部的器官以及味蕾和嗅黏膜；③**躯体运动纤维**，分布于眼球外肌、面肌、舌肌、咀嚼肌和咽喉肌等；④**内脏运动纤维**，分布于心肌、平滑肌和腺体，均属于副交感成分，仅存在于第Ⅲ、Ⅶ、Ⅸ、Ⅹ对脑神经中。

根据所含纤维成分的不同，将12对脑神经分为感觉性神经（Ⅰ、Ⅱ、Ⅷ）、运动性神经（Ⅲ、Ⅳ、Ⅵ、Ⅺ、Ⅻ）和混合性神经（Ⅴ、Ⅶ、Ⅸ、Ⅹ）。

一、嗅　神　经

嗅神经（olfactory nerve）为感觉性神经，由鼻腔嗅区嗅细胞的中枢突聚集成20多条嗅丝，即嗅神经，上穿筛孔入颅前窝，连于嗅球，传导嗅觉。

颅前窝骨折累及筛板时，可撕脱嗅丝和脑膜，造成嗅觉障碍和脑脊液鼻漏。

二、视　神　经

视神经（optic nerve）为感觉性神经，由视网膜节细胞的轴突汇集于视神经盘处，穿过巩膜筛板，经视神经管入颅中窝，两侧汇合于视交叉，再经视束终止于间脑，传导视觉。

由于包裹视神经的视神经鞘由脑的3层被膜延续而来，故脑蛛网膜下隙也随之延续至视神经周围，直至视神经盘处。因此，在颅内压升高时，可导致视神经盘水肿。

三、动　眼　神　经

动眼神经（oculomotor nerve）为运动性神经，由躯体运动纤维和内脏运动纤维组成。自中脑脚间窝出脑，经海绵窦外侧壁向前，穿眶上裂入眶，立即分为上、下2支。上支细小，支配上直肌和上睑提肌；下支粗大，支配内直肌、下直肌和下斜肌（图24-17）。内脏运动纤维由下斜肌支分出**睫状神经节短根（副交感根）**，至睫状神经节交换神经元后，分布于睫状肌和瞳孔括约肌，参与晶状体的调节反射和瞳孔对光反射。

睫状神经节属副交感神经节，位于眶后部、视神经与外直肌间。

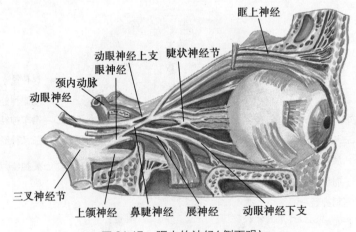

图24-17　眶内的神经（侧面观）

四、滑　车　神　经

滑车神经（trochlear nerve）为运动性神经，自中脑下丘下方出脑，绕大脑脚外侧向前，穿海绵窦外侧壁，经眶上裂入眶，支配上斜肌。

五、三 叉 神 经

三叉神经(trigeminal nerve)为混合性神经,含2种纤维成分:①躯体感觉纤维,胞体位于**三叉神经节(半月神经节)**内,其周围突组成眼神经、上颌神经和下颌神经3大分支;中枢突汇集成粗大的三叉神经感觉根,自脑桥基底部与小脑中脚交界处入脑。②躯体运动纤维,组成细小的三叉神经运动根,行于感觉根的前内侧,加入下颌神经,支配咀嚼肌等(图24-17,图24-18)。

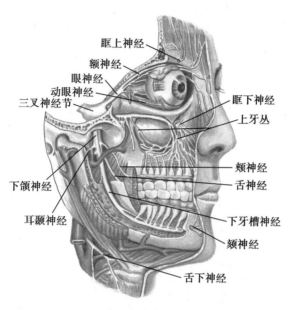

图 24-18　三叉神经

1. **眼神经(ophthalmic nerve)**　为感觉性神经。主要分支有:①**额神经**,前行分2～3支,其中**眶上神经**伴同名血管经眶上切迹(孔)穿出,分布于额顶部、上睑皮肤;②**泪腺神经**,细小,分布于泪腺和上睑等;③**鼻睫神经**,分支分布于鼻腔黏膜(嗅区黏膜除外)、泪囊、眼球、鼻背皮肤和眼睑等。

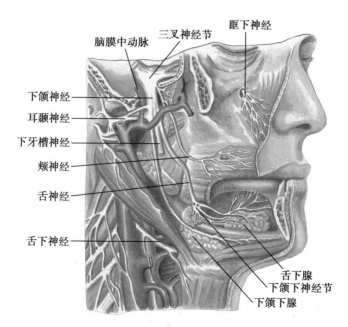

图 24-19　下颌神经

2. **上颌神经**（maxillary nerve）　为感觉性神经，主要分支有：①**眶下神经**，为上颌神经干的终支，分为数支，分布于下睑、鼻翼和上唇的皮肤等，行程中还发出上牙槽前、中支；②**上牙槽后神经**，与上牙槽前、中支相互吻合，构成**上牙丛**，分布于上颌牙与牙龈；③**颧神经**，细小，分布于颧、颞区皮肤，并借与泪腺神经的交通支，导入面神经副交感纤维，控制泪腺分泌。

3. **下颌神经**（mandibular nerve）　为混合性神经，是三叉神经3大分支中最粗大的一支（图24-19）。主要分支有：①**耳颞神经**，分布于耳屏、外耳道及颞区的皮肤。②**颊神经**，分布于颊部皮肤和黏膜。③**舌神经**，分布于舌前2/3和口腔底的黏膜，传导一般感觉。④**下牙槽神经**，主干在下颌管内分支，构成**下牙丛**，分布于下颌牙和牙龈；终支称**颏神经**，分布于颏部及下唇的皮肤和黏膜。⑤**咀嚼肌神经**，为运动性神经，支配咀嚼肌。

三叉神经在头部皮肤的分布范围，大致以睑裂和口裂为界。眼神经分布于鼻背中部、睑裂以上至矢状缝中点外侧区域的皮肤；上颌神经分布于鼻背外侧、睑裂与口裂之间、向后上至翼点的狭长区域的皮肤；下颌神经分布于口裂与下颌底之间、向后上至耳前上方的皮肤（图24-20）。

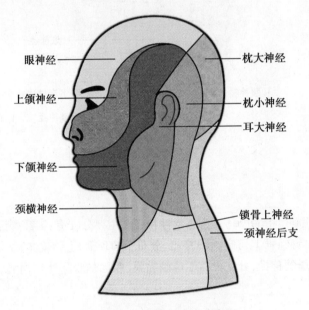

图24-20　三叉神经皮支分布区

六、展　神　经

展神经（abducent nerve）为运动性神经，自延髓脑桥沟中线两侧出脑，前行穿海绵窦后，经眶上裂入眶，支配外直肌（图24-17）。

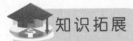

斜视与脑神经损伤

斜视属眼球外肌疾病，是指两眼不能同时注视目标，可分为共同性斜视和麻痹性斜视两大类，大多伴有弱视。眼球外肌包括4块直肌、2块斜肌和上睑提肌，由动眼神经、滑车神经和展神经支配。当一侧动眼神经完全损伤时，可导致所支配的眼肌瘫痪，出现患侧上睑下垂、瞳孔固定性外斜视（斜向外下方）、瞳孔散大、对光反射消失等。滑车神经损伤后，可致上斜肌瘫痪，患侧眼球不能转向外下方，俯视时出现轻度内斜视和复视。展神经损伤后可致外直肌瘫痪，患侧眼球不能转向外侧，产生内斜视。

七、面　神　经

面神经(facial nerve)为混合性神经,含有 4 种纤维成分:①躯体运动纤维,起自脑桥的面神经核,主要支配面肌;②内脏运动纤维(副交感),起自脑桥的上泌涎核,支配泪腺、下颌下腺和舌下腺等分泌;③内脏感觉纤维(味觉),分布于舌前 2/3 味蕾,传导味觉;④躯体感觉纤维,传导耳部皮肤的躯体感觉和面肌的本体感觉。

面神经自延髓脑桥沟外侧部出脑,入内耳门合干后,穿过内耳道底进入面神经管,由茎乳孔出颅,主干在腮腺内分为数支并交织成丛,再由丛发出**颞支**、**颧支**、**颊支**、**下颌缘支**和**颈支** 5 组分支,分别自腮腺的上缘、前缘和下端穿出,呈扇形分布于面肌和颈阔肌等(图 24-21)。面神经在面神经管内的分支主要有:

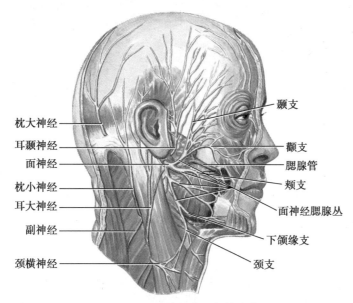

枕大神经
耳颞神经
面神经
枕小神经
耳大神经
副神经
颈横神经

颞支
颧支
腮腺管
颊支
面神经腮腺丛
下颌缘支
颈支

图 24-21　面神经在面部的分支

1. **鼓索**(chorda tympani)　在面神经出茎乳孔前约 6mm 处发出,呈弓形穿越鼓室等至颞下窝,以锐角从后方加入舌神经。鼓索含有 2 种纤维:味觉纤维分布于舌前 2/3 的味蕾,传导味觉;副交感纤维在下颌下神经节内交换神经元,支配下颌下腺和舌下腺的分泌。

下颌下神经节为副交感神经节,位于下颌下腺与舌神经之间。

2. **岩大神经**　含副交感纤维,在面神经管起始部发出,在翼腭神经节内交换神经元,控制泪腺和鼻、腭部黏膜腺体的分泌。

翼腭神经节又称蝶腭神经节,为副交感神经节,位于翼腭窝内,上颌神经的下方。

3. **镫骨肌神经**　支配镫骨肌。

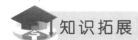

面神经损伤

面神经较长,在行程中与鼓室、鼓膜、乳突和腮腺等结构关系密切。面神经损伤最常见于脑桥小脑三角处、面神经管内和腮腺区。因损伤部位不同,临床表现各异。面神经管内段损伤时由于所有纤维成分均受到损害,故可出现广泛的功能障碍:①运动纤维受损,患侧面肌瘫痪,表现为额纹消失、不能闭眼皱眉、鼻唇沟变浅、不能鼓腮、口角歪向健侧、说话时唾液自口角流出等,眼轮匝肌瘫痪可致患侧角膜反射消失;②味觉纤维受损,患侧舌前 2/3部味觉丧失;③副交感纤维受损,出现患侧泌泪及泌涎障碍、角膜干燥等;④镫骨肌瘫痪可致听觉过敏。面神经管外段损伤时,主要表现为患侧面肌瘫痪的症状。

八、前庭蜗神经

前庭蜗神经（vestibulocochlear nerve）为感觉性神经,由前庭神经和蜗神经组成,又称**位听神经**（图24-22）。

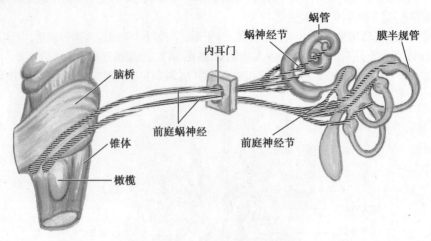

图24-22 前庭蜗神经模式图

1. **前庭神经**（vestibular nerve） 起自内耳道底的**前庭神经节**。此节由双极神经元组成,周围突穿内耳道底,分布于椭圆囊斑、球囊斑和壶腹嵴的毛细胞;中枢突组成前庭神经,经内耳道、内耳门、延髓脑桥沟外侧端入脑,传导平衡觉。

2. **蜗神经**（cochlear nerve） 起自蜗轴内的**蜗神经节**。此节亦由双极神经元组成,周围突分布于内耳螺旋器的毛细胞;中枢突组成蜗神经,穿内耳道底伴前庭神经入脑,传导听觉。

前庭蜗神经损伤后表现为患侧耳聋和平衡功能障碍。

九、舌咽神经

舌咽神经（glossopharyngeal nerve）含有4种纤维成分:①躯体运动纤维,起自疑核,支配茎突

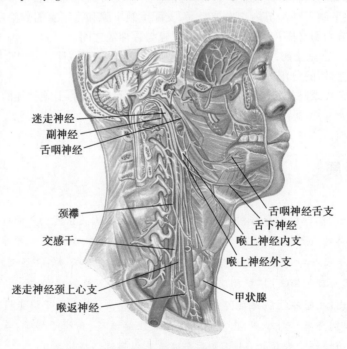

图24-23 舌咽神经、迷走神经、副神经和舌下神经

咽肌;②内脏运动纤维(副交感),起自下泌涎核,支配腮腺分泌;③内脏感觉纤维,分布于舌后1/3的味蕾和黏膜,咽、咽鼓管、鼓室等处黏膜、颈动脉窦和颈动脉小球等;④躯体感觉纤维,分布于耳后皮肤。

舌咽神经的主要分支有(图24-23):

1. 舌支　为舌咽神经终支,分布于舌后1/3的黏膜和味蕾,传导一般感觉和味觉。

2. 鼓室神经　在鼓室内与交感神经纤维共同形成**鼓室丛**,再分支分布于鼓室、乳突小房和咽鼓管的黏膜,传导感觉。终支为**岩小神经**,在耳神经节内交换神经元,随耳颞神经分布于腮腺,控制其分泌。

3. 颈动脉窦支　1~2支,在颈静脉孔下方发出,分布于颈动脉窦和颈动脉小球,将动脉压力和 CO_2 浓度变化的刺激传入中枢,反射性地调节血压和呼吸。

一侧舌咽神经损害,可出现患侧舌后1/3味觉丧失、舌根与咽峡区痛觉障碍以及患侧咽肌无力。

十、迷 走 神 经

迷走神经(vagus nerve)为混合性神经,行程长、分布广。含有4种纤维成分:①躯体运动纤维,发自疑核,支配咽喉肌;②内脏运动纤维(副交感),起自迷走神经背核,在颈、胸、腹部器官旁节或器官内节交换神经元,控制心肌、平滑肌与腺的活动;③内脏感觉纤维,伴随内脏运动纤维分布,传导内脏感觉;④躯体感觉纤维,分布于硬脑膜、耳廓和外耳道的皮肤。

迷走神经经颈静脉孔出颅后,于颈动脉鞘内下行至颈根部,经胸廓上口入胸腔。左迷走神经于左颈总动脉与左锁骨下动脉之间下行,在左肺根后方下行至食管前面,与交感神经分支交织构成**左肺丛**和**食管前丛**,在食管下段逐渐集中延续为**迷走神经前干**。右迷走神经于右锁骨下动、静脉之间至气管右侧下行,在食管后面,构成**右肺丛**和**食管后丛**,继续下行并构成**迷走神经后干**。两干伴随食管穿膈的食管裂孔进入腹腔(图24-23,图24-24)。主要分支有:

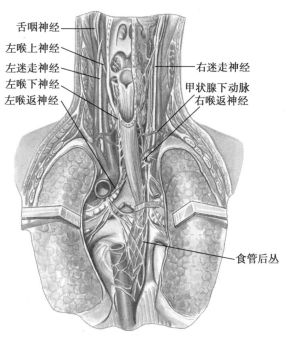

舌咽神经
左喉上神经
左迷走神经
左喉下神经
左喉返神经
右迷走神经
甲状腺下动脉
右喉返神经
食管后丛

图24-24　迷走神经在颈、胸部的行程(后面观)

331

1. **喉上神经**　在颈静脉孔下方发出,沿颈内动脉内侧下行至舌骨大角处分,为内支和外支(图24-25)。内支伴喉上动脉穿甲状舌骨膜入喉,分布于声门裂以上的喉黏膜以及会厌和舌根等处;外支支配环甲肌。

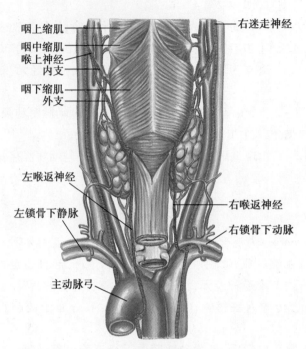

图 24-25　喉上神经和喉返神经后面观

2. **颈心支**　有上、下两支,分别在喉上神经起点下方和第1肋上方处分出。在喉与气管外侧下行入胸腔构成**心丛**,分布于心传导系、心肌和冠状动脉等。上支有一分支称**主动脉神经**或**减压神经**,分布于主动脉弓壁内,感受血压变化和化学刺激。

3. **喉返神经**　左迷走神经越过主动脉弓前方处,发出左喉返神经,勾绕主动脉弓返回颈部;右迷走神经跨过右锁骨下动脉前方处,发出右喉返神经,勾绕右锁骨下动脉返回颈部。喉返神经沿气管食管旁沟上行,至甲状腺侧叶深面、环甲关节后方进入喉内,终支称**喉下神经**(图24-25)。其感觉纤维分布于声门裂以下的喉黏膜,运动纤维支配除环甲肌外的全部喉肌。

喉返神经是喉肌的重要运动神经,在入喉前与甲状腺下动脉及其分支相互交错。在甲状腺手术钳夹或结扎甲状腺下动脉时,若损伤此神经,导致声音嘶哑;若两侧同时损伤,可引起失声、呼吸困难甚至窒息。

4. **胃前支和肝支**　由迷走神经前干在贲门附近分出。分布于胃前壁,终支以"鸦爪"形分支,分布于幽门部前壁;肝支向右行于小网膜内,参与构成**肝丛**,随肝固有动脉分布于肝、胆囊等处。

5. **胃后支和腹腔支**　由迷走神经后干在贲门附近分出。胃后支分布于胃后壁及幽门部后壁;腹腔支向右行,与交感神经纤维共同构成**腹腔丛**,分布于肝、胆、胰、脾、肾及结肠左曲以上的消化管。

一侧迷走神经损伤时,因患侧喉肌全部瘫痪、咽喉黏膜感觉障碍,出现声音嘶哑、语言和吞咽障碍或吞咽呛咳等。内脏活动障碍表现为脉速、心悸、恶心呕吐、呼吸深慢和窒息等。

十一、副　神　经

副神经(accessory nerve)为运动性神经,经颈静脉孔出颅后,来自脑根的纤维加入迷走神经,支配咽喉肌;脊髓根的纤维行向后下,支配胸锁乳突肌和斜方肌(图24-23)。

一侧副神经损伤,可导致同侧胸锁乳突肌和斜方肌瘫痪,出现头不能向患侧屈、面不能转向对侧、患侧肩胛骨下垂。

十二、舌　下　神　经

舌下神经(hypoglossal nerve)为运动性神经,自延髓前外侧沟出脑,经舌下神经管出颅,于颈内动、静脉之间下行至舌骨上方,呈弓形弯向前内侧,分支支配全部舌内肌和大部分舌外肌(图24-23)。

一侧舌下神经损伤时,患侧舌肌瘫痪、萎缩,伸舌时舌尖偏向患侧。

（庞　　刚）

第三节　内　脏　神　经

内脏神经主要分布于内脏、心血管与腺体,按性质分为内脏运动神经和内脏感觉神经。内脏运动神经调节内脏、心血管的运动与腺体的分泌,以调控人体的新陈代谢活动。通常不受人的意志控制,又称自主神经。内脏感觉神经将来自内脏、心血管等处的感觉冲动传入中枢,通过反射调节这些器官的活动,以维持机体内、外环境的稳定。

一、内脏运动神经

（一）内脏运动神经和躯体运动神经的区别

内脏运动神经(visceral motor nerve)与躯体运动神经在结构、功能和分布上存在较大差异,主要表现在下列5个方面:

1. 支配器官不同　内脏运动神经管理心肌、平滑肌与腺体的活动,一定程度上不受意识控制;躯体运动神经支配骨骼肌并受意志支配。

2. 纤维成分不同　内脏运动神经有交感和副交感2种纤维,多数内脏器官同时接受两种神经的双重支配;躯体运动神经只有一种纤维。

3. 神经元数目不同　内脏运动神经由低级中枢到效应器需要经过两级神经元。第1级神经元胞体位于脑干和脊髓内,称节前神经元,其轴突称节前纤维;第2级神经元胞体位于内脏运动神经节内,称节后神经元,其轴突称节后纤维。躯体运动神经由低级中枢至骨骼肌只有1个神经元。

4. 分布形式不同　内脏运动神经的节后纤维常攀附内脏或血管形成神经丛,由丛再发分支至效应器;躯体运动神经则以神经干形式分布。

5. 纤维种类不同　内脏运动神经为薄髓(节前纤维)和无髓(节后纤维)的细纤维;而躯体运动神经一般为较粗的有髓纤维。

（二）内脏运动神经的分部

根据内脏神经的形态、功能和药理学特点,分为交感神经和副交感神经两部分。

1. 交感神经(sympathetic nerve)　分为中枢部及周围部。低级中枢位于脊髓 T_1 ~ L_3 节段的灰质侧柱内;周围部包括交感干、交感神经节及由节发出的分支和交感神经丛等(图24-26)。

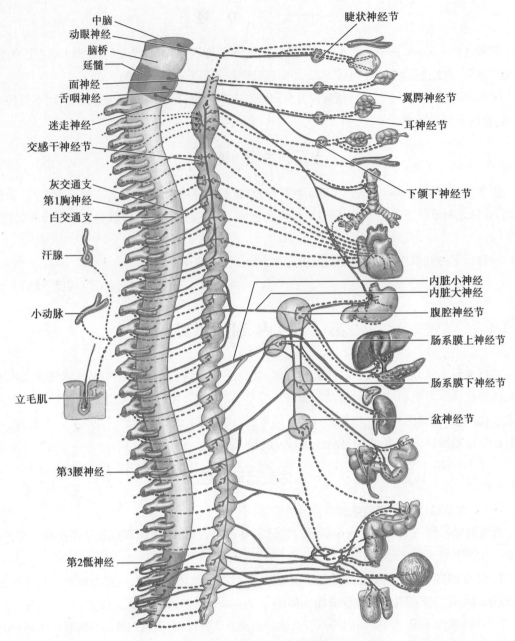

图 24-26 内脏神经分布模式图

（1）**交感神经节**：根据所处位置，分为椎旁节和椎前节。①**椎旁节**，即交感干神经节，位于脊柱两旁，每侧总数 19～24 个，大小不等。②**椎前节**，位于脊柱前方、腹主动脉脏支的根部，包括**腹腔神经节、主动脉肾神经节、肠系膜上神经节和肠系膜下神经节**等。

（2）**交感干**：由椎旁节和节间支组成，呈串珠状，左、右各一。交感干上至颅底，下至尾骨，两干在尾骨前方借单一的奇神经节相连。

（3）**交通支**：椎旁节借交通支与相应的脊神经相连，分为白交通支和灰交通支（图 24-27）。①**白交通支**，呈白色，只存在于 T_1～L_3 各脊神经前支与相应的椎旁节之间，由脊髓侧角发出有髓鞘的节前纤维组成；②**灰交通支**，色灰暗，存在于全部椎旁节与 31 对脊神经之间，由椎旁节细胞发出的节后纤维组成，多无髓鞘。

（4）**节前纤维**：进入交感干后有 3 种去向：①终止于相应的椎旁节，并交换神经元；②在交感干内上行或下降，终止于上方（颈部）或下方（腰骶部）的椎旁节并交换神经元；③穿经椎旁节,终止于椎前节并交换神经元(图24-27)。

(5) **节后纤维**:也有3种去向:①经灰交通支返回脊神经,并随脊神经分布于头颈、躯干和四肢的血管、汗腺和立毛肌等;②攀附动脉走行,在动脉外膜形成相应的神经丛,并随动脉分布到所支配的器官;③由交感神经节直接发支到所支配的器官(图24-27)。

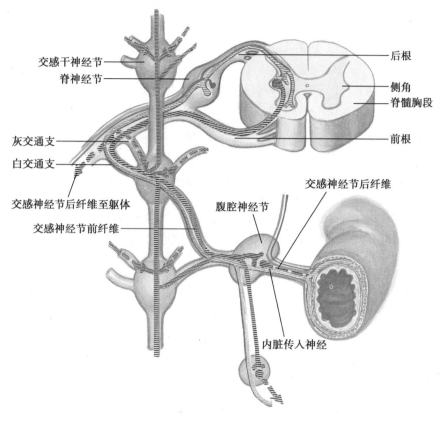

图24-27　白交通支和灰交通支模式图

2. **副交感神经**(parasympathetic nerve)　分为中枢部和周围部。低级中枢位于脑干的副交感神经核(内脏运动核)和脊髓骶部第2~4节段的骶副交感核。周围部由副交感神经节和节前、节后纤维等组成(图24-26)。

(1) **副交感神经节**:多位于器官附近或器官壁内,故称**器官旁节**或**器官内节**。位于颅部的副交感神经节较大,有**睫状神经节**、**翼腭神经节**、**下颌下神经节**及**耳神经节**等;其他部位的副交感神经节则很小。

(2) **颅部副交感神经**:①中脑动眼神经副核→动眼神经→睫状神经节→瞳孔括约肌和睫状肌;②脑桥上泌涎核→面神经→翼腭神经节、下颌下神经节→泪腺、下颌下腺和舌下腺等;③延髓下泌涎核→舌咽神经→耳神经节→腮腺;④延髓迷走神经背核→迷走神经→器官旁节或器官内节→胸、腹腔器官(结肠左曲以下消化管除外)。

(3) **骶部副交感神经**:来自骶髓第2~4节段骶副交感核的节前纤维,经相应骶神经最终加入盆丛,节后纤维支配结肠左曲以下的消化管和盆腔器官。

3. **交感神经与副交感神经的比较**　见表24-2。

表 24-2　交感神经与副交感神经比较表

	交感神经	副交感神经
低级中枢位置	脊髓 $T_1 \sim L_3$ 节段侧柱	脑干内脏运动核 脊髓 $S_{2\sim4}$ 节段骶副交感核
神经节的位置	椎旁节和椎前节	器官旁节和器官内节
节前、节后纤维	节前纤维短,节后纤维长	节前纤维长,节后纤维短
神经元的比例	1 个节前神经元可与多个节后神经元形成突触	1 个节前神经元只与少数节后神经元形成突触
分布范围	广泛:头颈、胸、腹腔器官及全身血管、腺体和立毛肌均有分布	局限:大部分血管、汗腺、立毛肌、肾上腺髓质等无分布
对同一器官所起作用	互相拮抗、互相统一	

二、内脏感觉神经

内脏感觉神经(visceral sensory nerve)的特点是:①内脏感觉纤维的数量较少、较细,痛阈较高,一般强度的刺激不引起主观感觉,如胃肠的正常蠕动;器官活动较强烈时,可产生内脏感觉(内脏痛),如过度牵拉、膨胀和痉挛等。②内脏感觉传入途径较分散,内脏感觉模糊,内脏痛弥散,定位常不准确。

三、牵 涉 性 痛

牵涉性痛(referred pain)是指当某一内脏器官发生病变时,与之相关的躯体体表部位发生疼痛或痛觉过敏,又称内脏牵涉性痛。牵涉性痛可发生在患病内脏附近的体表,也可发生在较远处的体表。如在阑尾炎初期,脐周皮肤发生牵涉性痛;在心绞痛时,在胸前区及左臂内侧皮肤感到疼痛等(图 24-28)。了解各器官病变时牵涉性痛的发生部位,具有一定的临床诊断意义。

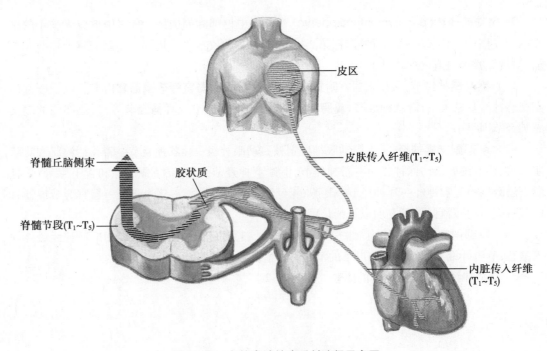

图 24-28　心的牵涉性痛反射途径示意图

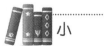 小 结

　　周围神经系统包括脊神经、脑神经和内脏神经。脊神经共 31 对,除胸神经前支在胸腹壁上仍保持明显节段性分布外,其余脊神经前支交织形成 4 个神经丛:颈丛($C_1 \sim C_4$)分布于头颈部皮肤和膈等;臂丛($C_5 \sim C_8$、T_1)分布于上肢肌和皮肤等;腰丛(T_{12}、$L_1 \sim L_4$)分布于大腿肌前、内侧群等;骶丛(腰骶干、$S_1 \sim S_5$、Co)分布于大腿肌后群和小腿肌等。脑神经共 12 对,根据纤维成分不同可分为 3 类:感觉性神经包括Ⅰ嗅神经、Ⅱ视神经和Ⅷ前庭蜗神经,分别传导嗅觉、视觉、平衡觉及听觉;运动性神经包括Ⅲ动眼神经、Ⅳ滑车神经、Ⅵ展神经、Ⅺ副神经和Ⅻ舌下神经,分别分布于眼球外肌、胸锁乳突肌、斜方肌和舌肌等;混合性神经包括Ⅴ三叉神经、Ⅶ面神经、Ⅸ舌咽神经和Ⅹ迷走神经,分别管理头肌、舌、大唾液腺以及颈、胸、腹腔大部分器官等。内脏神经主要分布于内脏、心血管和腺体,包括内脏运动神经和内脏感觉神经。内脏运动神经又分为 2 部分:交感神经分布广泛,低级中枢位于脊髓 $T_1 \sim L_3$ 节段的灰质侧柱,周围部包括交感干、交感神经节及其发出的分支和交感神经丛等;副交感神经分布局限,低级中枢位于脑干内脏运动核和脊髓 $S_2 \sim S_4$ 节段的骶副交感核,周围部由副交感神经节和节前、节后纤维等组成。

（薛良华　于连峰）

练 习 题

一、选择题

A1 型题

1. 肌皮神经支配
   A. 肱三头肌 　　　　　　　B. 三角肌 　　　　　　　C. 肱二头肌
   D. 背阔肌 　　　　　　　　E. 肱桡肌

2. 支配咀嚼肌的神经是
   A. 面神经 　　　　　　　　B. 副神经 　　　　　　　C. 迷走神经
   D. 三叉神经 　　　　　　　E. 舌咽神经

3. 颅部的副交感神经节不包括
   A. 翼腭神经节 　　　　　　B. 睫状神经节 　　　　　　C. 耳神经节
   D. 下颌下神经节 　　　　　E. 三叉神经节

4. 下列脑神经中,不与脑干相连的是
   A. 三叉神经 　　　　　　　B. 滑车神经 　　　　　　　C. 嗅神经
   D. 副神经 　　　　　　　　E. 动眼神经

二、思考题

1. 试述股神经损伤后的临床表现及解剖学基础。
2. 在眶腔内的脑神经有哪些? 各自分布或支配何结构?
3. 简述交感神经与副交感神经的主要区别。

第二十五章

神经系统的传导通路

学习目标

1. 掌握：躯干与四肢意识性本体感觉和精细触觉传导通路；躯干与四肢浅感觉传导通路；锥体系；锥体外系的概念。
2. 熟悉：头面部浅感觉传导通路；视觉传导通路；瞳孔对光反射的通路。
3. 了解：躯干和四肢非意识性本体感觉传导通路；视觉传导通路不同部位损伤后的视野变化；听觉传导通路的组成；锥体外系主要通路的组成及功能。

感受器接受机体内、外环境的各种刺激，经传入神经元传入中枢，最后至大脑皮质产生感觉，该上行传导通路，称**感觉传导通路**。大脑皮质将感觉信息进行分析、综合后，发出冲动，经传出神经元至效应器，作出相应的反应，该下行传导通路，称**运动传导通路**。

第一节　感觉传导通路

一、本体感觉与精细触觉传导通路

本体感觉（proprioception）是指肌、腱、关节等处的位置觉、运动觉和振动觉，又称深感觉。该传导通路还传导皮肤的精细触觉，如辨别两点距离和物体纹理的粗细等。

躯干、四肢的本体感觉和精细触觉传导通路包括两条通路：一条传入大脑皮质，传导意识性本体感觉和精细触觉；另一条传至小脑，传导非意识本体感觉，参与姿势反射和调节平衡。

躯干与四肢意识性本体感觉和精细触觉传导通路由 3 级神经元组成（图 25-1，见文末彩色插页）。

1. **第 1 级神经元**　为脊神经节细胞，其周围突分布于肌、腱、关节和皮肤等处的本体感觉与精细触觉感受器；中枢突经脊神经后根进入脊髓后索。其中来自第 5 胸节以下的升支组成**薄束**，来自第 4 胸节以上的升支组成**楔束**；两束上行分别止于延髓的**薄束核**和**楔束核**。

2. **第 2 级神经元**　胞体位于薄、楔束核内，此两核发出的纤维经延髓中央管腹侧交叉至对侧组成**内侧丘系**，上行止于丘脑腹后外侧核。

3. **第 3 级神经元**　胞体位于丘脑腹后外侧核，由此核发出的纤维组成丘脑中央辐射，经内囊后肢投射于大脑皮质中央后回的上 2/3 和中央旁小叶后部。

二、痛温觉、粗略触觉和压觉传导通路

该通路又称**浅感觉传导通路**，由 3 级神经元组成（图 25-2，见文末彩色插页；图 25-3）。

（一）躯干、四肢痛温觉、粗略触觉和压觉传导通路

1. **第 1 级神经元**　为脊神经节细胞，其周围突分布于躯干和四肢的皮肤；中枢突经脊神

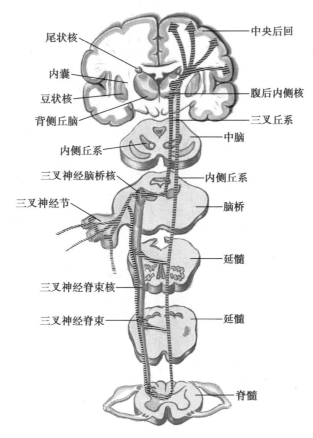

图 25-3 头面部痛温觉、粗触觉和压觉传导通路

后根进入脊髓,止于后角固有核。

2. **第 2 级神经元** 胞体主要位于后角固有核,其轴突经白质前连合交叉至对侧外侧索和前索,分别组成**脊髓丘脑侧束**(传导痛温觉)和**脊髓丘脑前束**(传导粗略触觉和压觉),二者合称**脊髓丘脑束**,向上止于丘脑腹后外侧核。

3. **第 3 级神经元** 胞体在丘脑腹后外侧核,此核发出纤维组成丘脑中央辐射,经内囊后肢投射于大脑皮质中央后回的上 2/3 和中央旁小叶后部。

（二）头面部痛温觉和触压觉传导通路

1. **第 1 级神经元** 为三叉神经节细胞,其周围突组成三叉神经的感觉支,分布于头面部的皮肤和黏膜感受器;中枢突组成三叉神经感觉根入脑桥。传导痛温觉的纤维则下降形成三叉神经脊束,止于三叉神经脊束核;传导触压觉的纤维止于三叉神经脑桥核。

2. **第 2 级神经元** 胞体位于三叉神经脊束核和三叉神经脑桥核,两核发出的纤维交叉至对侧组成三叉丘系,上行止于丘脑腹后内侧核。

3. **第 3 级神经元** 胞体在丘脑腹后内侧核,由此核发出的纤维加入丘脑中央辐射,经内囊后肢投射于中央后回下1/3 区。

三、视觉传导通路和瞳孔对光反射通路

（一）视觉传导通路

1. **第 1 级神经元** 为视网膜双极细胞,其周围突与视锥细胞和视杆细胞形成突触,中枢突与节细胞形成突触。

2. **第 2 级神经元** 为视网膜节细胞,其轴突在视神经盘处聚集成视神经,经视神经管入颅后形成**视交叉**,再延为**视束**。视束向后绕大脑脚终于外侧膝状体。

3. 第3级神经元　胞体位于外侧膝状体,其发出的纤维组成视辐射,经内囊后肢投射至大脑皮质视觉中枢(图25-4)。

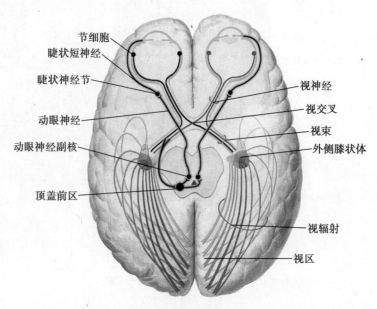

图 25-4　视觉传导通路及瞳孔对光反射通路

节细胞
睫状短神经
睫状神经节
动眼神经
动眼神经副核
顶盖前区
视神经
视交叉
视束
外侧膝状体
视辐射
视区

知识拓展

视野与视觉通路损伤

视野是指眼球固定向前平视时所能看到的空间范围。成像时,由于眼球屈光装置对光线的折射作用,鼻侧半视野的物像投射到颞侧半视网膜,上半视野的物像投射到下半视网膜,反之亦然。当视觉传导通路不同部位受损时,可引起不同的视野缺损:①一侧视神经损伤,可致该眼视野全盲;②视交叉中间部交叉纤维损伤,可致双眼视野颞侧半偏盲;③一侧视交叉外侧部不交叉的纤维受损,则患侧视野鼻侧半偏盲;④一侧视束或视辐射、视皮质受损,可致双眼病灶对侧视野同向性偏盲。

(二) 瞳孔对光反射通路

光照一侧瞳孔,引起两眼瞳孔都缩小的反应,称瞳孔对光反射。其中光照侧的瞳孔缩小,称直接对光反射;未照侧的瞳孔缩小,称间接对光反射。

瞳孔对光反射通路(图25-4):视网膜→视神经→视交叉→视束→上丘臂→顶盖前区→双侧动眼神经副核→动眼神经→睫状神经节→节后纤维→双侧瞳孔括约肌(缩瞳)。

瞳孔对光反射在临床上有重要意义,反射消失可能预示病危,也有可能为视神经和动眼神经的损伤。一侧视神经受损,传入中断,患侧直接对光反射消失,而间接对光反射存在;一侧动眼神经受损,传出中断,则患侧直接、间接对光反射都消失。

四、听觉传导通路

1. 第1级神经元　为蜗神经节内的双极细胞,其周围突分布于内耳的螺旋器,中枢突组成蜗神经,入脑后止于蜗神经核。

2. 第2级神经元　胞体位于蜗神经核,其发出纤维大部分在脑桥内交叉到对侧,再折返上行组成外侧丘系,不交叉的纤维加入同侧外侧丘系。交换神经元后经下丘臂止于内侧膝状体。

3. 第 3 级神经元　胞体位于内侧膝状体,其发出纤维组成听辐射,经内囊后肢,止于大脑皮质听觉中枢(图 25-5)。

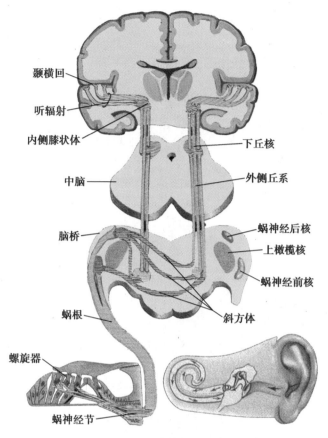

图 25-5　听觉传导通路

听觉传导是双侧传导,一侧外侧丘系、听辐射或听觉中枢损伤时,不至于产生明显的听觉障碍。

第二节　运动传导通路

运动传导通路包括**锥体系**(pyramidal system)和**锥体外系**(extrapyramidal system)。锥体系的功能是支配各种随意运动。锥体外系是指锥体系以外的运动传导通路,主要是调节随意运动。正常情况下两者相互协调,共同完成复杂而精巧的随意运动。

一、锥　体　系

锥体系由 2 级神经元组成。第 1 级神经元称**上运动神经元**,为大脑皮质中央前回和中央旁小叶前部以及其他一些皮质区域中的锥体细胞,其轴突组成**锥体束**,经内囊下行至脑干或脊髓,其终止于脑干躯体运动核的纤维束,称**皮质核束**(corticonuclear tract);止于脊髓前角的纤维束,称**皮质脊髓束**(corticospinal tract)。第 2 级神经元称**下运动神经元**,胞体位于脑干的躯体运动核和脊髓前角,其轴突分别组成脑神经和脊神经,支配骨骼肌运动。

（一）皮质核束

皮质核束主要由中央前回下部锥体细胞的轴突聚集而成,下行经内囊膝至大脑脚底,分出纤维陆续止于脑神经运动核。除面神经核下部和舌下神经核只接受对侧皮质核束的纤维外,其余神经核均接受双侧皮质核束的纤维(图 25-6)。

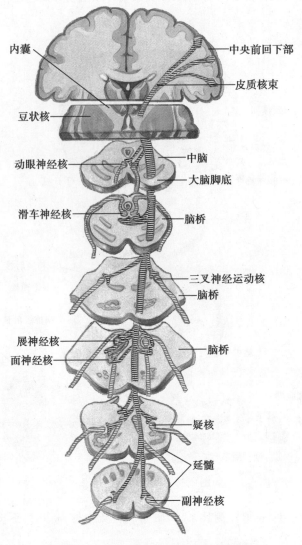

内囊

中央前回下部

皮质核束

豆状核

动眼神经核

中脑

大脑脚底

滑车神经核

脑桥

三叉神经运动核

脑桥

展神经核

面神经核

脑桥

疑核

延髓

副神经核

图 25-6　皮质核束与脑神经运动核的联系

　　一侧上运动神经元或皮质核束损伤时，可导致对侧睑裂以下面肌和对侧舌肌瘫痪，表现为对侧鼻唇沟消失、口角低垂并向病灶侧偏斜、流涎、不能鼓腮露齿；伸舌时舌尖偏向病灶对侧，但舌肌不萎缩，称**核上瘫**。一侧面神经核或面神经损伤，可导致病灶侧面肌全瘫，表现为额纹消失，不能闭眼、口角下垂、鼻唇沟消失等；一侧舌下神经核受损，可导致病灶侧舌肌瘫痪，表现为伸舌时舌尖偏向患侧，伴舌肌萎缩。两者统称**核下瘫**（图 25-7）。

　　（二）皮质脊髓束

　　皮质脊髓束由中央前回上 2/3 和中央旁小叶前部等处皮质的锥体细胞轴突聚集而成，经内囊后肢的前部下行至延髓形成锥体（图 25-8）。在锥体下端，大部分纤维交叉至对侧，形成**锥体交叉**。交叉后的纤维下行于对侧脊髓外侧索内，称**皮质脊髓侧束**，支配四肢肌运动。小部分未交叉的纤维下行于同侧脊髓前索内，称**皮质脊髓前束**，并经白质前连合逐节交叉至对侧前角细胞，支配躯干肌和四肢肌运动。皮质脊髓前束中有一部分纤维始终不交叉，止于同侧前角细胞，支配同侧躯干肌。因此，躯干肌受两侧大脑皮质支配。当一侧皮质脊髓束在锥体交叉前受损，主要引起对侧肢体瘫痪，而躯干肌运动无明显影响。

　　锥体系的任何部位损伤都可引起支配区的随意运动障碍（瘫痪）。上、下神经元损伤后虽均出现瘫痪，但其临床表现不同（表 25-1）。

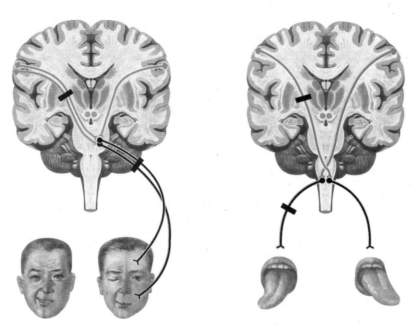

图 25-7　核上瘫与核下瘫

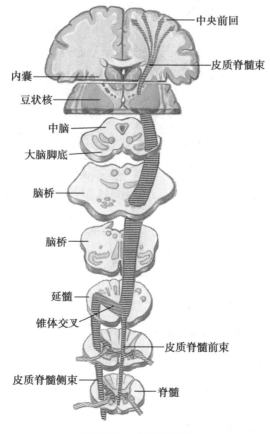

中央前回

皮质脊髓束

内囊

豆状核

中脑

大脑脚底

脑桥

脑桥

延髓

锥体交叉

皮质脊髓前束

皮质脊髓侧束

脊髓

图 25-8　皮质脊髓束

表 25-1 上运动神经元和下运动神经元损伤后瘫痪的区别

	上运动神经元	下运动神经元
损害部位	皮质运动区、锥体束	脑神经运动核、脊髓前角运动神经元及其轴突
瘫痪范围及特点	较广泛、痉挛性瘫痪（硬瘫）	较局限、弛缓性瘫痪（软瘫）
肌张力	增高,呈折刀状	减低
反射	深反射亢进,浅反射消失	深反射、浅反射均消失
病理反射	有	无
肌萎缩	早期无,晚期为失用性肌萎缩	明显、早期即可出现
肌纤维颤动	无	有

二、锥体外系

锥体外系是指锥体系以外影响和控制躯体运动的传导通路的统称,包括大脑皮质、纹状体、背侧丘脑、底丘脑、中脑顶盖、红核、黑质、脑桥核、前庭神经核、小脑、网状结构及其纤维联系。其纤维经红核脊髓束、网状脊髓束等中继,下行终止于脑神经运动核和脊髓前角运动神经元。在种系发生上,锥体外系是较古老的结构,在鸟类主管骨骼肌的活动,在人类主要是调节肌张力、协调肌运动和维持身体平衡等(图 25-9)。

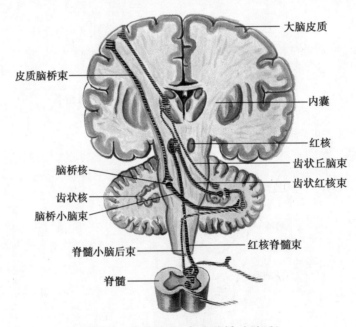

图 25-9 锥体外系(皮质-脑桥-小脑系)

（一）皮质-新纹状体-背侧丘脑-皮质环路

此环路的功能是对发出锥体束的皮质运动区进行反馈调节(图 25-10)。

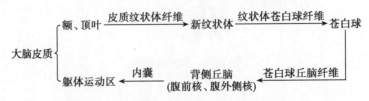

图 25-10 皮质-新纹状体-背侧丘脑-皮质环路

（二）皮质-脑桥-小脑-皮质环路（图 25-11）

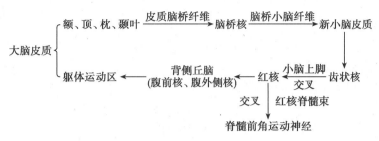

图 25-11　皮质-脑桥-小脑-皮质环路

此环路在人类最发达,由于小脑还接受脊髓小脑束传来的本体感觉,因而能更好地协调共济运动。此环路任何部位损伤都会导致共济失调,如行走蹒跚和醉汉步态等。

（三）新纹状体-黑质环路

由新纹状体发出的纤维止于黑质,而黑质发出的纤维再返回新纹状体。黑质神经元产生的多巴胺经黑质-纹状体纤维运送并释放至新纹状体。黑质变性后,纹状体内多巴胺含量降低,与 Parkinson 病的发生相关。

 小　结

　　神经传导通路分为感觉传导通路和运动传导通路,感觉传导通路包括本体感觉(深感觉)、浅感觉以及视觉和听觉等传导通路,分别传导不同的感觉,一般均由 3 级神经元组成。运动传导通路包括锥体系和锥体外系,锥体系在下行过程中分为皮质脊髓束和皮质核束,分别管理躯干肌、四肢肌和头面部骨骼肌的运动。锥体外系的功能主要是调节肌张力、协调骨骼肌运动。

（孟　健）

练 习 题

一、选择题

A1 型题

1. 头面部的痛温觉传导通路的第 1 级神经元的胞体位于

　　A. 脊神经节　　　　　　　B. 三叉神经节　　　　　　C. 三叉神经脊束核

　　D. 三叉神经脑桥核　　　　E. 三叉神经中脑核

2. 只接受对侧皮质核束纤维的神经核是

　　A. 三叉神经运动核　　　　B. 滑车神经核　　　　　　C. 动眼神经核

　　D. 舌下神经核　　　　　　E. 展神经核

3. 关于头面部浅感觉传导通路,错误的是

　　A. 传导头面部的痛觉、温度觉及触觉

　　B. 第 1 神经元胞体为三叉神经节

　　C. 第 2 级神经元胞体为三叉神经脊束核和三叉神经脑桥核

　　D. 第 3 级神经元胞体为丘脑腹后外侧核

　　E. 最终投射至中央后回下 1/3 区

4. 下列关于内侧丘系的说法,错误的是
   A. 传导意识性本体感觉和精细触觉
   B. 发自薄束核和楔束核
   C. 损伤后表现为对侧躯干和四肢本体感觉和精细触觉障碍
   D. 发自脊髓固有核
   E. 其纤维止于丘脑腹后外侧核

二、思考题
   1. 左足被针刺时,痛觉是如何传导至大脑皮质的?
   2. 简述深、浅感觉传导通路的不同点。

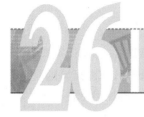

第二十六章

脑和脊髓的被膜、血管及脑脊液循环

 学习目标

1. 掌握：硬膜外隙和蛛网膜下隙的位置和内容物；脑动脉的主要来源及各来源血供范围；脑脊液的循环途径。
2. 熟悉：脑和脊髓被膜的名称与层次；海绵窦的位置、交通及临床意义；大脑动脉环的组成和位置。
3. 了解：终池的位置及其临床意义；硬脑膜的组成，大脑镰和小脑幕的形态与位置；主要硬脑膜窦的名称和流注关系；蛛网膜粒、脉络丛的定义、小脑延髓池的位置。

第一节　脑和脊髓的被膜

脑和脊髓的表面均有 3 层被膜，从外向内依次为硬膜、蛛网膜和软膜。

一、脊髓的被膜

（一）硬脊膜

硬脊膜（spinal dura mater）上端附着于枕骨大孔边缘，与硬脑膜相延续；下端达第 2 骶椎平面逐渐变细，包裹终丝；末端附着于尾骨。硬脊膜与椎管内面的骨膜及黄韧带之间的间隙，称**硬膜外隙**（epidural space），内含疏松结缔组织、脂肪、淋巴管、椎内静脉丛等，有脊神经根通过。临床上进行硬膜外麻醉即将药物注入此隙，以阻滞脊神经根内的神经传导（图 26-1）。

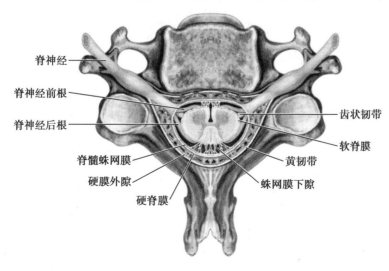

脊神经
脊神经前根
脊神经后根
脊髓蛛网膜
硬膜外隙
硬脊膜
齿状韧带
软脊膜
黄韧带
蛛网膜下隙

图 26-1　脊髓的被膜

347

（二）脊髓蛛网膜

脊髓蛛网膜（spinal arachnoid mater）紧贴硬脊膜内，向上与脑蛛网膜相续，下端达第2骶椎平面。蛛网膜和软脊膜间有宽阔的间隙，称**蛛网膜下隙**（subarachnoid space），隙内充满脑脊液，可保护脊髓和马尾。该隙下部在马尾周围扩大，称**终池**（terminal cistern）。临床上常在第3、4或4、5腰椎间行腰椎穿刺，即将针刺入终池，可避免损伤脊髓。

（三）软脊膜

软脊膜（spinal pia mater）紧贴脊髓表面，在脊髓末端移行为终丝。软脊膜在脊髓两侧，脊神经前、后根之间形成**齿状韧带**，其尖端附着于硬脊膜，有固定脊髓、防止震荡的作用。

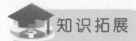

腰椎穿刺术

从终池采集脑脊液是诊断神经系统疾病的重要辅助手段。腰椎穿刺时，通常取弯腰侧卧位，使脊柱屈曲拉伸黄韧带，易于穿刺针进入。穿刺针自第3、4腰椎或第4、5腰椎间隙穿刺。在成人进针4~6cm（小儿为3~4cm）后，即可穿破硬脊膜而达终池，抽出针芯流出的脑脊液送检。术后去枕平卧4~6小时。腰椎穿刺要严格掌握适应证和禁忌证。当颅内压增高时，禁忌腰穿放液，否则，压力在腰部释放会导致脑干和小脑从枕骨大孔疝出，危及生命。

二、脑 的 被 膜

（一）硬脑膜

硬脑膜（cerebral dura mater）厚而韧，由两层构成。外层源于颅骨的内骨膜，内层与硬脊膜相当。硬脑膜的血管和神经行于两层之间。硬脑膜与颅盖骨结合较松，当硬脑膜血管破裂时，易在颅骨与硬脑膜间形成硬膜外血肿。硬脑膜与颅底骨结合紧密，当颅底骨折时，易将硬脑膜和蛛网膜同时撕裂，使脑脊液外漏。

在某些部位，硬脑膜内层向内折叠形成硬脑膜隔，并伸入脑各部之间，对脑有固定和承托作用。硬脑膜内、外两层在有些部位分离形成**硬脑膜窦**（sinuses of dura mater）（图26-2）。

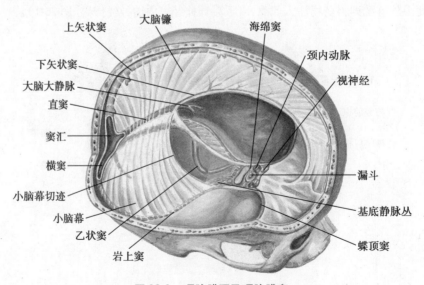

图26-2　硬脑膜隔及硬脑膜窦

1. 硬脑膜隔

（1）**大脑镰**（cerebral falx）：呈镰刀状伸入大脑纵裂，前端附着于鸡冠、后端连于小脑幕，下缘游离于胼胝体之上。

（2）**小脑幕**（tentorium of cerebellum）：形似幕帐，位于大脑与小脑间，后缘附着于横窦沟，前外侧缘附于颞骨岩部上缘，前缘游离凹陷，称**小脑幕切迹**，有中脑通过。当幕上颅脑病变致颅内压增高时，两侧大脑海马旁回和钩可被挤压至小脑幕切迹下方，压迫大脑脚和动眼神经，形成小脑幕切迹疝。

2. 硬脑膜窦 为特殊的颅内静脉血的回流通道。窦壁由胶原纤维组成，内衬内皮细胞，无平滑肌，不能收缩，故硬脑膜窦损伤时难以止血。主要的硬脑膜窦包括：

（1）**上矢状窦**：位于大脑镰上缘，自前向后注入窦汇。

（2）**下矢状窦**：位于大脑镰下缘，较小，向后汇入直窦。

（3）**直窦**：位于大脑镰和小脑幕连接处，由大脑大静脉和下矢状窦汇合而成，向后在枕内隆凸处与上矢状窦汇合成**窦汇**。

（4）**横窦和乙状窦**：横窦左、右各一，起自窦汇，沿横窦沟向两侧走行，至颞骨岩部弯向下方移行为乙状窦，沿乙状窦沟至颈静脉孔，续为颈内静脉。

（5）**海绵窦**（cavernous sinus）：位于蝶鞍两侧，为硬脑膜两层间不规则腔隙，腔内有许多结缔组织小梁，形似海绵而得名（图26-3）。海绵窦窦腔内有颈内动脉和展神经通过，外侧壁内自上而下有动眼神经、滑车神经、眼神经和上颌神经通过。

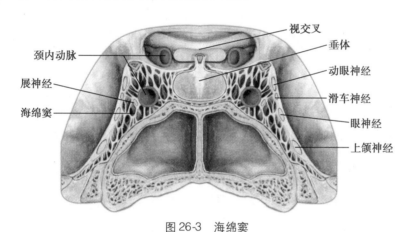

图26-3 海绵窦

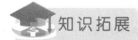 知识拓展

海绵窦及其交通

海绵窦与颅外静脉有广泛的交通和联系：①海绵窦→眼上静脉→内眦静脉→面静脉；②海绵窦→眼下静脉→翼静脉丛；③海绵窦→基底静脉丛→椎内静脉丛；④海绵窦→卵圆孔、破裂孔和颈动脉管的导血管→翼静脉丛。故面部感染可通过上述交通波及海绵窦，造成海绵窦炎和血栓形成，继而累及窦内神经，出现相应的症状和体征。

（6）**岩上窦和岩下窦**：分别位于颞骨岩部上缘和后下缘，将海绵窦的血液分别导入横窦、乙状窦或颈内静脉。

硬脑膜窦血流方向如下（图26-4）：

（二）脑蛛网膜

脑蛛网膜（cerebral arachnoid mater）薄而透明，缺乏血管和神经。包绕整个脑，但不深入脑沟

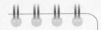

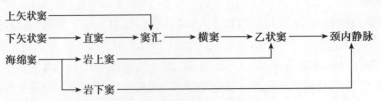

图26-4　硬脑膜窦内血流方向

内(大脑纵裂和横裂除外)。该膜与硬脑膜间为潜在的硬膜下隙;与软脑膜之间有许多结缔组织小梁相连,其间为蛛网膜下隙,内含脑脊液和较大的血管,向下与脊髓蛛网膜下隙相通。此隙在某些部位扩大,称蛛网膜下池,如小脑延髓池、脚间池、桥池和交叉池等。蛛网膜在上矢状窦附近呈颗粒状突入窦内,称蛛网膜粒(arachnoid granulations),脑脊液通过蛛网膜粒渗入硬脑膜窦内,回流入静脉(图26-10)。

（三）软脑膜

软脑膜(cerebral pia mater)富含血管和神经,紧贴脑的表面,并伸入其沟裂内。在脑室的一定部位,软脑膜及其血管与该部的室管膜上皮共同构成脉络组织。在某些部位,脉络组织的血管反复分支成丛,连同其表面的软脑膜和室管膜上皮一起突入脑室,形成脉络丛,是产生脑脊液的主要结构。

第二节　脑和脊髓的血管

一、脑的血管

（一）脑的动脉

脑的动脉来源于颈内动脉和椎-基底动脉(图26-5)。以顶枕沟为界,颈内动脉供应大脑半球前2/3和部分间脑;椎-基底动脉供应大脑半球后1/3、部分间脑、小脑和脑干。二者都发出皮质支和中央支,皮质支供应端脑和小脑的皮质及浅层髓质;中央支供应间脑、基底核及内囊等。

1. **颈内动脉(internal carotid artery)**　起自颈总动脉,自颈动脉管入颅后,向前穿海绵窦至

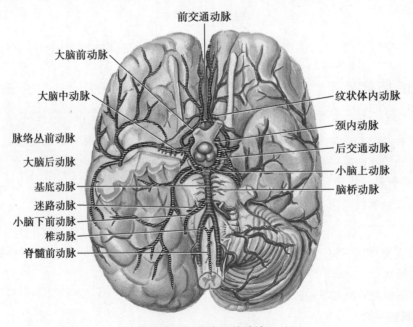

图26-5　脑底面的动脉

视交叉外侧,分为大脑前动脉和大脑中动脉等分支。颈内动脉的主要分支有:

（1）**大脑前动脉**（anterior cerebral artery）:斜经视交叉上方进入大脑纵裂,在进入大脑纵裂前,两侧大脑前动脉借**前交通动脉**相连,本干继续沿胼胝体沟后行并分支。皮质支分布于顶枕沟以前的半球内侧面、额叶底面和额、顶两叶上外侧面上缘。中央支自大脑前动脉起始部发出,经前穿质入脑实质,供应尾状核前部、豆状核及内囊前肢（图26-6）。

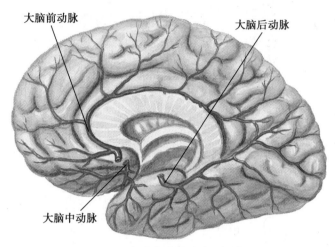

图26-6　大脑半球的动脉（内侧面）

（2）**大脑中动脉**（middle cerebral artery）:是颈内动脉的直接延续,入大脑外侧沟向后行,沿途发出皮质支,分布于顶枕沟以前的大脑半球上外侧面和岛叶。起始处发出一些细小的中央支,又称**豆纹动脉**,垂直向上穿入脑实质,分布于尾状核、豆状核、内囊膝和后肢的前部（图26-7,图26-8）。豆纹动脉行程呈"S"形弯曲,在动脉硬化和高血压时容易破裂,故又称"出血动脉"。

大脑中动脉的供血量占大脑半球的80%,其皮质支供应躯体感觉、躯体运动和语言等重要中枢,中央支供应内囊等处,若发生栓塞或破裂,将出现严重的功能障碍。

（3）**脉络丛前动脉**:细长,易栓塞。沿视束腹侧向后进入侧脑室下角,参与侧脑室脉络丛的形成,沿途发出分支供应纹状体和内囊。

（4）**后交通动脉**:自颈内动脉发出,向后与大脑后动脉吻合,从而连接颈内动脉系与椎-基底动脉系。

2. 椎动脉（vertebral artery）　起自锁骨下动脉,向上依次穿过第6至第1颈椎横突孔,经枕骨大孔入颅,左、右椎动脉于脑桥下缘合为1条**基底动脉**（basilar artery）,通常将这两段动脉合

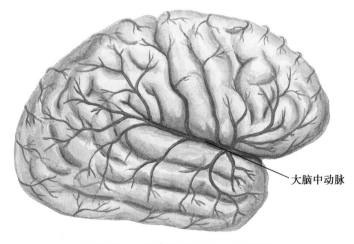

图26-7　大脑半球的动脉（上外侧面）

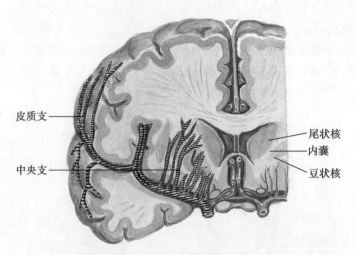

图 26-8 大脑中动脉的皮质支和中央支

称**椎-基底动脉**。基底动脉沿基底沟上行,至脑桥上缘分为左、右大脑后动脉。

大脑后动脉(posterior cerebral artery)是基底动脉的终支。该动脉绕大脑脚向后,行向颞叶、枕叶内侧面。其皮质支分布于颞叶内侧面、底面及枕叶。中央支自起始部发出,供应背侧丘脑、内侧膝状体和下丘脑等处。

椎动脉还发出脊髓前、后动脉和小脑下后动脉,分别营养脊髓、小脑下面后部和延髓。基底动脉沿途发出小脑下前动脉、迷路动脉、脑桥动脉和小脑上动脉,分别营养小脑下面前部、内耳、脑桥和小脑上面等处。

3. **大脑动脉环**(cerebral arterial circle) 也称 Willis 环,由两侧大脑前动脉起始段、两侧颈内动脉末段、两侧大脑后动脉借前、后交通动脉共同组成。位于脑底下方、蝶鞍上方,环绕视交叉、灰结节及乳头体周围。此环使两侧颈内动脉系与椎-基底动脉系相交通。当此环的某处发生阻塞时,可在一定程度上通过此环使血液重新分配和代偿,以维持脑的血液供应。

(二)脑的静脉

脑的静脉壁薄而无瓣膜,不与动脉伴行,可分为浅、深静脉,最终经硬脑膜窦回流至颈内静脉。

1. **浅静脉** 引流皮质和皮质下的血液,主要有大脑上静脉、大脑中静脉和大脑下静脉。三者相互吻合成网,分别注入上矢状窦、海绵窦和横窦等。

2. **深静脉** 收集大脑髓质、基底核、间脑和脑室脉络丛的静脉血,向后注入大脑大静脉(Galen 大静脉),在胼胝体压部后下方注入直窦。

二、脊髓的血管

(一)脊髓的动脉

脊髓的动脉有两个来源(图 26-9):①脊髓前、后动脉,由椎动脉发出;②节段性动脉,由颈升动脉、肋间后动脉和腰动脉等发出,使脊髓前、后动脉不断得到补充。

1. **脊髓前动脉**(anterior spinal artery) 左、右各一,在延髓腹侧合成一干,沿脊髓前正中裂下行至脊髓末端,沿途接受节段性动脉的增补。

2. **脊髓后动脉**(posterior spinal artery) 沿左、右后外侧沟下行至脊髓末端,沿途接受节段性动脉的增补。

在脊髓的胸 1~4 节、腰 1 节处,是脊髓前、后动脉吻合的过渡带,血供较差,容易使脊髓受到缺血损害,故称"危险区"。

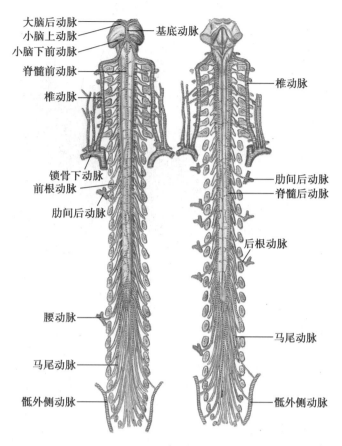

大脑后动脉
小脑上动脉
小脑下前动脉
脊髓前动脉
椎动脉
锁骨下动脉
前根动脉
肋间后动脉
腰动脉
马尾动脉
骶外侧动脉

基底动脉
椎动脉
肋间后动脉
脊髓后动脉
后根动脉
马尾动脉
骶外侧动脉

图 26-9　脊髓的动脉

（二）脊髓的静脉

脊髓的静脉较动脉多而粗。脊髓内的小静脉汇集成脊髓前、后静脉，通过前、后根静脉注入硬膜外隙的椎内静脉丛，再经椎外静脉丛回流入心。

第三节　脑脊液及其循环

脑脊液（cerebral spinal fluid, CSF）是充满脑室系统、蛛网膜下隙和脊髓中央管内的无色透明液体，有恒定的化学成分和细胞数，对中枢神经系统起缓冲、保护、营养、运输代谢产物以及调节颅内压的作用。成人脑脊液总量约 150ml，处于不断产生、循环和回流的相对平衡状态。

侧脑室脉络丛产生的脑脊液，经室间孔入第三脑室；汇同第三脑室脉络丛产生的脑脊液，经中脑水管入第四脑室；再汇同第四脑室脉络丛产生的脑脊液，经第四脑室正中孔和外侧孔流入蛛网膜下隙，最后经蛛网膜粒渗入上矢状窦，回流入血液（图 26-10，见文末彩色插页）。

脑脊液循环发生障碍时，可引起脑积水或颅内压增高，使脑组织受压移位，甚至形成脑疝而危及生命。某些脑或被膜疾患可引起脑脊液成分改变，故临床上通过脑脊液检查可协助诊断。

第四节　脑　屏　障

中枢神经系统内神经元的正常活动，需要保持稳定的微环境。当物质在毛细血管或脑脊液与脑组织之间转运时，有相应的结构对其进行限制和选择，该结构即**脑屏障**（brain barrier）（图

26-11）。脑屏障包括血-脑屏障、血-脑脊液屏障、脑脊液-脑屏障 3 种。

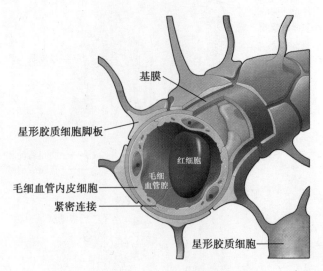

基膜

星形胶质细胞脚板

红细胞

毛细血管腔

毛细血管内皮细胞

紧密连接

星形胶质细胞

图 26-11　脑屏障模式图

知识拓展

脑屏障的发现

在 19 世纪末和 20 世纪初，有人将活体染料台盼蓝注入动物的静脉中，发现除脑和脊髓外，全身其他组织都被染成蓝色。说明血液和脑与脊髓之间有一种屏障，这种屏障阻止了染料进入脑、脊髓组织，从而提出了脑屏障的概念。后来研究表明，脑屏障只能阻止染料、蛋白质、某些药物等大分子物质进入脑组织，而水、无机离子、葡萄糖、氨基酸等可自由通过。但是脑屏障不是单纯的机械阻挡，对物质的通过有选择性，其功能在于确保中枢神经系统内环境的相对稳定和平衡。

血-脑屏障（blood-brain barrier）是脑屏障的主要形式，位于血液与脑、脊髓神经细胞之间。其结构基础是：①脑和脊髓的无窗孔毛细血管内皮细胞及其间的紧密连接；②完整而连续的毛细血管基膜；③毛细血管基膜外由星形胶质细胞突起形成的胶质膜。

在中枢神经系统的某些部位缺乏血-脑屏障，如松果体、神经垂体、正中隆起等。这些部位毛细血管内皮细胞有窗孔，内皮细胞之间为缝隙连接，因而有一定的通透性。

小　结

脑和脊髓有 3 层被膜，从外向内依次为硬膜、蛛网膜、软膜。其形成的主要结构有硬膜外隙、蛛网膜下隙、硬脑膜窦、硬脑膜隔及脉络丛等。供应脑的动脉有颈内动脉和椎-基底动脉。颈内动脉分支有后交通动脉、脉络丛前动脉、大脑前动脉和大脑中动脉。椎-基底动脉分支有小脑下后动脉、小脑下前动脉、迷路动脉、脑桥动脉、小脑上动脉、大脑后动脉等。脊髓的动脉有脊髓前动脉、脊髓后动脉。此外，还有节段性动脉的加强。脑脊液是由各脑室的脉络丛产生，其循环途径为：左、右侧脑室→（经室间孔）→第三脑室→（中脑水管）→第四脑室→（经正中孔和外侧孔）→蛛网膜下隙→（蛛网膜粒）→硬脑膜窦。

（孟　健）

练 习 题

一、选择题

A1 型题

1. 参与形成脉络丛的是
   - A. 硬脊膜
   - B. 蛛网膜
   - C. 软脊膜
   - D. 硬脑膜
   - E. 软脑膜

2. 脑干和小脑的血供来源于
   - A. 大脑前动脉
   - B. 大脑中动脉
   - C. 大脑后动脉
   - D. 椎-基底动脉
   - E. 大脑小动脉

3. 硬膜外麻醉是将药物注入
   - A. 硬膜下隙
   - B. 小脑延髓池
   - C. 蛛网膜下隙
   - D. 硬膜外隙
   - E. 终池

4. 有关脑动脉的描述中,错误的是
   - A. 来自颈内动脉和椎动脉
   - B. 脑动脉常与脑静脉伴行
   - C. 大脑中动脉供应大脑半球上外侧面
   - D. 中央支供应尾状核、豆状核及内囊等
   - E. 大脑后动脉是基底动脉的终支

5. 有关海绵窦的描述,错误的是
   - A. 位于蝶鞍两侧
   - B. 为硬脑膜两层间不规则腔隙
   - C. 海绵窦内侧壁内有颈内动脉和三叉神经通过
   - D. 外侧壁内有动眼神经、滑车神经、眼神经和上颌神经通过
   - E. 海绵窦与颅外静脉有广泛的交通和联系

二、思考题

1. 试述腰椎穿刺的部位及层次。
2. 简述脑脊液的产生及循环。

355

胚胎学奠基人——冯·贝尔（von Bear）

德裔俄国生物学家、人类学家和胚胎学的奠基人——冯·贝尔（von Bear），1792 年 2 月 17 日出生，卒于 1876 年 11 月 28 日。曾先后担任过解剖学副教授、动物学教授、医学院院长和校长等职务。他最早发现了脊索，提出神经褶是中枢神经系统的原基，并阐明了胎膜（羊膜、绒毛膜、尿囊膜）的发育和功能。最大的贡献是 1827 年第 1 次发现并证实了卵子。他发现脊椎动物的胚胎在早期极其相似。他通过精细的比较研究，指出所有脊椎动物的胚胎都有一定程度的相似，在分类上亲缘关系愈近，胚胎的相似程度愈大。在发育过程中，门的特征最先出现，纲、目、科、属、种的特征随后依次出现。这就是胚胎学上的 Bear 法则。

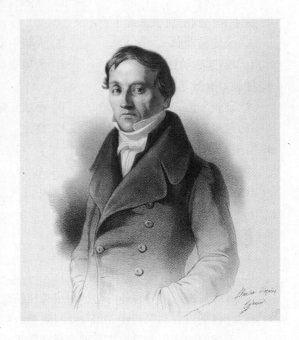

1846 年当选为俄国彼得堡科学院院士。1855 年，德国学者 Remark（1815—1865）根据 Wolff 与 Baer 的一些报告及自己的观察，提出胚胎发育的三胚层学说，成为描述胚胎学起始的重要标志。

（郝立宏　辑）

第三篇　胚　胎　学

胚胎学（embryology）是研究生物个体发生、发育及其机制与规律的科学。人类是生物中进化程度最高、结构与功能最复杂的有机体，起源于一个细胞——**受精卵**（fertilized ovum）或称**合子**（zygote）。受精卵经增殖、分裂和分化等一系列复杂的过程，最终发育为成熟的胎儿。研究人体的发生、发育及其机制的科学，称**人体胚胎学**（human embryology），研究内容包括生殖细胞发生、受精、胚胎发育、胚胎与母体的关系及先天畸形等。

（一）胚胎学研究的历史回顾

胚胎学的研究历经了几十个世纪。依据研究方法的不同，形成了几个主要分支学科。

1. **描述胚胎学**（descriptive embryology）　用组织学和解剖学方法，研究胚胎发育的形态演变规律，包括外形演变、系统形成、细胞的增殖、迁移和凋亡等。

2. **比较胚胎学**（comparative embryology）　重点研究不同种系（动物，包括人类）的胚胎发育过程，比较其异同点，为探讨生物进化过程及其内在联系提供依据。

3. **实验胚胎学**（experimental embryology） 对胚胎或体外培养的胚胎组织给予化学或物理等因素刺激,观察其对胚胎发育的影响,以研究胚胎发育的内在规律与机制。

4. **化学胚胎学**（chemical embryology） 应用化学与生物化学技术揭示胚胎生长发育过程中,不同化学物质的质与量的变化规律及代谢过程。

5. **分子胚胎学**（molecular embryology） 用分子生物学理论和方法,探索胚胎发生过程中基因表达的时间顺序、空间分布与调控因素,研究各种蛋白质在胚胎发育中的作用,以阐明胚胎发育的分子过程和机制。

6. **畸形学**（teratology） 研究各种先天畸形发生的原因、机制和预防措施。

7. **生殖工程学**（reproductive engineering） 主要是应用体外受精、胚胎移植、配子和胚胎冻存等技术,获得人们期望的新个体,如试管婴儿和克隆动物等。

（二）发育生物学的现代概念

发育生物学是分子胚胎学与实验胚胎学、细胞生物学、化学胚胎学、分子遗传学和畸形学等学科互相渗透而发展起来的一门交叉学科,是当今胚胎学最重要的分支学科。

现代胚胎学的研究认为,胚胎发育是众多与增殖、分化等发育相关的基因在时间和空间上严格的程序性表达,即遗传程序决定的。**医学发育生物学**（medical developmental biology）,是从发育的角度研究人体组织和器官形成过程中细胞增殖和分化的时间性、空间性和方向性,以及对自身和其他细胞形态和功能的影响,进而探寻与发育相关疾病的成因以及防治的方法和途径。人体许多疾病,尤其一些重大疾病属于细胞、组织、器官缺陷性疾病,与发育过程密切相关。发育生物学已成为现代生命科学的重要基础学科。随着生命科学和生物技术的快速进展,使人类有能力在一定程度上干预甚至驾驭人体的发育过程,从而有效地治疗疾病,促进人类健康。

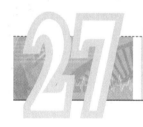

第二十七章

人胚早期发育

 学习目标

1. 掌握:受精和植入的概念、时间和部位;胚泡和胚盘的结构;胎盘的结构和功能;致畸敏感期。

2. 熟悉:胚胎发育的分期;胚盘的主要分化;胎膜的组成和主要功能。

3. 了解:胚期及胎期的外形特征;双胎、联胎和多胎的形成;先天畸形的种类和成因。

人类是生物中进化程度最高、结构与功能最复杂的有机体,起源于一个细胞——**受精卵**（fertilized ovum）或称**合子**（zygote）。受精卵经过增殖、分裂和分化等一系列复杂的过程,最终发育为成熟的胎儿。研究人体的发生、发育及其机制的科学,称**人体胚胎学**（human embryology）。

人胚胎在子宫中的发育经历38周左右（约266天）,分两个时期:①从受精到第8周末为**胚**

期(embryonic period),此期受精卵由单个细胞经过迅速而复杂的增殖、分裂和分化,历经胚(embryo)的不同阶段;至此期末,各器官、系统与外形初具人体雏形。②从第9周至出生为**胎期**(fetal period),此期内**胎儿**(fetus)逐渐长大,各器官、系统继续发育分化,部分器官的功能逐渐出现并进一步完善。

人胚早期发育是指自受精卵至第8周末的发育期。本章主要叙述生殖细胞、受精、胚期发育、胚胎与母体的关系及先天畸形等。

第一节 生殖细胞与受精

一、生 殖 细 胞

生殖细胞(germ cell)指精子和卵子。在其发生过程中经过两次成熟分裂,染色体数目减少一半,为单倍体细胞,即仅有23条染色体,其中22条是常染色体,1条是性染色体。

1. 精子的获能 精子在附睾内贮存及在男性生殖管道内运行过程中,精液内有一种糖蛋白包裹于精子头部,阻止了顶体酶的释放。因此射出的精子虽有运动能力,却无受精能力。精子在女性生殖管道内运行过程中,该糖蛋白被子宫和输卵管上皮细胞分泌的酶降解,获得受精能力,称**获能**(capacitation)。

2. 卵的成熟 自卵巢排出的次级卵母细胞处于第2次成熟分裂的中期,进入并停留在输卵管壶腹,等待与精子结合。若未受精,于排卵后12~24小时内退化。

二、受 精

受精(fertilization)是成熟获能的精子与卵结合形成受精卵的过程。

1. 受精的过程 当获能精子接触放射冠时,顶体被激活,释放顶体酶,溶解放射冠与透明带,打开一个只能通过一个精子进入次级卵母细胞的通道。精子的质膜与次级卵母细胞的质膜融合,随即精子的胞核和胞质进入卵细胞内(图27-1)。在精-卵质膜接触的瞬间,次级卵母细胞活化,释放卵皮质颗粒,水解透明带的精子受体(ZP_3糖蛋白),使透明带的结构及化学成分发生变化,不能再与精子结合,从而阻止了其他精子穿越,保证了单精受精。

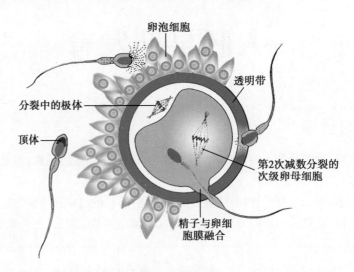

图 27-1 受精过程示意图

精子的穿越激发了次级卵母细胞启动并完成第2次成熟分裂。进入卵内的精子的胞核和卵细胞的胞核逐渐膨大,分别称雄原核和雌原核。2个原核相互靠近,核膜消失,染色体混合,形成二倍体的**受精卵**,又称**合子**。

2. 受精的条件　精子与卵子要完成受精,需满足以下条件:①男、女生殖管道畅通;②有足够数量的精子,若每毫升精液内的精子数低于 500 万个,受精的可能性几乎为零;③精子的形态正常并获能,畸形精子(小头、双头、双尾等)的数量不能超过 40%;④精子有活跃的直线运动和爬高运动能力;⑤次级卵母细胞在排卵前处于第 2 次成熟分裂的中期;⑥精子和卵子适时相遇:精子进入女性生殖管道后,需在 20 小时内与卵子结合;排卵后,卵子 12 小时内具有受精能力,若错过此期,即使两者相遇也不能结合;⑦雌激素、孕激素水平正常。

3. 受精的意义　受精激活了卵内储备、关闭状态的发育信息,受精卵进行快速的分裂分化、形成一个新的个体。新个体既有双亲的遗传特征,又有不同于亲代的新性状。受精恢复了染色体数目,并且决定了新个体的遗传性别,受精卵核型为 46,XX 时,胚胎为女性;若为 46,XY 时,胚胎则为男性。

第二节　植入前的发育

一、卵　裂

受精卵一旦形成,便开始一边进行细胞分裂,一边被推向子宫方向。由于受精卵外有透明带包裹,并且细胞在分裂间期无生长过程,受精卵的胞质被不断分割到子细胞中,随着细胞数目的增加,细胞体积逐渐变小。受精卵这种特殊的有丝分裂,称**卵裂**(cleavage)(图 27-2)。卵裂产生的子细胞,称**卵裂球**(blastomere)。受精后第 3 天,形成一个含 12 ～ 16 个卵裂球的实心细胞团,称**桑葚胚**(morula)。在卵裂的同时,由于输卵管平滑肌的节律性收缩,黏膜上皮细胞纤毛的摆动和输卵管腔内液体的流动,使受精卵逐渐向子宫方向移动。受精后 72 小时,桑葚胚已进入子宫腔内。

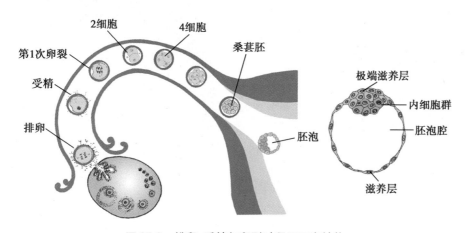

图 27-2　排卵、受精与卵裂过程及胚泡结构

二、胚泡形成

桑葚胚细胞继续分裂,当卵裂球数达 100 个左右时,细胞间开始出现小的腔隙,最后融合成一个大腔,称**胚泡腔**(blastocyst cavity)。此时,实心的桑葚胚演变为中空的泡状,称**胚泡**(blastocyst,见图 27-2)。胚泡壁为一层扁平细胞,与吸收营养有关,称**滋养层**(trophoblast);腔内的一侧有一细胞团,称**内细胞群**(inner cell mass),内细胞群的细胞即为**胚胎干细胞**(embryonic stem cell,ES cells);覆盖在内细胞群外面的滋养层,称**极端滋养层**。胚泡于受精后第 4 天形成并到达

子宫腔。胚泡不断增大,第4天末,透明带变薄、消失。胚泡逐渐与子宫内膜相互识别、接触,植入开始。

第三节　植入和植入后的发育

一、植　入

胚泡逐渐埋入子宫内膜的过程,称**植入**(implantation),又称**着床**(imbed)。植入于受精后第5~6天开始,第11~12天完成。

1. **植入过程**　透明带消失后,胚泡的极端滋养层与子宫内膜接触,并分泌蛋白酶消化与其接触的子宫内膜,胚泡沿着被消化组织的缺口逐渐侵入子宫内膜功能层。胚泡全部植入子宫内膜后,缺口处上皮修复,植入完成(图27-3)。

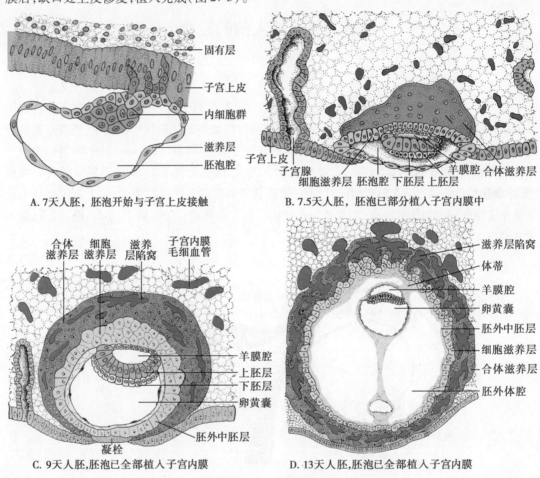

A. 7天人胚,胚泡开始与子宫上皮接触

B. 7.5天人胚,胚泡已部分植入子宫内膜中

C. 9天人胚,胚泡已全部植入子宫内膜

D. 13天人胚,胚泡已全部植入子宫内膜

图 27-3　植入过程示意图

2. **植入部位**　通常在子宫体和底部。若植入近子宫颈处并形成胎盘,称**前置胎盘**。前置胎盘于妊娠晚期易发生胎盘早剥而导致大出血,于分娩时可阻塞产道,导致胎儿娩出困难。植入子宫以外部位,称**宫外孕**,常见于输卵管,也可发生于肠系膜、卵巢等处(图27-4)。宫外孕的胚胎多因营养供应不足早期死亡,少数植入输卵管的胚胎发育到较大后,引起输卵管破裂,导致母体严重内出血。

3. **植入条件**　正常植入需具备下述条件:①雌、孕激素分泌正常;②子宫内环境正常;③胚泡准时进入子宫腔,透明带及时溶解消失;④子宫内膜发育阶段与胚泡发育同步。

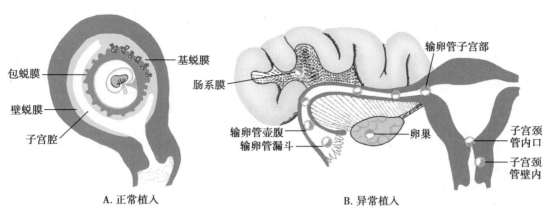

A. 正常植入   B. 异常植入

图 27-4   植入部位示意图

在胚泡植入子宫内膜的过程中,子宫内膜及胚泡均发生迅速的分化与发育。

 课堂互动

请用学过的知识思考应该如何避孕?除了干预受精的环节,在植入环节能否干预?

植入是遗传构成不同的两种组织——胚泡和子宫内膜的相互识别、相互黏附和相互容纳的过程。这一复杂的过程受雌、孕激素的调控和多种细胞因子的介导,同时受宫腔内环境的影响。这些因素中任一环节出现异常,都会引起植入不能性不孕。在这些环节上进行干预,即通常所说的"事后避孕"。

二、蜕 膜 形 成

植入后,分泌期子宫内膜进一步增厚,血液供应更加丰富,腺体分泌更加旺盛,基质细胞变肥大并含丰富的糖原和脂滴,子宫内膜的这些变化,称**蜕膜反应**(decidual response)。发生了蜕膜反应的子宫内膜,称**蜕膜**(decidua)。子宫内膜的基质细胞改称**蜕膜细胞**(decidual cell)。

依据蜕膜与胚的关系(图 27-4),蜕膜分 3 部分:①基蜕膜,位于胚深部的蜕膜,随着胚胎的发育而不断扩大、增厚,参与胎盘的形成;②包蜕膜,覆盖在胚宫腔侧的蜕膜;③壁蜕膜,子宫其余部分的蜕膜。壁蜕膜与包蜕膜之间为子宫腔。

三、二胚层胚盘及相关结构的发生

1. 滋养层的分化   植入过程中,极端滋养层迅速增生,滋养层变厚并分化为两层。外层细胞互相融合,细胞间界限消失,称**合体滋养层**(syncytiotrophoblast);内层细胞界限清楚,称**细胞滋养层**(cytotrophoblast)(图 27-3)。合体滋养层内出现一些小的腔隙,称**滋养层陷窝**,与蜕膜的小血管相通,其内充满母体血液。滋养层向外长出许多突起侵入蜕膜,直接与母体血接触,并进行物质交换,为胚泡发育提供营养。

2. 内细胞群的分化   植入同时,内细胞群细胞增殖、分化为两层。邻近滋养层的一层柱状细胞,称**上胚层**(epiblast);靠近胚泡腔一侧的一层立方形细胞,称**下胚层**(hypoblast)。

继之,在上胚层细胞与滋养层之间出现一个腔隙,称**羊膜腔**(amniotic cavity),上胚层构成羊膜腔的底。下胚层周边的细胞向腹侧生长、延伸,形成**卵黄囊**(yolk sac),下胚层构成卵黄囊的顶。上胚层和下胚层紧密相贴,逐渐形成一圆盘状结构,称**胚盘**(embryonic disc)(图 27-3),又称二胚层胚盘。胚盘是人体发生的原基。胚盘以外的结构,形成胚的附属成分,对胚盘起营养和保护作用。

卵黄囊及羊膜腔形成的同时,其与细胞滋养层之间出现一些疏松排列的细胞和细胞外基质,称**胚外中胚层**(extraembryonic mesoderm)。第 2 周末,在胚外中胚层内也出现了一些小的腔隙,称**胚外体腔**(extraembryonic coelom),继而,小腔隙逐渐融合成一个大的胚外体腔。随着胚外体腔的扩大,仅有少部分胚外中胚层连于胚盘尾端与滋养层之间,该部分胚外中胚层称**体蒂**(body stalk)(图 27-3)。体蒂将发育为脐带的主要部分。

四、三胚层胚盘及相关结构的形成

第 3 周初,上胚层部分细胞迅速增生,在胚盘一端中轴汇聚,形成一条细胞索,称**原条**(primitive streak)。它的形成决定了胚盘的头尾方向,即原条出现的一端为胚盘尾端。原条头端略膨大,称**原结**(primitive node)(图 27-5)。

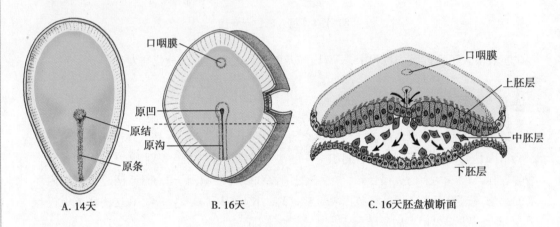

A. 14天　　　　　　　B. 16天　　　　　　　C. 16天胚盘横断面

图 27-5　胚盘,示原条、中胚层的形成

原条的细胞继续增殖,并向深部迁移,形成沟状凹陷,称**原沟**(primary groove)。原沟底的细胞在上、下胚层间呈翼状扩展迁移,部分细胞在上、下胚层间形成一新的细胞层,称**中胚层**(mesoderm)(图 27-5);中胚层在胚盘边缘与胚外中胚层衔接;部分细胞迁入下胚层,逐渐替换下胚层细胞,形成一新的细胞层,称**内胚层**(endoderm);当内胚层和中胚层形成之后,上胚层改称**外胚层**(ectoderm)。第 3 周末,三胚层胚盘已形成,胚盘呈椭圆形,头端大,尾端小。三个胚层均来源于上胚层。

原结细胞增殖、下陷形成**原凹**(primitive pit)。原凹的上胚层细胞向头端迁移,在内、外胚层之间形成一条单独的细胞索,称**脊索**(notochord)。原条和脊索构成了胚盘的中轴,对早期胚胎起支持作用。以后脊索逐渐退化,形成椎间盘的髓核。

在脊索的头端和原条尾端各有一个无中胚层小区,此处内、外胚层直接相贴,分别称**口咽膜**(oropharyngeal membrane)(图 27-5)和**泄殖腔膜**(cloacal membrane)。口咽膜前端的中胚层为**生心区**(cardiac primordia),是心发生的原基。

随着胚体发育,脊索向胚盘头端增长迅速,原条生长缓慢,相对缩短,最终消失。若原条细胞残留,胎儿出生后于骶尾部形成源于三个胚层组织的肿瘤,称畸胎瘤。

五、三胚层的分化和胚体形成

(一) 外胚层的分化

在脊索的诱导下,脊索背侧的外胚层细胞增厚,形成**神经板**(neural plate),也称**神经外胚层**(neural ectoderm),是神经系统发生的原基。其余部分称**表面外胚层**。

神经板沿胚体长轴生长并下陷形成**神经沟**(neural groove)。神经沟两侧边缘隆起,称**神经褶**(neural fold)。第 3 周末,神经沟加深,神经褶向中央靠拢并愈合形成**神经管**(neural tube)。神经管由胚体中段向两端延伸,此期神经管的头端和尾端分别留有**前神经孔**(anterior neuropore)及**后神经孔**(posterior neuropore)(图 27-6)。约第 4 周末,神经孔闭合。神经管两侧的表面外胚层在其背侧愈合,使神经管独立游离于表面外胚层的深面。神经管是中枢神经系统的原基,其头端发育迅速,为脑的原基;其余部分较细,为脊髓的原基;中央的管腔将演化为脑室和中央管。神经管还发育形成松果体、神经垂体和视网膜等。在胚胎发育过程中,若失去了脊索的诱导作用或受到致畸因子的影响,致使前神经孔不闭合,将形成**无脑畸形**(anencephaly),常伴有颅顶骨发育不全;若后神经孔不闭合,将形成**脊髓裂**(myeloschisis),常伴有相应节段的脊柱裂。

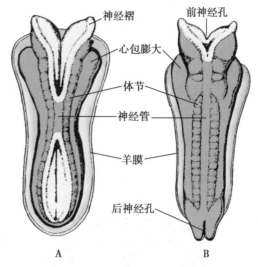

图 27-6　神经管及体节的形成
A. 约 22 天;B. 约 23 天

未参与封闭神经管的神经褶细胞,在神经管的背外侧形成头、尾走行的 2 条纵行细胞索,称**神经嵴**(neural crest)(图 27-7),是周围神经系统的原基,将分化形成脑神经节、脊神经节、自主神经节及周围神经,并能远距离迁移,形成肾上腺髓质及某些神经内分泌细胞等。

被覆于胚体的表面外胚层,将分化为表皮及其附属结构、釉质、角膜上皮、晶状体、内耳迷路和腺垂体等。

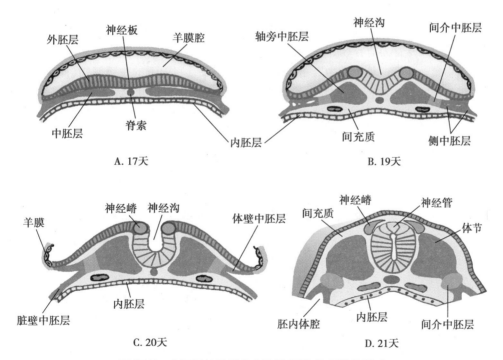

图 27-7　中胚层的早期分化及神经管、神经嵴的形成

(二) 中胚层的分化

第 3 周初,中胚层位于脊索的两侧,呈均匀的一层。继之靠近胚体中轴的中胚层细胞增生,在脊索两侧形成 2 条增厚的细胞带,称**轴旁中胚层**(paraxial mesoderm)(图 27-7B);胚体中轴最外侧的薄层细胞,称**侧中胚层**(lateral mesoderm)(图 27-7B);二者之间的部分,称**间介中胚层**(intermediate mesoderm)(图 27-7D)。其余散在的中胚层细胞则形成**间充质**(mesenchyme)。

1. 轴旁中胚层　细胞迅速增殖,随即横裂为块状细胞团,称**体节**(somite)(图 27-6,图 27-

7D)。体节左、右成对,从颈部向尾侧依次形成,每天约生成 3 对,第 5 周末,体节全部形成,共
42~44 对。从胚体表面即能分辨体节,故它是胚胎早期推测胚胎龄的重要标志之一。随着发
育,体节中央出现体节腔(图 27-8)。体节腔腹内侧部的细胞,称**生骨节**(sclerotome),将分化为
机体中轴的软骨与骨,形成脊柱等;体节腔的背内侧部和背外侧部,称**生肌节**(myotome),将分化
为机体背部、体壁和四肢的骨骼肌;体节腔的背中侧部,称**生皮节**(dermatome),将分化为背侧的
真皮和皮下组织。

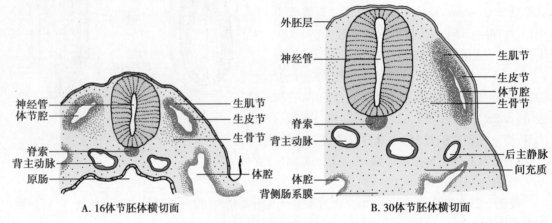

A. 16体节胚体横切面　　　　　　　　　　B. 30体节胚体横切面

图 27-8　体节的分化

2. **间介中胚层**　分化为泌尿生殖系统的主要器官。其头端节段性生长形成**生肾节**(neph-
rotome)(图 27-9),发育为前肾,随即退化。其余部分呈索状增生形成**生肾索**(nephrogenic cord),
生肾索细胞增殖分化形成外侧的**中肾嵴**(mesonephric ridge)和内侧的**生殖腺嵴**(gonadal ridge)。
中肾嵴发育为中肾,尾端的间介中胚层发育为后肾;中肾大部分退化,后肾保留为人体永久肾。
生殖腺嵴演化为生殖腺和生殖管道等主要器官。

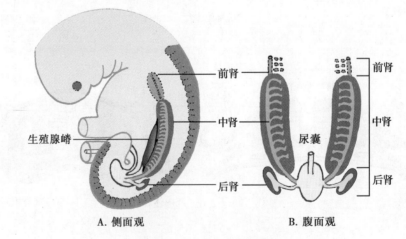

A. 侧面观　　　　　　　　　　B. 腹面观

图 27-9　间介中胚层的分化

3. **侧中胚层**　开始为一薄层,很快出现腔隙,称**胚内体腔**(intraembryonic coelomic cavity),
将侧中胚层分为两层:与外胚层相贴者,称**体壁中胚层**(parietal mesoderm),与内胚层相贴者,称
脏壁中胚层(visceral mesoderm)(图 27-7)。体壁中胚层分化为腹膜壁层以及胸腹部和四肢的真
皮、骨骼肌、骨和血管等;脏壁中胚层包于原始消化管的外侧,分化为腹膜脏层以及消化、呼吸管
壁的肌组织、血管和结缔组织等。胚内体腔依次分隔形成心包腔、胸膜腔和腹膜腔。

在中胚层分化过程中,散在于内、中、外胚层之间的间充质细胞(图 27-7)具有向不同方向分
化的潜能,将分化成结缔组织、肌组织和心血管系统等。

（三）内胚层的分化

胚体形成的同时,内胚层逐渐卷入胚体内形成管状结构,称**原始消化管**(primitive gut)(图 27-10),又称**原肠**(primitive gut)。原始消化管的头端部分为**前肠**(foregut);尾端部分为**后肠**(hindgut);位于前、后肠之间与卵黄囊相连的部分为**中肠**(midgut)。前肠的头端有口咽膜封闭,后肠末端的腹侧有泄殖腔膜封闭。与中肠相连的卵黄囊部分逐渐变细形成卵黄蒂。第 6 周末,卵黄蒂闭锁,原始消化管随即成为一条位于神经管及脊索腹侧的纵行管,它是消化系统与呼吸系统上皮的原基。

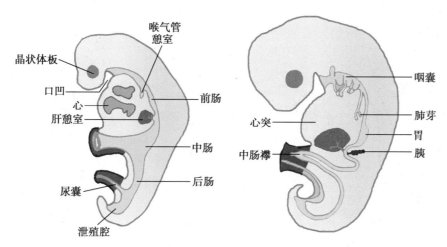

图 27-10 原始消化管的早期演变

第 3 周末,口咽膜破裂,前肠开口于羊膜腔。第 8 周末,泄殖腔膜背侧的肛膜破裂,原始消化管尾端亦开口于羊膜腔。前肠主要发育为咽、食管、胃、十二指肠上段、肝、胆、胰以及喉以下的呼吸系统;中肠发育为从十二指肠中段至横结肠右 2/3 部的肠管;后肠发育为横结肠左 1/3 部至肛管上段的肠管。原始消化管发育为上述各段的黏膜上皮与腺体。

（四）胚体形成

早期胚盘为扁平的盘状结构。第 4 周初,由于体节及神经管生长迅速,胚盘中央部的生长速度远较胚盘边缘快,致使扁平的胚盘向羊膜腔内隆起。在胚盘的周缘出现了明显的卷折,头、尾端的卷折,称**头褶**(head fold)和**尾褶**(tail fold),两侧缘的卷折,称**侧褶**(lateral fold)。随着胚的生长,头、尾褶及侧褶逐渐加深,随之,胚盘由圆盘状变为圆柱状的胚体,第 4 周末,胚体(从头至尾)呈"C"字形(图 27-11)。第 5 ~ 8 周胚体外形有明显的变化,至第 8 周末初具人形,主要器官和系统在此期内形成,故此期称**器官发生期**(organogenetic period)。

六、胚胎龄的推算和胚胎各期外形特征

（一）胚胎龄的推算

胚胎龄的表示方法有两种。

1. 胚胎的月经龄 从孕妇末次月经的第 1 天算起,至胎儿娩出,共 40 周左右。由于排卵时间通常是在月经周期的第 14 ~ 15 天,以及月经周期的个体差异,故月经龄的推算法与实际的胚胎龄难免有误差。但月经龄的起始日容易准确记忆,常用于临床预产期的计算。

2. 胚胎的受精龄 从受精之日起推算胚胎龄。受精一般发生在末次月经第 1 天之后的 2 周左右,故从受精到胎儿娩出约为 38 周。

早期人胚可利用发生中出现的形态特点推算胚胎龄。如 12 个卵裂球时,约为第 3 天,二胚层胚盘为第 2 周;对于 4 ~ 5 周可用体节数来推算,如 4 对体节约为 20 天、10 对体节约为 22 天等;第 5 ~ 8 周可利用腮弓、颜面及四肢的特点来推算。

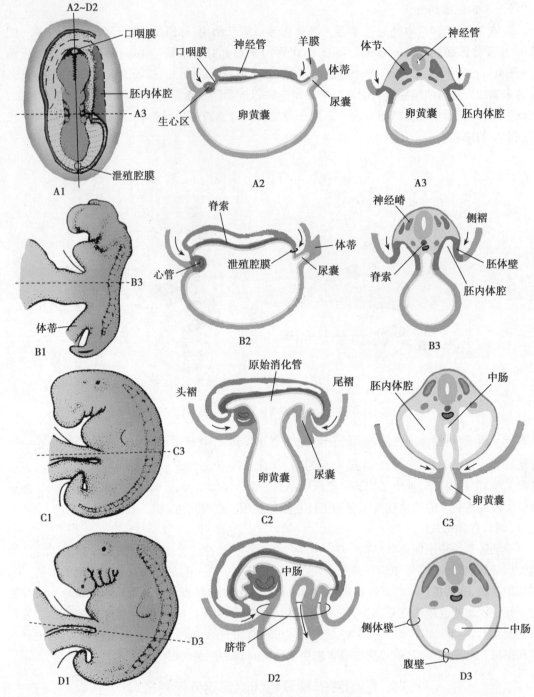

图 27-11 人胚体形成与三胚层分化

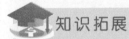

预产期的推算

临床上预产期是指对胎儿出生日期的预计。根据受精龄的概念和胚胎发育的时限,推导出了预产期的计算公式:年+1,月-3(或当年月+9),日+7。即末次月经的年份加1,月份减3,日加7天。例如某孕妇末次月经的第1天是2012年11月8日,其预产期就应该为2012年+1=2013年,11月-3=8月,8日+7=15日,即2013年8月15日分娩。此数字并非绝对准确,在前后2周之内均属正常。

（二）胚胎各期外形特征

胚胎各期形态特点及外部特征见表27-1,表27-2。

表27-1　胚的外形特征与长度

胚龄（周）	外形特征	长度（mm）
第1周	受精、卵裂、进入子宫、胚泡形成、植入开始	
第2周	植入完成,二胚层胚盘形成,绒毛膜初步形成	0.1~0.4（GL）
第3周	原条、脊索、神经管、体节出现,三胚层胚盘形成,血管、血细胞出现	0.5~1.5（GL）
第4周	胚体逐渐形成,神经孔闭合,眼、耳、鼻原基初现,脐带与胎盘形成	1.5~5.0（GL）
第5周	肢芽出现,手板明显,心膨隆,体节30~44对	4~8（CRL）
第6周	肢芽分两节,足板明显,视网膜出现色素,耳廓隆突明显	7~12（CRL）
第7周	胚体渐直,手指明显,足趾可见、颜面形成	10~21（CRL）
第8周	胚体变直、颜面似人形,腹部膨隆、脐疝明显,指、趾明显,外生殖器发生,但不能分辨性别	27~35（CRL）

GL:最长值;此法用于4周前的人胚,因为此期胚体较直,便于直接测量。
CRL:顶臀长,又称坐高;从头部最高点至尾部最低点之间的长度。此法用于测量4周以后胚胎。

表27-2　胎儿各期主要特征、身长及体重

胎龄（周）	外形特征	身长（CRL,mm）	体重（g）
9	眼睑闭合,外阴性别不可分辨	50	8
10	指甲发生,脐疝消失	61	14
12	胎头特大、颈明显,外阴可分辨性别	87	45
14	趾甲出现,下肢发育良好	120	110
16	骨骼、肌肉发育、头渐直,皮肤很薄,耳廓伸出,胎动明显	140	200
18	胎脂出现	160	320
20	胎毛出现,有吞咽活动,可听出胎心音	270	460
22	皮肤薄而红皱	210	630
24	指甲发育良好,胎体瘦	230	820
26	眉毛出现,眼睑部分睁开	250	1000
28	眼张开,睫毛、头发明显、体瘦有皱纹,早产可存活	270	1300
30	趾甲全出现,睾丸开始下降	280	1700
32	指甲达指尖,皮肤平滑、粉红	300	2100
36	胎体已较丰满,胎毛开始脱落、体表外观红色消退,趾甲越过趾尖,四肢屈曲	340	2900
38	胸部发育良好,乳腺略突出,四肢变圆,睾丸降入阴囊	360	3400

第四节　胎膜与胎盘

胎膜与胎盘是胚胎发育过程中的一些附属结构,对胚胎起保护、营养、呼吸、排泄和内分泌等作用。胎儿娩出后,胎膜和胎盘一并排出,总称**衣胞**（afterbirth）。

一、胎　膜

胎膜（fetal membrane）包括绒毛膜、羊膜、卵黄囊、尿囊和脐带（图27-12）。

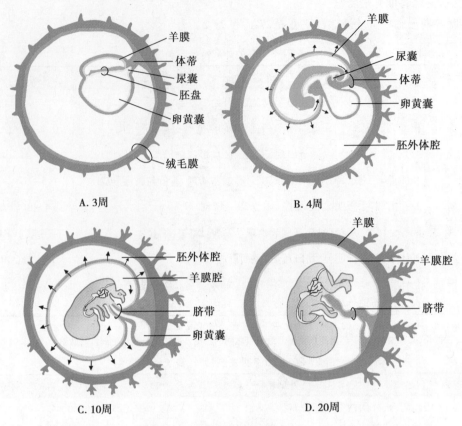

图 27-12　胎膜的演变

1. 绒毛膜（chorion）　胚泡植入子宫蜕膜后，以细胞滋养层为中轴，外裹合体滋养层，在胚泡表面形成许多绒毛样的突起，称**绒毛**（villus）。胚外中胚层形成后，与滋养层紧密相贴形成**绒毛膜板**（chorionic plate）。绒毛膜板及由此发出的绒毛，统称**绒毛膜**（图 27-12）。继之，胚外中胚层伸入绒毛内，其内的间充质分化为结缔组织和血管，并与胚体内的血管相通（图 27-13）。绒毛末端的细胞滋养层细胞增殖，穿越合体滋养层插入蜕膜内，形成细胞滋养层壳，使绒毛膜与蜕膜牢固连接（图 27-16）。

合体滋养层细胞溶解邻近的蜕膜组织与其内的小血管，形成**绒毛间隙**（图 27-14），绒毛间隙内充满母体血液。绒毛浸浴其中，胚胎借绒毛汲取母血中的营养物质并排出代谢产物。

胚胎早期，绒毛分布均匀。第 8 周后，基蜕膜侧的绒毛因营养丰富而生长旺盛，形成**丛密绒毛膜**（chorion frondosum），与基蜕膜共同构成胎盘。包蜕膜侧的绒毛因营养不良而退化，称**平滑绒毛膜**（chorion leave），平滑绒毛膜和包蜕膜逐渐与壁蜕膜融合，参与衣胞的构成（图 27-12，图 27-14）。

在绒毛膜发育过程中，若绒毛膜中的血管发育不良，则会影响胚胎发育甚至导致胚胎的死亡。如绒毛表面的滋养层细胞过度增生，绒毛中轴间质变性水肿，血管消失，胚胎被吸收而消失，整个胎块变成囊泡状，形成葡萄状结构，称**葡萄胎**。如果滋养层细胞恶变则为**绒毛膜上皮癌**。

2. 羊膜囊（amnion）　为半透明薄膜。羊膜最初附着于胚盘边缘，随着胚体凸入羊膜腔，羊膜腔迅速扩大，逐渐使羊膜与平滑绒毛膜相贴，胚外体腔消失；随着圆柱状胚体的形成，羊膜逐渐在胚体的腹侧汇聚并包裹于体蒂表面，将胎儿封闭于羊膜腔内（图 27-12，图 27-14）。

羊膜腔内的液体，称**羊水**（amniotic fluid）。妊娠早期的羊水无色透明，由羊膜上皮细胞不断分泌和吸收；妊娠中期以后，胎儿开始吞咽羊水，其消化、泌尿系统的排泄物及脱落的上皮

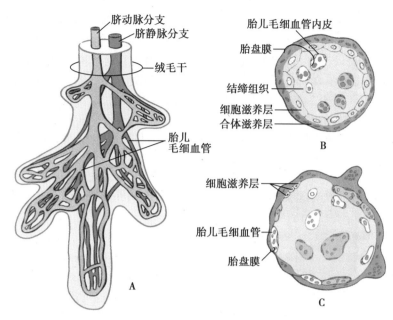

图 27-13　绒毛膜结构模式图
A. 纵切面；B、C. 横切面（B. 早期绒毛；C. 晚期绒毛）

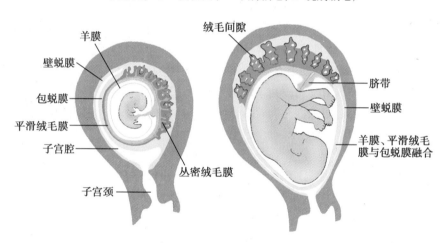

图 27-14　胎膜、蜕膜与胎盘的形成与变化示意图

细胞也进入羊水，羊水变浑浊。羊水的主要作用：防止胎儿肢体粘连；缓冲外力对胎儿的振动和压迫；分娩时有扩张宫颈和冲洗产道作用。穿刺吸取羊水进行羊水细胞染色体检查或测定羊水中某些生化指标，能早期诊断某些遗传性疾病。足月胎儿的羊水约 1000ml，少于 500ml 为羊水过少，常见于胎儿无肾或尿道闭锁等；多于 2000ml 为羊水过多，常见于消化管闭锁、无脑畸形等。

3. **卵黄囊**　人胚卵黄囊不发达，退化早。卵黄囊顶壁的内胚层随胚盘向腹侧包卷，形成原始消化管；留在胚外的部分被包入脐带后成为卵黄蒂，于第 5 周闭锁，卵黄蒂退化（见图 27-12）。如果卵黄蒂基部未退化消失，则在成人回肠壁上保留一盲囊，称**麦克尔憩室**。若卵黄蒂不闭锁，肠道与脐相通，出生后腹压增高时，粪便可从脐溢出，称**脐粪瘘**。卵黄囊壁外的胚外中胚层密集排列形成细胞团，称**血岛**（blood island），是人体造血干细胞的原基。卵黄囊尾侧的部分内胚层细胞，分化为**原始生殖细胞**（primordial germ cell，PGCs），由此迁移至生殖腺嵴。

4. **尿囊**（allantois）　是卵黄囊尾侧的内胚层向体蒂内长入的一个盲管（图 27-12）。尿囊根部参与形成膀胱顶部，其余部分称**脐尿管**，卷入脐带内并退化，体内部分闭锁为脐正中韧带。若脐尿管不闭锁,出生后腹压增高时,膀胱内的尿液可经此从脐漏出,称**脐尿瘘**。尿囊壁的胚外中胚层所形成的尿囊动脉和尿囊静脉,以后演化为脐带内的**脐动脉**和**脐静脉**。

5. 脐带(umbilical cord) 系胚体与胎盘间相连接的条索状结构,是胎儿与胎盘间物质运输的通道。早期脐带由羊膜包绕体蒂、脐尿管及卵黄蒂等结构而成(图 27-12,图 27-14),以后上述结构相继闭锁,其内仅有 2 条脐动脉和 1 条脐静脉以及黏液组织。

胎儿出生时,脐带长约 55cm。脐带过短可影响胎儿娩出或分娩时引起胎盘早期剥离而出血过多。脐带过长可发生缠绕胎儿颈部或其他部位,影响胎儿发育甚至导致胎儿死亡。

二、胎 盘

胎盘(placenta)是进行物质交换、营养、代谢、分泌激素和屏障外来微生物或毒素侵入、保证胎儿正常发育的重要器官。

(一) 胎盘的结构

1. 胎盘的大体结构 足月胎盘重约 500g,直径 15~20cm,中央略厚,边缘略薄。胎盘包括胎儿面和母体面。胎儿面光滑,表面覆盖羊膜,脐带附着于中央或稍偏,透过羊膜可见呈放射状走行的脐血管的分支。母体面粗糙,由不规则的 15~30 个**胎盘小叶**(cotyledon)(图 27-15)组成。

2. 胎盘的微细结构 胎盘由胎儿的丛密绒毛膜与母体的基蜕膜组成。胎儿面被覆羊膜,深面为绒毛膜板;母体面为基蜕膜构成的基板;中间为绒毛和绒毛间隙,间隙内充满着母体血。绒毛膜板发出 40~60 个**绒毛干**,每个绒毛干又分出数个分支。从基蜕膜上发出若干小

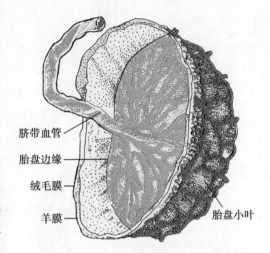

脐带血管
胎盘边缘
绒毛膜
羊膜
胎盘小叶

图 27-15 胎盘的外形模式图

隔,称**胎盘隔**,伸入绒毛间隙,将其分隔为胎盘小叶,每个小叶中含有 1~4 个绒毛干及其分支。胎盘隔的远端游离,不与绒毛膜板接触,因而胎盘小叶之间是不完全分隔,母体血可以在胎盘小叶之间流动。子宫动脉和子宫静脉穿过蜕膜开口于绒毛间隙(图 27-16)。

3. 胎盘的血液循环 胎盘内有母体和胎儿两套血液循环,两者的血液在各自的封闭管道内循

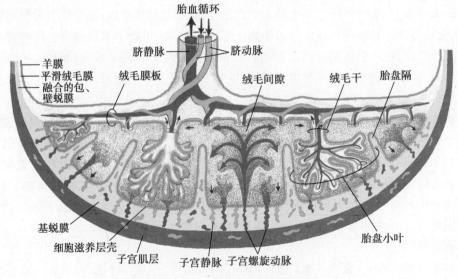

羊膜
平滑绒毛膜
融合的包、壁蜕膜
绒毛膜板
胎血循环
脐静脉 脐动脉
绒毛间隙
绒毛干
胎盘隔

基蜕膜
细胞滋养层壳
子宫肌层
子宫静脉 子宫螺旋动脉
胎盘小叶

图 27-16 胎盘的结构与血液循环模式图

环,互不混合,但能进行物质交换。母体动脉血由子宫螺旋动脉注入绒毛间隙,在此与绒毛内毛细血管的胎儿血进行物质交换后,由子宫静脉回流母体。胎儿的静脉血经脐动脉进入绒毛毛细血管,与绒毛间隙中的母体血进行物质交换后,成为动脉血,汇集入脐静脉回流到胎儿(图27-16)。

4. **胎盘屏障** 胎儿血与母体血在胎盘内进行物质交换所通过的结构,称**胎盘屏障**(placental barrier),又称**胎盘膜**(placental membrane)。胎盘屏障由合体滋养层、细胞滋养层及其基膜、绒毛内结缔组织、毛细血管基膜及内皮构成(图27-17)。妊娠晚期,由于细胞滋养层在许多部位消失,合体滋养层在某些部位变薄,母血与胎血间仅隔以薄层的合体滋养层、绒毛毛细血管内皮以及二者的基膜,更利于物质交换。合体滋养层在某些部位较厚,是合成与分泌雌激素的主要部位。

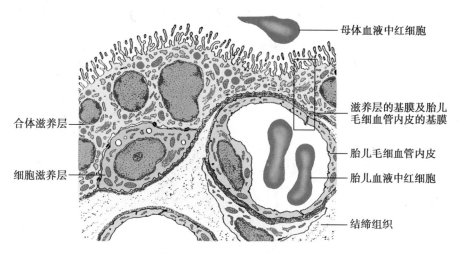

图27-17 胎盘屏障模式图(框内为晚期胎盘屏障)

左侧标注:合体滋养层、细胞滋养层

右侧标注:母体血液中红细胞、滋养层的基膜及胎儿毛细血管内皮的基膜、胎儿毛细血管内皮、胎儿血液中红细胞、结缔组织

(二)胎盘的功能

胎盘具有物质交换、屏障作用和内分泌等重要功能。

1. **物质交换** 选择性物质交换是胎盘的主要功能。胎儿通过胎盘从母血中获得营养和O_2,排出代谢产物和CO_2。某些药物、病毒和激素可以透过胎盘屏障进入胎儿体内,影响胎儿发育,故孕妇用药需慎重。

2. **内分泌功能** 胎盘形成后取代黄体,对维持妊娠起重要作用。胎盘的合体滋养层能分泌多种激素,主要有:①**绒毛膜促性腺激素**(human chorionic gonadotropin,HCG),促进黄体的生长发育,维持妊娠;抑制母体对胎儿、胎盘的免疫排斥作用。HCG在受精后第2周末即出现于母体血中,第9～11周达高峰,以后逐渐减少直到分娩;由于该激素在妊娠早期可以从孕妇尿中检出,故常作为诊断早孕的指标之一。②**人胎盘催乳素**(human placental lactogen,HPL),既能促进母体乳腺的生长发育,又能促进胎儿的代谢和生长发育。③**孕激素**(progestogen)和**雌激素**(estrogen),于妊娠第4个月开始分泌,逐渐替代黄体的功能,以继续维持妊娠。

第五节 双胎、多胎与联胎

一、双 胎

双胎(twins)又称孪生,双胎的发生率占新生儿的1%。双胎有两种。

1. **双卵双胎** 又称假孪生。卵巢一次排出2个卵,分别受精后发育为胎儿,占双胎的大多数。它们性别相同或不同,相貌和生理特性的差异如同一般的同胞兄妹。

2. **单卵双胎** 又称真孪生。1个受精卵发育为2个胚胎,此种孪生儿的遗传基因完全相同,是一种天然克隆。两个体间可以互相进行组织和器官移植而不引起免疫排斥反应。单卵孪生的发生可有以下情况(图 27-18):①形成 2 个卵裂球,由两个卵裂球各自发育成 1 个胎儿;②形成 2 个内细胞群,两个内细胞群各自发育成 1 个胎儿,③形成 2 个原条与脊索,诱导形成 2 个神经管,发育为 2 个胎儿。

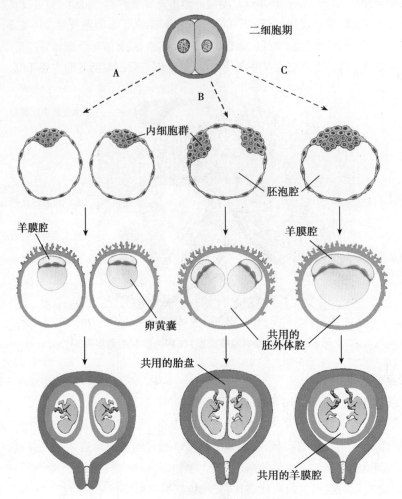

图 27-18 单卵双胎的形成示意图

二、多 胎

一次分娩出生 2 个以上的新生儿,称**多胎**(multiple birth)。多胎形成的原因与孪生相同,有单卵多胎、多卵多胎及混合多胎等 3 种类型。4 胎以上十分罕见。多胎不易存活。

三、联 胎

发生于真孪生。当 1 个胚盘出现 2 个原条并分别发育为 2 个胚胎时,若 2 个原条或内细胞群靠得较近,胚体形成时发生局部联接,称**联胎**(conjoined twins)。联胎有对称型和不对称型。对称型指两个胚胎大小相同,可有头联体双胎、臀联体双胎和胸腹联体双胎等。不对称型联胎是双胎一大一小,小者常发育不全,形成寄生胎或胎中胎。

第六节 先 天 畸 形

先天畸形(congenital malformation)是由于胚胎发育紊乱所致的出生时即可见的形态结构异

常。器官内部的结构异常或生化代谢异常,则在出生后一段时间或相当长时间内才显现。故将形态结构、功能、代谢和行为等方面的先天性异常,统称**出生缺陷**。

一、先天畸形的发生原因

先天畸形是胚胎发育紊乱的结果。在整个胚胎发育过程中,都有可能因为遗传因素调控或者环境因素刺激而导致发育异常。多数的先天畸形是遗传因素和环境因素相互作用的结果。

1. **遗传因素**　包括基因突变和染色体畸变。如果这些遗传改变累及了生殖细胞,由此引起的畸形就会遗传给后代。以染色体畸变引起的较多。

2. **环境因素**　能引起出生缺陷的环境因素,统称**致畸因子**(teratogen)。影响胚胎发育的环境因素包括母体周围环境、母体内环境和胚胎周围的微环境。环境致畸因子主要有5类:①生物性致畸因子,如风疹病毒、单纯疱疹病毒、梅毒螺旋体等;②物理性致畸因子,如各种射线、机械性压迫和损伤等;③致畸性药物,多数抗癌药物、某些抗生素、抗惊厥药物和激素等均有不同程度的致畸作用;④致畸性化学物质,在工业"三废"、食品添加剂和防腐剂中,含有一些有致畸作用的化学物质;⑤其他致畸因子,大量吸烟、酗酒、缺氧、严重营养不良等均有致畸作用。

二、致畸敏感期

胚胎发育的第3~8周是人体外形及其内部许多器官、系统原基发生的重要时期,此期对致畸因子(如某些药物、病毒、微生物等)的影响极其敏感,易发生先天性畸形,称**致畸敏感期**(sensitive period),孕妇在此期应特别注意避免与致畸因子接触。胚2周以内,受致畸因素损伤后多致早期流产或胚胎死亡、吸收;若能存活,则说明胚未受损或已由未受损细胞代偿而不产生畸形,临床上,常把受精后的前2周,称"安全期"。如损伤发生在后期,则造成畸形较轻。各器官的发育时期不同,故致畸敏感期也不尽相同(图27-19)。

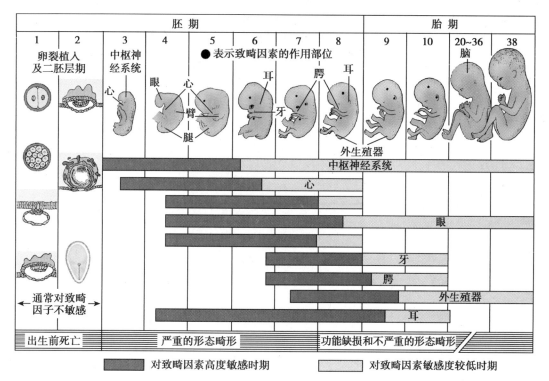

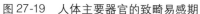

图27-19　人体主要器官的致畸易感期

小 结

受精是生命过程的启动,从而胚胎发生急剧而复杂的变化。受精后随即卵裂,继而分化为胚泡;第2周,胚泡植入子宫内膜的同时,内细胞群增殖分化为胚盘(人体发育的原基);第3~8周,内、中、外胚层的胚盘分化为机体的各组织和器官。胚盘形成同时,未直接形成人体的附属结构即胎膜和胎盘。请同学们以时间为主线,抓住这些主要知识点,学习人胚早期发育的主要过程和变化。

(郝立宏)

练 习 题

一、选择题

A1 型题

1. 二胚层胚盘形成的时间是

    A. 第1周   B. 第2周   C. 第3周   D. 第4周   E. 第8周

2. 致畸敏感期是在

    A. 第2周前   B. 受精时   C. 第9周~出生

    D. 第3~第8周   E. 第8周

3. 下列不属于胚泡的结构的是

    A. 滋养层   B. 放射冠   C. 胚泡液   D. 胚泡腔   E. 内细胞群

4. 下列不属于胎膜的是

    A. 羊膜   B. 卵黄囊   C. 蜕膜   D. 绒毛膜   E. 尿囊

二、思考题

1. 胚胎干细胞是指胚泡中的哪部分结构? 简述其主要分化和发育。
2. 简述胎盘的结构及功能。

第四篇　局部解剖学

第二十八章

头　部

学习目标

1. 掌握：额顶枕区的层次结构；腮腺咬肌区境界和主要结构。
2. 熟悉：颅部和面部的分界标志。
3. 了解：面部的层次结构。

一、头部的境界和分区

头部借下颌体下缘、下颌角、乳突尖端、上项线和枕外隆凸的连线与颈部分界。头部以眶上缘、颧弓上缘、外耳门上缘和乳突的连线为界，分为后上方**颅部**和前下方**面部**。

二、颅　部

颅部包括颅顶、颅腔和颅底3部。颅顶又称颅盖，由软组织和深部的颅盖骨构成，分为额顶枕区和颞区。

（一）额顶枕区

额顶枕区（fronto-parieto-occipital region）的前界为眶上缘，后界为枕外隆凸、上项线，两侧为上颞线。软组织由浅入深依次为：皮肤、浅筋膜、帽状腱膜和枕额肌、腱膜下疏松结缔组织、颅骨外膜（图28-1）。由于皮肤与帽状腱膜之间借致密结缔组织小梁牢固相连，故浅部3层紧密连接不易分离，通常将此3层合称为"头皮"。外伤时可致"头皮"撕裂。头皮的愈合能力极强，切口一般缝合2~3天后即可愈合。

1. **皮肤**　额部皮肤较薄，顶、枕部皮肤厚而致密，且有大量头发、毛囊、汗腺和皮脂腺，是疖痈、皮脂腺囊肿的好发部位；血管和淋巴管丰富。此区皮肤临床上常作为供皮区。

2. **浅筋膜**　由致密结缔组织和脂肪组织构成。致密结缔组织形成许多纵行的纤维小隔，使皮肤与帽状腱膜紧密相连，在小隔之间腔隙内充满脂肪组织、血管、神经和淋巴管。此层感染时，渗出物不易扩散，早期即可压迫神经末梢引起剧痛。由于血管壁与纤维小隔紧密相连，当血管破裂时，其断端不易回缩闭合，因此出血较多，形成头皮血肿，常需压迫或缝合止血。

3. **帽状腱膜和枕额肌**　此层为二腹肌，前部为额腹，后部为枕腹，两肌腹之间为帽状腱膜，帽状腱膜两侧续于颞浅筋膜。如头部外伤致帽状腱膜横断时，由于额腹与枕腹的收缩，使裂口

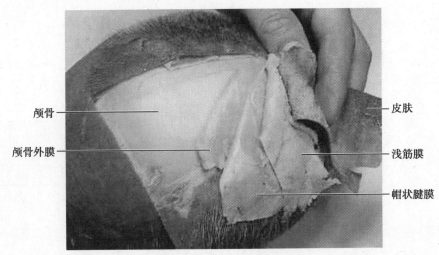

颅骨

颅骨外膜

皮肤

浅筋膜

帽状腱膜

图 28-1　颅顶的层次

开大,故需手术缝合腱膜。

4. **腱膜下疏松结缔组织**　又称腱膜下间隙,是位于帽状腱膜和颅骨外膜之间疏松结缔组织构成的潜在间隙,头皮撕脱多自此层分离。此间隙范围广,有导静脉穿过此层,它将颅内的硬脑膜窦与颅外的浅静脉相连。若此层出血或感染,可迅速蔓延扩散至整个颅顶,可经导静脉向颅内蔓延,故临床上常称此层为颅顶部的"危险区"。

5. **颅骨外膜**　由致密结缔组织构成的薄而致密的膜,借少量疏松结缔组织与颅骨表面相连,但在骨缝处则结合紧密,不易分开。因此,颅骨外膜下血肿或感染常局限于一块颅骨的范围。

（二）颞区

颞区位于颅顶的两侧,上界为上颞线,下界为颧弓上缘,前界为额骨和颧骨的结合部,后界为上颞线的后下段。软组织由浅入深依次为:皮肤、浅筋膜、颞筋膜、颞肌及颅骨外膜。颞区常为颅内手术的入路。

三、面　部

面部位于脑颅的前下方,由软组织和面颅骨等构成,并容纳眼、耳、鼻、口腔等器官。面部分为眶区、鼻区、口区和面侧区。后者又分为**颊区、颧区、腮腺咬肌区**和**面侧深区**。本节着重描述面部浅层结构和腮腺咬肌区。

（一）面部浅层结构

1. **皮肤**　面部皮肤薄而柔软,随表情变化而呈现各种皮纹,手术时皮肤切口方向应尽可能与皮纹一致,以免影响面部美观。

2. **浅筋膜**　厚薄不一,眼睑处最薄,不含脂肪,主要是一层薄的疏松结缔组织,急性肾炎引起的水肿,首先易从眼睑处表现出来。浅筋膜内有表情肌、浅血管、神经和淋巴管等(图 28-2)。

3. **深筋膜**　面部深筋膜不明显。

4. **面肌**　又称表情肌,属于皮肌,面肌大多起自面颅骨或筋膜上,止于皮肤,收缩时牵动皮肤产生各种表情。

（二）腮腺咬肌区

腮腺咬肌区是指腮腺和咬肌所在的区域,其上界为颧弓和外耳道,下界为下颌骨下缘,前界为咬肌前缘,后界为乳突和胸锁乳突肌上部的前缘。此区内的主要结构有腮腺、咬肌及有关的血管和神经。

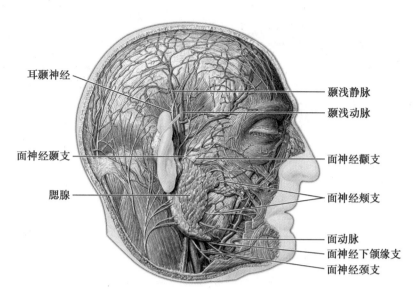

耳颞神经

颞浅静脉
颞浅动脉

面神经颞支

面神经额支

腮腺

面神经颊支

面动脉
面神经下颌缘支
面神经颈支

图 28-2　面部浅层结构

1. **腮腺**　腮腺略呈楔形,底朝外侧,尖朝内。腮腺位于外耳道前下方与下颌支后方的下颌后窝内。腮腺咬肌筋膜来自颈深筋膜的浅层,在腮腺的后缘分成浅、深两层,包绕腮腺形成腮腺鞘,在腮腺前缘处融合,覆于咬肌的表面,称咬肌筋膜。腮腺鞘的浅层特别致密,覆盖腮腺和部分咬肌表面,并发出小隔将腮腺分为许多小叶。

2. **腮腺的毗邻及穿经腮腺的结构**　腮腺的上缘邻接颧弓、外耳门及颞下颌关节,由前向后有面神经颞支、颞浅动、静脉、耳颞神经穿出腮腺上缘。腮腺的前缘紧贴咬肌表面,自上而下有面神经颧支、面横动脉、静脉、面神经的颊支的上主支、腮腺管及面神经颊支的下主支穿出。腮腺的下端有面神经的下颌缘支、颈支与下颌后静脉穿出。腮腺的后缘与乳突前缘、二腹肌后腹及胸锁乳突肌的上份相邻。腮腺的浅面有位于耳屏前方皮下的耳前淋巴结、还有耳大神经的前支越过。腮腺的深面有颈内动、静脉、舌咽神经、迷走神经、副神经、舌下神经等,共同形成"腮腺床"。纵行穿过腮腺的结构有颈外动脉、颞浅动静脉、下颌后静脉及耳颞神经;横行穿过腮腺的结构有面神经的分支、上颌动、静脉、面横动、静脉等。

3. **腮腺导管**　自腮腺浅部前缘发出,经颧弓下方一横指处向前横行,越过咬肌前缘转向内侧,穿过颊肌开口于上颌第二磨牙相对处颊黏膜上的腮腺管乳头。腮腺导管的上、下方有面神经的颊支,此外,常有形状不定的副腮腺位于腮腺管附近。

4. **咬肌**　起自颧弓下缘及其深面,止于下颌支外侧面和咬肌粗隆。该肌后上部为腮腺浅部覆盖,表面有腮腺管、面神经颊支和下颌缘支等横过。

（郭兴　刘文国）

第二十九章

颈　部

学习目标

1. 掌握：颈部的境界和分区；颈动脉三角的构成和内容；肌三角的构成和内容。
2. 熟悉：枕三角的构成和层次结构。
3. 了解：颈筋腹和筋膜间隙。

一、颈部的境界与分区

颈部位于头部、胸部和上肢之间，上界见头部，下界以胸骨颈静脉切迹、锁骨上缘、肩峰及第七颈椎棘突的连线与胸部和上肢分界。颈部以斜方肌前缘为界，分为前方的颈前外侧区（固有颈部）和后方的颈后区（项部）。颈前外侧区以胸锁乳突肌为标志分为 3 区，即**颈前区、胸锁乳突肌区**和**颈外侧区**。颈前区的境界是胸锁乳突肌前缘、前正中线和下颌骨下缘。颈前区以舌骨为界分为舌骨上区和舌骨下区，舌骨上区又以二腹肌为界分为成对的下颌下三角和单一的颏下三角，舌骨下区又以肩胛舌骨肌上腹为界分为肌三角和颈动脉三角。颈外侧区的边界是胸锁乳突肌后缘、斜方肌前缘和锁骨中 1/3 的上缘。颈外侧区以肩胛舌骨肌下腹为界分为上方的枕三角和下方的锁骨上大窝。

二、颈筋膜和筋膜间隙

颈筋膜（cervical fascia）位于浅筋膜和颈阔肌的深面，包绕颈、项部器官及肌和血管神经束，形成纤维鞘。颈筋膜可分为浅、中、深 3 层，各层之间的疏松结缔组织为筋膜间隙（图 29-1）。

（一）颈筋膜

1. **浅层**　该层像一圆筒形外套包绕在颈部各结构的外周，又称**封套筋膜**。上方附着于颈部上界，下方附着于颈部下界；后部附着于项韧带及颈椎棘突，向前方依次包绕斜方肌、胸锁乳突肌、舌骨下肌群至正中线与对侧筋膜愈合，形成肌鞘；在舌骨上方，此筋膜分别包绕下颌下腺和腮腺构成两腺的鞘。

2. **中层**　又称**气管前筋膜**，位于舌骨下肌群的深面，气管前筋膜包绕颈部的器官（喉、气管颈部、咽、食管颈部及甲状腺），并形成**甲状腺鞘**。颈筋膜向两侧包裹颈总动脉、颈内动脉、颈内静脉和迷走神经，形

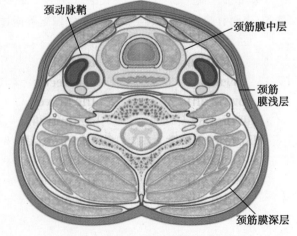

图 29-1　颈部的筋膜及间隙

成**颈动脉鞘**。

3. **深层**　又称**椎前筋膜**,位于椎前肌和脊柱颈部的前面,向上附于颅底,向下延续为胸内筋膜。该筋膜向两侧包绕斜角肌、肩胛提肌、臂丛、锁骨下血管、交感干及膈神经等结构;向外下方伸展进入腋腔,包绕腋动、静脉及臂丛,构成**腋鞘**。

4. **颈动脉鞘**(carotid sheath)　是颈筋膜包绕颈总动脉、颈内动脉、颈外动脉、颈内静脉和迷走神经形成的结缔组织鞘。

(二) 筋膜间隙

1. **胸骨上间隙**　浅层筋膜在颈静脉切迹上方,分为浅、深两层,分别附着于胸骨颈静脉切迹前、后缘,两者之间的间隙称胸骨上间隙,含有颈静脉弓及淋巴结等。

2. **气管前间隙**　位于气管前筋膜与气管之间,此间隙向下通上纵隔,该间隙的感染可向下蔓延至上纵隔。

3. **咽后间隙**　位于椎前筋膜与咽后壁之间。此间隙感染时可向下蔓延至后纵隔。

4. **椎前间隙**　位于椎前筋膜与脊柱颈部之间,颈椎结核的脓肿,脓液多积于此间隙内,也可顺此间隙向下蔓延至后纵隔。

三、颈 前 区

(一) 颈动脉三角

颈动脉三角(carotid triangle)由二腹肌后腹、肩胛舌骨肌上腹和胸锁乳突肌围成。此三角的浅面有皮肤、浅筋膜、颈阔肌、颈筋膜浅层,深面为椎前筋膜,内侧为咽的外侧壁及其筋膜。其主要内容为颈总动脉及其分支、颈内静脉及其属支、舌下神经及其颈襻、迷走神经及其分支。此外,还有许多颈外侧深淋巴结。

(二) 肌三角

肌三角(muscular triangle)由前正中线、肩胛舌骨肌上腹和胸锁乳突肌前缘围成。肌三角内有舌骨下肌群、喉、气管、食管颈段、甲状腺和甲状旁腺等。

甲状腺(图29-2):

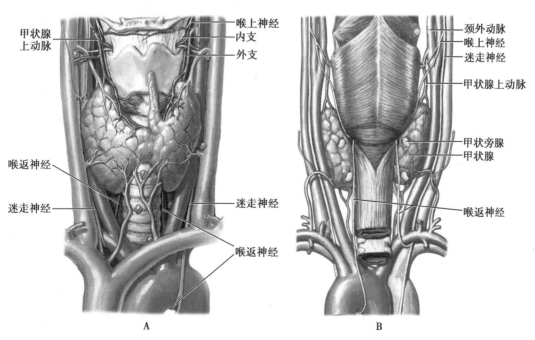

图29-2　甲状腺血液供应及毗邻结构

A. 前面观;B. 后面观

379

（1）**形态**：甲状腺呈"H"形，分一峡部和两侧叶。

（2）**位置**：甲状腺峡部位于第 2~4 气管软骨前方；侧叶位于喉下部和气管颈段的前外侧。

（3）**毗邻**：其前面由浅入深为皮肤、浅筋膜、颈筋膜浅层、舌骨下肌群、气管前筋膜。侧叶的后内侧为喉、气管、咽、食管以及喉返神经；后外侧与颈动脉鞘、甲状旁腺和颈交感干相邻。当甲状腺肿大时，如压迫喉和气管可导致呼吸、吞咽困难等。在做甲状腺切除术时，应注意勿切除甲状腺后内侧部的腺体，以保留甲状旁腺，否则会引起手足搐搦症等。

（4）**甲状腺的血管和喉的神经**

甲状腺的血管：甲状腺的血供十分丰富，有发自颈外动脉的甲状腺上动脉和来自锁骨下动脉分支的甲状腺下动脉。甲状腺静脉分别有甲状腺上、中、下静脉，前两者注入颈内静脉。

喉上神经：发自迷走神经，在颈内动脉深面分为内、外两支。内支穿过甲状舌骨膜入喉，司声门裂以上的喉黏膜感觉；外支伴甲状腺上动脉行向前下方，在甲状腺侧叶上极的上方 1cm 处离开动脉，向内下分支支配环甲肌。当结扎甲状腺上动脉时，需注意紧贴腺体结扎，以免损伤外支引起环甲肌瘫痪，致使音调降低或呛咳等。

喉返神经：发自迷走神经，左侧绕主动脉弓、右侧绕右锁骨下动脉后，沿气管食管旁沟上行，支配喉内肌和声门裂以下喉黏膜。该神经至甲状腺侧叶内后方时，常与甲状腺下动脉分支相互交叉。故行甲状腺次全切除术结扎甲状腺下动脉时，要特别注意相互交织或神经在前的类型，必须远离甲状腺下极结扎甲状腺下动脉，以免损伤喉返神经引起一侧喉内肌瘫痪，导致声带麻痹和声音嘶哑。

四、颈外侧区

（一）**枕三角**

枕三角（occipital triangle）由斜方肌前缘、胸锁乳突肌后缘、肩胛舌骨肌下腹上缘围成。该三角的结构由浅入深分别为皮肤、浅筋膜、颈筋膜浅层、椎前筋膜及其覆盖的前、中、后斜角肌等，内容物主要有副神经、颈丛及臂丛的分支。

（二）**锁骨上大窝**

锁骨上大窝也称锁骨上三角，位于锁骨上方，由肩胛舌骨肌下腹、胸锁乳突肌后缘和锁骨中 1/3 上缘围成，该三角的结构由浅入深分别为皮肤、浅筋膜、颈筋膜浅层、椎前筋膜及其覆盖的前、中、后斜角肌。内容物主要有锁骨下静脉、锁骨下动脉和臂丛分支等。

（郭兴 刘文国）

第三十章

胸　部

学习目标

1. 掌握:胸部的境界与分区;胸壁的层次结构。
2. 熟悉:肋间隙的主要结构。
3. 了解:左、右纵隔观的主要结构。

一、胸部的境界与分区

胸部的上界为胸骨颈静脉切迹,两侧的锁骨上缘和肩锁关节至第7颈椎棘突的连线;下界相当于胸廓下口,即剑胸结合向两侧沿肋弓、第11肋前部、第12肋下缘至第12胸椎棘突的连线;两侧上部与上肢相连。

胸壁可分为胸前壁、胸外侧壁和胸后壁3部分。胸前壁介于前正中线和腋前线之间,胸外侧壁介于腋前线和腋后线之间,胸后壁介于腋后线和后正中线之间。

胸腔由位于中部的纵隔,左、右肺和胸膜腔3部分组成。

二、胸　壁

胸壁的层次由浅入深可以分为:皮肤、浅筋膜、深筋膜、肌层、肋和肋间隙、胸内筋膜和壁胸膜。

(一) 皮肤

胸前外侧壁的皮肤较薄,除胸骨表面皮肤外,均有较大的移动性。

(二) 浅筋膜

浅筋膜中内有含脂肪组织、皮神经、浅动脉、浅静脉、浅淋巴管和乳腺等。

(三) 深筋膜

胸部的深筋膜可分为浅、深两层。浅层覆盖于胸大肌和前锯肌表面。深层包绕锁骨下肌和胸小肌,在胸小肌下缘与胸大肌筋膜融合,向下延续为腋筋膜。在胸小肌上缘与锁骨、喙突之间的筋膜称**锁胸筋膜**,此筋膜有头静脉、胸肩峰血管、胸外侧神经以及淋巴管穿过。

(四) 肌层

胸前外侧壁浅层肌为胸大肌,深层有胸小肌;其内侧部下方有腹直肌的起始部分。胸外侧壁有前锯肌和腹外斜肌的一部分。背部主要有斜方肌、背阔肌和竖脊肌。

(五) 肋间隙

12对肋之间形成11对肋间隙,其宽窄随体位而有差异,上部肋间隙较宽,下部较窄;前部较宽,后部较窄。肋间隙由肋间肌封闭,并有肋间后血管和肋间神经等通过。

1. **肋间肌**　由浅入深为肋间外肌、肋间内肌和肋间最内肌。

（1）肋间外肌:起自上位肋骨下缘,止于下位肋骨上缘,肌纤维自后上方斜向前下方。

（2）肋间内肌:起自下位肋骨上缘,止于上位肋骨下缘,肌纤维自后下方斜向前上方。

（3）肋间最内肌:位于肋间内肌内面,较薄,只存在于肋间隙中部。肋间最内肌与肋间内肌之间有肋间血管和神经通过,在肋间隙的前、后部,肋间血管和神经直接与其内面的胸内筋膜相邻,故胸膜炎症可刺激神经引起肋间神经痛。

2. **肋间后血管**　包括肋间后动脉和肋间后静脉。

（1）**肋间后动脉**（posterior intercostal arteries）:第1、2肋间后动脉来自肋颈干发出的肋间最上动脉,其余肋间后动脉及肋下动脉均发自胸主动脉,有肋间后静脉和肋间神经伴行。在肋角附近肋间后动脉发出较小的下支,沿下位肋骨上缘向前;本干即上支,在肋角前方,进入肋间内肌与肋间最内肌之间沿肋沟前行,其排列次序自上而下为静脉、动脉和神经。

（2）肋间后静脉:在同名动脉的上方,上位2～3支肋间后静脉汇集成肋间最上静脉,注入头臂静脉,其余左、右肋间后静脉向后分别汇入半奇静脉和奇静脉。

3. **肋间神经**（intercostal nerves）**和肋下神经**（subcostal nerve）　肋间神经11对,位于相应的肋间隙内。第12肋下方1对为肋下神经。肋间神经沿途分支支配肋间肌、胸横肌等。肋间神经在腋前线附近发出外侧皮支穿至皮下,在胸骨外侧缘向前发出前皮支,穿至胸前壁皮下。下5对肋间神经和肋下神经自肋弓处斜向内下,行于腹内斜肌和腹横肌之间,最后进入腹直肌鞘,分布于腹肌和腹壁的皮肤。因此,胸膜炎症刺激下位肋间神经及肋下神经时,可引起腹痛。

（六）**胸内筋膜**

是一层衬于胸壁内面的致密结缔组织膜。在胸内筋膜和壁胸膜之间有较发达的疏松结缔组织,易于分离。

三、纵　　隔

纵隔位于左、右纵隔胸膜之间（图10-20,图10-21）。纵隔正常位置的维持取决于两侧胸膜腔压力的平衡。当一侧胸膜腔压力增高（如气胸）、或降低（如肺不张）时,可引起纵隔的移位,引起呼吸和循环功能障碍。

纵隔的分部,常用的有三分法和四分法。三分法:以气管及气管杈的前壁为界,将纵隔分为前纵隔和后纵隔,前纵隔又以胸骨角平面分为上纵隔和下纵隔;四分法:以胸骨角至第4胸椎体下缘平面为界,将纵隔分为上纵隔和下纵隔;下纵隔又以心包的前、后壁为界,分为前、中、后纵隔3部分。

（一）**左侧面观**

纵隔左侧面的中部是左肺根,肺根上方有主动脉弓及由弓上缘发出的左颈总动脉和左锁骨下动脉,主动脉弓后方为气管和食管胸部。肺根后方有胸主动脉及左迷走神经,再向后是位置较深的胸导管,最后为副半奇静脉、半奇静脉及稍外侧的左交感干、内脏大神经。前下方有心包和位于心包两侧的膈神经及心包膈动脉。膈神经越过迷走神经斜向内侧并在肺根前方下行,左迷走神经则在肺根后方下行。左迷走神经行经主动脉弓下方时,发出左喉返神经绕主动脉弓下方返行而上。

（二）**右侧面观**

纵隔右侧面的中部是右肺根,肺根的上方有奇静脉,后方是食管、右迷走神经、胸导管和奇静脉、右交感干、内脏大神经,前方为心包。上腔静脉贴胸前壁垂直下降入心包,其右侧有右膈神经,经肺根前方,贴心包右壁下降到膈。右迷走神经经奇静脉弓深面到肺根后方,在右锁骨下动脉前方时,发出右喉返神经绕右锁骨下动脉下方返行而上。

（刘文国　郭兴）

第三十一章

腹　部

学习目标

1. 掌握：腹前外侧壁层次。
2. 熟悉：腹部的境界与分区。
3. 了解：腹腔的分区。

一、腹部的境界与分区

腹部（abdomen）的上界为胸廓下口及膈，下界为骨盆上口及界线。腹部包括腹壁和腹腔两部分；腹壁借腋前、后线区分为腹前外侧壁和腹后壁，其中腹后壁为腰部；腹腔以横结肠及系膜为界，分为结肠上区和结肠下区。腹后壁壁腹膜外的部分为腹膜后隙。

为给腹部器官精确定位，一般采用九分法，将腹部分为9个区（见图8-1）。

二、腹前外侧壁层次

腹前外侧壁由浅入深分为8层。即皮肤、浅筋膜、3层扁肌或腹直肌及腹直肌鞘、腹横筋膜、腹膜外筋膜和壁腹膜。

（一）皮肤

腹前外侧壁皮肤薄而富有弹性。感觉神经呈节段性分布，从第7肋间神经至第1腰神经，依次分布到剑突到腹股沟区，但有重叠分布。

（二）腹壁浅筋膜

在脐以下分为两层，表浅为脂性层，深层为膜性层（Scarpa筋膜），并与其深面的腹外斜肌腱膜之间易分离，于耻骨结节内侧与会阴浅袋及阴囊肉膜相通。浅、深两层之间有两束血管，即腹壁浅动脉和旋髂浅动脉。

（三）肌层

由3层肌组织及其间的血管神经构成。其前部为直行的腹直肌鞘包被的腹直肌，外侧部腹外斜肌、腹内斜肌和腹横肌。3层扁肌的肌纤维方向在髂前上棘水平线上发生显著变化，在其平面以上，3块肌纤维方向相互交叉。在此平面以下，3层肌纤维方向趋于一致，即朝向下内侧。肌间血管神经均走行于后2层肌间（图31-1）。

（四）腹横筋膜

腹横肌及其腱膜的深面，与腹横肌间结合较疏松，与腹直肌鞘后层结合紧密。在腹股沟韧带中点上方1.5cm处形成腹股沟管深环，自深环延续包裹精索的腹横筋膜形成精索外内筋膜。

（五）腹膜外组织

由疏松结缔组织构成，亦称为腹膜外间隙，为位于腹横筋膜与壁腹膜之间的疏松结缔组织。

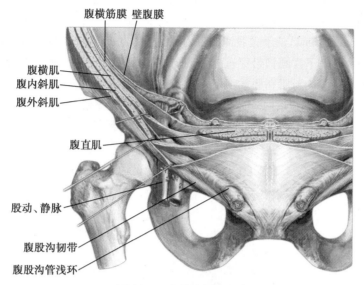

腹横筋膜　壁腹膜

腹横肌
腹内斜肌
腹外斜肌

腹直肌

股动、静脉

腹股沟韧带

腹股沟管浅环

图 31-1　腹前外侧壁层次

（六）壁腹膜

腹前外侧壁最内侧的浆膜层即壁腹膜，在脐下壁腹膜形成 5 条皱襞。**脐正中襞**，位于正中线上，内部为闭锁的脐尿管；外侧为 1 对**脐内侧襞**，内有闭锁的脐动脉；再外侧为 1 对**脐外侧襞**，内有腹壁下血管通过。5 条皱襞在腹股沟韧带上方围成 3 对小凹，由内向外依次为：膀胱上窝、腹股沟内侧窝、腹股沟外侧窝，为确认深面各局部结构的标志（图 31-2）。

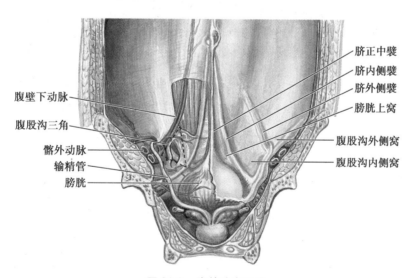

腹壁下动脉

腹股沟三角

髂外动脉

输精管

膀胱

脐正中襞

脐内侧襞

脐外侧襞

膀胱上窝

腹股沟外侧窝

腹股沟内侧窝

图 31-2　腹前壁内面观

腹壁血管主要有**肋间后动脉**、**肋下动脉**、**腹壁下动脉**、**旋髂深动脉**。肋间后动脉、肋下动脉行走于腹内斜肌与腹横肌之间。腹壁下动脉在腹股沟韧带中点处起自于髂外动脉，行走于腹直肌与腹直肌后鞘之间。

腹壁的神经来自于第 7～12 **胸神经前支**、**髂腹下神经**和**髂腹股沟神经**，呈节段分布，均从外上行向前下方，行走于腹内斜肌与腹横肌之间。

三、腹 股 沟 区

腹股沟区（inguinal region）位于髂前上棘水平线与腹直肌外缘和腹股沟韧带之间。该区肌层纤维方向趋于一致,保护能力减弱;又有器官贯穿,致腹壁出现裂隙即形成腹股沟管。

（一）腹股沟管

腹股沟管（inguinal canal）位于腹股沟韧带内侧半上方约 1.5cm 处,由肌、筋膜形成的潜在裂隙。男性有**精索**、女性有**子宫圆韧带**穿过。管的前壁为腹外斜肌腱膜和腹内斜肌,后壁为腹横筋膜及联合腱,上壁为腹内斜肌和腹横肌下部构成的**弓状缘**,下壁为腹股沟韧带。腹股沟管**腹环**（深环）,由腹横筋膜包绕精索向外突出形成,其位置在**腹壁下动脉**起始处外侧。管的外口即腹股沟管**皮下环**（浅环）,为腹外斜肌腱膜在耻骨结节外上方形成的三角形裂隙（图31-3）。

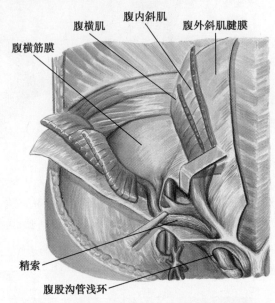

图 31-3 腹股沟区结构（右侧）

（二）腹股沟三角

腹股沟三角又称 Hesselbach 三角,由腹直肌外侧缘、腹股沟韧带和腹壁下动脉围成。三角区内无肌覆盖,是腹前外侧壁薄弱区域。由此区突出的疝称之为直疝。直疝疝环应位于腹壁下动脉起始处内侧。

四、腹 腔

腹腔依器官的位置及其与腹膜的关系,分为结肠上区、结肠下区以及腹膜后隙。

结肠上区介于膈与横结肠及其系膜之间。主要包括有食管腹部、胃、肝、肝外胆道、脾及网膜囊。

结肠下区介于横结肠系膜与小骨盆上口之间。此区内有空肠、回肠、盲肠、阑尾及结肠等脏器。

腹膜后隙介于腹后壁的壁腹膜与腹内筋膜之间。此区域内有肾、肾上腺、输尿管、腹部大血管、神经和淋巴结等结构。胰和十二指肠的大部分,也位于壁腹膜后。腹膜后隙器官手术入口多采用腰腹部斜切口腹膜外入路。

（易西南 陈禹）

第三十二章

盆部与会阴

 学习目标

1. 掌握：盆部和会阴的境界与分区。
2. 熟悉：盆腔的器官。
3. 了解：盆部的血管、淋巴结和神经。

一、盆部与会阴的境界与分区

盆部(pelvis)的上界为骨盆的界线，即小骨盆上口；下界为骨盆下口，体表可见到菱形的会阴区。盆部的实际范围是小骨盆腔的范围。

会阴(perineum)有狭义和广义之分。狭义会阴即产科会阴，是指外生殖器与肛门之间的狭窄区域。分娩时易于撕裂，应注意保护。广义的会阴是指封闭骨盆下口的全部软组织。

二、盆 部

（一）盆部的构造

盆部由骨盆、盆壁、盆膈及盆腔器官构成。

1. 骨盆 骨盆已在骨连结一章中叙述。

2. 盆壁肌 主要包括骨盆侧壁前份的**闭孔内肌**和侧壁后份的**梨状肌**。梨状肌起于骶骨前面，穿坐骨大孔到臀区。

3. 盆膈(pelvic diaphragm) 又称盆底，由**尾骨肌**及**肛提肌**及覆盖其上、下面的筋膜构成（盆膈上筋膜、盆膈下筋膜）。盆膈封闭骨盆下口的大部分，仅在前面两侧肛提肌内侧缘之间留下一狭裂，称盆膈裂孔，由下方的尿生殖膈封闭（图32-1）。

4. 盆筋膜 除盆膈筋膜外，尚有盆壁筋膜和盆脏筋膜。这些筋膜在某些地方增厚形成韧带或特殊的结构，比如耻骨前列腺韧带、耻骨膀胱韧带、子宫的韧带、直肠膀胱隔、膀胱阴道隔等等。

（二）盆部的器官

1. 盆部的器官配布规律 前方为膀胱和尿道，后方为直肠，中间为生殖器官。在男性，膀胱、尿道与直肠之间为输精管、精囊。在女性，膀胱、尿道与直肠之间为卵巢、输卵管、子宫和阴道。输尿管盆部在盆侧壁由后向前下行至膀胱底，其间通过子宫主韧带后方，与子宫动脉交叉。输精管盆部由腹前壁的腹股沟管腹环行向后下方至膀胱底。

2. 前列腺(prostate) 形如栗状，上宽，为底，与膀胱颈相接，有尿道穿过。下尖，与尿生殖膈上面接触。后面平坦，正中有一浅的纵沟，为**前列腺沟**，直肠指检时可触及。老年前列腺肥大是引起尿路阻塞的常见原因（图12-5）。

3. 直肠膀胱陷凹 在男性，腹膜在膀胱和直肠之间转折，形成凹陷，称直肠膀胱陷凹。男性

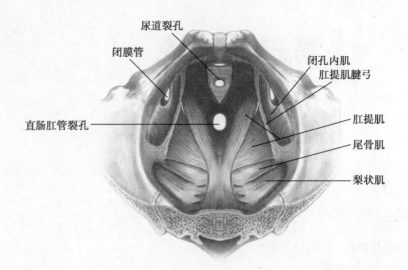

图 32-1 盆底肌

直肠隔着此凹与膀胱底上部、输精管壶腹、精囊、前列腺毗邻,因此,直肠指检可隔着直肠前壁触及上述结构(图 12-5)。

4. **膀胱子宫陷凹** 在女性,膀胱的后面毗邻子宫和阴道上部。腹膜在膀胱底与子宫颈之间返折移行,形成膀胱子宫陷凹。凹的下方是阴道前穹(图 13-1)。

5. **直肠子宫陷凹** 在女性,腹膜在子宫与直肠之间形成直肠子宫陷凹,此凹陷是女性腹膜腔位置最低的部分。凹的下方是阴道穹后部。对女性的直肠指检,可扪及子宫颈、阴道上部(图 13-1)。

(三) 盆部的血管、淋巴结和神经

1. **动脉** 盆部的动脉主要是来自髂内动脉。**髂内动脉**自髂总动脉分出,越小骨盆上口,从盆侧壁后部下行,至梨状肌前面分为两支。壁支穿梨状肌孔至臀部,并有分支至盆壁;脏支分支支配盆腔各器官(图 15-30)。男性的主要脏支有脐动脉、膀胱上动脉、膀胱下动脉、直肠下动脉。女性还有子宫动脉。

2. **静脉** 盆腔内的静脉汇聚成髂内静脉,髂内静脉在骶髂关节前方与髂外静脉汇合成髂总静脉。在盆腔内各器官周围存在有广泛的静脉丛,包括男性的前列腺静脉丛,女性的子宫静脉丛、阴道静脉丛、卵巢静脉丛。直肠静脉丛上部汇入直肠上静脉,继而到肠系膜下静脉;下部则汇入直肠下静脉及肛静脉回流至髂内静脉。

3. **淋巴结** 盆壁的淋巴结群主要有髂内淋巴结、髂外淋巴结和骶淋巴结,沿相应的血管分布,最终均汇入髂总淋巴结。

4. **神经** 盆壁有关的神经主要有闭孔神经、梨状肌前面的骶丛和其下方的尾丛及其分支。盆部的内脏神经包括骶交感干和奇神经节、下腹下丛和第 2~4 骶神经前支副交感纤维组成的盆神经。

三、会 阴

广义会阴呈菱形,前界为耻骨联合下缘,后方为尾骨尖,两侧界为耻骨下支、坐骨支、坐骨结节和骶结节韧带。经两侧坐骨结节之间作一连线,将会阴分为前、后两个三角形区域。前部为**尿生殖三角**,男性有尿道穿过,女性有尿道和阴道穿过。后部为**肛门三角**,有肛管穿过(图 32-2)。

(一) 肛门三角

1. **肌** 肛门三角肌群包括**肛提肌**、**尾骨肌**和**肛门外括约肌**。

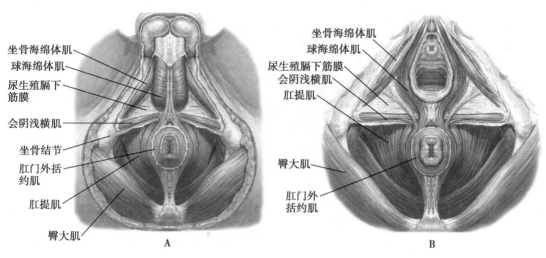

图 32-2 会阴区
A. 男性;B. 女性

肛提肌为一对宽而薄的肌,附着于骨盆壁内面。左、右肛提肌连合呈漏斗状,尖向下方,封闭骨盆下口的大部分。两侧肛提肌前内侧缘之间形成一个三角形裂隙,称盆膈裂孔。此孔在男性有尿道通过,在女性有尿道和阴道通过。肛提肌起自坐骨棘的盆面、耻骨后面和紧张于二者之间的肛提肌腱弓,肌纤维向后下,止于会阴中心腱、肛管两侧、尾骨侧缘和肛尾韧带。肛提肌为盆膈的主要部分,具有封闭骨盆腔下口,增强和上提盆底以及承托盆腔器官,并对肛管和阴道有括约作用。

尾骨肌覆于骶棘韧带的上面,参与构成盆底,并对骶骨和尾骨有固定作用。

肛门外括约肌为围绕肛门内括约肌周围的骨骼肌,分为皮下部、浅部和深部。此肌有括约肛门的作用。

2. **肛管(anal canal)** 男女性肛区的结构相同。有肛管穿过。肛管长约4cm,上续直肠,终于肛门。肛门内括约肌为管壁环形肌增厚,为不随意肌。肛门外括约肌为环绕肛门周围的横纹肌,属随意肌,从浅到深分皮下部、浅部和深部。

3. **坐骨肛门窝** 为肛管两侧的锥形筋膜间隙,内侧壁为肛管壁,外侧壁为坐骨结节内侧面及闭孔内肌,上壁为肛提肌,后壁为臀大肌,前壁为会阴浅横肌及尿生殖膈,窝底为肛门两侧的皮肤。窝内除血管、神经外,有大量脂肪组织,因邻近肛管,血供差,易发感染,形成肛周脓肿(图32-3)。

(二)尿生殖三角

1. **肌** 尿生殖三角的肌分浅、深两层。浅层有**会阴浅横肌**、**球海绵体肌**和**坐骨海绵体肌**。深层有**会阴深横肌**和**尿道括约肌**(图32-2)。

(1)**会阴浅横肌**:为成对的小肌,起自坐骨结节止于会阴中心腱,有固定会阴中心腱的作用。

(2)**球海绵体肌**:左、右各一,位于肛门前方。在男性,覆盖尿道球和尿道海绵体的表面,收缩时使尿道缩短变细,协调排尿和射精。在女性,此肌分为左、右两部,并覆盖在前庭球表面,收缩时可压迫前庭球,使阴道口缩小。

(3)**坐骨海绵体肌**:左、右各一,覆盖于阴茎脚的表面,起自坐骨结节,止于阴茎脚的下面及侧面。收缩时压迫阴茎海绵体的根部,阻止阴茎海绵体内静脉血的回流,协助阴茎勃起,故又称阴茎勃起肌。此肌在女性较薄弱,称阴蒂勃起肌。

(4)**会阴中心腱(perineal central tendon)**:为一腱性结构,位于会阴缝的深面,有许多会阴肌附着于此。此腱具有协助加固盆底,承托盆内脏器的作用。一般女性的会阴中心腱较大,且具

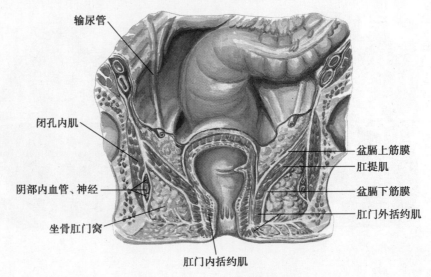

图32-3　经肛管盆部冠状切面

有弹性,分娩时应注意保护。

（5）**会阴深横肌**:位于尿生殖膈上、下筋膜之间,肌束横行,张于两侧坐骨支。会阴深横肌收缩时,可加强会阴中心腱的稳固性。

（6）**尿道括约肌**（sphincter of urethra）:位于尿生殖膈上、下筋膜之间,会阴深横肌前方。在男性肌纤维围绕在尿道膜部周围,为受意识控制的尿道外括约肌。在女性,围绕尿道和阴道,称为**尿道阴道括约肌**,可紧缩尿道和阴道。

2. **会阴筋膜**　会阴筋膜分为浅筋膜与深筋膜。

（1）浅筋膜:在肛门三角区,浅筋膜由脂肪和大量疏松结缔组织构成,充填于坐骨肛门窝。坐骨肛门窝为位于坐骨结节与肛门之间的间隙,窝内有大量脂肪组织、阴部内血管和阴部神经等,肛门周围脓肿多发生于此。在尿生殖三角区,浅筋膜分为浅、深两层。浅层较薄弱,富有脂肪组织,深层呈膜状,称为**会阴浅筋膜**,或称 Colles 筋膜。会阴浅筋膜与腹下部、股部的浅筋膜相延续,在阴茎与阴茎浅筋膜相续,在阴囊与阴囊肉膜相续。

（2）深筋膜:在肛门三角区,深筋膜覆盖于坐骨肛门窝的各壁。覆盖于肛提肌和尾骨肌下面的称**盆膈下筋膜**。覆盖肛提肌和尾骨肌上面的称**盆膈上筋膜**。它是盆筋膜的壁层,盆膈上、下筋膜和其间的肛提肌、尾骨肌共同构成**盆膈**,对承托盆腔脏器有重要作用。在尿生殖三角区,深筋膜分为浅层的**尿生殖膈下筋膜**和深层的**尿生殖膈上筋膜**,分别覆盖于会阴深横肌和尿道括约肌的下面和上面。尿生殖膈上、下筋膜和其间的肌（会阴深横肌、尿道括约肌）共同构成**尿生殖膈**。此膈封闭尿生殖三角,有加强盆底、协助承托盆腔脏器的作用（图32-4）。

会阴浅筋膜、尿生殖膈上筋膜及尿生殖膈下筋膜 3 层之间,形成两个间隙（见图 9-13,图 9-14）:①**会阴浅隙**:位于会阴浅筋膜与尿生殖膈下筋膜之间,男性有阴茎根、女性有阴蒂脚、前庭球及前庭大腺等。男性尿道球部损伤形成的尿外渗透,可漏入此间隙,继而漫延至腹壁下、阴囊肉膜下等区域。②**会阴深隙**:位于尿生殖膈上、下筋膜之间,有会阴深横肌、尿道括约肌、尿道膜部和尿道球腺等结构。

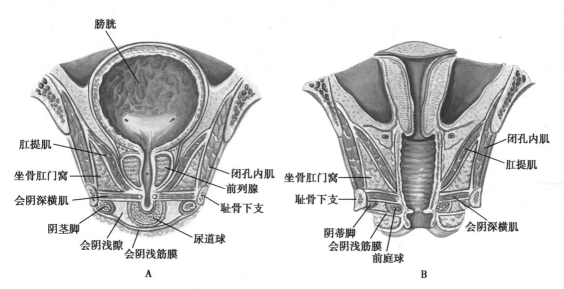

图 32-4 经尿生殖膈盆腔冠状切面
A. 男性；B. 女性

（易西南　陈禹）

第三十三章

脊 柱 区

 学习目标

1. 掌握:脊柱的境界。
2. 熟悉:熟悉椎旁软组织的层次。
3. 了解:椎管的内容。

一、脊柱的境界与分区

脊柱区也称背部,由脊柱及两侧的软组织构成。上达枕外隆凸,下至尾骨尖。自上而下分为项、胸背、腰、骶尾4区。

二、椎旁软组织

由浅入深有皮肤、浅筋膜、深筋膜、肌、脊柱、椎管及内容物。

1. **浅筋膜** 皮神经行走在浅筋膜内,呈节段分布。从上至下依次有:枕大神经(第2颈神经后支)、第3枕神经(第3颈神经后支)、胸腰神经后支、第1～3骶神经后支。其中第12胸神经后支可分布至臀区,第1～3腰神经后支组成臀上皮神经。

2. **深筋膜** 第12肋与髂嵴间的深筋膜增厚,包绕竖脊肌、腰大肌和腰方肌,形成前、中、后3层,称为胸腰筋膜或腰背筋膜(图33-1,图33-2)。

3. **肌层** 此区的肌层分为浅、中、深3层。浅层主要有斜方肌、背阔肌,连接躯干与上肢。听诊三角位于肩胛下角内侧,此三角正中是斜方肌与背阔肌均未覆盖之处,听诊呼吸音最清楚。中层肌有肩胛提肌、菱形肌、上后锯肌、下后锯肌。深层肌为脊柱固有肌,运动脊柱,主要有夹肌、竖脊肌、横突棘肌。腰上三角位于第12肋下方、竖脊肌外侧缘与腹内斜肌后缘之间,有

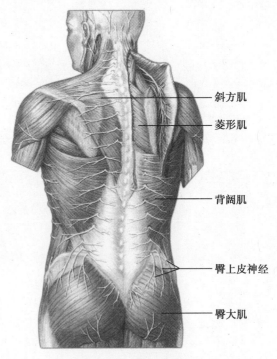

斜方肌

菱形肌

背阔肌

臀上皮神经

臀大肌

图 33-1 背肌与皮神经

肋下神经、髂腹下神经及髂腹股沟神经依次通过,是肾区手术入路之一。腰下三角位于髂嵴、腹外斜肌后缘和背阔肌下缘之间,此区薄弱,易发生腰疝。

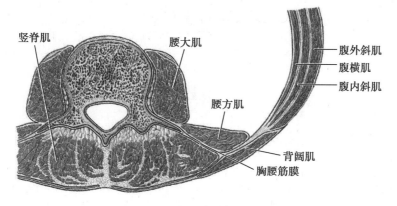

竖脊肌
腰大肌
腹外斜肌
腹横肌
腹内斜肌
腰方肌
背阔肌
胸腰筋膜

图 33-2 胸腰筋膜

三、脊　　柱

椎骨通过椎间盘、关节突关节、韧带的连接,形成脊柱,并形成了**椎管**、**椎间孔**等结构。脊柱是力传导的中轴、躯干运动的枢纽。脊柱在活动较大的部位与较固定部位的交界处,如颈与胸、腰与骶交界处易损伤。椎管内容纳有脊髓及其被膜等,椎间孔内有脊神经根等通过,如骨质增生、骨折等均可引起脊髓损伤和神经根受压而产生一系列症状。

1. **椎管**　上经枕骨大孔通颅腔,下终止于骶管裂孔,两侧通椎间孔。内容纳脊髓、脊神经根、脊髓被膜及血管。其前壁为椎体后面与椎间盘交替排列,后纵韧带位于前壁的中份;后壁为椎弓板与黄韧带交替排列而成;侧壁为椎弓根及其间的椎间孔。侧壁和后壁交界角上为关节突关节。

2. **椎间孔**　除第 1 对椎间孔外,其他椎间孔前壁是相邻椎体的后外侧面和椎间盘,后壁为关节突关节,上、下壁分别为相邻椎弓根的椎上、下切迹。椎间孔内有脊神经根和血管通过。因为椎间孔有一定的长度,故也称**椎间管**。

3. **椎管内容物**　椎管可分为**中央椎管**和**侧椎管(侧隐窝)**两部分,中央椎管为**硬脊膜囊**所占区域,侧椎管为神经根的通道。硬脊膜囊是硬脊膜包裹脊髓所形成的囊状结构,上附于枕骨大孔,下于第 2 骶椎处包绕终丝,下端附着于尾骨,位于椎管中央,呈卵圆形或三角形,在第 5 腰椎以下明显缩小,并位于椎管的后部。硬脊膜与椎骨骨膜间的硬膜外隙内有椎内静脉丛和脂肪组织等。蛛网膜下隙的终池内有脊髓圆锥、终丝及其周围的马尾。脊髓圆锥多位于第 1 腰椎平面。侧隐窝位于椎管的外侧部,是椎管的最狭窄处,腰椎侧隐窝较为明显,内有腰神经根通过,也是神经根至相应椎间孔的通道。

（易西南　陈禹）

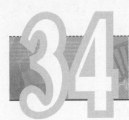

第三十四章

上　肢

学习目标

1. 掌握:腋窝的构成和内容;腕管的构成和通过的结构。
2. 熟悉:上肢的境界和分部。
3. 了解:手掌的深筋膜和筋膜间隙。

一、上肢的境界与分部

上肢通过肩部与颈、胸和背部相连,上以锁骨上缘外 1/3、肩峰至第 7 颈椎棘突的连线与颈部分界,内侧以三角肌前、后缘上份和腋前、后襞下缘中点的连线与胸、背部分界。通常将上肢分为肩、臂、肘、前臂和手各部。本章仅概述腋窝和手部等局部结构。

二、腋　窝

腋窝(axillary fossa)位于臂上部和胸侧壁之间,为四棱锥体形腔隙,是上肢与颈部血管、神经的通道。

1. **腋窝的构成**　腋窝由 1 顶 1 底和 4 壁构成。顶由第 1 肋外缘、锁骨中 1/3 段和肩胛骨的上缘围成,向上通向颈根部;底由皮肤、浅筋膜和腋筋膜所覆盖,腋窝皮肤较薄,成人生有腋毛,并有大量皮脂腺及汗腺;前壁为胸大肌和胸小肌;后壁为肩胛下肌、大圆肌、背阔肌和肩胛骨;内侧壁为上位 5 个肋骨、肋间肌和前锯肌;外侧壁为肱骨上部的内侧面及喙肱肌、肱二头肌(图 7-9,图 7-10)。

2. **腋窝的内容**　腋窝内主要有臂丛及其分支、腋动脉及其分支、腋静脉及其属支、腋淋巴结群等。

(1) 臂丛:在腋窝内围绕在腋动脉第 2 段的内、外侧和后方分别称为内、外侧束和后束。外侧束发出肌皮神经及正中神经外侧根;内侧束发出尺神经和正中神经内侧根,后束发出腋神经、桡神经。正中神经的内侧根和外侧根在腋动脉第 3 段前外方合成正中神经。此外,臂丛还发出胸长神经和胸背神经,在乳癌根治术清扫腋淋巴结时,应注意保护这些神经,以免损伤后影响上肢的功能。

(2) 腋动脉:腋动脉沿腋窝外侧壁下行,以胸小肌为标志分为 3 段(图 15-22)。

第 1 段:自第 1 肋外侧缘至胸小肌上缘,此段发出胸肩峰动脉。

第 2 段:位于胸小肌后方,此段发出胸外侧动脉。

第 3 段:位于胸小肌下缘与大圆肌下缘之间,该段的主要分支为旋肱前、后动脉和肩胛下动脉。

(3) 腋静脉:与腋动脉伴行,共同包被在一个腋鞘内,此处血管外伤易发生腋动-静脉瘘。

(4) 腋淋巴结群:收纳上肢、部分胸壁和乳房的淋巴。腋淋巴结数目很多,可分为胸肌淋巴结、肩胛下淋巴结、外侧淋巴结、中央淋巴结和尖淋巴结5群。乳腺癌一般先转移至胸肌淋巴结，而上肢感染则往往先侵犯外侧淋巴结(图16-5)。

三、手

手位于腕的下方，屈肌支持带下缘以下的部分。屈肌支持带又名腕横韧带，为厚而坚韧的结缔组织扁带，其尺侧端附于豌豆骨和钩骨的钩，桡侧端附于手舟骨和大多角骨。

(一) 皮肤和浅筋膜

1. 手掌皮肤和浅筋膜 手掌皮肤厚而坚韧，无毛囊和皮脂腺，富有汗腺。浅筋膜有较厚的脂肪垫，纵行的纤维隔将皮肤与掌腱膜紧密相连，并分隔皮下组织形成无数小叶，因此不易滑动，有利于手的抓、握、持物的功能，当皮下感染时，肿胀不甚明显，脓肿不易破溃，易向深部扩散。

2. 手背皮肤和浅筋膜 手背皮肤薄而柔软、移动性大，因此，当握拳或抓物时，手背皮肤不会过紧，伸展时也不会过松。手背浅筋膜较少，皮肤与伸肌腱和关节囊之间被疏松结缔组织分开，有利于手背皮肤自由移动，但也容易出现撕脱性损伤。

(二) 手掌深筋膜

可分为浅、深两层。

1. 浅层 分3部，两侧部较薄弱，分别覆盖鱼际和小鱼际，中间部增厚形成**掌腱膜**(palmar aponeurosis)。掌腱膜呈三角形，厚而坚韧，为纵、横纤维交织而成。其近端与掌长肌腱相连，远端分4束止于第2～5指近节指骨底两侧。掌腱膜可协助屈指。

2. 深层 较薄弱覆盖于掌骨和骨间肌表面的部分称骨间掌侧筋膜；覆盖拇收肌表面的部分称拇收肌筋膜。

(三) 屈肌支持带和腕管

1. 屈肌支持带 (flexor retinaculum) 又称腕横韧带(图7-16)，为深筋膜在腕前部增厚所形成，横跨腕骨沟，桡侧端附着于大多角骨和手舟骨，尺侧端附着于豌豆骨和钩骨。

2. 腕管 (carpal canal) 由屈肌支持带与腕骨沟共同围成，腕管内有9条指屈肌腱和正中神经通过。在管内包绕指浅、深层屈肌腱的腱鞘称屈肌总腱鞘，又称尺侧囊；包绕拇长屈肌腱的腱鞘称拇长屈肌腱鞘，又称桡侧囊。正中神经位于腕管的浅层偏外侧，容易受到屈肌支持带的压迫而形成腕管综合征，主要表现为鱼际肌肌力减弱，拇指、示指和中指麻木、疼痛等。

(四) 指屈肌腱和蚓状肌

1. 指屈肌腱 经腕管进入手掌，共有9条肌腱，即指浅屈肌腱4条，末端分别在第2～5指的近节指骨中部分为两脚，止于中节指骨底两侧；指深屈肌腱4条位于指浅屈肌腱深面，穿经指浅屈肌腱两脚之间，止于远节指骨底。拇长屈肌腱1条，止于拇指末节。

2. 蚓状肌 共4块，分别起自4条指深屈肌腱的桡侧，绕过手指桡侧，止于近节指骨背面的指背腱膜。起屈掌指关节和伸指间关节的作用。

(五) 手掌骨筋膜鞘

掌腱膜的两侧缘分别向第5、第1掌骨发出内、外侧肌间隔，将掌深筋膜浅、深两层之间的间隙分为3个骨筋膜鞘。

1. 外侧鞘 又名鱼际鞘，内有鱼际肌(除拇收肌)、拇长屈肌及其腱鞘、拇指的血管和神经。

2. 中间鞘 由浅入深分别是：掌浅弓及其分支，正中神经及其分支，指浅、深屈肌腱及屈肌总腱鞘、蚓状肌和筋膜间隙。

3. 内侧鞘 又名小鱼际鞘，内有小鱼际肌、小指屈肌腱及腱鞘、小指的血管和神经。

(六) 手掌筋膜间隙

手掌筋膜间隙为手掌指屈肌腱及蚓状肌深面与骨间肌及其筋膜之间的潜在间隙。由掌腱

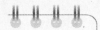

膜向第 3 掌骨发出的掌中间隔将其分为尺侧的掌中间隙和桡侧的鱼际间隙。

1. **掌中间隙**（middle palmar space）　位于掌中间鞘内侧半的深部，在内侧 3 条指屈肌腱、蚓状肌等结构与骨间肌及其筋膜之间。内侧界为内侧肌间隔；外侧界为掌中间隔。

2. **鱼际间隙**（thenar space）　位于掌中间鞘外侧半的深部，在示指屈肌腱与拇收肌及其筋膜之间。内侧界为掌中间隔；外侧界为外侧肌间隔。

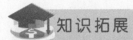

知识拓展

> 由于手掌层次结构的特点，手掌皮肤在握拳时既能承受压力，又不易滑脱，有利于把握工具，便于劳动。因无皮脂腺，故不易生疖肿。手掌在感染时肿胀不甚明显而手背明显；感染化脓时，脓肿不易向表面溃破而向深部扩散；作脓肿切开引流时，需切断皮下组织内的纤维间隔，才能保持引流通畅。由于皮肤缺乏弹性，皮肤如有缺损，伤口不易牵拉直接缝合，必须植皮。

（刘文国　郭兴）

第三十五章

下　肢

 学习目标

1. 掌握：梨状肌上、下孔的位置和出入的结构；股三角的构成和内容；腘窝的构成和内容。

2. 熟悉：下肢的境界和分部；踝管的构成和通过的结构。

3. 了解：股鞘、股管的构成。

一、下肢的境界与分部

下肢前方以腹股沟韧带，后面和外侧以髂嵴与躯干分界。下肢可分为臀部、股部、膝部、小腿部、踝部和足部。本章仅概述臀部、股前区、腘窝和踝管等局部结构。

二、臀　　部

臀部为髋骨后外侧面的区域，其上界为髂嵴，下界为臀股沟，内侧界为髂后上棘至尾骨尖的连线，外侧界为髂前上棘至股骨大转子之间的连线。在臀部，梨状肌从坐骨大孔穿出，将坐骨大孔分为梨状肌上孔和梨状肌下孔，各自有重要的血管神经穿过。

1. **梨状肌上孔**（suprapiriformis foramen）　位于梨状肌上缘，经梨状肌上孔出入的结构从外向内依次为臀上神经、臀上动脉和臀上静脉，主要分布于臀中肌、臀小肌和阔筋膜张肌（见图7-18）。

2. **梨状肌下孔**（infrapiriformis foramen）　位于梨状肌下缘，经梨状肌下孔出入的结构从外向内依次为坐骨神经、股后皮神经、臀下神经及臀下动静脉、阴部内血管及阴部神经（见图7-18）。阴部内血管及阴部神经自梨状肌下孔穿出后，随即越过骶棘韧带经坐骨小孔进入坐骨肛门窝。股后皮神经伴随坐骨神经下行至股后部。

坐骨神经从梨状肌下孔穿出后一般在腘窝上角处分成胫神经和腓总神经。但这种关系常有不少变异，有时坐骨神经在盆腔内即分成胫神经和腓总神经，其中胫神经从梨状肌下孔穿出，而腓总神经则经梨状肌上缘穿出或穿经梨状肌下降。当梨状肌损伤、出血肿胀等病变时，可压迫坐骨神经，引起腿痛，临床上称为梨状肌综合征。

由于上述血管、神经皆经梨状肌上、下孔出骨盆，因此，臀部肌内注射时，应于臀部的外上1/4处进针较为安全。臀大肌肌内注射十字定位法：从臀裂顶点划一水平线，再经髂嵴最高点作一垂直线，将臀部分为4区，外上1/4区为臀大肌注射最佳部位。

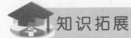

知识拓展

　　臀大肌几乎占据整个臀部皮下,肌厚1~3cm;臀中肌上部位于臀部外上方皮下,下部被臀大肌覆盖;臀小肌位于臀中肌深面,臀中、小肌总厚度2.5cm。因此,臀部为肌内注射常选部位。注射穿经皮肤、浅筋膜、臀肌筋膜至臀肌。臀大肌肌内注射有两种定位方法:①十字法:见上述;②连线法:髂前上棘与骶尾结合处连线的外1/3处。臀中、小肌肌内注射定位方法也有两种:①术者将示指指尖置于髂前上棘(右侧用左手,左侧用右手),中指与示指尽量分开,中指尖紧按髂嵴,此时示指、中指和髂嵴围成的三角区即为注射区;②以患者自己的手指宽度为标准,髂前上棘后三横指处。

三、股　前　区

　　1. **股三角**(femoral triangle)　位于股前区上部,为一底向上、尖向下的倒置三角形凹陷,下续收肌管。其上界为腹股沟韧带,外下界为缝匠肌内侧缘,内下界为长收肌内侧缘,前壁为阔筋膜,后壁自外向内为髂腰肌、耻骨肌和长收肌及其筋膜(图35-1)。

　　股三角的内容:由外侧向内侧依次有股神经、股动脉和股静脉。股动脉和股静脉的上端被腹横筋膜和耻骨肌筋膜所形成的**股鞘**(femoral sheath)所包绕。股鞘的外侧份为股动脉,中份为股静脉,内侧份为股管。了解这些结构位置关系有利于临床上股动脉压迫止血、股动、静脉穿刺及股神经麻醉的定位。

　　2. **股管**(femoral canal)　为股鞘内侧的一个漏斗状筋膜腔隙,长约1.5cm,上口为**股环**(femoral ring),股环的前界为腹股沟韧带,后界为耻骨梳韧带,外侧为股静脉内侧的纤维隔,内侧界为腔隙韧带。股管下端为盲端,位于隐静脉裂孔的深面。股环是腹腔通向股管通道,股环与腹腔之间只隔着很薄的腹横筋膜和腹膜,当腹内压增高时,腹腔内容物可经股环、股管突出于隐静脉裂孔处,形成**股疝**。由于形成股环的结构弹性差,故股疝易嵌顿(图35-2)。

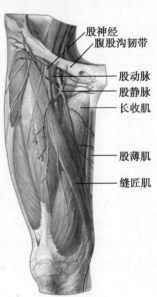

图35-1　股三角

　　股环内上方常有腹壁下动脉和闭孔动脉的吻合支,有时此吻合支异常粗大,称异常闭孔动脉。在股疝修补术中,切开腔隙韧带时,应注意避免误伤该动脉。

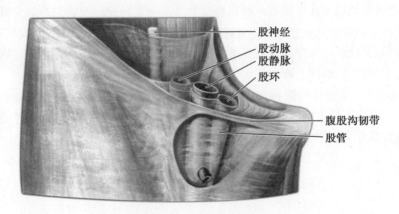

图35-2　股鞘与股管

四、腘 窝

1. 境界 腘窝（popliteal fossa）是位于膝关节后方的菱形凹陷，有 1 顶、1 底和 4 个壁。其上外侧界为股二头肌，上内侧界为半腱肌和半膜肌，下外和下内侧界分别为腓肠肌外侧头和内侧头；窝底主要为股骨腘面、膝关节囊后部和腘肌及其筋膜；窝顶为腘筋膜，是股部阔筋膜的延续，向下移行为小腿深筋膜。腘筋膜致密而坚韧，患腘窝囊肿或动脉瘤时，因受腘筋膜限制而胀痛明显。

2. 内容 在腘窝内由浅入深依次有胫神经、腘静脉和腘动脉以及外上界处的腓总神经。胫神经发出肌支、关节支至附近肌和膝关节。腘动、静脉被同包在一个血管鞘中。腘静脉由胫前、后静脉在腘窝下角处汇集而成，收纳小隐静脉的注入。在腘窝下角，腘动脉分成胫前动脉和胫后动脉，腘动脉上段与股骨后面紧邻，当股骨髁上骨折时，远端向后移位，极易损伤腘动脉。腓总神经沿股二头肌腱内侧缘行向外下方，越过腓肠肌外侧头至腓骨头下方绕腓骨颈向前下行，此处腓总神经位于皮下，位置表浅较易受伤。

五、踝 管

踝管（malleolar canal）位于内踝后下方，在内踝与跟骨结节之间的深筋膜增厚形成**屈肌支持带**（flexor retinaculum），此韧带跨跟骨内侧面、内踝之间共同围成的管道称踝管（图 35-3）。踝管被 3 个纤维隔分为 4 个通道，通过的结构由前向后依次为：①胫骨后肌腱；②趾长屈肌腱；③胫后动、静脉及胫神经；④姆长屈肌腱。踝管是小腿后区与足底间的通道，感染可借踝管互相蔓延，当踝管狭窄时，会压迫其内容物形成**踝管综合征**。

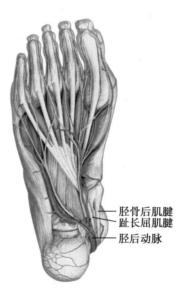

胫骨后肌腱
趾长屈肌腱
胫后动脉

图 35-3 踝管与足底

（刘文国 郭兴）

第三十六章

断层解剖学概要

 学习目标

1. 掌握：人体断层解剖学的定义；胼胝体压部层面和脑正中矢状切面的主要结构；甲状软骨中份层面的主要结构；左、右房室口层面的主要结构；肝门层面的主要结构。
2. 熟悉：人体断层解剖学的常用术语；左、右房室口层面的主要结构。
3. 了解：顶枕沟上份层面、红核和黑质冠状层面的主要结构。

第一节 概　　述

一、人体断层解剖学的定义和特点

人体断层解剖学（human sectional anatomy）是用断层方法，研究正常人体不同断面上器官、结构的位置关系、形态及其变化规律的科学，是随着 CT、MRI 等医学影像学技术发展而出现的一门新兴学科。与系统解剖学和局部解剖学相比，其有保持机体结构于原位状态下，准确显示器官结构的形态及变化规律，可连续追踪观察的特点。为临床影像诊断、介入治疗和外科手术等的提供解剖学基础。

二、人体断层解剖学的研究范围

人体断层解剖学可分为尸体断层解剖学和活体断层解剖学。前者通过切割尸体断层的方法，显示正常人体器官结构的断层形态；后者是通过超声、CT 和 MRI 等影像手段，显示活体器官结构的断层形态。

三、人体断层解剖学常用的研究方法

研究方法有冰冻切片技术、生物塑化技术、电子计算机图像三维重建、超声成像、X 线计算机断层成像、磁共振成像、单光子发射计算机断层显像、正电子发射计算机断层显像等。

四、人体断层解剖学的常用术语

1. **断层和断面**　断层是根据研究目的沿某一方向所作的具有一定厚度的标本或图像；断面是指断层标本的表面。临床上 CT、MRI 等所研究的是断层的重叠影像。断层标本或图像的厚度越薄，断层与断面就越接近。断层较断面更具实用性。

2. **横断层面**　是与水平面平行，将人体分成上、下两部分，标本和 CT、MRI 等图像常观察其下表面，而系统解剖学和局部解剖学所观察的是标本上表面结构。

3. **矢状层面**　沿前后方向的矢状轴将人体分为左、右两部分，通过人体正中线的层面为正中矢状面，一般观察其左表面，但超声检查时，常观察其右表面。

4. **冠状层面** 沿左右方向的冠状轴将人体分成前、后两部分,常观察其前表面。

5. **CT值** CT采用组织对X射线的吸收系数来表示其密度高低的程度,在临床应用中常将吸收系数换算成CT值(Hu)。CT值不是绝对值,规定空气为-1000Hu,水为0Hu,骨密质为+1000Hu,其他组织的CT值介于-1000~+1000Hu之间。

6. **T_1和T_2加权像** MRI图像主要反映组织间纵向弛豫特征参数时为T_1加权像;主要反映组织间横向弛豫特征参数时为T_2加权像。T_1加权像利于观察解剖结构,T_2加权像则对病变组织显示较佳。

7. **回声** 当超声波传经两种声阻抗不同的相邻介质界面时,如界面的线度大于波长,则产生反射和折射现象,这种反射和折射回来的声波称回声。回声分无回声、低回声和强回声3种。

第二节 头部断层

头部结构复杂,功能重要,故将其分为脑的外形和主要沟回、基底核和内囊、蝶鞍区、眶和鼻旁窦等4部分,用选择性断层多方位介绍。头的断层常以标准的基线制作而成,常用的基线有:①**Reid基线**(Reids base line,RBL)为眶下缘至外耳道中点的连线,头部横断层标本的制作以此线为基准;②**眦耳线**(canthomeatal line,CML)为外眦与外耳道中点的连线,颅脑横断层扫描以此线为基准;③**上眶耳线**(supraorbitomeatal line,SML)为眶上缘中点至外耳道中点的连线,经该线平面约与颅底平面一致,有利于显示颅后窝结构及减少颅骨伪影。

一、顶枕沟上份层面

关键结构:额上沟、额中回、扣带沟、扣带回、顶下沟和楔叶。

大脑镰分隔左、右大脑半球,大脑半球上外侧面自前向后为额上回、额上沟、额中回、中央前沟、中央前回、中央沟、中央后回、中央后沟和顶下小叶,大脑半球内侧面自前向后为额内侧回、中央旁小叶、扣带沟、扣带回、顶下沟、楔前叶、顶枕沟和楔叶。左、右顶内沟基本对称,均起自中央后沟,呈连续性走向后内侧,并将顶叶分为外侧的顶下小叶和内侧的顶上小叶。

二、胼胝体压部层面

关键结构:基底核,内囊,第三脑室、侧脑室。

层面中线上的结构自前向后为大脑镰、胼胝体膝、透明隔、穹隆、第三脑室、帆间池、胼胝体压部、大脑大静脉池和直窦。第三脑室呈正中矢状位,其两侧的灰质团块为背侧丘脑;背侧丘脑

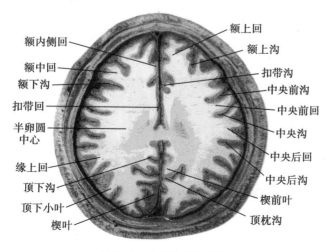

图36-1 胼胝体压部层面

与豆状核、尾状核之间的白质区是内囊,其中尾状核头与豆状核之间为内囊前肢,豆状核与背侧丘脑之间为内囊后肢,前、后肢的交会处为内囊膝。尾状核头与胼胝体膝、透明隔、穹隆之间的腔隙为侧脑室前角,向后经室间孔与第三脑室相通。胼胝体压部两侧为侧脑室后角,其外侧壁上的卵圆形灰质团块为尾状核尾;内侧有脑回突入后角形成隆起的禽距。大脑大静脉池向后连通直窦,其两侧为距状沟前部和舌回(图36-1)。

三、脑正中矢状切面

关键结构:胼胝体,第三脑室,第四脑室,垂体。

前部可见正中矢状位的大脑镰,其后方自上而下有基本平行的额内侧回及中央旁小叶、扣带沟、扣带回、胼胝体沟和胼胝体。胼胝体下方为透明隔和侧脑室,侧脑室经室间孔与下方正中矢状位的第三脑室相通。第三脑室内有丘脑间黏合连接两侧的背侧丘脑,其前下方为视交叉和垂体,后方为松果体和大脑大静脉池;后上方为帆间池,与第三脑室间有脉络丛分隔。第三脑室下方依次为中脑、脑桥和延髓,中脑内有中脑水管穿过,其前方为脚间池;后方为四叠体池,向上与大脑大静脉池相续。脑桥前方为桥池;后方为小脑半球,其间可见三角形的第四脑室断面。小脑半球下方有膨出的小脑扁桃体,其接近于枕骨大孔处与延髓之间有较大的小脑延髓池(图36-2)。

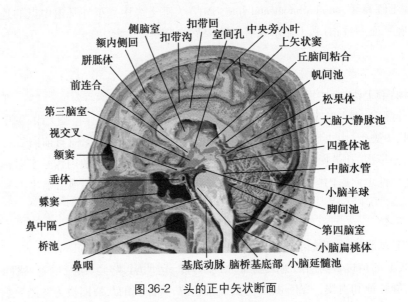

图36-2　头的正中矢状断面

四、红核和黑质冠状层面

关键结构:大脑沟、回,侧脑室,内囊,红核,黑质。

左、右侧脑室和第三脑室经室间孔连成"Y"形,位居层面的中央。第三脑室外侧的灰质团块为背侧丘脑和豆状核的壳,两者之间的白质区为内囊后肢。壳外侧有岛叶皮质和"Y"形的外侧沟,外侧沟分隔顶叶、颞叶和岛叶。尾状核体构成侧脑室的外侧壁,侧脑室上内侧壁为胼胝体干,内侧有穹隆分隔。颞叶内可见侧脑室下角的断面,其上壁有尾状核尾,卷曲的海马构成其下内侧壁。第三脑室下方为中脑,可见中脑水管穿过;两侧有红核和黑质的断面。大脑半球内侧面为额内侧回及其下方的扣带沟、扣带回,上外侧面有额上回、额上沟、中央前回、中央沟、中央后回和颞上、中、下回,底面为枕颞内、外侧回和海马旁回(图36-3)。

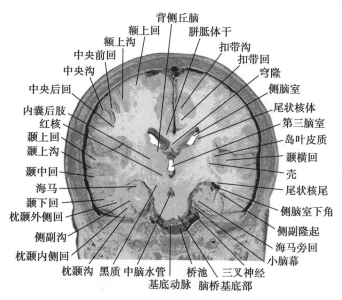

图 36-3　红核和黑质冠状层面

第三节　颈部的横断层解剖
（甲状软骨中份层面）

关键结构： 甲状软骨,甲状腺,喉中间腔,咽后间隙。

　　倒"V"形甲状软骨向后敞开,位于层面的前部,男性约呈 90°角,女性 120°角。甲状软骨外侧有甲状腺、舌骨下肌群和颈前静脉;内侧可见喉中间腔及其两侧的声门旁间隙,其后方有成对的杓状软骨和喉咽、咽后间隙断面。第 5 颈椎体两侧为颈长肌、前斜角肌和颈动脉鞘及其内的结构。胸锁乳突肌断面向前内移动,颈外静脉居其后方;内侧为中、后斜角肌。椎体及其后方结构为支持格,椎体外侧有横突孔及其内的椎动、静脉;后外侧有椎间孔及脊神经;后方为椎管和脊髓及其被膜等(图 36-4)。

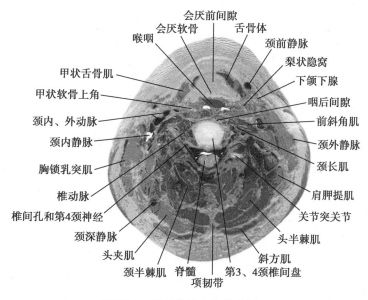

图 36-4　甲状软骨中份横断层面

第四节　胸部的横断层解剖

一、主动脉弓上份层面

　　关键结构：主动脉弓，左头臂静脉，上腔静脉，气管和食管。

　　该层面凸侧朝向左前方的腊肠样结构为主动脉弓，主动脉弓是断层影像上的标志结构。主动脉弓的左外侧有迷走神经下行，右前方可见胸腺、左头臂静脉和上腔静脉，右后方为气管和食管。在主动脉弓、上腔静脉与气管之间形成三角形的区域，CT图像上呈低密度区，此即气管前间隙，内有气管旁淋巴结。胸廓内静脉自上腔静脉前壁注入，其右侧为血管前间隙及其内的胸腺（图36-5）。

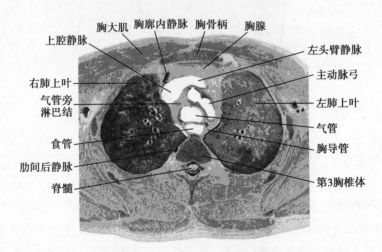

图 36-5　主动脉弓上份横断层面

二、左、右房室口层面

　　关键结构：4 个心腔，奇静脉，胸导管，胸主动脉。

　　该层面结构出现较典型的四心腔，是断层影像上的标志结构及典型层面。右半心居中纵隔断面的右前方，心室和心房呈左右排列，两者之间有右房室口相通。左半心位于中纵隔的左后方，心室和心房呈前后排列，两者之间有左房室口相通。左心房的断面较上一层面明显缩小，其后方有较明显的心包斜窦和心大静脉的断面。后纵隔内结构除原有的奇静脉、胸导管、胸主动脉和食管外，在脊柱左侧出现半奇静脉的断面。

第五节　腹部的横断层解剖

一、肝门层面

　　关键结构：肝总管，肝固有动脉，肝门静脉，肝尾状叶，肝圆韧带裂。

　　该层面内的腹腔结构，自右向左为肝、肝门结构、幽门部、胰、结肠、肾和脾等，肝门处有肝总管、肝固有动脉和肝门静脉及其右支，其左侧可见肝尾状叶的乳头突。乳头突孤立地存在于肝门附近，应注意与肝门病变及淋巴结相鉴别。自肝中间静脉至下腔静脉左前壁的连线分开左内叶（S_{IVb}）与右前叶下段（S_V）；肝圆韧带裂为自然形成的左叶间裂，分开左内叶（S_{IVb}）与左外叶下段（S_{III}）。肝右静脉至下腔静脉左前壁的连线分开右前叶下段（S_V）与右后叶下段（S_{VI}），肝门右

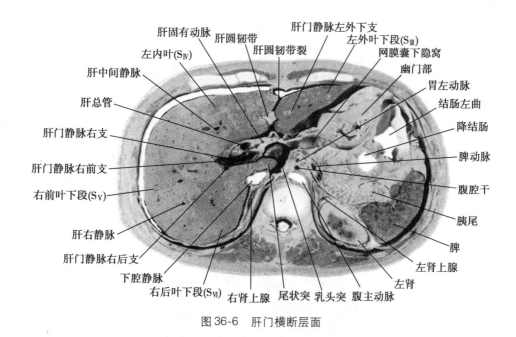

图 36-6　肝门横断层面

端至下腔静脉右前壁的弧形线分开尾状叶(S_I)的尾状突与右后叶下段(S_{VI})（图 36-6）。

二、十二指肠水平部中份层面

　　关键结构：十二指肠水平部,左、右肾。

　　该层面内的结构自右向左为肝、胆囊、升结肠、横结肠及其系膜、十二指肠水平部、降结肠和空肠等;左、右肾位于脊柱两侧,右肾断面明显大于左肾。十二指肠水平部前方有肠系膜上动、静脉和淋巴结等,后方为下腔静脉和腹主动脉。右叶间裂与上一层面的标线角度相同,分开右前叶下段(S_V)与右后叶下段(S_{VI})。

第六节　盆部及会阴的横断层解剖

一、男性耻骨联合下份层面

　　关键结构：前列腺,直肠,坐骨肛门窝,肛提肌,闭孔内、外肌。

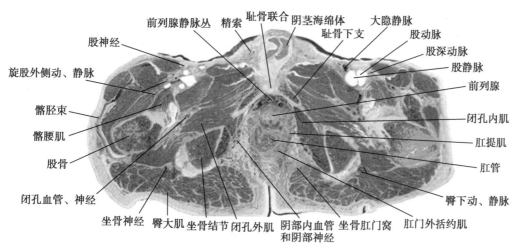

图 36-7　耻骨联合下份横断层面

405

盆腔断面较上一层面明显缩小,由耻骨联合和椭圆形的肛提肌及其筋膜围成。盆腔内有前后排列的前列腺和直肠,前列腺周围的囊鞘之间有丰富的前列腺静脉丛。闭孔内肌呈"八"形排列于肛提肌的外侧,其外侧为闭孔外肌和坐骨结节。闭孔内肌、肛提肌与臀大肌围成坐骨肛门窝,两侧坐骨肛门窝经直肠后方相通(图36-7)。

二、子宫峡层面

　　关键结构:子宫峡,子宫静脉丛和子宫动脉,乙状结肠。

　　子宫位于盆腔中央,为子宫体与子宫颈交界处的子宫峡;子宫两侧有数目众多的子宫静脉丛和子宫动脉断面。子宫前方有回肠、乙状结肠和膀胱;后方为直肠,呈圆形,两者之间可见腹膜返折形成的直肠子宫陷凹(图36-8)。

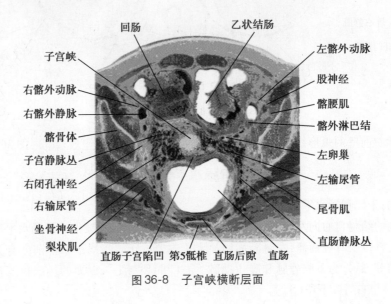

图36-8　子宫峡横断层面

（郭兴　刘文国）

第一章		1. B	2. E	3. B	4. D		
第二章		1. E	2. D	3. D	4. C		
第三章		1. D	2. B	3. B	4. E		
第四章		1. E	2. C	3. A	4. E	5. B	6. C
第五章		1. C	2. B	3. E	4. A		
第六章		1. A	2. D	3. D	4. D		
第七章		1. D	2. B	3. E	4. E		
第八章		1. D	2. D	3. D	4. D		
第九章	解剖学部分	1. D	2. D	3. E	4. E		
	消化管微细结构	1. D	2. E	3. C	4. B		
	消化腺微细结构	1. D	2. E	3. B	4. A		
第十章	解剖学部分	1. B	2. A	3. B	4. C		
	微细结构	1. B	2. B	3. C	4. E		
第十一章	解剖学部分	1. E	2. E	3. A	4. E		
	微细结构	1. B	2. B	3. C	4. E		
第十二章	解剖学部分	1. C	2. B	3. D	4. C		
	微细结构	1. C	2. E	3. A	4. C		
第十三章	解剖学部分	1. C	2. D	3. D	4. C		
	微细结构	1. B	2. D	3. E	4. E		
第十四章	解剖学部分	1. B	2. C	3. D	4. D		
第十五章	解剖学部分	1. C	2. E	3. E	4. E		
	微细结构	1. A	2. B	3. B	4. B		
第十六章		1. E	2. D	3. E	4. D		
第十七章		1. C	2. B	3. B	4. A		
第十八章		1. B	2. E	3. B	4. B		
第十九章		1. B	2. A	3. B	4. C		
第二十章		1. C	2. A	3. D	4. C		
第二十一章		1. D	2. E	3. C	4. D		
第二十三章		1. E	2. C	3. D	4. B		
第二十四章		1. C	2. D	3. E	4. C		
第二十五章		1. B	2. D	3. D	4. D		
第二十六章		1. E	2. D	3. D	4. B	5. C	
第二十七章		1. B	2. D	3. B	4. C		

主要参考书目

1. 窦肇华. 人体解剖学和组织胚胎学. 第 6 版. 北京：人民卫生出版社，2009.
2. 窦肇华. 正常人体结构. 第 2 版. 北京：人民卫生出版社，2006.
3. 威廉斯. 格氏解剖学. 第 38 版. 杨琳，高英茂，译. 沈阳：辽宁教育出版社.
4. 邹仲之. 组织学与胚胎学. 第 7 版. 北京：人民卫生出版社，2009.
5. 邹仲之. 组织学与胚胎学. 第 8 版. 北京：人民卫生出版社，2013.
6. 柏树令. 系统解剖学. 第 7 版. 北京：人民卫生出版社，2009.
7. 柏树令. 系统解剖学. 第 8 版. 北京：人民卫生出版社，2013.
8. 彭裕文. 局部解剖学. 第 6 版. 北京：人民卫生出版社，2004.
9. 郭光文. 人体解剖彩色图谱. 第 2 版. 北京：人民卫生出版社，2008.
10. 成令忠. 现代组织学. 上海：上海科技出版社，2003.

T

W

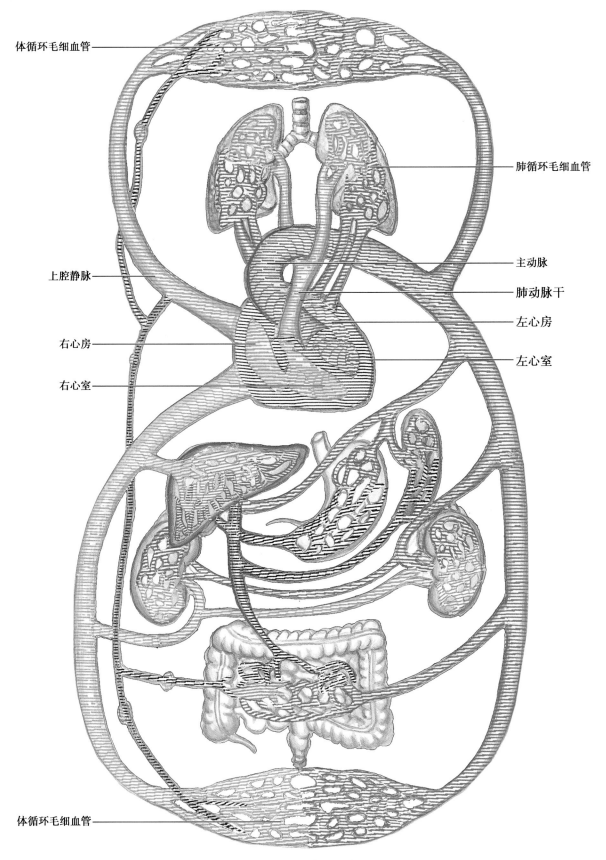

体循环毛细血管

肺循环毛细血管

上腔静脉

主动脉

肺动脉干

左心房

右心房

左心室

右心室

体循环毛细血管

图 15-1　血液循环示意图

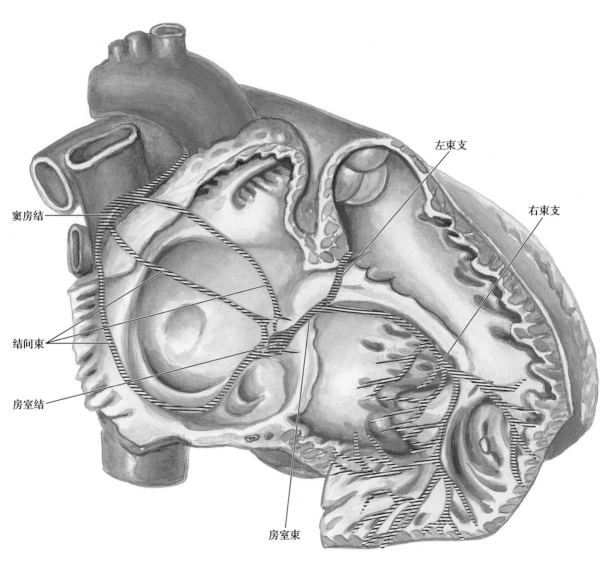

窦房结

结间束

房室结

左束支

右束支

房室束

图 15-14　心传导系

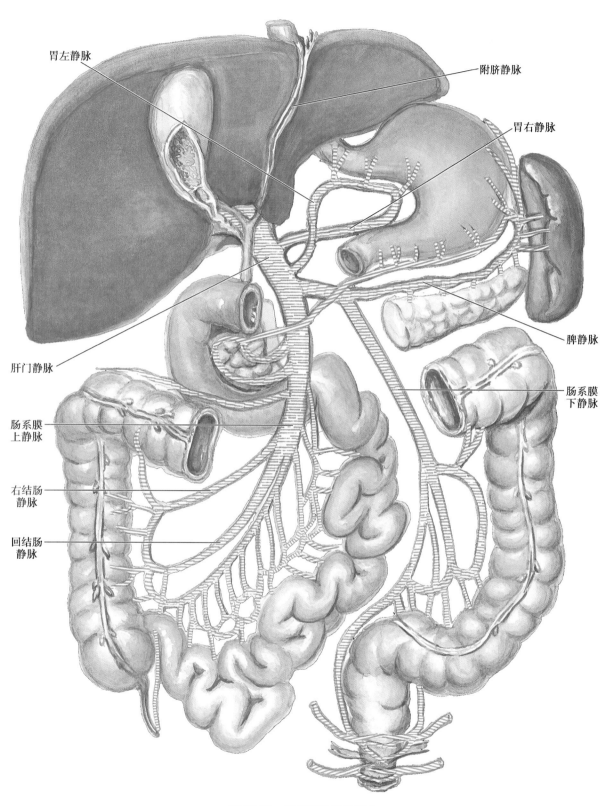

胃左静脉

附脐静脉

胃右静脉

肝门静脉

脾静脉

肠系膜上静脉

肠系膜下静脉

右结肠静脉

回结肠静脉

图 15-39　肝门静脉及其属支

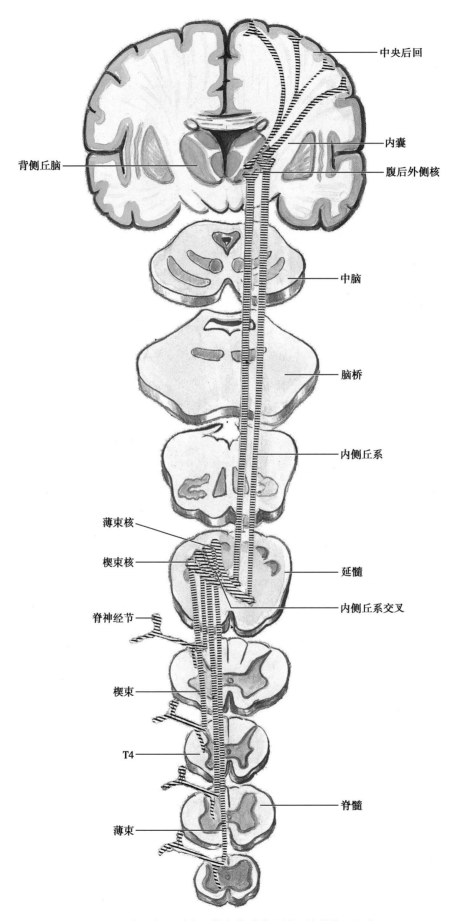

图 25-1　躯干与四肢意识性本体感觉和精细触觉传导通路

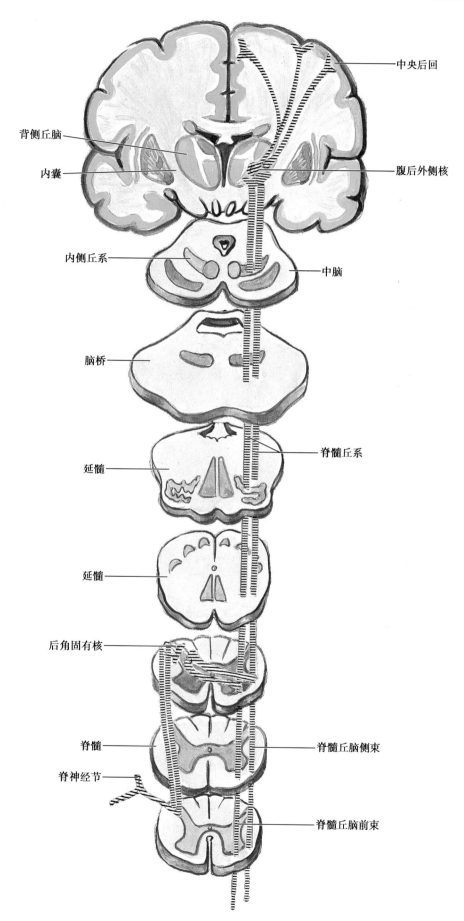

图 25-2　躯干与四肢痛温觉、粗略触觉和压觉传导通路

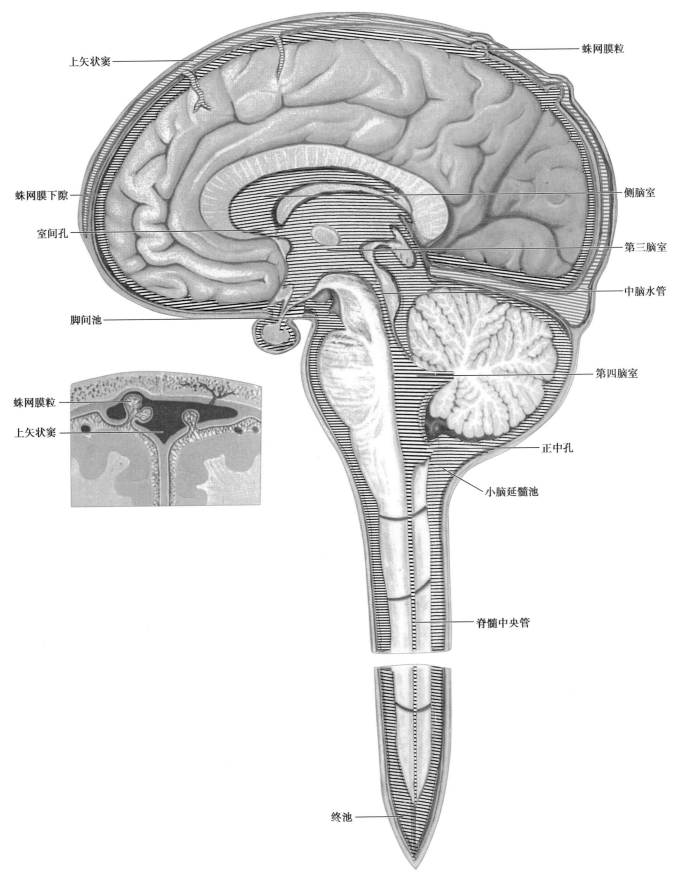

上矢状窦

蛛网膜粒

蛛网膜下隙

室间孔

脚间池

蛛网膜粒

上矢状窦

侧脑室

第三脑室

中脑水管

第四脑室

正中孔

小脑延髓池

脊髓中央管

终池

图 26-10　脑脊液循环模式图